中国康复医学会"康复医学指南"丛书

听力康复指南

主　　编　周慧芳
副 主 编　卢　伟　许政敏　杜　波　郗　昕
顾　　问　卜行宽　赵　非

人民卫生出版社
·北京·

图书在版编目（CIP）数据

听力康复指南 / 周慧芳主编 . —北京：人民卫生
出版社，2020. 11（2023.10重印）
ISBN 978-7-117-30688-1

Ⅰ.①听… Ⅱ.①周… Ⅲ.①听力障碍 – 康复 – 指南
Ⅳ.①R764.430.9-62

中国版本图书馆 CIP 数据核字（2020）第 197094 号

人卫智网	**www.ipmph.com**	医学教育、学术、考试、健康， 购书智慧智能综合服务平台
人卫官网	**www.pmph.com**	人卫官方资讯发布平台

听力康复指南
Tingli Kangfu Zhinan

主　　编：周慧芳
出版发行：人民卫生出版社（中继线 010-59780011）
地　　址：北京市朝阳区潘家园南里 19 号
邮　　编：100021
E - mail：pmph @ pmph.com
购书热线：010-59787592　010-59787584　010-65264830
印　　刷：北京盛通数码印刷有限公司
经　　销：新华书店
开　　本：787 × 1092　1/16　印张：21　插页：2
字　　数：524 千字
版　　次：2020 年 11 月第 1 版
印　　次：2023 年 10 月第 2 次印刷
标准书号：ISBN 978-7-117-30688-1
定　　价：92.00 元

打击盗版举报电话：010-59787491　E-mail：WQ @ pmph.com
质量问题联系电话：010-59787234　E-mail：zhiliang @ pmph.com

编者（按姓氏笔画排序）

卜行宽（江苏省人民医院）

卢　伟（郑州大学第一附属医院）

田宏斌［博聆助听器（上海）有限公司］

乔月华（徐州医科大学附属医院）

许政敏（复旦大学附属儿科医院）

苏法仁（武警山东省总队医院）

杜　波（吉林大学白求恩第一医院）

李　欣（清华大学附属北京清华长庚医院）

李健东（北京首大眼耳鼻喉医院）

杨　东（天津医科大学总医院）

杨欣怡［索诺瓦听力技术（上海）有限公司］

杨晓林（上海凡济生物科技有限公司）

沈　蓓（天津市儿童医院）

张　莉（内蒙古医科大学附属医院）

张　静（天津医科大学总医院）

张建基（山东大学齐鲁儿童医院）

张晓彤（西安交通大学第二附属医院）

陈文霞（复旦大学附属儿科医院）

周红省（上海泰亿格康复医疗科技股份有限公司）

周慧芳（天津医科大学总医院）

赵远新（佛山市第一人民医院）

郗　昕（中国人民解放军总医院）

姜子刚（秦皇岛市第一医院）

熊彬彬（深圳大学总医院）

编写秘书

张　静（天津医科大学总医院）

王立群（天津复音听力语言康复专科门诊部）

中国康复医学会"康复医学指南"丛书

序言

受国家卫生健康委员会委托，中国康复医学会组织编写了"康复医学指南"丛书（以下简称"指南"）。

康复医学是卫生健康工作的重要组成部分，在维护人民群众健康工作中发挥着重要作用。康复医学以改善患者功能、提高生活质量、重塑生命尊严、覆盖生命全周期健康服务、体现社会公平为核心宗旨，康复医学水平直接体现了一个国家的民生事业发展水平和社会文明发达程度。国家高度重视康复医学工作，近年来相继制定出台了一系列政策文件，大大推动了我国康复医学工作发展，目前我国康复医学工作呈现出一派欣欣向荣的局面。康复医学快速发展迫切需要出台一套与工作相适应的"指南"，为康复行业发展提供工作规范，为专业人员提供技术指导，为人民群众提供健康康复参考。

"指南"编写原则为，遵循大健康大康复理念，以服务人民群众健康为目的，以满足广大康复医学工作者需求为指向，以康复医学科技创新为主线，以康复医学技术方法为重点，以康复医学服务规范为准则，以康复循证医学为依据，坚持中西结合并重，既体现当今现代康复医学发展水平，又体现中国传统技术特色，是一套适合中国康复医学工作国情的"康复医学指南"丛书。

"指南"具有如下特点：一是科学性，以循证医学为依据，推荐内容均为公认的国内外最权威发展成果；二是先进性，全面系统检索文献，书中内容力求展现国内外最新研究进展；三是指导性，书中内容既有基础理论，又有技术方法，更有各位作者多年的实践经验和辩证思考；四是中西结合，推荐国外先进成果的同时，大量介绍国内开展且证明有效的治疗技术和方案，并吸纳中医传统康复技术和方法；五是涵盖全面，丛书内容涵盖康复医学各专科、各领域，首批计划推出 66 部指南，后续将继续推出，全面覆盖康复医学各方面工作。

"指南"丛书编写工作举学会全体之力。中国康复医学会设总编写委员会负总责，各专业委员会设专科编写委员会，各专业委员会主任委员为各专科指南主编，全面负责本专科指南编写工作。参与编写的作者均为我国当今康复医学领域的高水平专家、学者，作者数量达千余人之多。"指南"是全体参与编写的各位同仁辛勤劳动的成果。

"指南"的编写和出版是中国康复医学会各位同仁为广大康复界同道、

为人民群众健康奉献出的一份厚礼,我们真诚希望本书能够为大家提供工作中的实用指导和有益参考。由于"指南"涉及面广,信息量大,加之编撰时间较紧,书中的疏漏和不当之处在所难免,期望各位同仁积极参与探讨,敬请广大读者批评指正,以便再版时修正完善。

衷心感谢国家卫生健康委员会对中国康复医学会的高度信任并赋予如此重要任务,衷心感谢参与编写工作的各位专家、同仁的辛勤劳动和无私奉献,衷心感谢人民卫生出版社对于"指南"出版的高度重视和大力支持,衷心感谢广大读者对于"指南"的关心和厚爱!

百舸争流,奋楫者先。我们将与各位同道一起继续奋楫前行!

中国康复医学会会长

方国恩

2020 年 8 月 28 日

中国康复医学会"康复医学指南"丛书
编写委员会

顾　　　问	邓开叔	于长隆	王茂斌	侯树勋	胡大一	励建安	王　辰

主 任 委 员　方国恩　牛恩喜

副主任委员　彭明强　李建军　陈立典　岳寿伟　黄晓琳　周谋望　燕铁斌

丛 书 主 审　燕铁斌

委　　　员（按姓氏笔画排序）

于惠秋	于善良	万春晓	马迎春	王　辰	王　彤
王　俊	王于领	王正昕	王宁华	王发省	王振常
王健民	王雪强	王跃进	牛恩喜	方国恩	邓绍平
邓景贵	左　力	石秀娥	卢　奕	叶祥明	史春梦
付小兵	冯　珍	冯晓东	匡延平	邢　新	毕　胜
吕泽平	朱　霞	朱家源	刘　民	刘　博	刘　楠
刘宏亮	刘忠军	刘衍滨	刘晓光	闫彦宁	许光旭
许晓鸣	孙　锟	孙培春	牟　翔	杜　青	杜金刚
李　宁	李　玲	李　柏	李中实	李秀云	李建军
李奎成	李贵森	李宪伦	李晓捷	杨建荣	杨惠林
励建安	肖　农	吴　军	吴　毅	邱　勇	何成奇
何晓宏	余　茜	邹　燕	宋为群	张　俊	张　通
张　皓	张　频	张长杰	张志强	张建中	张晓玉
张继荣	张琳瑛	陈仁吉	陈文华	陈立典	陈作兵
陈健尔	邵　明	武继祥	岳寿伟	周江林	周明成
周谋望	周慧芳	郑洁皎	郑彩娥	郑鹏远	单守勤
单春雷	赵　斌	赵　焰	赵红梅	赵振彪	胡大一
侯　健	侯春林	恽晓萍	贺西京	敖丽娟	袁　霆
贾　杰	贾子善	贾福军	倪朝民	徐　林	徐　斌
徐永清	凌　锋	凌昌全	高　文	高希言	郭铁成
席家宁	唐　强	唐久来	唐国瑶	陶　静	黄东锋
黄国志	黄晓琳	黄殿龙	曹谊林	梁　英	彭明强
彭宝淦	喻洪流	程　京	程　洪	程　飚	曾小峰
谢欲晓	窦祖林	蔡郑东	蔡美琴	廖小平	潘树义
燕铁斌	魏　立				

秘 书 组　余红亚　高　楠　全　华　张文豪

7

中国康复医学会"康复医学指南"丛书

目录

1. 颈椎病诊治与康复指南	主编	刘晓光	
2. 骨与关节康复指南	主编	徐 林	
3. 脊柱脊髓疾病康复指南	主编	李建军	邱 勇
4. 骨质疏松防治与康复指南	主编	杨惠林	
5. 修复重建外科康复指南	主编	曹谊林 侯春林 徐永清	
6. 心血管疾病康复指南	主编	胡大一	
7. 呼吸疾病康复指南	主编	王 辰	赵红梅
8. 肾脏病康复指南	主编	马迎春 李贵森 左 力	
9. 血液病康复指南	主编	王健民	侯 健
10. 消化道常见疾病康复指南	主编	郑鹏远	
11. 颅脑创伤康复指南	主编	张 皓	凌 锋
12. 脑血管病康复指南	主编	张 通	
13. 脑卒中上肢功能障碍康复指南	主编	吴 毅	
14. 帕金森病康复指南	主编	邵 明	
15. 阿尔茨海默病康复指南	主编	吕泽平	
16. 老年病康复指南	主编	郑洁皎	高 文
17. 儿童常见疾病康复指南	主编	李晓捷	
18. 儿童心脏病康复指南	主编	孙 锟	
19. 重症康复指南	主编	宋为群	张 皓
20. 风湿病康复指南	主编	曾小峰	
21. 肿瘤康复指南	主编	凌昌全	李 柏
22. 减重与代谢康复指南	主编	张 频	
23. 创伤康复指南	主编	王 彤	张 俊
24. 烧伤康复指南	主编	吴 军	朱家源
25. 加速康复外科临床应用指南	主编	孙培春	魏 立
26. 放射损伤康复指南	主编	史春梦	程 飚
27. 器官移植康复指南	主编	王正昕	
28. 慢性皮肤病康复指南	主编	张建中	
29. 口腔疾病康复指南	主编	唐国瑶	

30. 精神疾病康复指南	主编	贾福军	
31. 生殖健康指南	主编	匡延平	
32. 产后康复指南	主编	邹 燕	
33. 疼痛康复指南	主编	毕 胜	
34. 手功能康复指南	主编	贾 杰	
35. 视觉康复指南	主编	卢 奕	
36. 眩晕康复指南	主编	刘 博	
37. 听力康复指南	主编	周慧芳	
38. 言语康复指南	主编	陈仁吉	
39. 吞咽障碍康复指南	主编	窦祖林	
40. 康复评定技术指南	主编	恽晓萍	
41. 康复电诊断指南	主编	郭铁成	
42. 康复影像学指南	主编	王振常	
43. 康复治疗指南	主编	燕铁斌	陈文华
44. 物理治疗指南	主编	王于领	王雪强
45. 运动疗法指南	主编	许光旭	
46. 作业治疗指南	主编	闫彦宁	李奎成
47. 水治疗康复指南	主编	王 俊	
48. 神经调控康复指南	主编	单春雷	
49. 高压氧康复指南	主编	潘树义	
50. 浓缩血小板再生康复应用指南	主编	程 飚	袁 霆
51. 推拿技术康复指南	主编	赵 焰	
52. 针灸康复技术指南	主编	高希言	
53. 康复器械临床应用指南	主编	喻洪流	
54. 假肢与矫形器临床应用指南	主编	武继祥	
55. 社区康复指南	主编	余 茜	
56. 居家康复指南	主编	黄东锋	
57. 心理康复指南	主编	朱 霞	
58. 体育保健康复指南	主编	赵 斌	
59. 疗养康复指南	主编	单守勤	于善良
60. 医养结合康复指南	主编	陈作兵	
61. 营养食疗康复指南	主编	蔡美琴	
62. 中西医结合康复指南	主编	陈立典	陶 静
63. 康复护理指南	主编	郑彩娥	李秀云
64. 康复机构管理指南	主编	席家宁	周明成
65. 康复医学教育指南	主编	敖丽娟	陈健尔 黄国志
66. 康复质量控制工作指南	主编	周谋望	

前言

中国康复医学会听力康复专业委员会于 2006 年 10 月在天津正式成立，第一届主任委员由发起人赵鸣之教授担任。第二届主任委员由郑芸教授担任。目前，第三届主任委员为周慧芳教授。卢伟、杜波、都昕、许政敏四位教授担任副主任委员，本届全国委员共 51 人。在中国康复医学会总会的推动下，全国各省市近年也相继成立了康复医学会听力康复专业委员会。

促进听力康复服务规范和技术能力提升是听力康复专委会重要职责之一，坚持走临床、科研、科普"一体两翼"的发展道路。在创造核心技术、康复人才培养、科学知识普及等方面，不断提升听力康复工作的整体实效，促进全民健康事业的全面发展。

中国康复医学会听力康复专业委员会于 2009～2014 年组织了 5 次国际交流活动，特别是我国听力学专家通过在英国布里斯托大学（University of Bristol）听力平衡中心的访问和培训拓展了听力相关的专业知识。2012 年，学会与英国布里斯托大学听力平衡中心合作开展中国助听器验配师远程培训课程：通过开展远程培训、确定实践授课地点及实习医院、组织实践课程考试，获得了较好的培训效果，共培训全国助听器验配师 22 人。2017、2018 年听力康复专业委员会向中国康复医学会报送的科研项目分别获得中国康复医学会科学技术二等奖和一等奖。

学会的各位专家积极参与国家计划和技术规范的制订、进行多种形式的卫生宣教、组织学术交流、举办继续教育学习班、培训专业队伍、组织科普宣传、开展中国康复医学会"康复服务行"等活动下基层为民服务。很多专家通过网络、公众号等新媒体形式宣传"防聋治聋，精准服务"的新理念，通过电视、报刊、广播等大众媒体开展全民科普教育工作，这些宣教工作有力地推动了我国听力康复事业的蓬勃发展。

中国康复医学会听力康复专业委员会组织专家编写的《听力康复指南》，具有科学性、规范性、实用性等。提出了全面听力康复概念，听力康复服务须由获得认证的听力学专家提供，要有一个由多学科组成的团队提供听力康复服务。人员组成包括听力师、助听器验配师、耳科医生和语言病理学、生物医学工程、心理学和教育学等其他听觉言语康复专业的专业人员，还需患者和家属及社会的积极配合。全面的听力康复可以使患者全面介入、认可患者本人的知识经验及自主权和能力，积极参与康复全过程，从生理和生活各个方面得到康复干预，从而获到最佳的康复效果。

《听力康复指南》分为听力损失诊断和听力损失干预。内容包括诊断标准、原则、方法和效果评估。

本指南主要为从事此项工作的听力师、耳科医师、助听器验配师、听力和言语康复师等相关领域的专业人员提供指导性意见。同时进一步规范我国听力损失的诊断和干预工作，全面提高听力损失患者的康复效果。本指南可视为临床实践探索的第一步，会对中国听力康复事业产生推动作用。

　　本指南的编委均为临床一线专家，他们都具有丰富的临床经验，保证了临床指南的科学性和权威性。本书的编写倾注了编者大量的心血，编者参考大量文献，聘请了医学名家，还征求了同道的建议。各位编委通力协作，提供实例照片，编委所在单位的同事也提供了极大的支持和帮助。在此我们一并致以深深的谢意。康复医学进展日新月异，需要不断创新和知识更新，本版临床指南编写难免存在纰漏与瑕疵，望各位领导、同道不吝赐教，并在实践中不断总结、日臻完善。

中国康复医学会听力康复专业委员会主任委员

周慧芳

2020 年 6 月

目录

第一章　　　**绪论**
第一节　听力康复基本概念　　　　　　　　　　1
第二节　听力康复发展简史　　　　　　　　　　5

第二章　　　**耳的胚胎发育**
第一节　外耳发育　　　　　　　　　　　　　12
第二节　中耳发育　　　　　　　　　　　　　14
第三节　内耳发育　　　　　　　　　　　　　15

第三章　　　**耳的应用解剖学和生理学**
第一节　耳的应用解剖　　　　　　　　　　　18
第二节　听觉生理学　　　　　　　　　　　　25

第四章　　　**听力损失的分类及听力损失分级**
第一节　听力损失的流行病学及病因学　　　　29
第二节　听力损失的分类　　　　　　　　　　33
第三节　听力损失的分级标准　　　　　　　　35

第五章　　　**听力学检查方法**
第一节　行为反应式测听　　　　　　　　　　41
第二节　生理反应式测听　　　　　　　　　　49

第六章　　　**儿童听力障碍的早期发现与诊断技术**
第一节　新生儿听力筛查　　　　　　　　　　69
第二节　耳聋的基因检测和遗传咨询　　　　　73
第三节　儿童听力障碍的听力学诊断　　　　　76
第四节　影像学诊断　　　　　　　　　　　　93

第七章　　　**儿童听力障碍疾病**
第一节　传导性听力障碍疾病　　　　　　　　103

第二节　感音神经性听力障碍疾病　　109

第三节　混合性听力障碍疾病　　114

第八章　**听力障碍常见疾病**

第一节　传导性聋　　117

第二节　感音神经性聋　　122

第三节　听神经病　　139

第四节　中枢听觉处理障碍　　144

第九章　**助听器**

第一节　助听器的分类　　150

第二节　助听器的组成与原理　　159

第三节　助听器验配流程　　169

第四节　儿童助听器验配流程　　176

第五节　助听器效果评估　　179

第六节　助听辅助装置　　183

第十章　**听力康复手术技术**

第一节　耳成形术　　193

第二节　中耳成形术　　199

第三节　振动声桥　　203

第四节　骨传导装置　　204

第五节　人工耳蜗　　207

第十一章　**听障儿童康复教育**

第一节　听障儿童康复教育内容　　216

第二节　听障儿童康复教育模式及课程设置　　241

第三节　听障儿童康复教育支持系统　　248

第十二章　**成人听力康复**

第一节　成人听力康复概述　　255

第二节　成人听力康复不同阶段干预策略及
　　　　效果评估　　260

第十三章　**听力康复效果评估**

第一节　听障儿童康复效果评估　　267

第二节　听障成人康复效果评估　　　　　　　285

第十四章　**耳鸣治疗与康复**
第一节　耳鸣概述　　　　　　　　　　　　298
第二节　耳鸣诊断　　　　　　　　　　　　301
第三节　耳鸣治疗　　　　　　　　　　　　305
第四节　耳鸣康复　　　　　　　　　　　　310

附录
附录 1　部分 ICF 分类框架中使用的
　　　　专业术语词汇　　　　　　　　　　318
附录 2　简明版的 ICF 听力损失核心分类组合　319

第一章　绪　论

第一节　听力康复基本概念

一、概述

（一）听力康复学释义

根据世界卫生组织的《世界卫生组织对功能、残疾和健康国际分类标准》（International Classification of Functioning, Disability and Health, 2001）倡导的"WHO-ICF 模式"，听力康复、治疗和干预策略实施及效果评估应更加关注环境和个体因素对听力障碍（以下简称"听障"）者功能的影响，即影响其活动、限制其参与能力。由于关注降低患者生活质量与社会活动参与能力以及这些要素相互之间的能动作用，提出了广义的听力康复理念。除了基于人体功能结构的医学治疗外，还应准确地界定听力康复后功能受损、活动类型及社会参与度与各要素对听力障碍者的生活质量影响的能动关系。倡导全面听力康复模式和实施全面康复计划。采取生物 - 社会 - 心理的康复模式确定以听障人士需求为中心的个体化的康复目标。

现代听力康复的内容应该涵盖满足听障人士个体需求的不同方面，即通过听力康复干预和康复服务减轻听力损失对听障人士造成的各种影响。不仅要提高和促进他们言语接受和言语表达的沟通交流能力，还应帮助听障人士树立对待听力损失的的正确态度。促进他们理解和接受听力损失所导致的问题，从而降低听力损失对他们工作、生活、社会交往以及心理的影响，改善听力损失所导致的活动限制和参与局限，达到提高生活质量的最终目的。

听力康复学的含义是通过系统、全面的康复干预方法来减轻听力损失导致的活动限制和参与局限，从而改善和提高听障人士的交流能力，帮助他们更好地工作和生活。同时对由于听力问题给他们造成的生活和心理的影响提供医学咨询和心理疏导，从而提高他们的生活质量。

听力康复中的心理咨询过程，能够使听力师与听障人士建立起信任的医患关系，同时可不断增强听障人士由于听力损失所造成生活、工作困难而减轻的信心。心理咨询对提高听力康复的效果具有重要作用，它能最大程度地改善和提高听障人士的生活质量，以及听力康复的满意度。

（二）专业化、个性化、系统化的听力康复

1. 通过各种康复干预方法帮助听障人士正确应对听力损失所造成的负面影响。这些影响是一个动态变化的过程，它会随着听障人士自身状况以及所处的环境而产生变化。在整个听力康复的进程中，听力康复的目标、方法和计划也要随着听障人士的需求进行不断的调整，从而减少听力损失在日常生活、工作以及社会活动中给他们造成的困难。

总之，现代听力康复的工作重点和专业范围都更加偏重于减轻听力损失对听障人士在不同功能领域所造成的影响。

2. 利用生物 - 社会 - 心理的康复模式，意味着听力康复的过程主要是针对如何改善和提高听障人士的日常活动和社会参与的程度。需要采取更积极的态度对待听力损失及对日常生活所造成的影响，帮助他们主动参与到康复的进程中去，从而让他们更好地参与社会生活和工作，提高生活质量。包括解决生理机能上、心理上、职业上和社会生活上的需求，从而实现康复的最终目标。

听力康复的内容不仅要包括确认听力损失的存在、诊断听力损失的性质、为听障人士提供不同类型的康复手段，而且还要帮助听障人士树立一个对待听力损失的正确态度。在听力康复过程中，一个非常重要的环节就是需要根据个体的需求，有针对性地采取适应个体的听力训练以及其他康复手段，从而克服由听力损失引起的活动限制和参与局限。听力康复不仅要对听力损失本身的性质进行诊断，对听力损失予以适当的补偿，以便改善和提高听障人士言语接受和言语表达的沟通交流能力；还要针对听力损失造成的生活和心理影响进行咨询和疏导。遵循现代的康复理念和康复管理模式，听力康复往往是一个跨学科的工作，需要耳科医生、听力师、助听器验配师、言语治疗师、心理咨询师和康复医师及教师的共同努力去完成。以听障人士的需求为中心，为他们提供全面、综合的康复服务。

听力康复的进程包括 5 个关键步骤，即评估、整合和决策、初始康复、持续康复及效果评估。制订出一整套个性化的听力康复疗法和康复计划，包括评估、测定、康复、补偿、调整、训练、咨询和应对等方法，进而改善和提高听障人士的生活质量。鼓励患者树立康复信心，充分利用社会的力量，帮助听障人士积极参与社会生活。

（三）不同听障人群，如儿童、成人及老年人的听力言语康复策略应有差异性。

英国听力协会在 2012 年发表的听力康复指南中特别强调听力康复的关键职能是以听障人士为中心，具体内容包括：①确认听障人士的个体需求；②根据具体需求共同设定听力康复目标；③协商制订听力康复策略；④充分利用自我管理来达到最佳听力康复效果。

在听力师、助听器验配师持续的、积极的帮助下共同努力，提高听障人士的听觉能力，以便听障人士能获取更多的信息，促使他们对听力康复采取更加主动的态度并参与其中。通过他们自己积极主动的参与，实现预定的康复目标，取得更好的康复效果，更大程度地提高听障人士的康复满意度。

通过听障人士的积极参与，可以更好地总结他们的康复经验，并调整在康复过程中感觉不适的康复方法，重新调整一些康复手段。使其更有针对性地解决听障人士实际存在的问题，最大限度地改善听力损失所造成的活动限制和参与局限，这一点在社区康复实践中得到了很好的验证。

二、系统化的听力康复

系统化的听力康复是指综合地利用听力学、社会、心理、教育和职业的干预方法，尽最大可能使听障人士消除或减少听力损失对他们在听觉能力上、心理上、社会生活上和工作上的影响，使听障人士最大限度地恢复他们的日常生活、工作和社会交往。

1. 人类对外界声音的感受、言语的感知以及语音的形成从一出生就开始了。出现在任何年龄段的听力损失都会对儿童听觉和语言发育产生影响。同时还会影响其认知和学习能力，甚至影响其他生存能力的发展。对先天性听力损失婴幼儿应尽早采取积极有效的干预措施，辅以科学的听觉言语康复训练和行为治疗康复以及相关的教育等内容，可促使其获得正常或接近正常的言语发育。坚持全面康复的理论，融合健康、科学、语音、艺术、社会等学前儿童的五大发展领域,可促进听力损失儿童的全面发展,最终助其融入正常的社会生活。

2. 成人的听力言语康复对象是指 18 周岁以上的听力语言障碍者,根据听障发生的时间和对语言发展造成的影响程度,可以划分为以下三种类型:

（1）退行性听力障碍:是指随着年龄的增长或代谢异常等原因导致的听觉功能减退。绝大部分为老年性聋,另一部分与年龄无关,属于器官或系统机能退化。其主要特征是听力障碍不仅发生在听觉器官,还发生在听觉传导通路和听觉中枢。典型的临床表现是先出现听力障碍,随后逐渐出现语言交流障碍。尤其在噪声环境、集体活动或打电话交谈过程中出现障碍。如不及时进行干预,他们可继发心理、情感以及认知能力的变化。随着社会老龄化的发展,这个群体的数量正在快速增长,已成为成人听力言语康复的重点关注群体。

（2）语后听力障碍:是指已经获得系统的口语能力,由于感染、药物、噪声、疾病、外伤等因素出现了不可逆的听力损失。这种听力损伤主要发生在听觉系统的外周部分,听觉中枢的功能一般不受影响。这个群体的主要特征是早期只表现为听力障碍。如不加以干预,会逐渐导致他们的语言韵律和清晰度发生改变,进而影响他们的语言交流。且由于他们绝大部分人处于工作年龄段,早期康复非常重要,康复效果也最为明显。

（3）语前听力障碍:若在儿童期未及时采取有效的早期干预措施,错过了听觉和语言发育的关键时期,将影响他们正常语言能力的形成。主要特征是既有较严重的听力障碍,又有影响社会交流的语言障碍。由于低龄听障幼儿缺乏"语言思维"能力,成年时大多数人已经形成固有的沟通与交流习惯和方式,听力康复效果欠佳。借助康复设备提高他们与他人语言交流能力和非口语性交流技能(例如唇读或手语)就显得尤为重要,可把提高他们的生活质量作为康复目标。

三、听力言语康复的主要目标

成人听力言语康复的主要目的是让听障人士回归社会,康复效果的评价可提示他们融入社会的程度。如果康复效果评价显示,在嘈杂环境中他们也能自如地与他人进行口语交流,基本上就可以融入正常的工作和生活。

老年人听力康复首要目标,就是最大限度地利用残余听觉功能来保持听说交流能力。通过准确地使用放大和辅助听力装置,辅以科学的交流方法,达到理想的听力康复效果。从事老年听力康复工作必须从生理、心理、康复方法等多方面入手,为老年听力障碍患者提供切实可行的听力康复服务,积极预防和最大程度地降低听力障碍给他们带来的不良后果,从而取得预期的康复效果——健康老龄化(healthy aging)。

老年人听力康复的方法:老年人听力康复内容主要集中在听力评估、助听器、人工耳蜗干预前后的咨询、唇读技术及聆听技巧训练。老年人听力康复过程应有家庭成员及其他相关人员的积极配合,这样才能使老年人获得最佳的康复效果。

老年人听力康复是通过各种方法(包括咨询、诊断、选择合适的助听装置、引导和训练等)减少听力损失对他们的社会活动和生活质量的消极影响,重返社会。老年听力康复不仅要使其适应周围的环境,还需要在听力康复过程中家庭成员或其他相关人员的配合,社会包容度的不断提高和公共设施的不断完善。只有这样才能使听障老年人最大程度地重返社会。这是一个集多学科的系统工程,需要全社会共同参与。需要政府、专家、听力障碍患者等的长期努力与坚持。总之,听力康复的最终目标就是最大程度地满足听障患者达到有效交流的基本需要。

四、听力言语康复的原则

（一）以需求为导向

听障儿童康复的主要目的是学习语言,而听障成人康复的目的则主要是适应社会。因此在制订听障成人康复方案时要充分考虑他们的个人意愿、工作性质和生活环境(需要的聆听环境)。实施听障成人康复计划时场景的布置、词句的选择、语言的使用要尽量接近他们的真实生活,以特定需求为中心是成人听力言语康复的首要原则。

（二）三级预防

三级预防是指针对防止听力残疾所采取的措施。包括佩戴助听器、社会救助、康复训练等措施。听力损失严重影响患者的语言发展、社会交流以及就业能力,对患者的认知、情感、心理产生极大的不良影响。加强对听力下降高危人群的听力筛查、积极预防和治疗听力损失、提供精确的听力学诊断、个体化选配助听器或人工耳蜗植入,以及系统的言语康复训练,对于听力损失的患者都具有重要的意义。提高老年人听力筛查的意识,对老年听力损失做到早期发现、早期干预、早期治疗至关重要。

1. 老年听力损失的早期发现与诊断流程　建立一套适用于基层、能分级、可推广普及的老年听力损失评估体系,将老年听力损失的发现和筛查落实在社区医院,发现问题后及时转诊至上级医院,将有利于建立老年听力损失干预体系(图 1-1-1)。

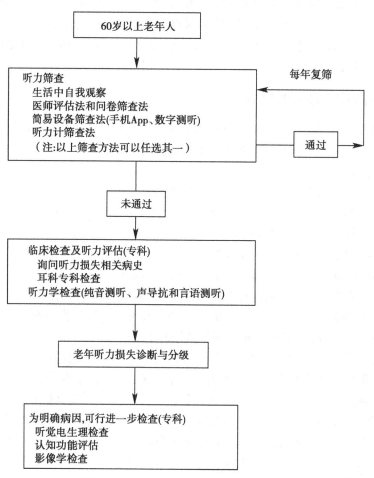

图 1-1-1　老年听力损失评估体系及流程

2. 老年听力损失的预防措施　分为初级、二级和三级预防。初级预防控制导致病理损害的疾病病因；二级预防是指治疗引起听力下降的疾病；三级预防是指防止听力残疾所采取的措施，包括佩戴助听器、社会融合、康复训练等措施。各级政府也在通过提供更多的社会救助服务、制定预防及治疗耳聋的相关政策，以提高听力损失患者的生活质量和康复满意度。加强科普宣教，对可预知和可预防的因素进行个体防护，提倡健康生活方式以推迟老年性聋的发病年龄，积极防治高血压、高血脂、糖尿病等与听力障碍相关的疾病，这些都是降低继发性耳聋发生率的积极预防措施。

五、听障儿童康复教育

（一）关于听障儿童康复教育的目标

听得明白讲得清，交流自如算成功。听障儿童康复教育的内容概括为四个方面：听障康复要成功，听觉康复要先行，言语矫治是桥梁，语言认知莫放松。听觉康复主要是解决听障儿童"听得明白"的问题，这是听障儿童康复教育的重要环节，在听障儿童康复教育中起着决定性作用。

（二）听觉能力发展四阶段理论

听觉能力发展四阶段理论在国内外听觉康复领域被广泛认可。这四个阶段分别是：听觉察知、听觉分辨、听觉识别和听觉理解。在听障儿童（0～18岁）不同的康复教育阶段，应根据听障儿童的年龄、听觉言语发展水平和康复教育效果、家庭及社区康复教育资源等因素为听障儿童选择适合其发展的康复教育模式和课程。目前比较常见的康复教育模式有5种：机构康复模式、社区家庭康复模式、智慧康复模式、融合教育模式和聋校教育模式。不同的康复教育模式采取不同的康复教育课程体系。

六、如何应用本指南

本指南提出全面听力康复概念，听力康复服务须由获得认证的听力学专家提供，有多学科组成的团队提供听力康复服务。人员组成包括听力师、助听器验配师、临床医生和语言病理学、生物医学工程及心理学和教育学等其他听觉言语康复专业的专业人员，还需患者和家属及社会的积极配合。全面的听力康复可以使患者全面介入、认可患者本人的知识和经验及自主权和能力，积极参与康复全过程，从生理和生活各个方面得到康复干预，从而获得最佳的康复效果。

指南分为听力损失诊断和听力损失干预。内容包括诊断标准、原则、方法和效果评估。

本指南主要为从事此项工作的听力师、耳科医师、助听器验配师、听力和言语康复师等相关领域的专业人员提供指导性意见。以进一步规范我国听力损失的诊断和干预工作，全面提高听障患者的康复效果。本指南可视为临床实践探索的第一步，希望可以对中国听力康复事业产生推动作用。

（周慧芳）

第二节　听力康复发展简史

听力康复是针对临床医学无法治愈的听力损失，通过验配助听装置并进行听觉 - 言语康复教育和培养建立,使其回归主流社会的一门科学,是人们自觉听觉有障碍时的必然需求。助听器和人工耳蜗是当代听力康复的主要工具,听觉 - 言语康复教育和培养建立是听力康复的重要内涵。因此,听力康复发展史是源于助听又不囿于助听的科学发展史。

人们最古老且自然的听力康复行为有 3 种方式:一是请对方加大音量,二是走近声源,三是将手掌置于耳旁以增强听力。此三者的目的都是期望能听到、听清和听懂声音(尤其是语言)。其中,置于耳旁的手掌是沿用了几千年的"天然助听器"(图 1-2-1),至今在一些场合仍然可见。后来,人们由此启发制成各种各样的集声式助听器,如耳喇叭(ear trumpet)、耳扇(ear fan)、耳斗(ear pipe)、耳帽(ear hat)、耳瓶(ear vase)、说话管(speaking tube)和声椅(acoustic chair)等。20 世纪初电声学发展,"炭精助听器"问世,以后相继出现电子管助听器(1921)、半导体助听器(1954)、集成电路助听器(1964),不但使助听器的体积缩小,而且性能明显提高。20 世纪 80 年代,在模拟电路中融入数字信号处理(digital signal processing)技术,升级为模 - 数混合可编程助听器(analog-digital hybrid programming hearing aids)。1996 年,全数字助听器(fully digital hearing aids)面市。二十多年来的技术革新使助听器在降噪、抑制声反馈、方向性传声器、多程序选择、移频技术、无线传输、"开放耳"和双耳智能融合等方面有很大发展。在款式方面,已从百年前笨重的台式助听器不断向微型和舒适化发展。目前最常用的款式是耳背式和耳内式。耳内式助听器可按使用者的要求定制,有耳内、耳道和深耳道式之分。此外,还有盒式(主要用于极重度听力损失或手指灵活性差者)、眼镜式、单侧交联(用于一耳听力正常,另一耳重度或极重度听力损失)和双侧交联助听器(用于一耳轻或中度听力损失,另一耳重度或极重度听力损失)以及骨传导助听器(用于外耳闭锁或顽固性外耳道炎 / 中耳炎等不能用气传导助听器者,也可用于单耳极重度听力损失者)。在验配技术方面,随着各种测听技术的发展,对听力损失的定性、定位和定量诊断更为精准,根据听力损失的不同种类和程度有不同算法,从而演化出不同的公式,使验配有了更好的依据。20 世纪 80 年代末开始用真耳测量(real ear measurement)技术,使助听器在佩戴耳的真实声学放大变得直观,验配更为客观,调节更为精细。近年来由于无线技术发展和智能手机普及,自主验配(self fitting)开始流行,双耳比较对称的轻中度听力损失,将以非处方药(OTC)的形式在柜台出售,此类助听器有可能归为可穿戴(wearable)类别的商品。

我国通常将 1962 年成立的天津助听器厂作为国产助听器的起始,推广国产助听器的生产和应用。事实上,1958 年在上海已有"上海耳聋机制造厂"的助听器问世(图 1-2-2)。自20 世纪 80 年代开始有贵州南华(1982),福建新声(2004)和广东的一些厂商生产,但国内市场主要为外资企业品牌。

不管助听器的技术如何改进,其基本原理仍然是将声音放大,激活一定数量尚有残存功能的毛细胞。对毛细胞严重损伤的重度或极重度听力损失者而言,助听器的效果十分有限,人工耳蜗植入是其首选。人工耳蜗将声信号转换 - 编码成电信号,通过插入的电极绕过毁坏了的毛细胞,直接刺激听神经纤维并传入听中枢感知、识别和理解声音,对重度和极重度听力损失者的效果优于助听器。欧美于 20 世纪 50 年代末和 60 年代初开始探索人工耳蜗植入研究。我国北京、上海、天津、南京等地在 20 世纪 80 年代先后进行了单导人工耳蜗植入的研发和临床应用,有一定效果,但不理想。1995 年我国首例多导人工耳蜗植入(成人)在北京成功施行,1997 年施行儿童多导人工耳蜗植入术。继北京之后,上海、广州、大连、天津、武汉、南京、成都、福州、济南、西安、沈阳等地相继开展人工耳蜗植入术,现已普及全国。人工耳蜗在编码策略、电极、手术路径和监测等方面也有很大改进。由于国家助

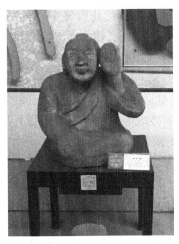

图 1-2-1　古代陶听俑（成都武侯祠博物馆收藏）

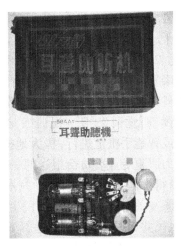

图 1-2-2　我国 1958 年生产的助听机（器）

残政策扶持和聋儿家长认知提高，近些年来植入例数增加很快，据不完全统计，迄今已近 7 万例，其中绝大多数是儿童。

　　助听器和人工耳蜗是当代听障者最重要的康复工具和载体，但其效果是要在康复工作者的科学和人文关怀下，经过听觉 - 言语康复教育和培养建立才能体现出来。改革开放 40 多年来，我国在该领域发展迅速，成绩卓著。1979 年邓元诚教授在北京同仁医院开设我国首家听力康复门诊，1982 年金济霖教授在沈阳中国医科大学附属第一医院建听力门诊，1984 年 4 月天津市民政局下属事业单位天津听力障碍康复专科医院成立，赵鸣之教授任院长，开创我国现代听力康复的先河。随着学科发展，近几年来"耳内科"门诊和病房几乎遍及全国三甲医院。在听力康复教育人才培养方面，1982 年成立的南京特殊教育师范学校（现为学院）是我国首家培养聋、盲、智力障碍儿童特殊教育师资的专门机构，当时由南京市第一医院殷明德教授、王俊教授和笔者编印教材并兼教学工作。之后，中国聋儿康复研究中心与吉林大学、华东师范大学、南京师范大学、山西医科大学、北京联合大学等单位合作培养听力语言康复专科、本科、研究生等学历人才。首都医科大学与澳大利亚麦考瑞大学（Macquarie University），华西医科大学与加拿大达尔豪斯大学（Dalhousie University）联合举办的中澳、中加听力学培训计划为我国培养了一批高级听力学人才。2000 年首都医科大学在生物医学工程专业设听力学方向，2002 年浙江中医学院（现为浙江中医药大学）开设听力学本科教育，2004 年华东师范大学设立特殊教育专业。此外，温州医学院、中山大学新华学院、昆明医科大学、滨州医学院、四川大学华西医学院、北京语言大学、重庆医科大学和徐州医学院等也在近年开设听力语言康复专业，培养大批人才，有力地带动了听力康复的发展。近 10 年来在职的资格认证教育也发展很快，尤其是 2008 年颁布《国家职业标准——助听器验配师（试行）》和鉴定要求后，北京、南京、杭州、福州和重庆等地纷纷举办短期培训班。经国家职业鉴定考试和考核合格，获得各级助听器验配师证书者约 6 000 人次。

　　听力康复的实施是一个系统工程，除了要有医院明确诊断，众多助听器门店进行助听器服务和百余家医院施行人工耳蜗植入术外，更加需要听力康复中心和听障者家庭的参与。1983 年中华聋儿听觉语言康复中心在北京成立，1988 年更名为中国聋儿康复研究中心，2017 年更名为中国听力语言康复研究中心。该中心是全国听力语言康复工作的技术资源中心和行业管理机构。此后,各省市在残联领导下也相继成立聋儿康复中心,并以市级培训部为骨干、以县级聋儿语训班(点)为基础、以社区家庭为依托,建立了较完整的听力语言康复体系。2013 年全国有 1 000 多个听力康复中心,在岗专业人员 10 000 多名,有 37 万聋儿接受了康复,其中不乏民营中心的作用。

随着科技发展,听觉 - 言语康复教育和培养建立大量运用现代电子技术,传统听力康复理念如唇读、听觉训练、听 - 视训练、交流策略训练和手势语等均可通过专门设计的软件程序在电脑或智能手机上进行,极大地提高了听力康复的效果和效率,如 2018 年由中国康复医学会听力康复专业委员会报送的《一体化听觉识别编码技术与智能听觉康复平台的研制与推广》获得中国康复医学会科学技术一等奖。

听力康复关系到公共卫生和民生福利,我国出台了一系列相关法律、法规和国家计划如《中华人民共和国残疾人保障法》(1990)、《中华人民共和国环境噪声污染防治法》(1996)、《中华人民共和国母婴保健法》(2001)、《全国听力障碍预防与康复规划(2007—2015 年)》《"健康中国 2030"规划纲要》(2016)、《国家残疾预防行动计划(2016—2020)》《残疾预防与残疾人康复条例》(2017)等,1999 年将每年 3 月 3 日定为全国爱耳日,2000 年推广新生儿听力普遍筛查项目,2008 年出台《国家职业标准 - 助听器验配师(试行)》,2015 年"听力师"列入《中华人民共和国职业分类大典》,2020 年更新了《助听器验配师国家职业技能标准》。这些文件是听力康复的有力保障,如"七彩梦行动计划 - 聋儿人工耳蜗植入和助听器救助(2009—2012)"使 1 500 名聋儿和 9 000 名听力减退儿童接受了免费的人工耳蜗植入和助听器验配,包括 1 年的康复服务。自 2009 年开始,大多数地方政府也出台相应的免费人工耳蜗植入和助听器服务,如江苏省的"畅听行动",2008 年 7 月天津市"慧聪行动"项目等。除了政府的救助项目外,还有不少社会捐助项目。

在政府主导下,各社会团体如中国残疾人康复协会听力语言康复专业委员会承办,中国聋人协会,中国康复医学会听力康复专业委员会,中华医学会耳鼻咽喉科 - 头颈外科学分会,中华预防医学会,北京听力协会,中国听力医学发展基金会,爱德基金会等积极参与国家计划和技术规范的制定、进行多种形式的卫生宣教,创办了《中国听力语言康复科学杂志》和《听力学及言语疾病杂志》等专科杂志,出版各种教材,组织学术交流,培训专业队伍和下基层服务,有力地推动了听力康复的发展。2005 年,卫生部、中国残疾人联合会、瑞声达听力集团共同发起了"畅听未来——中国耳聋防治五年计划",简称"畅听未来"。该项目的目的是通过早预防、早发现、早治疗和早康复来减少听障,提高听残人士的生活质量和减少个人、家庭及社会的负担。经过预试验,三方于 2008 年正式签署合作协议书。主要合作内容为:①听力障碍的筛查、诊断和治疗(助听器);②培训;③预防、康复和宣教。项目由三方组成领导小组,瑞声达听力集团提供资金、技术、人才和管理方面的支持。下设理事会,由执行理事和专家顾问组成"中国听力高级顾问委员会"(China Advanced Hearing Advisory Board, CAHA),每年召开会议,讨论和检查项目执行情况及发展计划。该项目和WHO 全球防聋计划紧密接轨,是政府 - 社团 - 公司合作,共同发展听力康复的典范,受到普遍好评。

我国听力康复的发展和深入的国际交流与合作密切相关。早在 19 世纪 80 年代,天津医科大学赵鸣之教授和联合国儿童基金会就合作开展了聋儿康复项目(1984—2000)和聋儿双语双文化项目(2001—2007),北京市耳鼻咽喉科研究所刘铤教授和世界卫生组织(WHO)就全球防聋和儿童听力康复合作,做了很多开创性的工作。北京耳研所戚以胜教授引进并启动了我国的新生儿/婴幼儿听力筛查项目,卜行宽教授引进了真耳测量助听器验配技术,并从 1998 年起参与 WHO 总部全球防聋(global prevention of deafness and hearing loss, PDH)活动,该活动涉及流行病学研究、听力损失疾病负担评估、国家防聋战略规划与监测、耳科和听力保健现状分析、助听器服务、新生儿及婴幼儿听力筛查、初级耳科和听力保健及培训等领域。自 2003 年起,中国聋儿康复研究中心参与 WHO 相关工作。2008—2009 年,北京同仁医院、中国聋儿康复研究中心和江苏省人民医院先后被 WHO 批准和命名为"WHO 防聋合作中心""WHO 预防听力减退和康复合作中心"及"WHO 预防聋和听力减退合作中心"。此外,我国学者还在听力国际(Hearing International, HI)、国际听力医师学会(International Association of Physicians on Audiology, IAPA)和国际听力学协会(International Society of Audiology, ISA)等国际组织担任领导职务,承担国内外工作。在学习国外先进理念的同时也介绍了我国"防聋治聋"的进展和经验,推进全球合作,例如我国自 1999 年由十部委局共同确定每年的 3 月 3 日为"全国爱耳日",在提高全民的爱耳护耳意识方面起很大作用,2015 年为 WHO 采纳,将每年 3 月 3 日定为世界听力日(world hearing day, WHD)。

深入的国际合作和交流是加速培养技术骨干的重要途径。除了前述中澳和中加项目外,中国康复医学会听力康复专业委员会于 2009—2014 年组织了 5 次国际交流活动,我国听力学骨干在英国布里斯托大学(University of Bristol)听力平衡中心访问和培训后收获颇丰。2012 年学会与英国布里斯托大学听力平衡中心合作开展中国助听器验配师远程培训课程:组织开展远程培训;组织实践授课地点及实习医院;组织实践课程考试;此次联合培训毕业全国助听器验配师 22 人。

中国康复医学会听力康复专业委员会于 2006 年 10 月在天津正式成立,第一届主任委员是发起人赵鸣之教授,第二届主任委员是郑芸教授,目前,第三届主任委员是周慧芳教授,全国委员 51 人。在总会的推动下全国各省市也相继成立康复医学会听力康复专委会。将规范听力康复服务和提升技术能力作为学会重要职责,坚持走临床、科研、科普"一体两翼"的发展道路,在创造核心技术、培养康复人才、普及科学知识等方面,不断提升工作的整体实效,促进全民健康事业的全面发展。

几十年来,我国的听力康复事业取得了举世瞩目的成绩。我们仍面临着听障人数众多(尤其是快速增长的老年人群)、听力学人力资源匮乏、经费短缺以及区域和城乡间发展不平衡的严峻挑战。我国几乎所有的听力康复中心均为聋儿服务,罕有为成人/老人服务的专门机构。在儿童听力康复领域里也多局限于言语训练,缺乏全面提供听觉功能的训练交流能力和多感官交流等方面的培训。因此,专业队伍薄弱,难于承担更多更重任务;协调有限的人力、物力和财力资源,提高工作效力以及在发展中提高质量等问题是至关重要的。发展的根本策略是贯彻联合国世界卫生大会 2017 年通过的《预防聋和听力损失决议(WHA70.13)》,尤其是决议对成员国提出九条要求当中的第一条"将耳和听力保健战略纳入初级卫生保健框架;作为全民健康覆盖的一部分",第三条"制定适当的培训规划,促进开发耳和听力保健领域的人力资源"和第六条"加强获取符合成本效益且可负担的优质辅助听力技术和产品,包括助听器,人工耳蜗和其他辅助器械,同时考虑到卫生保健体系以公平和可持续的方式提供服务的能力"。我们相信,随着改革开放的深化,我国的听力康复事业必然会发展得越来越好。

(卜行宽)

参 考 文 献

[1] 赵非, 郑亿庆 . 成人听力康复学 [M] . 天津: 天津人民出版社, 2015.

[2] MONTANO J J, SPITZER J B.Adult Audiological Rehabilitation [M] .San Diego: Plural Publishing, 2013.

[3] 陈振声 . 听障成人听力语言康复 [J] . 中国听力语言康复科学杂志.2018.16 (2): 83-87.

[4] 陈振声, 于丽玫 . 老年听觉康复 [J] . 中国医学文摘耳鼻喉科学 .2011, 26 (2): 156-158.

[5] 陈雪清 .3-6 岁听力障碍儿童听觉言语康复效果评估方法 [J] . 中国听力语言康复科学杂志 .2016, 14 (4): 241-246.

[6] 中华医学会耳鼻咽喉头颈外科分会听力学组, 中华耳鼻咽喉科杂志编辑委员会 . 新生儿及婴幼儿早期听力检测及干预指南 (草案) [J] . 中华耳鼻咽喉头颈外科杂志, 2009, 44 (11): 883-887.

[7] 中华医学会耳鼻咽喉头颈外科分会听力学组, 中国残疾人联合会听力语言康复专业委员会, 中华耳鼻咽喉科杂志编辑委员会耳科组 . 助听器验配技术指南 (草案) [J] . 中华耳鼻咽喉头颈外科杂志, 2010, 45 (4): 273-276.

[8] 中华医学会耳鼻咽喉头颈外科科学会, 中华耳鼻咽喉科杂志编辑委员会 . 突发性聋诊断和治疗指南 (2015) [J] . 中华耳鼻咽喉头颈外科杂志, 2015, 50 (6): 443-446.

[9] 中华耳鼻咽喉科杂志编辑委员会, 中华医学会耳鼻咽喉头颈外科分会, 中国残疾人联合会听力语言康复专业委员会 . 人工耳蜗植入工作指南 (2013) [J] . 中华耳鼻咽喉头颈外科杂志, 2014, 40 (2): 89-95.

[10] 中华耳鼻咽喉科杂志编辑委员会耳科组, 中华医学会耳鼻咽喉头颈外科分会听力学组, 中华医学会整形外科分会耳再造学组 . 先天性外中耳畸形临床处理策略专家共识 [J] . 中华耳鼻咽喉头颈外科杂志, 2015, 50 (3): 182-186.

[11] 全国防聋治聋技术指导组, 中华医学会耳鼻咽喉头颈外科分会, 中华耳鼻咽喉科杂志编辑委员会, 等 . 老年听力损失诊断与干预专家共识 (2019) [J] . 中华耳鼻咽喉头颈外科杂志, 2019, 54 (3): 166-171.

[12] 刘雪曼 . 听障儿童干预和康复效果评估进展 [J] . 中华耳科学杂志, 2015, 13 (4): 568-575.

[13] JIANG D, 顾小燕 . 听力康复的释义和发展 [J] . 中国听力语言康复科学杂志, 2009 (4): 56-60.

[14] 于丽玫, 孙喜斌, 魏志云, 等 . 全国老年听力残疾人群现状调查研究 [J] . 中国听力语言康复科学杂志, 2008, 3: 63-65.

[15] 蒋涛, 邹凌 . 老年人听力损失和干预策略现状和最新进展 [J] . 听力学及言语疾病杂志, 2006, 14 (5): 363-376.

[16] 杨仕明, 李佳楠, 冀飞, 等 . 老年及老年前期人工耳蜗植入的临床初步研究 [J] . 中华耳鼻咽喉头颈外科杂志, 2010, 45 (10): 812-817.

[17] 陈振声, 段吉茸 . 老年人听力康复读本 [M] . 北京: 北京出版社, 2010.

[18] 冯定香, 苏俊 . 社区老年人听力状况调查与社区康复初探 [J] . 中国听力语言康复科学杂志, 2009, 5: 65-67.

[19] 中国听力语言康复研究中心项目办公室 . "十三五" 听力残疾人精准康复服务 [J] . 中国听力语言康复科学杂志, 2017, 15 (增刊): 65-65.

[20] 张华 . 助听器验配师专业技能 [M] . 北京: 人民卫生出版社, 2016.

[21] 贺荟中 . 听觉障碍儿童的发展与教育 [M] . 北京: 北京大学出版社, 2014.

[22] 于丽玫, 薛静, 蒋春 . 守护老年人听觉健康 [J] . 中国听力语言康复科学杂志, 2017, 15 (增刊): 4-7.

［23］刘秀莲,尚静静,王延飞.护理干预对基层老年性聋患者佩戴助听器后生活质量的影响［J］.听力学及言语疾病杂志,2017,25（6）:645-647.

［24］ZHAO F, MANCHAIAH S T, CLAIRE L, et al.Exploring the influence of culture on hearing help -seeking and hearing-aid uptake.International Journal of Audiology, 2015, 54（7）: 435-443.

［25］亓贝尔,李晓芳,董瑞娟,等.语后聋人人工耳蜗植入者的心理健康状况分析［J］.听力学及言语疾病杂志,2012,20（1）:40-43.

［26］高芬琦,王林娥.成人语后聋人工耳蜗植入的现状及研究进展［J］.中国听力语言康复科学杂志,2017,15（1）:36-39.

［27］中国聋儿康复研究中心项目办公室.2016-2020年全国听力残疾人康复服务介绍［J］.中国听力语言康复科学杂志,2016,14（增刊）:16-17.

［28］龙墨,胡向阳,申敏,等.全国听力语言康复系统听力学教育现状与思考［J］.中国听力语言康复科学杂志,2015,13（1）:1-3.

第二章	耳的胚胎发育

人耳由三个部分组成:外耳、中耳、内耳,它们共同的功能是传导声音并转变信号被大脑识别,这个过程依赖它们相互协调及完善的发育,耳的胚胎发育过程是复杂的,原始的平衡终器、晚后发育的听器脱离了水环境才演化为声音传导构造。在妊娠第四周左右,这些原始结构开始发育,内耳起源于听泡,听泡是与原始菱脑相邻外胚层内陷形成,内耳在胎儿中期已具成人时的形状,出生后中、外耳还未发育完善,到了青春期颞骨才停止变化。

第一节 外 耳 发 育

一、耳郭发育

第一鳃弓(下颌弓)和第二鳃弓(舌骨弓)在胚胎第五周,鳃弓的一部分会发育成形,在胚胎第六周,外胚层和间充质在下颌弓和舌骨弓激发,增殖后出现 6 个小丘状隆起(耳结节),1、2、3 小丘出现于下颌弓尾部,以后形成耳屏、耳轮脚和外耳轮上部,4、5、6 小丘出现舌骨头部,发育为对耳轮、耳轮脚上部、对耳屏和耳垂,6 个小丘增生融合成耳郭(图 2-1-1)。同时发育的间充质前体生成耳郭前、上、下和内部的肌肉血管。发生过程中耳郭从面部较低位置向颞骨区域上移,伴随第一、第二鳃弓的融合,耳郭水平轴向下方面部外侧移动,使其形成直角,这种移行受阻,会使耳郭位置较低。5、6 岁耳郭大小已经接近成人耳郭的80%～90%,这时被大多数学者认为是手术矫正耳郭畸形的最佳时机,青春期耳郭发育至成人耳郭大小。

外耳由耳郭和外耳道组成,它们收集声音并将声音传导至鼓膜,并协调完成声音与液体介质的偶联,哺乳类动物的"鳃器"中胚胎软组织经过分化形成头颈结构,鳃器的 1～5 层结构进一步分化成 3 部分,鳃弓、咽囊和鳃沟。鳃弓为中胚层重要部分,形成血管、肌肉和神经嵴细胞,也是形成骨骼和神经的源头,第一鳃弓称下颌弓,第二鳃弓称舌骨弓。外耳来自内胚层第一咽囊,外胚层第一、二鳃弓及其所包含的鳃沟,以及其间的中胚间质。

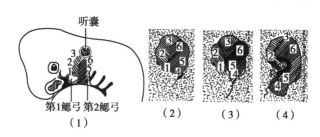

图 2-1-1 耳郭发生示意图
(1):1～3 前列结节,4～6 后列结节;(2)(3)(4):1 耳屏结节,2 耳轮脚结节,
3 耳轮上部结节,4 耳垂结节,5 对耳屏结节,6 耳轮下部及对耳屏结节

目前认为耳丘分化或融合异常是导致耳郭发育畸形的原因,包括小耳、无耳、副耳、瘘管和窦道。小耳畸形在新生儿发病率近0.03%,并且伴有外耳道狭窄、闭锁和听骨异常。常表现为耳郭大小、位置和形态三方面异常。小耳畸形一般分为Ⅲ级。Ⅰ级:耳郭轮廓较小,各部位尚可辨认,外耳道狭窄或部分闭锁,鼓膜可存在,听力可正常或呈传导性耳聋(图2-1-2);Ⅱ级:耳郭呈条索状突起或仅有耳垂,外耳道闭锁、鼓膜及锤骨柄未发育,镫骨存在或未发育,呈传导性聋,形状像花生(图2-1-3);Ⅲ级:耳郭残缺(或无耳畸形),仅有零星而不规则突起或仅有畸形耳垂,外耳道闭锁、听骨链畸形,常伴有内耳功能障碍,表现为混合性聋或感音神经性聋(图2-1-4)。严重的小耳畸形常合并外耳道畸形,多伴颌面部发育不全。单侧小耳畸形占85%,双侧的小耳畸形多见于综合征患者。

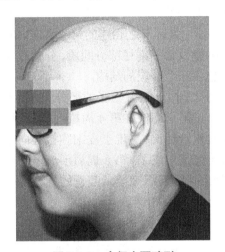

图 2-1-2　Ⅰ级小耳畸形

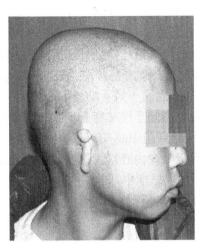

图 2-1-3　Ⅱ级小耳畸形

第一鳃沟异常是耳丘融合障碍的结果,将导致双侧外耳道或持续存在与外耳道相通的胚胎导管畸形。这些畸形表现为耳前肿物、副耳、耳囊肿、窦道或瘘管,可以来源于外胚层或来源于外胚层和中胚层。耳郭结构发生变异可以造成轻微的耳郭或耳甲腔畸形,常见的是下垂耳和杯状耳畸形,它们分别由耳轮和耳甲过多或异常的软骨形成造成的。孕妇宫内感染(风疹、梅毒)或接触致畸物质(如沙利度胺或异维甲酸)、母亲患内分泌疾病、胎儿酒精中毒综合征都可引起胎儿外耳畸形。唐氏综合征患者常有耳发育不全和圆形耳。许多耳郭畸形和第一鳃弓的异常发育有关,应行外科手术矫正。

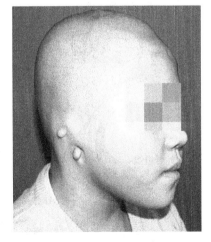

图 2-1-4　Ⅲ级小耳畸形

二、外耳道发育

在妊娠第6周左右,第一鳃裂向内凹陷形成外耳道,此时耳甲腔开始发育,外胚层细胞的增殖形成外耳道栓,外耳道栓完全被吸收才能形成外耳道。在胎儿第3个月已形成鼓环,耳甲腔与形成外耳道的一部分软骨形成外耳道入口形态。耳郭、鼓环和听骨均来自鳃弓所含的间质。出生后鼓环不断骨化,随颅骨发育,外耳道随之扩大。外耳道栓在妊娠中末期不完全吸收,可导致一系列病变,如外耳道狭窄、膜性闭锁、骨性闭锁等。

外耳道是在耳郭形成后才开始发育的,因此可以单独出现外耳道狭窄或闭锁,耳郭畸形不合并中耳或外耳道异常是罕见的,耳郭畸形提示妊娠早期发育异常。颞骨影像学检查可以很好分辨是否合并中耳或外耳病变。

第二节 中耳发育

鼓环是第一鳃弓的衍生物,大约在胎儿第3个月时作为独立部分发育出来,鼓环形成鼓膜,鼓环沿着颞骨线外侧发育,第一鳃沟的内陷和鼓环发育基本一致,第一鳃沟的中间部分与鼓环的周边紧密相连,在妊娠第9周到第16周期间,鼓环与之相连的第一鳃沟向着颞骨深部发育,外耳道栓协助外耳道扩大,第一鳃沟、咽囊及第一鳃弓部分间质,分化成鼓膜的鳞状上皮、纤维层和黏膜层,鼓膜是耳结构中唯一包含三个胚层的结构。

中耳形成始于第一咽囊(位于第一和第二鳃弓之间)外上方扩张的部分,咽囊出现在第3周,鼓膜间质层和锤骨柄来自界面的结缔组织。第一鳃沟在第4周接近第一咽囊,继而为厚层结缔组织隔开,呈漏斗形。在第6周咽囊开始延长,一堆上皮细胞核心向中耳生长,并趋近咽囊内胚层。第7周一个充满液体的鼓室就形成了,第8周后形成早期中耳腔(图2-2-1)。早期中耳腔只有中耳的下一半,其余由结缔组织充填。咽囊的近心部分延长变细形成咽鼓管。咽鼓管隐窝的末端一直与发育中的鼻咽相连。

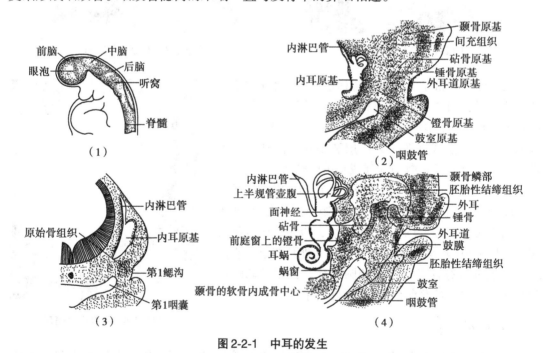

图 2-2-1 中耳的发生

(1):3周半人胚胎,示听窝的位置;(2)(3)(4):鼓室、咽鼓管、鼓膜及外耳道的发生过程

早期鼓室中不存在听骨链,在妊娠第5、6周,起源于第1鳃弓锤骨头、颈和砧骨体就以一整块听骨团的形式开始发育,由第一鳃弓生成的结构被称为麦克尔软骨。起源第2鳃弓

的镫骨板上结构。锤骨柄和砧骨长脚也是从麦克尔软骨发生,而镫骨足板及环韧带是从耳囊和内耳原基发育而来,在妊娠第 12 ~ 15 周,听骨分化更明显,接近成人大小,砧骨长脚先有骨膜成骨形成。妊娠 16 周不同的骨化中心开始骨化,迅速生长达到成人大小,镫骨骨化延迟至妊娠 19 周。锤骨和砧骨甚至延续到出生后第 5 个月,在 3 周内砧骨体和锤骨头以及镫骨相继骨化,并出现骨髓腔,至胎儿麦克尔软骨退化形成锤骨前棘和悬韧带。麦克尔软骨全部消失,留下锤骨前韧带、蝶下短韧带和下颌骨,赖歇特软骨遂构成镫骨、镫骨肌(及肌腱)、茎突、茎舌韧带和舌骨小角。鼓膜张肌和镫骨肌也是从第一和第二鳃弓的间质发育而来的。

中耳发育异常多伴有外耳发育异常,涉及第一鳃弓和第二鳃弓发育综合征,不仅有耳郭及外耳道畸形,同时多伴有听骨链异常,它们都起源相同的胚胎原基,听力损失通常是传导性耳聋,由于中耳畸形及外耳道闭锁所致。

第三节　内耳发育

内耳是由充满液体的膜迷路和骨迷路组成的,膜迷路起源外胚层,骨迷路起源于中胚层,分化 1 周后听基板内凹形成听窝,继之扩张成囊。内耳的膜性部分来源听板,听板在胚胎发育的第 3 周形成,在外胚层表面内陷形成听杯,囊口封闭后在第 4 周末融合形成听泡,听泡也经历了一个复杂的形态生成过程(经过移行、生长和引伸及泡壁的折叠),听泡的第一个形态学变化是生出内淋巴结和内淋巴囊,听泡背侧结构不断延长向内侧迁移。听泡上部最终发育成 3 个半规管、壶腹和椭圆囊,听泡下部发育成球囊和耳蜗,先天性内耳疾病常发生听泡下部,就是球囊和耳蜗异常。

一、膜迷路

外胚层听基板胚胎 3 周末开始分化。听基板在后脑中部的两侧。听泡经过移行、生长和引伸及泡壁的折叠,听泡分成 3 个部分,即内淋巴管、椭圆囊及其半规管、球囊及其派生部分蜗管。在分化第 6 周,耳泡周围的间质形成骨软骨(胚胎软骨组织),到了第 8 周末膜迷路大体结构就基本形成了,至第 9 周发育成熟为软骨。在软骨壁内发生形成分化迷路。第 16 ~ 24 周完成迷路软骨的骨化,膜迷路已趋完善。膜迷路内的神经上皮逐步演变成毛细胞、支持细胞和胶质覆盖物。

3 个半规管在妊娠第 5 周开始发育,先发育的是上半规管,接着是后半规管,最后是水平半规管。垂直板发育来的是上半规管和后半规管,平板分化而来的是水平半规管。在胎儿第 12 周,上、后、外半规管相继发育达成人大小。在妊娠第 5 周左右,耳蜗开始发生于听泡腹侧的一个外突结构。它先向腹侧延伸扩展,之后开始旋转,到了第 25 周完成 2½ 周的正常结构(图 2-3-1)。上、后半规管的总脚和水平半规管的一端开口于椭圆囊,它们的另一端扩大形成壶腹,其内有毛细胞感受器和支持细胞,壶腹嵴在妊娠第 23 周发育成熟。囊斑的感觉上皮平铺,其上覆盖内含有石灰质沉淀物的耳石膜,囊斑在妊娠第 14 ~ 16 周完成分化。在妊娠第 7 周耳蜗管底部螺旋器开始发育,到妊娠第 25 周螺旋器分化完成。

椭圆囊和球囊在妊娠第 6 周开始发育,随着耳蜗管的延伸扩张,球囊和耳蜗的开口逐渐变窄,形成耳蜗球囊管。球囊管、椭圆囊管相连内淋巴管。

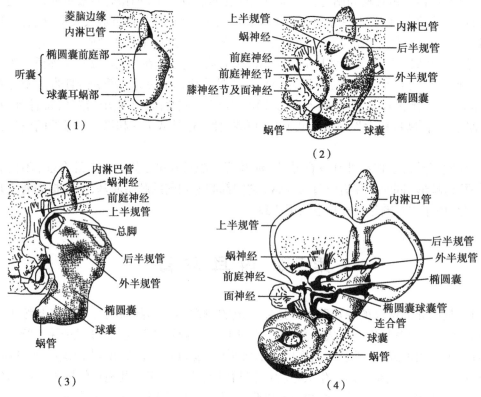

图 2-3-1 膜迷路发生模拟图
（1）:6.5mm 人胚的听囊;（2）:11mm 人胚的膜迷路;
（3）:13.5mm 人胚的膜迷路;（4）:22mm 人胚的膜迷路

二、骨迷路

膜迷路周围的前软骨形成耳周间隙。在第 8 周听泡周围间充质细胞分化成软骨耳囊,前软骨外层变为真性软骨,膜迷路的生长,又退化为前软骨。前软管的内层逐步改建为 3 层:内层为围绕膜迷路的密集网眼组织,中层为充有外淋巴液的蛛网膜样组织,外层为胚耳囊的骨内膜。耳蜗与外淋巴间隙发育成前庭阶、鼓阶。前庭阶、鼓阶、前庭和半规管周围的间隙相继形成,它们互相融合成骨迷路。在这一阶段耳蜗导水管、窗前裂和窗后窝也已形成。胚耳囊在胚胎中期至出生前的一个阶段完成骨化。妊娠 15~21 周左右胚囊上计有 14 个连续出现的骨化中心,妊娠 23 周彼此融合。蜗轴原为膜性骨质,至第 23 周才骨化完毕。

（苏法仁）

参 考 文 献

[1] MALLO M, GRIDLEY T.Development of the mammalian ear:Coordinate regulationn of formation of the tympanic ring and the external acoustic meatus[J].Development,1996,122(1):173-179.

[2] MALLO M.Formation of the outer and middle ear,molecular mechanisms[J].Curr Top Dev Biol,2003,57(1):85-113.

[3] MOORE K L.The Developing Human[M].Philadelphia,PA:WB Saunders,1997.

[4] 苏法仁.头颈部整形外科学[M].天津:天津科学技术出版社,2016.

[5] 黄选兆,汪吉宝,孔维佳.实用耳鼻咽喉头颈外科学[M].2版.北京:人民卫生出版社,2008.

第三章	耳的应用解剖学和生理学

第一节　耳的应用解剖

一、外耳

外耳包括耳郭和外耳道。

（一）耳郭

耳郭除耳垂为脂肪与结缔组织构成而无软骨外，其余均为软骨组成，外覆软骨膜和皮肤，似贝壳或漏斗，借韧带、肌肉、软骨和皮肤附丽于头颅侧面，左右对称，分前（外侧）面和后（内侧）面（图 3-1-1，见文末彩插）。前（外侧）而凹凸不平，边缘卷曲名耳轮，起自于外耳道口上方的耳轮脚。耳轮与对耳轮之间的凹沟名舟状窝。对耳轮前方的深窝名耳甲，上部名耳甲艇，下部名耳甲腔，耳甲腔前方即外耳道口。外耳道口前方的突起名耳屏。对耳轮前下端与耳屏相对的突起称对耳屏。对耳屏下方、无软骨的部分名耳垂。耳郭的后（内）面较平整，但稍膨隆。

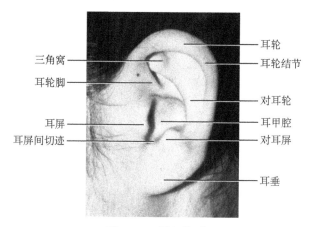

图 3-1-1　耳郭外形

（二）外耳道

外耳道起自耳甲腔底部的外耳门，向内直至鼓膜，长 2.5～3.5cm，由软骨部和骨部组成。软骨部约占其外侧 1/3，骨部约占其内侧 2/3。外耳道有两处较狭窄，一处为骨部与软骨部交界处，另一处为骨部距鼓膜约 0.5cm 处，后者称外耳道峡。外耳道略呈 S 形弯曲：外段向内、向前而微向上；中段向内、向后；内段向内、向前而微向下。

外耳道皮下组织甚少，皮肤几乎与软骨膜和骨膜相贴。软骨部皮肤含有类似汗腺构造的耵聍腺，能分泌耵聍，并富有毛囊和皮脂腺。

二、中耳

中耳包括鼓室、咽鼓管、鼓窦和乳突4部分。

（一）鼓室

鼓室为含气空腔，位于鼓膜与内耳外侧壁之间；向前借咽鼓管与鼻咽部相通，向后以鼓窦入口与鼓窦及乳突气房相通。以鼓膜紧张部的上、下边缘为界，可将鼓室分为3部分（图3-1-2，见文末彩插）：①上鼓室，位于鼓膜紧张部上缘平面以上的鼓室腔；②中鼓室，位于鼓膜紧张部上、下缘平面之间；③下鼓室，位于鼓膜紧张部下缘平面以下。腔内均为黏膜所覆盖，覆于鼓膜、鼓岬后部、听骨、上鼓室、鼓窦及乳突气房者为无纤毛扁平上皮或立方上皮，余为纤毛柱状上皮。

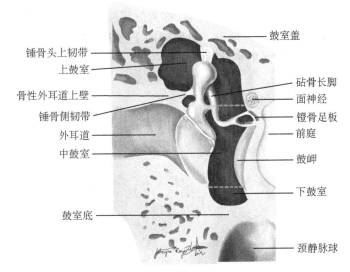

图 3-1-2　鼓室的划分

1. 鼓室六壁　鼓室像一个竖立的小火柴盒，有外、内、前、后、顶、底6个壁（图3-1-3，见文末彩插）。

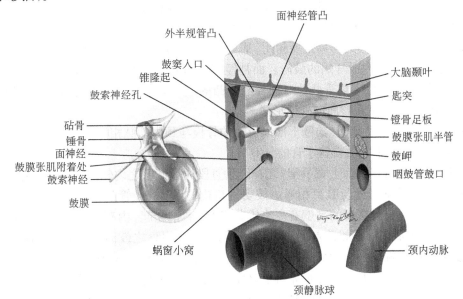

图 3-1-3　鼓室六壁模式图

（1）外壁：又称鼓膜壁，由骨部及膜部构成。骨部较小，即鼓膜以上的上鼓室外侧壁；膜部较大，即鼓膜。

鼓膜：鼓膜（图3-1-4，见文末彩插）介于鼓室与外耳道之间，为向内凹入、椭圆形、半透明的膜性结构；高约9mm、宽约8mm、厚约0.1mm。鼓膜的前下方朝内倾斜，与外耳道底约成45°~50°，故外耳道的前下壁较后上壁长。鼓膜边缘大部分借纤维软骨环嵌附于鼓沟内，称为紧张部。其上方鼓沟缺如之鼓切迹处，鼓膜直接附丽于颞骨鳞部，较松弛，称为松弛部。鼓膜结构分为3层：外为上皮层，系与外耳道皮肤连续的复层鳞状上皮；中为纤维组织层，含有浅层放射形纤维和深层环形纤维，锤骨柄附着于纤维层中间，松弛部无此层；内为黏膜层，与鼓室黏膜相连续。

鼓膜中心部最凹处相当于锤骨柄的尖端，称为鼓膜脐。自鼓膜脐向上稍向前达紧张部上缘处，有一灰白色小突起名锤骨短突。自脐向前下达鼓膜边缘有一个三角形反光区，名光锥，系外来光线被鼓膜的凹面集中反射而成。

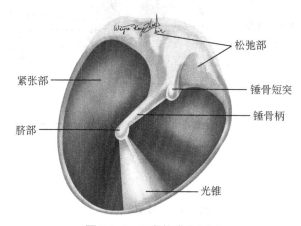

松弛部
紧张部
锤骨短突
锤骨柄
脐部
光锥

图 3-1-4　正常鼓膜像（右）

（2）内壁：即内耳的外壁，亦称迷路壁，有多个凸起和小凹。

鼓岬为内壁中央较大的膨凸，系耳蜗底周所在处；前庭窗又名卵圆窗，位于鼓岬后上方，为镫骨足板及其周围的环韧带所封闭，通向内耳的前庭。蜗窗又名圆窗，位于鼓岬后下方，为圆窗膜所封闭，内通耳蜗的鼓阶。面神经管凸即面神经管的水平部位于前庭窗上方，管内有面神经通过。外半规管凸位于面神经管凸的上后方。匙突位于前庭窗之前稍上方，为鼓膜张肌半管的鼓室端弯曲向外所形成。

（3）前壁：又称颈动脉壁，前壁下部以极薄的骨板与颈内动脉相隔；上部有二口，上为鼓膜张肌半管的开口，下为咽鼓管半管的鼓室口。

（4）后壁：又称乳突壁，上宽下窄，面神经垂直段通过此壁之内侧。后壁上部有一小孔，名鼓窦入口，上鼓室借此与鼓窦相通。鼓窦入口内侧、面神经管凸的后上有外半规管凸。后壁下内方，相当于前庭窗的高度有一小锥状突起，名锥隆起，内有小管，镫骨肌腱由此发出而止于镫骨颈后面。在锥隆起的下方，后壁与外壁交界处之鼓沟的后上端内侧，有鼓索隆起，该隆起的尖端有小孔，为鼓索后小管的开口，鼓索神经经此突出，进入鼓室。

相当于鼓膜后缘以后的鼓室腔常称后鼓室，内有鼓室窦与面神经隐窝。

（5）上壁：又称鼓室盖，由颞骨岩部前面构成，后连鼓窦盖，前与鼓膜张肌半管之顶相连续;鼓室借此壁与颅中窝的大脑颞叶分隔。

（6）下壁：又称颈静脉壁,由一小薄骨板将鼓室与颈静脉球分隔,其前方为颈动脉管后壁。

2. 听骨　听骨为人体中最小的一组小骨,由锤骨、砧骨和镫骨连接而成听骨链。

锤骨形如鼓锤,由小头、颈、短突(外侧突)、长突(前突)和柄组成。锤骨柄位于鼓膜黏膜层与纤维层之间,锤骨小头的后内方有凹面,与砧骨体形成关节。

砧骨形如砧,分为体、长脚和短脚。砧骨体位于上鼓室后方,其前与锤骨小头相接形成砧锤关节。短脚位于鼓窦人口底部的砧骨窝内。长脚位于锤骨柄之后,末端向内侧稍膨大名豆状突,以此与镫骨小头形成砧镫关节。

镫骨形如马镫,分为小头、颈、前脚、后脚和足板。小头与砧骨长脚豆状突相接。颈甚短,其后有镫骨肌腱附着。足板呈椭圆形,借环韧带连接于前庭窗。

鼓室内有锤上韧带、锤前韧带、锤外侧韧带、砧骨上韧带、砧骨后韧带和镫骨环韧带等,分别将相应听骨固定于鼓室内。

（二）咽鼓管

咽鼓管为沟通鼓室与鼻咽的管道,故有两个开口,成人全长约35mm。外1/3为骨部,位于颞骨鼓部与岩部交界处,居于颈内动脉管的前外侧,上方仅有薄骨板与鼓膜张肌相隔,其鼓室口位于鼓室前壁上部。内2/3为软骨部,乃软骨和纤维膜所构成,其内侧端的咽口位于鼻咽侧壁。成人咽鼓管的鼓室口约高于咽口20~25mm,管腔方向自鼓室口向内、向前、向下达咽口。骨与软骨部交界处最窄,称为峡,内径1~2mm。自峡向咽口又逐渐增宽。软骨部在静止状态时闭合成一裂隙。由于腭帆张肌、腭帆提肌、咽鼓管咽肌起于软骨壁或结缔组织膜部,前二肌止于软腭,后者止于咽后壁,故当张口、吞咽、呵欠、歌唱时借助上述3肌的收缩,可使咽口开放,以调节鼓室气压,从而保持鼓膜内外压力的平衡。

（三）鼓窦

鼓窦为鼓室后上方的含气腔,是鼓室和乳突气房相互交通的枢纽。鼓窦的大小、位置与形态因人而异,并与乳突气化程度密切相关。鼓窦向前经鼓窦入口与上鼓室相通,内覆有纤毛黏膜上皮,向后下通乳突气房;上方以鼓窦盖与颅中窝相隔,内壁前部有外半规管凸及面神经管凸,后壁借乳突气房及乙状窦骨板与颅后窝相隔,外壁为乳突皮层,相当于外耳道上三角。

（四）乳突

出生时乳突尚未发育,多自2岁始由鼓窦向乳突部逐渐发展。随着乳突的发育,乳突内形成许多蜂窝状的小腔,6岁左右气房已有较广泛的延伸,最后形成许多大小不等、形状不一、相互连通的气房,内有无纤毛的黏膜上皮覆盖。

根据气房发育程度,乳突可分为4种类型:气化型,板障型,硬化型和混合型。

三、内耳

内耳又称迷路,位于颞骨岩部内,由复杂的管道组成,含有听觉与位置觉重要感受装置。内耳分骨迷路与膜迷路,二者形状相似,膜迷路位于骨迷路之内。膜迷路含有内淋巴,内淋巴含细胞内液样离子成分,呈高钾低钠。膜迷路与骨迷路之间充满外淋巴,外淋巴含细胞外液样离子成分,呈高钠低钾。内、外淋巴互不相通。

（一）骨迷路

由致密的骨质构成，包括前内侧的耳蜗、后外侧的骨半规管以及两者之间的前庭三部分（图3-1-5）。

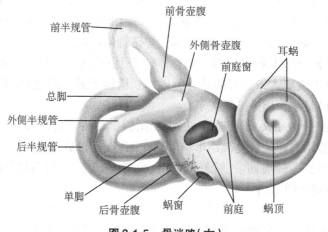

图 3-1-5　骨迷路（右）

1. 前庭　前庭位于耳蜗和半规管之间，略呈椭圆形。①前壁：有一椭圆形的蜗螺旋管入口，通入耳蜗前庭阶；②后壁：有3个骨半规管的5个开口通入；③外壁：即鼓室内壁一部分，有前庭窗为镫骨足板所封闭；④内壁：构成内耳道底。

2. 骨半规管　骨半规管位于前庭的后、上方，为3个弓状弯曲的骨管，互相成直角。依其所在位置，分别称外（水平）、前（垂直）、后（垂直）半规管。每个半规管的两端均开口于前庭。前半规管内端与后半规管上端合成一总骨脚，外半规管内端为单脚，故3个半规管共有5孔通入前庭。

3. 耳蜗　耳蜗位于前庭的前面，形似蜗牛壳，主要由中央的蜗轴和周围的骨蜗管组成。骨蜗管旋绕蜗轴2周半，底周相当于鼓岬部。蜗底向后内方，构成内耳道底。蜗顶向前外方，靠近咽鼓管鼓室口。骨蜗管内共有3个管腔：上方者为前庭阶，自前庭开始；中间为膜蜗管，又名中阶，属膜迷路；下方者为鼓阶，起自蜗窗（圆窗），为蜗窗膜所封闭。前庭部的外淋巴可经前庭阶-蜗孔-鼓阶及蜗水管（又称外淋巴管）与蛛网膜下腔相通。

（二）膜迷路

膜迷路由膜性管和膜性囊组成，借纤维束固定于骨迷路内，可分为椭圆囊、球囊、膜半规管及膜蜗管，各部相互连通形成一连续的、含有空腔的密闭的膜质结构（图3-1-6）。椭圆囊和球囊位于骨迷路的前庭内，膜半规管位于骨半规管内，蜗管位于耳蜗的蜗螺旋管内。

1. 椭圆囊　椭圆囊位于前庭后上部的椭圆囊隐窝中。囊壁上端底部及前壁有感觉上皮，呈白斑状卵圆形的增厚区，称为椭圆囊斑。后壁有5孔，与3个半规管相通。前壁内侧有椭圆球囊管连接球囊与内淋巴管。

2. 球囊　球囊位于前庭前下方的球囊隐窝中，较椭圆囊小，其内前壁有感觉上皮，称球囊斑。

3. 膜半规管　附着于骨半规管的外侧壁，约占骨半规管腔隙的1/4。

4. 内淋巴管与内淋巴囊　内淋巴管前经椭圆球囊管与椭圆囊及球囊相交通，在椭圆囊隐窝的后外侧经前庭水管止于岩骨后面之硬脑膜内的内淋巴囊。

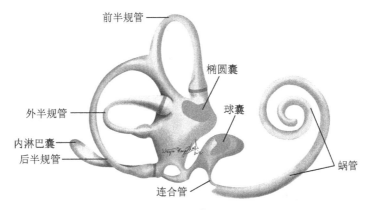

图 3-1-6 膜迷路

5. 膜蜗管 位于骨螺旋板与骨蜗管外壁之间，为耳蜗内螺旋形的膜质管道，又名中阶，内含内淋巴。该膜性管道两端均为盲端。其横切面呈三角形（图 3-1-7），有上、下、外 3 壁，上壁为前庭膜，起自骨螺旋板，向外上止于骨蜗管的外侧壁；外壁为螺旋韧带，内含丰富的血管，称血管纹；下壁由骨螺旋板上面的骨膜增厚形成的螺旋缘和基底膜组成。

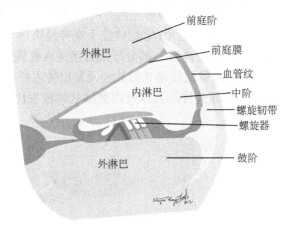

图 3-1-7 耳蜗横切面

基底膜起自骨螺旋板的游离缘，向外止于骨蜗管外壁的基底膜嵴。位于基底膜上的螺旋器（图 3-1-8），是听觉感受器的主要部分。基底膜的宽度由蜗底向蜗顶逐渐增宽，而骨螺旋板则逐渐变窄。

螺旋器从蜗底到蜗顶全长约 32mm，由内、外毛细胞，支柱细胞和盖膜等组成。靠蜗轴侧有单排内毛细胞，其外侧有 3 排外毛细胞，这些是听觉感受细胞。耳蜗毛细胞顶部表面伸出静纤毛，并以阶梯型排成 3 列；外毛细胞静纤毛最外的一列最长，其末端与盖膜接触；除部分基底周外，内毛细胞的静纤毛不与盖膜接触。在蜗底静纤毛短，靠近蜗顶静纤毛逐渐变长。纤毛长度的梯度变化很可能是产生音频排列和调谐功能的形态学基础。

蜗神经的神经元胞体在蜗轴形成螺旋神经节，螺旋神经节细胞的周围突通过耳蜗骨螺旋板内的通道进入螺旋器支配内外毛细胞。

（三）蜗神经及其传导通路

第Ⅷ对颅神经延髓和脑桥之间离开脑干，伴面神经进入内耳道后即分为前后两支，前支为蜗神经，后支为前庭神经。蜗神经的外层由来自蜗底周的纤维组成，传送高频音的冲动；来自蜗顶周的纤维组成蜗神经的中心部，传送低频音冲动。

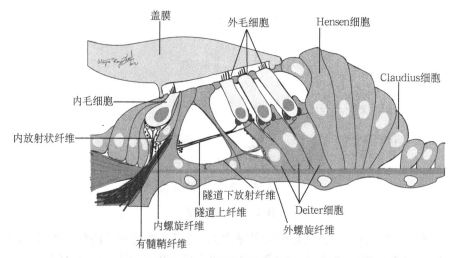

图 3-1-8　螺旋器示意图

蜗神经的传导径路（图 3-1-9）：①螺旋神经节双极细胞的中枢突经内耳道底的终板形成蜗神经后，经内耳门入颅，终止于延髓与脑桥连接处的蜗神经背核和蜗神经腹核。自耳蜗至蜗核的神经纤维为听觉的第 1 级神经元；②胞体位于蜗神经腹核与背核的第 2 级神经元发出传入纤维至两侧上橄榄复合体，尚有一部分纤维直接进入外侧丘系，并终止于外侧丘系核或直接终止于下丘核；③自上橄榄核第 3 级神经元发出传入纤维沿外侧丘系上行而止于外侧丘系核或下丘；④下丘核部分神经元以及内侧膝状体核发出传入纤维（第 4 级神经元）经内囊终止于大脑听觉皮层。

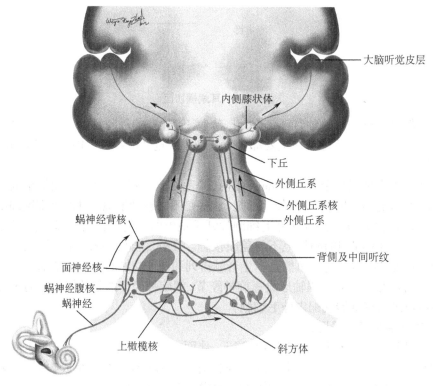

图 3-1-9　蜗神经的传导径路

第二节　听觉生理学

一、声音传入内耳的途径

声音可通过两种途径传入内耳，一种是通过空气传导，另一种是通过颅骨传导。在正常情况下以空气传导为主。

（一）空气传导

空气传导简称气导，指声波的振动被耳郭收集，通过外耳道到达鼓膜，引起鼓膜 - 听骨链机械振动，镫骨足板的振动通过前庭窗传入内耳外淋巴。

声波传入内耳外淋巴后转变成液波振动，后者引起基底膜振动，位于基底膜上的螺旋器毛细胞静纤毛弯曲，引起毛细胞电活动，毛细胞释放神经递质激动螺旋神经节细胞树突末梢，产生动作电位。神经冲动沿脑干听觉传导径路达大脑颞叶听觉皮质中枢而产生听觉。

（二）骨传导

骨传导简称骨导，指声波通过颅骨传导到内耳使内耳淋巴液发生相应的振动而引起基底膜振动，之后的传导过程与气导相同。骨导的方式有三种，包括移动式骨导、压缩性骨导和骨鼓径路骨导。前两种骨导的声波是经颅骨直接传导到内耳的，后一种骨导的声波先经颅骨，再经鼓室才进入内耳，乃骨导的次要途径。

二、外耳的生理

外耳主要功能是将空气中的声波传播到鼓膜。外耳对空气介质传播来的声音有增压作用并有助于声源定位，同时外耳道尚可保护中耳结构免受损伤。

（一）对声波的增压作用

头颅犹如声场中的一个障碍物，其可通过对声波的反射作用而产生声压增益效应。

耳郭不仅可收集声波到外耳道，它还对声压有增益效应。

外耳道是声波传导的通道，其一端为鼓膜所封闭。根据测算，人的外耳道共振频率峰值在 2.5kHz，外耳道共振频率峰值增益效应可达 11 ~ 12dB。

（二）对声源的定位作用

人类，声源定位最重要的线索是声波到达两耳时的强度差和时间差，头颅可通过障碍效应和阴影效应而产生耳间强度差，协助声源定位。耳郭尚可通过对耳后声源的阻挡和耳前声源的集音协助声源定位。

三、中耳的生理

中耳的主要功能是将外耳道内空气中的声能传递到耳蜗的淋巴液。这种由气体到液体的声能转换是通过鼓膜与听骨链的振动来偶联的。声波在空气 - 液体界面的传递中，约损失 30dB 的声能。中耳的主要功能则是通过鼓膜和听骨链的变压增益使声波振动高效地传入内耳淋巴液。

声波作用于鼓膜，通过听骨链之镫骨足板作用于前庭窗。由于鼓膜的面积大大超过镫骨足板的面积，故作用于镫骨足板（前庭窗）单位面积上的压力大大超过作用于鼓膜上的压力。根据测量，人的鼓膜面积是镫骨足板面积的 17 倍，即作用于鼓膜的声压传至前庭窗膜时，单位面积压力增加了 17 倍。此外，由于鼓膜振幅与锤骨柄振幅之比为 2∶1，故鼓膜的弧形杠杆作用可使声压提高 1 倍。

构成听骨链的三个听小骨以特殊方式连接形成一弯形的杠杆系统。锤骨柄与砧骨长突之比为 1.3∶1，因此，当声波传至前庭窗时借助杠杆作用可增加 1.3 倍。

综上，当外耳道内的声波由鼓膜经听骨链传至前庭窗时，中耳增压效率为 17×1.3=22.1 倍，相当于 27dB。若计入弧形鼓膜的杠杆作用，则整个中耳增压效率约为 30dB。因此，整个中耳的增压作用基本上补偿了声波从空气传入内耳淋巴液时因两种介质之间阻抗不同所造成的 30dB 的能量衰减。此外，中耳结构也具有共振特性。研究发现，听骨链对 500～2 000Hz 的声波有较大的共振作用。

四、咽鼓管的生理

在生理情况下，咽鼓管作为连接鼓室和咽部的唯一通道，它的主要功能有四个方面：

1. 保持中耳内外压力平衡的作用　当鼓室内气压与外界大气压保持平衡时，有利于鼓膜及中耳听骨链的振动，维持正常听力。调节鼓膜两侧气压平衡的功能由咽鼓管完成。咽鼓管骨部管腔为开放性的，而软骨部具有弹性，在一般情况下处于闭合状态。当吞咽、打哈欠、咀嚼以及打喷嚏时，通过腭帆张肌、腭帆提肌及咽鼓管咽肌的收缩作用瞬间开放。

2. 引流中耳分泌物的作用　鼓室黏膜及咽鼓管黏膜之杯状细胞与黏液腺所产生的黏液，可借咽鼓管黏膜上皮的纤毛运动，不断地向鼻咽部排出。

3. 防止逆行性感染的作用　正常人咽鼓管平时处于闭合状态，仅在吞咽的瞬间才开放。咽鼓管软骨部黏膜较厚，黏膜下层中有疏松结缔组织，使黏膜表面产生皱襞，后者具有活瓣作用，加上黏膜上皮的纤毛运动，可防止鼻咽部的液体、异物等进入鼓室。

4. 阻声和消声作用　在正常情况下，咽鼓管的闭合状态可阻隔说话、呼吸、心搏等自体声响的声波经鼻咽腔、咽鼓管而直接传入鼓室。

五、耳蜗的听觉生理

（一）耳蜗力学

1. 声音刺激镫骨引起基底膜位移产生行波。

2. 行波自耳蜗底端向耳蜗顶端传播。

3. 声波振动随行波自耳蜗底部向耳蜗顶部传播时，基底膜振动的幅度逐渐增大，当在相应频率区到达最大振幅点后，振幅随即迅速衰减。

4. 高频声在耳蜗内传播的距离较短，仅引起耳蜗底部基底膜的振动；而低频声沿基底膜向耳蜗顶部传播，其最大振幅峰值接近耳蜗顶端。

（二）耳蜗精细运动

当由声音刺激而产生耳蜗隔部上下振动时，盖膜和基底膜分别以骨螺旋板前庭唇和鼓唇为轴上下位移。这样，盖膜和网状层之间产生一种相对的辐射状位移，即剪切运动。盖膜与网状层之间的剪切运动可引起外毛细胞静纤毛弯曲，而内毛细胞的静纤毛则可随着盖膜与网状层之间的淋巴液的液流而弯曲，毛细胞纤毛的弯曲可引起毛细胞兴奋，从而诱发机械-电的换能过程。

（三）耳声发射

凡起源于耳蜗并可在外耳道记录到的声能皆称耳声发射（otoacoustic emission，OAE）。根据刺激声的有无可将耳声发射分为自发性耳声发射（spontaneous otoacoustic emission，SOAE）和诱发性耳声发射（evoked otoacoustic emission，EOAE），诱发性耳声发射按刺激声的种类可进一步分为瞬态诱发性耳声发射（transiently evoked otoacoustic emission，TEOAE）、刺激频率性耳声发射（stimulus frequency otoacoustic emission，SFOAE）以及畸变产物耳声发射（distortion product otoacoustic emission，DPOAE）。SOAE 指在不给声刺激的情况下，外耳道内记录到的单频或多频、窄带频谱极似纯音的稳态声信号。在听力正常人群约 50%～70% 可测得 SOAE。TEOAE 指由短声或短音等短时程刺激声诱发的 OAE。SFOAE 是指由单个低强度的持续性纯音刺激所诱发，在外耳道记录到频率与刺激频率相同的耳声发射信号。DPOAE 是由两个不同频率但相互间呈一定频比关系的持续性纯音刺激所诱发的、频率与刺激频率不同的耳声发射信号。耳声发射的产生机制尚未阐明。许多实验结果表明，OAE 起源于耳蜗，与耳蜗外毛细胞的功能状态密切相关。OAE 的产生可能是一个主动的耗能过程，是耳蜗主动力学过程的一个现象。

（四）耳蜗生物电现象

1. 蜗内电位 从蜗管内淋巴记录到 +50～+80mV 的静息电位（以前庭阶的外淋巴为参考视作零电位）称蜗内电位（endo cochlear potential，EP）。蜗内电位是由血管纹细胞的主动分泌形成，它是毛细胞跨膜电位差的组成成分，在毛细胞转导过程中有重要意义。

2. 耳蜗微音电位 基底膜振动经螺旋器盖膜和表皮板之间的剪切运动，导致毛细胞纤毛交替性弯曲与复位，调制毛细胞顶部膜电阻呈交替性下降和增加，产生交流性质的毛细胞感受器电位，即为耳蜗微音电位（cochlear microphonic，CM）。耳蜗微音电位响应速度极快，潜伏期小于 0.1ms，无不应期，在人和动物语言频率范围内可重复刺激声的频率。

3. 和电位 和电位（summating potential，SP）也是感受器电位，是在中等或较强声波刺激时由毛细胞产生的一种直流性质的电位变化，和电位包括正负两种成分。声刺激强度较低时，+SP 较明显，随着刺激强度增加，-SP 渐占优势。膜迷路积水的情况下，-SP 幅值相对增加。

4. 听神经动作电位 听神经动作电位（action potential，AP）是耳蜗对声音刺激所发生的一系列反应中的最后一个，是耳蜗换能后所产生的电信号，它的作用是向中枢传递声音信息。从听神经干或从耳蜗附近引导出的电位是许多听神经纤维同步排放的电能，通过容积导体传导到电极部位的电位变化，称听神经复合动作电位（compound action potential，CAP）。

六、听觉中枢生理

与听觉中枢有关的结构包括蜗神经核、上橄榄核、斜方体核、外侧丘系核、下丘、内侧膝状体和听觉皮层。

1. 蜗神经核神经元对单音刺激可表现为兴奋和抑制两种不同反应，故调谐曲线既可为兴奋反应阈值，也可为抑制反应阈值。

2. 上橄榄内侧核以及外侧核细胞可识别双耳传来的声信号中的强度差和时间差。提示上橄榄核复合体可对声音信息进行处理，在声源定位方面起重要作用。

3. 外侧丘系核区域的细胞反应类型与上橄榄核内冲动传入区域细胞的反应特性类似。

4. 下丘神经元的排列有明显的频率分布特征,并可分辨声信号的耳间时间差和强度差,故在处理声音信息和声源定位方面起重要作用。

5. 内侧膝状体是大脑听觉皮层以下的最高的一个神经核团,它的神经元投射到听觉皮层。内侧膝状体神经元对双耳间声信息的时间差和强度差敏感。

6. 听觉皮层神经元对双耳传入冲动的反应可表现为双耳兴奋性;或一耳兴奋性,另一侧呈抑制性。频率分辨是中枢听觉处理的基础,其机制包括部位编码和时间编码。部位编码机制是以各频率特异性反应的神经元在听觉皮层有一定规律的排列为基础,时间编码机制是听神经纤维以神经冲动发放的模式对声音刺激的时间模式进行编码为基础。言语和其他复杂声音的识别包括了双重机制。

（杜　波）

参 考 文 献

[1] 孔维佳,周梁.耳鼻咽喉头颈外科学[M].3版.北京:人民卫生出版社,2015.

第四章

听力损失的分类及听力损失分级

第一节　听力损失的流行病学及病因学

一、听力损失的定义

听力损失是目前世界上最普遍的感觉功能障碍。WHO 的预防聋和听力减退机构明确规定了听力损失、听力减退和聋的定义。听力损失是指任何听力减退或感觉困难,听力减退是指任何程度或等级的听力损失,仅将极重度听力减退定义为聋。目前 WHO 推荐的听力减退的分级标准:依据较好耳的 0.5kHz、1kHz、2kHz、4kHz 四个频率的非助听状态的听阈级的平均值,将听力损失分为正常 ≤ 25dB HL、轻度 26～40dB HL、中度 41～60dB HL、重度 61～80dB HL、极重度 ≥ 81dB HL。成人听力残疾的定义是指较好耳的永久性非助听听阈水平的平均值 ≥ 41dB HL。在儿童中(≤ 15 岁),听力残疾的定义为:较好耳的永久性非助听听阈水平的平均值 ≥ 30 dB HL。

二、听力损失的流行病学现状

(一) 全球的听力损失人口现状

目前全世界人口总数 67 亿,依据上述听力减退及听力残疾的定义,世界卫生组织报告 1995 年全球约有 1.2 亿人患有中度以上听力损失(≥ 40dB HL),2005 年增长为 2.78 亿,2015 年全球中度以上听力损失人口达到了 3.6 亿。据 WHO 媒体中心实况报道(2018 年 3 月 15 日),超过全世界人口的 5%(也就是 4.66 亿人)患有中度以上的听力损失(4.32 亿成人,3 400 万儿童)。据估计,到 2050 年全球将有 9 亿多人(或者说十分之一)存在中度以上的听力损失。其中成人听力损失占约 91%,儿童听力损失占约 9%。在新生儿中,每 1 000 名出生的新生儿中有 6 名新生儿存在永久性听力损失,其中 90% 存在于发展中国家。

听力减退患者在世界上呈不均衡分布,发展中国家和地区的听力损失人口现患率明显高于发达国家和地区。Nondahl 等曾报道低教育水平、低收入人群的听力损失现患率较高,80% 的患者生活在中、低收入国家。例如 90% 以上的慢性耳部感染发生在东南亚、西太平洋、非洲地区以及环太平洋的少数民族地区,该病在某些地区的患病率可高达 46%。全球可能有 3.3 亿耳流脓患者,这些病症不但损害听力,而且它所产生的并发症还可能危及生命。

WHO 估计,在撒哈拉沙漠以南的非洲,成人(> 15 岁)以及 5～14 岁的儿童听力减退(≥ 35dB)的患病率分别为 15.7% 和 1.9%,而在发达国家,二者的患病率分别为 4.9% 和 0.4%。

Lin 等分析了美国健康及营养状况调查(national health and nutrition examination survey, NHANES)2005～2006 年期间的调查数据,发现 717 名年龄大于 70 岁的老年人中,以较好耳平均听阈大于 25 dB 的标准得出当地年龄大于 70 岁的老年人听力损失的患病率为 63.1%。

Hong JW 等对韩国的 3 562 名年龄大于 65 岁的老年人进行调查,以较好耳平均听阈大于 25dB 的标准,得出老年人耳聋的患病率为 69.7%。Lee 等对东南亚的老年人(年龄 > 60 岁)听力损失进行流行病学调查,在新加坡的某家老年人疗养院招募了 338 名受试者参与调查,对受试者进行纯音测听测试,发现 338 名受试者中 60～69 岁、70～79 岁、80 岁以上三个年龄段的老年人听力损失的患病率分别为 9.1%、22% 以及 35.7%。

WHO 对东南亚国家的听力减退患者的流行病学调查显示,印度、印度尼西亚、马尔代夫、马来西亚、尼泊尔以及泰国的听力损失患病率分别为 6%、4.2%、8%、16%、6% 以及 13.3%。Tarafger 等在 2013 年对孟加拉国的 4 260 人(男性 1 774 人,女性 2 486 人)进行耳聋的流行病学调查,平均年龄 32 岁,以纯音测听及耳声发射为测试手段,测得当地耳聋患病率为 9.6%。

(二)我国的听力损失人口现状

我国约有 13 亿人口,约占世界总人口的五分之一。1987 年全国残疾人抽样调查结果显示有听力和言语残疾者约 1 770 万人,占全国人口的 2.04%,占全国各类残疾人数(约 5 264 万人)的 34.3%。第二次全国残疾人群抽样调查发现,听力残疾人口约占 2 780 万,单纯听力致残 2 004 万,听力残疾的现患率为 2.11%。胡向阳、正晓英等人在 2014 年 8 月至 2015 年 9 月对我国吉林、广东、山西、甘肃四个省的 45 052 人进行听力损失流行病学调查,其中 7 431 人被诊断患有听力损失,现患率为 16.49%。以第六次全国人口普查数据为基础,进行标准化处理,计算出我国听力减退的现患率为 15.84%,其中中度以上听力损失的标准化现患率为 5.17%。该研究还分析了听力损失人口现患率的分布特征,研究显示,听力损失现患率与年龄呈正相关,以老年人为主,60 岁以上听力损失人群占据一半以上比例。与文化程度呈负相关,男性患病率较高,工人、农民的听力损失现患率显著高于其他职业,但城市与农村人口、不同民族、不同收入水平人群的听力损失患病率无明显统计学差异。

(三)老年人的听力损失人口调查现状

听力损失对患者的社交、情感、生活质量都造成严重影响。听力残疾越来越得到 WHO 的重视。人口老龄化的快速发展已成为目前突出的一个社会现状。全球约有三分之一 65 岁以上的老年人患有残疾性听力损失,该年龄组残疾性听力损失患病率在南亚、亚太和撒哈拉以南非洲地区最高。据调查,我国的老龄人口已经增长到了 1.3 亿,并且在未来很长一段时间里,将会一直保持迅速增长的趋势。有学者研究发现,老年性听力损失患者的患病率大约在 35%～90%。我国的第二次全国残疾人抽样调查发现大于 60 岁的老年人听力损失的患病率为 11.04%,其中 66.87% 是因老年听力损失引起。在一项纳入 1 434 例北京 60 岁以上老年人的抽样调查中发现听力损失率达 64.7%。2016 年我国四省听力损失流行病学现况调查发现,听力损失现患率随年龄升高而显著升高,60 岁以上老年人占到 55.31%,75 岁及以上组听力障碍现患率为 78.21%。发达国家同样面临人口老龄化的问题,美国的调查表明,老年性听力下降在对老年人生活质量造成影响的慢性疾病中排名第二。

(四)新生儿及婴幼儿的听力损失人口调查现状

新生儿及幼儿的听力损失是必须关注的问题。婴幼儿期是言语发育的关键时期,患有严重听力损失的儿童由于不能接受有效的言语环境刺激而引起言语障碍、社交障碍及诸多心理问题。目前国内外已有大量文献报道,新生儿听力损失的患病率约为 1‰～3‰。而在可能患有听力损失的听力高危患儿中,尤其是在新生儿 ICU 中治疗过的患儿中,听力损失的发病率约为正常出生的新生儿的两倍。WHO 报道全球约有 4.66 亿人患有残疾性听力损失，其中 3 400 万是儿童。《中国出生缺陷防治报告（2012）》显示，我国每年新增听障新生儿3.5 万人，再加上迟发性听损及药物性听损患者，每年新增听障儿童总计超过 6 万人。

三、听力损失的病因

目前引起听力损失的病因主要有遗传因素、感染性疾病、特殊药物（耳毒性）、噪声暴露、耵聍栓塞、外耳道异物、肿瘤等。

（一）成年人

耳部感染是引起听力损失的一个重要原因，如慢性化脓性中耳炎。耳毒性药物如氨基糖苷类和一些抗疟药物的不合理使用，常导致听力损失。此外，职业性噪音也是导致听力损失的一个重要因素。与此同时，长期的娱乐性噪音暴露对青少年及年轻人的听力造成严重威胁。

（二）老年人

大于 60 岁的老年人中，听觉通路的退行性改变是导致老年性听力损失的主要原因。另外，耳部慢性感染性疾病、梅尼埃病、听神经瘤、耳硬化症等疾病都会引起老年人的听力损失。不良的生活习惯，高血压、高血糖、高血脂等疾病也是引起老年性听力损失的高危因素。

（三）儿童

儿童的听力损失病因有多种，包括先天性因素和获得性因素。听力损失可能是多种因素共同作用的结果，有时很难查明确切病因。根据在聋人学校进行的深入调查和新生儿听力筛查的统计数据，美国每 1 000 名新生儿中有 2 ~ 3 人有明显的永久性耳聋，这些孩子中的 90% 出生在父母都是健听人士的家庭中。其中 0.1% 的孩子在婴幼儿期会发展为极重度的听力损失。

1. 先天性听力损失的病因　可以归为环境因素和遗传因素，其中遗传因素占 50% 以上。在有遗传性听力损失的儿童中，大约 30% 是已被认知的综合征性耳聋，其余 70% 是非综合征性听力损失。遗传性非综合征性的语前聋患儿中，大约 80% 是常染色体隐性遗传，12% ~ 15% 是常染色体显性遗传。另外，1% ~ 2% 的遗传性听力损失与性染色体上的基因相关。更少一部分归因于线粒体 DNA 的突变。在先天性耳聋中，还有一部分与母亲孕期感染（风疹、麻疹、巨细胞病毒、梅毒等）或药物使用（氨基糖苷类抗生素、细胞毒性药物、抗疟药、利尿剂等）有关。

2. 获得性听力损失的病因包括：①各种急性传染病，细菌或病毒感染，如流行性乙型脑炎、流行性腮腺炎、化脓性脑膜炎、麻疹、猩红热、流行性感冒、耳带状疱疹、伤寒等均可伤害内耳，而引起不同程度的感音神经性耳聋；②耳毒性药物的不合理使用；③头部外伤以及产时因素，包括产程过长、难产、产伤、新生儿缺氧、新生儿窒息、低体重（<1 500 g）、出生时Apgar 评分较低、高胆红素血症等都可以引起儿童听力损失；④噪声暴露。

对波黑一个市级医院的 1 217 名新生儿进行的听力下降高危因素调查研究显示，259名患有听力损失的新生儿存在一种或多种引起听力损失的高危因素。其中，家族史及母亲孕期感染因素约占 3.45%，早产因素占 3.21%，缺氧因素占 2.55%，高胆红素血症因素占3.37%，出生后使用耳毒性药物因素占 12.74%。

四、听力损失的干预现状

尽管耳科疾病和听力损失高度流行，迫切需要干预，但迄今为止大多数人得不到耳和听力的保健服务及相关治疗。例如,在发展中国家,听障儿童很少能够接受学校教育,听力残疾人的失业率居高不下,听力损失老年人群中的孤独、隔绝和挫折感等现象越来越普遍。

加强听力损失相关疾病的防治,降低听力损失致残率,对提高听力下降患者的生活质量具有举足轻重的意义。WHO 初级耳和听力关爱计划(primary ear and hearing care, PEHC)中提到优先病种的原则,认为儿童期及先天性的听力损失可以通过新生儿听力筛查和听力早期干预来减少儿童听力损失的发病率。

WHO 认为全球 60% 的儿童听力减退是可以预防的。对于儿童,必须采取必要的措施降低其听力损失发病率并改善其预后。2016 年的世界爱耳日指出,预防儿童的听力损失可以采取以下措施:①加强孕产妇和儿童的保健规划,包括开展免疫接种和建立听力损失患者的组织;②培养听力保健专业卫生人员;③提供听力设备;④监管环境噪音以及监测耳毒性药物的使用;⑤增强保护听力的公众意识;⑥实施婴幼儿听力筛查以及耳聋基因筛查计划。新生儿听力筛查是在 20 世纪 90 年代由欧美国家率先提出的一项早期检测儿童听力损失的实用技术,是针对新生儿听力的一项系统的评估项目,目标是早期检测和诊断永久性听力损失。新生儿听力筛查对于有和无高危因素的新生儿来说都是十分必要的,因为 50% 的听障儿童无明确的引起听力下降的高危因素。在新生儿听力筛查没有普及的国家,永久性听力损失的患儿大约在 30 月龄的时候才能被发现。

我国 2010 年对 690 万名新生儿进行了听力筛查,新生儿听力筛查率为 39.9%,东部中部以及西部地区的新生儿筛查率分别为 75%、24.9% 以及 16.2%。我国的新生儿筛查覆盖率仍较落后,且有明显的地域差别,新生儿听力筛查工作任重而道远。耳聋基因筛查是近年发展起来的一项耳聋病因检测技术,目前已受到广泛关注,临床上已逐步开始应用,对于先天性遗传性耳聋患者来说,不仅可以提供准确的基因层面诊断依据,还有利于评估后代遗传性耳聋患病风险或者进行婚育指导。也可以对孕早期胎儿进行基因检测,明确胎儿基因突变的情况,对发现耳聋的患者实施早期干预和康复、降低遗传性耳聋的发生率。遗传性耳聋基因筛查主要针对的是一方或双方是耳聋的夫妇、聋儿父母再生育和有耳聋亲属的听力正常人群。

随着人口老龄化的快速发展,老年性听力损失人口一直处于上升的趋势。WHO 统计数据表明,老年性听力损失是老年人听力致残的首要原因。其发病过程缓慢且在临床上不易发现,易被低估和忽视,致使老年性聋患者长期得不到有效治疗。老年性听力损失常常造成老年人各种各样的心理问题,国内外很多文献已证实老年性聋可增加老年痴呆的发病率,老年性听力损失严重影响了老年人的生活质量,因此提高老年人听力筛查的意识,对老年性听力损失做到早期发现、早期干预、早期治疗至关重要。

老年性聋的预防措施分为初级、二级和三级预防。初级预防是指针对病因的预防,例如减少噪声暴露、耳毒性药物的合理应用、戒烟戒酒等。二级预防是指治疗引起听力下降的疾病,包括内科及外科手术治疗。三级预防是指针对防止听力残疾所采取的措施,包括佩戴助听器、社会救助、康复训练等措施。目前,据估计助听器产量只能满足全球听力下降患者需求的 10%,而在发展中国家,仅 3% 的患者能够获得助听器。在低收入国家,约 80% 的听力损失患者因为没有听力师或其他听力保健人员而无法获得听力保健服务。

听力损失严重影响患者的言语发展、社会交流以及就业能力,对患者的认知、情感、心理产生极大的影响。加强对听力下降高危人群的听力筛查、积极预防和治疗听力损失、提供精确的听力学诊断、个体化选配助听器或人工耳蜗植入,以及系统的言语康复训练,对于听力损失的患者都有十分重要的意义和作用。各级政府也在通过提供更多的社会救助服务,制定预防及治疗耳聋的政策或策略,提高听力损失患者的生活质量。

(卢 伟)

第二节 听力损失的分类

一、概述

临床将任何听力减退或听感觉困难统称为听力损失(hearing loss),按病变性质可分为器质性和功能性听力损失。按发病时间,可根据出生前后分为先天性和后天性听力损失,或根据语言功能发育程度可分为语前和语后听力损失。按发病时间的特点可分为突发性、进行性及波动性听力损失。

器质性听力损失根据病变部位,可分为传导性、感音神经性与混合性三类。声音传导途径病变导致的听力损失称为传导性听力损失,通常病变部位发生在外耳、中耳或内耳传音结构,内耳淋巴液压力改变如上半规管裂也会出现传导性听力损失。内耳听毛细胞、血管纹、螺旋神经节、听神经或听觉中枢器质性病变均可阻碍声音的感受与分析或影响声信息的传递,由此引起的听力减退称为感音神经性听力损失,两者兼有称为混合性听力损失。

感音神经性听力损失按病变部位可再分为感音性、神经性、中枢性及皮层听力损失,但目前临床仍合称为感音神经性听力损失。发生在内耳耳蜗螺旋器的为感音性听力损失。发生在螺旋神经节至脑干耳蜗核的为神经性听力损失。发生于耳蜗核至听觉皮层的为中枢性听力损失,即蜗后性听力损失(其中也包括部分癔症性听力损失)。病变发生于大脑听觉皮层者为皮层听力损失。

二、器质性听力损失

(一)传导性听力损失

在声音传导路径上的任何结构与功能障碍,都可能导致到达内耳的声能减弱,导致不同程度的听力损失,称为传导性听力损失。常见病因为炎症、外伤、异物或其他机械性阻塞、畸形等。气导听力损失一般不超过60 dB,而骨导听力基本在正常范围。

(二)感音神经性听力损失

1. 感音神经性听力损失常见的致病因素如下:

(1)先天性聋:出生时就已存在的听力障碍,其病因可分为遗传性聋与非遗传性聋。①遗传性聋:指由基因或染色体异常所致的感音神经性聋;②非遗传性聋:妊娠早期母亲患风疹、腮腺炎、流感等病毒感染性疾患,或梅毒、糖尿病、肾炎、败血症等全身性疾病,或大量应用耳毒性药物均可使胎儿致聋。

(2)传染病源性聋:又称感染性聋,系指由各种急、慢性传染病产生或并发的感音神经性聋。

(3)老年性聋:是人体老化过程在听觉器官中的表现(见第八章第二节)。

(4)全身疾病相关性聋:某些全身系统性疾病如高血压与动脉硬化、糖尿病、慢性肾炎与肾衰竭、系统性红斑狼疮、甲状腺功能低下、高脂血症、红细胞增多症、白血病、镰状细胞贫血、多发性硬化、多发性结节性动脉炎等均可造成内耳损伤,导致感音神经性聋。

（5）耳毒性聋:又称药物中毒性聋,指误用某些药物或长期接触某些化学制品所致的耳听力损失。

（6）创伤性聋:指头颅外伤、耳气压伤或急、慢性声损伤导致内耳损害而引起的听力损失。

（7）特发性突聋:指无明显原因短时间内突然发生的重度感音性聋。

（8）某些必需元素代谢障碍相关性听力损失:目前认为,碘、锌、铁、镁等必须元素代谢障碍与感音神经性聋有关。

（9）自身免疫性聋:为局限性自身免疫损害。内耳隐蔽抗原的释放或组织抗原决定簇改变,均被视为异己,启动免疫应答,损伤耳蜗与前庭组织结构。自身免疫反应还可作为体内因素增加氨基苷类抗生素耳中毒的敏感性。

（10）听神经病、脑干听觉径路病变、耳蜗耳硬化等亦可引起感音神经性听力损失。

2. 临床常见的感音神经性听力损失如下:

（1）遗传性聋:继发于基因或染色体异常等遗传缺陷所导致的听力损失。出生时已存在听力损失者称先天性遗传性听力损失,婴幼儿期、儿童期、青少年期或以后的某个时期开始出现听力损失者称为获得性先天性遗传性听力损失。

（2）药物中毒性耳聋:是因耳毒性抗生素、水杨酸盐、利尿药、抗肿瘤药等药物应用过程或应用以后发生的感音神经聋。常见的耳毒性药物有氨基苷类抗生素如链霉素、庆大霉素、卡那霉素、新霉素、妥布霉素等,多肽类抗生素如万古霉素、多黏菌素等,抗肿瘤类药物如氮芥、卡铂、顺铂等,利尿类药物如呋塞米、依他尼酸等,水杨酸盐类药物、含砷剂、抗疟剂等。此外,酒精中毒,烟草中毒,磷、苯、砷、铅、一氧化碳中毒等亦可损害听觉系统。

（3）感染性聋:各种病毒或细菌感染性疾病累及听觉系统,损伤耳蜗、前庭、听神经,或引起病毒性或细菌性迷路炎,均可导致单侧或双侧非波动性感音神经性聋。临床较常见出现听力损失的感染有流行性脑脊髓膜炎、流行性腮腺炎、流行性感冒、耳带状疱疹、斑疹伤寒、猩红热、艾滋病、疟疾、伤寒、麻疹、风疹、水痘、梅毒等。

（4）突发性聋:突然发生的非波动性感音神经性听力损失,多在三日内听力急剧下降。确切病因尚不清楚,目前认为可能与病毒感染、膜迷路水肿、血管病变、迷路窗膜破裂以及铁代谢障碍有关。详见第八章第二节。

（5）内耳的自身免疫性疾病:内耳的自身免疫性疾病可分为全身性自身免疫病在内耳的表现和自身免疫性内耳病。自身免疫性内耳病是临床上未查明原因的、对免疫抑制剂治疗有效的感音性神经性听力障碍。

（6）老年性聋:为伴随年龄老化(一般发生在60岁以上)而发生的听觉系统退行性变导致的听力损失,多因螺旋神经节细胞萎缩或耳蜗基底膜特性改变导致。比较公认的可能机制包括血管病变和血液流变学改变、病毒感染和细胞调节障碍等,详见第八章第二节。

（7）噪声性聋:指急性或慢性强声刺激损伤听觉器官而引起的听力损失,详见第八章第二节。

（8）听神经病:多见于儿童及青少年。临床特点为双耳(极少数为单耳)不明原因的、以低频听力下降为主的听力障碍,言语辨别能力更差,与纯音听力水平不一致。听性脑干反应(ABR)引不出或严重异常,而耳蜗微音电位和诱发性耳声发射正常,影像学未见明显改变。详见第八章第三节。

（三）混合性听力损失

耳传音与感音系统同时受累所致的耳聋称混合性聋。可由同一疾病引起，如耳硬化中期、爆震声导致鼓膜穿孔及内耳损伤、急性或慢性化脓性中耳炎并发迷路炎等，因病变同时或先后累及耳传音与感音系统，使听力损失兼有传导性聋和感音神经性聋的特点。也可由不同疾病引起，如分泌性中耳炎伴老年性聋，听骨链中断伴突发性聋、粘连性中耳炎伴梅尼埃病等，分别导致中耳和内耳功能障碍。混合性聋既有气导损害，又有骨导损害，听力曲线呈缓降型，低频区有气骨导间距而高频区不明显。

（乔月华）

第三节　听力损失的分级标准

一、概述

听力损失的分级标准，在国内外都进行了多次修改。历经各界专家的不断探讨。1980年，WHO 发布听力损失分级。1981 年，Clark 提出将听力损失的定义修改为 ≥ 16 dB HL。1986 年，参照 WHO 听力损失分级标准，我国颁布了中国的听力"残疾标准"。1997 年 WHO 重新修订听力损失分级标准。继而我国听力残疾标准也与之接轨。2008 年成立的全球疾病负担（global burden of diseases，GBD）评估工作委员会对听力损失分级标准进行了新一轮的修改，虽然 WHO 是 GBD 的一员，但其未表示是否要改动。

二、中国听力损失的分级标准

因政府的不同部门承担职能不一，所颁布的涉及听力残疾的标准也不同。有《残疾人残疾分类和分级 GB/T 26341—2010》，有工作环境噪声导致听力损失的《职业性噪声听力损失的诊断》，还有医疗事故分级涉及听力损失，以及《劳动能力鉴定职工工伤与职业病致残等级（GB/T 16180—2014）》《人身保险伤残评定标准（JR/T 0083—2013）》《人体损伤致残程度分级》等，不同标准的测定频率略有不同。目前临床上常以 0.5kHz、1kHz、2kHz 三个频率的平均听阈为标准，进行听力障碍分级。

（一）听力障碍分级

听力障碍分级以单耳听力损失为准，分为五级（表 4-3-1）。

表 4-3-1　听力障碍分级

分级	语频平均听阈 /dB HL（0.5kHz、1kHz、2kHz）	临床表现
轻度	26 ~ 40dB	听低声谈话有困难
中度	41 ~ 55dB	听一般谈话有困难
中重度	56 ~ 70dB	大声说话才能听清
重度	71 ~ 90dB	需要耳旁大声说话才能听清
极重度	≥ 91dB	耳旁大声呼唤也听不清

（二）听力"残疾标准"（表4-3-2）

表4-3-2　2006年全国抽样调查听力残疾评定分级标准

类别	分级	语频平均听阈/dB HL（0.5kHz、1kHz、2kHz、4kHz）
听力残疾	一级	≥91
	二级	81~90
	三级	61~80
	四级	41~60

（三）噪声性听力损失诊断分级

噪声性听力损失的分级以语言频率0.5kHz、1kHz、2kHz、3kHz 四个频率的纯音气导听阈，经过年龄、性别修正（表4-3-3）后的平均听阈进行诊断和分级。纯音听力测试结果显示听力曲线为水平样或近似直线、对纯音听力检查结果的真实性有怀疑，或纯音听力测试不配合，或语言频率听力损失超过中度噪声听力损失以上，应进行客观听力检查，如：听觉脑干诱发电位测试（auditory brainsterm response audiometry，ABR）、40Hz 听觉诱发电位测试、声阻抗声反射阈测试、耳声发射测试（oacoustic emissions，OAE）、多频稳态听觉电位（multiple-frequency auditory steady-state evoked responses，MASSR）等检查，以排除伪聋和夸大性听力损失的可能。目前听力检测的最高频率为8kHz，但耳毒性药物、老年性耳聋、噪声性耳聋常会出现高频率的听力损失，同时一些研究显示部分耳鸣患者听力图正常，但伴有高频率听力损失，因此有必要进行高频率测听。

1. 诊断要求

（1）有明确的职业噪声暴露史，排除其他原因引起的听力损失。

（2）听力检查必须在合格的仪器、环境中，测试人员按标准GB/T 16403方法进行。

2. 单耳语频平均听阈（speech frequency threshold average，SFTA）的计算

$$SFTA=(HL_{0.5kHz}+HL_{1kHz}+HL_{2kHz}+HL_{3kHz})/4$$

表4-3-3　纯音气导听阈的年龄、性别修正值

（相对于年龄为18岁的正常人听阈阈移中值表）

年龄/岁	纯音气导听阈频率/kHz															
	0.25		0.5		1		2		3		4		6		8	
	男	女	男	女	男	女	男	女	男	女	男	女	男	女	男	女
20~29	0	0	0	0	0	0	0	0	0	0	0	0	0	0	0	0
30~39	0	0	1	1	1	1	1	1	2	1	2	1	3	2	3	2
40~49	2	2	2	2	2	2	3	3	6	4	8	4	9	6	11	7
50~59	3	3	4	4	4	4	7	6	12	8	16	9	18	12	23	15
60~69	5	5	6	6	7	7	12	11	20	13	28	16	32	21	39	27

注：经年龄、性别修正后的计算结果按数值修约规则取整数

3. 噪声性听力损失的分级（表4-3-4）。

表4-3-4　噪声性听力损失的分级

分级	语频平均听阈/dB HL（0.5kHz、1kHz、2kHz、3kHz）
正常	≤25
轻度	26~40
中度	41~55
中重度	56~70
重度	71~90
极重度（全聋）	≥91

（四）国内不同标准间听力损失分级的比较（表4-3-5）

表4-3-5　国内不同标准间听力损失分级的比较

伤残等级	分级标准	保险伤残标准	工伤伤残标准	医疗事故分级标准
四级	双耳听力损失≥91dB	双耳听力损失≥91dB	双耳听力损失≥91dB	双耳听力损失＞91dB
五级	双耳听力损失≥81dB；一耳听力损失≥91dB，另一耳听力损失≥61dB	双耳听力损失≥81dB；一耳听力损失≥91dB，且另一耳听力损失≥71dB	双耳听力损失≥81dB	双耳听力损失＞81dB
六级		双耳听力损失≥71dB；一耳听力损失≥91dB，且另一耳听力损失≥56dB	双耳听力损失≥71dB	双耳听力损失＞71dB
七级	一耳听力损失≥81dB，另一耳听力损失≥61dB	一耳听力损失≥91dB，且另一耳听力损失≥41dB；一耳听力损失≥71dB，且另一耳听力损失≥56dB	双耳听力损失≥56dB	双耳听力损失＞56dB
八级	一耳听力损失≥91dB，双耳听力损失≥61dB	一耳听力损失≥71dB，且另一耳听力损失≥41dB；一耳听力损失≥91dB	双耳听力损失≥41dB或一耳损失≥91dB	双耳听力损失＞41dB或单耳听力损失＞91dB
九级	一耳听力损失≥81dB；一耳听力损失≥61dB，另一耳听力损失≥41dB	一耳听力损失≥56dB，且另一耳听力损失≥41dB；一耳听力损失≥71dB	双耳听力损失≥31dB或一耳损失≥71dB	双耳听力损失＞31dB或单耳听力损失＞71dB
十级	双耳听力损失≥41dB；一耳听力损失≥61dB	双耳听力损失≥26dB；一耳听力损失≥56dB	双耳听力损失≥26dB或一耳损失≥56dB	

注:（听力损失以语频0.5kHz、1kHz、2kHz、4kHz的平均听阈为评价指标）

（五）不同年龄人群听力残疾评定及康复

详见第六章、第七章。

三、国际听力损失的分级标准

（一）WHO 听力损失分级

1980 年 WHO 根据平均语言频率 0.5kHz、1kHz、2kHz 的平均听阈将听力损失分为五级，与国际标准化组织（ISO）1964 年公布的标准类似。1997 年 WHO 重新修订发布听力损失的分级标准并明确规定以较好耳 0.5kHz、1kHz、2kHz 和 4kHz，4 个频率的平均听阈为准，分为四个等级（表 4-3-6）。

表 4-3-6　1997 年 WHO 平均语言频率纯音听阈分级

分级	语频平均听阈 /dB HL（0.5kHz、1kHz、2kHz、4kHz）	听力损失表现
轻度	26 ~ 40	可听到和重复 1m 远处的正常语音，可能需要助听器
中度	41 ~ 60	可听到和重复 1m 远处提高了的语音，通常推荐用助听器
重度	61 ~ 80	当叫喊时可听到某些词，需用助听器，必要时应用唇读和手势
极重度	≥ 81	不能听到和听懂叫喊声，助听器可能有助听懂话语，需借助康复措施如唇读和手势

四、国内外听力损失残疾标准比较分析

（一）测定频率

各国听力损失残疾标准所用测定频率也存在一定差异，中国、爱尔兰采用 0.5kHz、1kHz、2kHz、4kHz。美国《永久性残损评定指南（第六版）》（Guides to the Evaluation of Permanent Impairment，GEPI）与南非采用 0.5kHz、1kHz、2kHz、3kHz。澳大利亚昆士兰地区采用 0.5kHz、1kHz、1.5kHz、2kHz、3kHz、4kHz。韩国提出应加用高频 8kHz，但其听力伤残值仍计算 0.5kHz、1kHz、2kHz、4kHz 的平均伤残值。

（二）伤残评定起始值

纵观国内外听力损失残疾标准，中国及国外多数国家基于 WHO 标准先进行听力损失分级，但伤残评定起始值不同。中国听力损失评残起始值为 41dB，国外多数国家起始值为 26dB。

（三）听力伤残值转换规则

在将各频率听阈值转化为听力伤残值时，各国家存在一定差异。中国为直接计算各频率的平均值。美国将单耳四个频率听阈总值比对表格转换为双耳听力伤残值。韩国将单耳 0.5kHz、1kHz、2kHz、4kHz 听阈按 1∶2∶2∶1 的比例计算平均值后比对表格转换为双耳听力伤残值。欧洲指南则根据 0.5kHz、1kHz、2kHz、4kHz 听阈按 2∶4∶3∶1 的比例计算平均值后比对表格转换为全身伤残值。澳大利亚昆士兰地区则分别将每个频率的左右耳听力阈值转换为双耳听觉障碍值（binaural hearing impairment，BHI）后计算 BHI 之和。韩国和欧

洲指南中根据不同比例计算各听阈平均值,反映了不同频率在日常生活中的应用价值差异,更加符合伤残评定的原则,修订相关伤残评估标准时可以借鉴。但是各频率的比例权重还需深入思考,以反映各频率与人体听觉特征关系。

(四)耳鸣人群听力伤残值的调整

众所周知,耳鸣在一定程度上会影响个体的听力水平,严重耳鸣可影响日常生活能力。因此国外多数国家均有相应的调整。如美国、昆士兰、韩国重度耳鸣加 5% 的 BHI。爱尔兰重度耳鸣加 6% 的 BHI,中度耳鸣加 2% 的 BHI。而中国听力评估有关标准中未考虑耳鸣对受检者日常生活的影响,未对听力伤残值做相应的调整。原因可能是耳鸣是以受检者的主观描述为主,无客观方法测评耳鸣真伪,因此难以客观评定其对听力伤残值的影响。

（乔月华）

参 考 文 献

［1］孔维佳,周梁.耳鼻咽喉头颈外科学［M］.3 版.北京:人民卫生出版社,2015.

［2］田勇泉,韩东一.耳鼻咽喉头颈外科学［M］.8 版.北京:人民卫生出版社,2013.

［3］范飞,胥科,樊迪,等.听力损失及相关残疾标准比较研究［J］.证据科学,2017,25(3):289-305.

［4］孙喜斌,刘志敏.残疾人残疾分类和分级《听力残疾标准》解读［J］.听力学及言语疾病杂志,2015,23(2):105-108.

［5］HARRISON R V.How can the audiogram be more useful? ［J］J Otolaryngol Head Neck Surg,2016,45(1):18.

［6］MCCREERY R W,KAMINSKI J,BEAUCHAINE K,et al.The impact of degree of hearing loss on auditory brainstem response predictions of behavioral thresholds［J］.Ear Hear,2015,36(3):309-319.

［7］BECK R M,RAMOS B F,GRASEL S S,et al.Comparative study between pure tone audiometry and auditory steady-state responses in normal hearing subjects［J］.Braz J Otorhinolaryngol,2014,80(1):35-40.

［8］GEORGESCU M G,STAN C I,MARINESCU A N,et al.Nonorganic hearing loss.Malingering,factitious or conversion disorder? ［J］.Romanian Journal of Legal Medicine,2014,22(1):35-40.

［9］卜行宽.听力损失分级问题的国际讨论［J］.中国医学文摘耳鼻咽喉科学,2012,27(6):293-294.

［10］CLARKl J G.Uses and abuses of hearing loss classification［J］.ASHA,1981,23(7):493-500.

［11］卜行宽.世界防聋工作的一些动态［J］.听力及言语疾病杂志,2013,21(1):4-6.

［12］WHO global estimates on prevalence of hearing loss.［EB/OL］.(2014-02-21)http://www.who.int/pbd/deafness/WHO_GE_HL.pdf.

［13］OLUSANYA B O,WIRZ S L,LUXON L M.Community-based infant hearing screening for early detection of permanent hearing loss in Lagos,Nigeria:a cross-sectional study［J］.Bull World Health Organ,2008,86(12):956-963.

［14］WORLD HEALTH ORGANIZATION.Deafness and hearing loss.［EB/OL］.(2018-03-15)http://www.who.int/news-room/fact-sheets/detail/deafness-and-hearing-loss.

［15］NONDAHL D M,CRUICKSHANKS K J,WILEY T L,et a1.Prevalence and 5-year incidence of tinnitus among older adults:the epidemiology of hearing loss study［J］.J Am Acad Audiol,2002,13(6):323-331.

［16］MULWAFU W,KUPER H,ENSINK R J,et al.Prevalence and causes of hearing impairment in Africa［J］.Trop.Med.Int.Health,2016,21(2):158-165.

［17］WHO.Situation Review and Update on Deafness,Hearing Loss and Invention Programmes.New Delhi:WHO

SEARO, 2007.

[18] TARAFDER K H, AKHTAR N, ZAMAN M M, et al.Disabling hearing impairment in the Bangladeshi population[J].J Laryngol Otol, 2015, 129(2): 126-135.

[19] 胡向阳, 郑晓瑛, 马芙蓉, 等. 我国四省听力损失流行现况调查[J]. 中华耳鼻咽喉头颈外科杂志, 2016, 15(11): 819-825.

[20] WHO Deafness and hearing loss.http://www.who.int/mediacentre/factsheets/fs300/zh/

[21] 蒋涛, 邹凌. 老年性听力损失和干预策略现状和最新进展[J]. 听力学及言语疾病杂志, 2006, 14(5): 363-368.

[22] LIN F R, THORPE R, GORDON-SALANT S, et al.Hearing loss prevalence and risk factors among older adults in the United States[J].J Gerontol A Biol Sci Med Sci, 2011, 66(5): 582-590.

[23] HONG J W, JEON J H, KU C R, et al.The prevalence and factors associated with hearing impairment in the Korean adults: the 2010-2012 Korea National Health and Nutrition Examination Survey(observational study) [J].Medicine(Baltimore), 2015, 94(10): e611.

[24] LEE J C, DANKER A N, WONG Y H, et al.Hearing Loss amongst the Elderly in a Southeast Asian Population-A community-based Study[J].Ann Acad Med Singapore, 2017, 46(4): 145-154.

[25] NIKOLOPOULOS T P.Neonatal hearing screening: what we have achieved and what needs to be improved[J]. Int J Pediatr Otorhinolaryngol, 2015, 79(5): 635-637.

[26] 任丽华, 苗忠义, 于建军, 等. 老年前期与老年期人群听力残疾病因分析[J]. 临床和实验医学杂志, 2018, 4(22): 406-409.

[27] HRNČIĆ N.Identification of risk factors for hearing impairment in newborns: a hospital based study[J].Med Glas, 2018, 15(1): 29-36.

[28] 姚适, 朱军, 姜鑫, 等.2010 年中国新生儿听力筛查覆盖率与管理现状分析[J]. 中国妇幼保健, 2014, 29(4): 497-499.

第五章

听力学检查方法

第一节 行为反应式测听

广义而言,"听觉"具有两个层次的涵义:第一层次是指对声音的感知,即对声音的接受能力,这种能力是先天具有的,主要与听觉系统发育是否完整和健全,即听觉系统及相关结构在组织学、解剖学以及生理学上是否正常发育有关。纯音听阈测试反映的是这一层次功能。第二层次是指对声音的认知,即对声音的理解能力,是在第一层次的基础之上,经过各级听觉核团的加工处理以及听觉中枢水平的综合作用,其中包括理解、记忆等复杂的心理过程,因此需要后天学习才能获得。言语测试则反映这一层次的功能。

一、音叉试验

音叉试验(tuning fork test)是听力门诊比较常用的简便的听力检查法之一,每套音叉由5个不同频率的音叉组成,即 C_{128},C_{256},C_{512},C_{1024},C_{2048},其中最常用的是 C_{256} 及 C_{512}。

进行音叉试验时,检查者手持叉柄,将叉臂向另手的第一掌骨外缘或肘关节处轻轻敲击,使其振动,然后将振动的叉臂臂置于距受试耳外耳道口 1cm 处,两叉臂末端应与外耳道口在同一平面,检查气导(air conduction, AC)听力。注意敲击音叉时用力要适当,如用力过猛,可产生泛音而影响检查结果。检查骨导(bone conduction, BC)时,应将叉柄末端的底部压置于颅面中线上或鼓窦区。采用音叉试验可以粗测受试者的听力,并可初步鉴别耳聋的性质为传导性或感音神经性。

(一)林纳试验

林纳试验(Rinne test, RT)旨在比较受试耳气导和骨导的长短。方法:先测试骨导听力,一旦受试耳听不到音叉声时,立即测同侧气导听力,受试耳此时若又能听及,说明气导>骨导(AC > BC)为 RT 阳性(+)。若不能听及,应再次敲击音叉,先测气导听力,当不再听及时,立即测同耳骨导听力,若此时又能听及,可证实为骨导>气导(BC > AC),为 RT 阴性(−)。若气导与骨导相等(AC=BC),以(±)表示之。

(二)韦伯试验

韦伯试验(Weber test, WT)用于比较受试者两耳的骨导听力。方法:取 C_{256} 或 C_{512} 音叉,敲击后将叉柄底部紧压于颅面中线上任何一点(多为前额或额部,亦可置于上中切牙之间),同时请受试者辨别音叉声偏向何侧,并以手指示之。记录时以"→"示所偏向的侧别,"="示两侧相等。

(三)施瓦巴赫试验

施瓦巴赫试验(Schwabach test, ST)旨在比较受试者与正常人的骨导听力。方法:先试正常人骨导听力,当其不再听及音叉声时,迅速将音叉移至受试耳鼓窦区测试之。然后按同法先测受试耳,后移至正常人。如受试耳骨导延长,以"(+)"示之,缩短则以"(−)"表示,"(±)"示两者相似。

传导性聋和感音神经性聋的音叉试验结果比较见表 5-1-1：

表 5-1-1　音叉试验结果比较

音叉试验	正常	传导性聋	感音神经性聋
林纳试验	（+）	（-）（±）	（+）
韦伯试验	（=）	→患耳	→健耳
施瓦巴赫试验	（±）	（+）	（-）

（四）盖莱试验

鼓膜完整者，可用盖莱试验（Gelle test, GT）检查其镫骨是否活动。方法：将鼓气耳镜口置于外耳道内，密闭之。用橡皮球向外耳道内交替加、减压力，同时将振动音叉的叉柄底部置于鼓窦区。若镫骨活动正常，患者所听之音叉声在由强变弱的过程中尚有忽强忽弱的不断波动变化，为阳性（+）；无强弱波动感者为阴性（-）。正常耳盖莱试验为阳性，耳硬化或听骨链固定时，本试验为阴性。

二、纯音听阈测试

（一）纯音听阈测试定义

纯音听阈测试是测试受试耳对不同频率纯音的听敏度的标准化主观行为反应测听，它包括气导听阈测试和骨导听阈测试。

听阈（hearing threshold）：纯音听阈是受试耳对测试频率的纯音恰能听到的最轻的声音，按国家标准 GB/T 16403 规定：听阈是指在规定条件下，以一规定的声信号在多次重复试验中，有一半以上的次数能确切地引起听觉的最小声压级。通过纯音听阈测试检查，可以明确如下问题：①有无听力下降；②听力下降的程度；③听力下降的性质。

（二）纯音测听相关声学知识

声音是一种能被人耳感知的机械振动波，质点震动方向与波在弹性介质中传播方向平行的波称为纵波，声波属于纵波的范畴。声音在空气中传播时使空气的密度不断的变化，在空气疏 - 密 - 疏 - 密不断地变化中声音向各个方向传播，声音在空气中传播的速度约为340m/s。频率、强度和声色是声音的三要素。

在机械振动中，质点在单位时间内振动的次数称为频率。国际上规定每秒振动一次即为 1 赫兹（Hertz, Hz）。频率在 20Hz ~ 20 000Hz 的机械波（纵波）能引起人耳的听觉称为声波。频率在人耳中的反应是声音音调的高低，频率越高人耳感觉到的音调越高。人耳对500Hz ~ 2 000Hz 的声波感觉最敏感，这一频率范围也恰恰是人类语言频率。当声波在介质中传播时，能量亦随同声波一起在波线的方向上传播。到达垂直于声波传播方向的单位面积上的平均声功率就称为声强。声强与声波的频率、振幅的平方成正比。在机械振动中，质点离开平衡位置的最大位移称为振幅。声强越大，振幅越大，人耳感到声音越响亮。为了测量的方便人们常用声压来表示声波的强弱。声波在介质中传播时，在波线（即声波传播方向）上的诸质点时而密集，时而稀疏，因而相应的各个点的压强就会发生变化。质点密集处的压强增大，稀疏处的压强减小。人们把介质中各点的压强跟没有声波传播时各相应点的压强的差值定义为声压，质点密集处的声压为正，稀疏处的声压为负。随着质点位移的周期性变化，声压也在做周期性的变化，通常未加特指的声压习惯上是指有效声压。

由于人耳对于不同频率的声音敏感度各不相同，对中频音最敏感，其次是高频，最不敏感的是低频音。因此进行纯音听阈测试时，最先从中频音 1kHz 开始进行测试。人耳对声波的响度感觉也并不是与其强度成正比，而是与强度的对数成正比。在声学中用声压对数关系标度声音强度称为声压级，习惯上用 SPL 来表示，目前国际上推荐使用 Lp 这一符号来标注声压级。声压级的单位是贝尔（bel），实际上经常使用的单位是分贝（decibel，dB），1bel ＝ 10dB。

（三）纯音听阈测试方法

1. 纯音听阈测试所需设备 环境噪声会掩蔽测试信号，提高受检者的听阈。在一般的环境中即使很安静也很难达到纯音听阈测试的标准要求，所以纯音听阈测试必须在符合国家推荐标准（GB 7583 及 GB/T 16403）的隔音室内进行。纯音听阈测试有经气导耳机测试测试和自由声场测听两种。经气导耳机纯音听阈测试需要配有标准气导耳机的纯音听力计及隔声室，进行自由声场测听除必备的纯音听力计外，测试还需要在标准的声场测听室内进行。

2. 测试频率范围 临床上，气导测试频率范围为 125Hz ~ 8 000Hz，扩展高频（expanded high frequency）测试频率范围为 10kHz ~ 16kHz，骨导测试频率范围为 250Hz ~ 4 000Hz。

3. 测试过程 测试前了解受试者的病情，并向其解释清楚测试方法及测试过程，在正式开始测试前向受试者描述或示范低频音或高频音的声音特征，请受试者在听到测试声时，如论强弱，立即以规定的动作表示（如按动应带器的按钮或举手示意），每次检查不宜超过 20min。受检者不应看到检查者的操作，而检查者应可观察到受试者的面部表情。首先测试气导听阈，如两耳听力不同应先测试听力较好耳。为测试出准确的纯音听阈阈值，刺激信号应为断续音，刺激时间 1 ~ 2s，间隔时间长于刺激时间，每次给声间隔时间应是不规则的。在强度适宜时人们感觉声音变化时间很短平均 0.012 ~ 0.025s，但在阈值水平需要的反应时间延长至少需要 0.2 ~ 0.5s，因此刺激时间不宜过短。测试频率首先从人耳最敏感的 1kHz 开始，随后按照 2kHz、4kHz、8kHz、125Hz、250Hz、500Hz 的顺序依次进行测试，最后需要对 1kHz 的测试结果进行复测，如果两次测试的结果相差 10dB 以上时，应依次复测各频率，直至两次测试结果相差不超过 5dB 为止。用同样方法测试骨导阈值，只是在骨导听阈测试过程中，在测试 1kHz 后，先测试低频音 500Hz、250Hz 的阈值，复核 1kHz 阈值后再测试 2kHz、4kHz 高频音的骨导听阈。骨导耳机应放在测试耳乳突部，其深部相当鼓窦部，接近而不接触耳郭。

4. "上升法"和"升降法"两种测听操作方法 所谓"上升法"即在受试者作出反应后，降低 10dB，然后再 5dB 一档地递增，待受试者作出反应后，降低 10dB，再 5dB 一档地递增，反复 5 次"降低 - 递增"给声，5 次上升中，3 次以上在同一听力级作出反应的即为听阈级。"升降法"是在受试者做出反应后，再增加 5dB，然后 5dB 一档递降，直至受试者不做出反应，再降低 5dB，然后 5dB 一档地递增，如此反复上升 - 下降各 3 次，将 3 次上升和 3 次下降，听到声音做出反应的最小 dB 数平均后，即得听阈级。

5. 纯音听阈测试过程中的掩蔽技术 一般压耳式耳机在振动空气的同时也振动颅骨传至对侧耳蜗而被感知，在此传递过程中，声能损失、声强降低，称为耳间衰减（interaural attenuation，IA）。压耳式耳机的耳间衰减值一般在 40 ~ 80dB。采用压耳式耳机给较差一侧耳声刺激时，声音振动颅骨传至对侧耳蜗，如果对侧耳蜗功能尚好，则会出现交叉听觉，而在较差耳测得"影子听力图"，为防止"影子听力图"的出现，需要给非测试耳加上噪声进行掩蔽。无论是通过气导还是骨导耳机给出的测试音,交叉听觉都是由非测试耳的骨导参与而产生,因此在听力测试中以下情况需要进行对侧耳的掩蔽:当测试耳气导听阈与非测试耳骨导听阈,相差大于或等于耳间衰减时,可出现交叉听觉,此时要测得测试耳的实际听阈,需要在非测试耳加上噪声进行掩蔽。

当出现如下的情况时需要进行掩蔽:①测试耳的气导听阈大于非测试耳的气导听阈40dB及以上或测试耳的气导听阈大于非测试耳的骨导听阈40dB及以上。②测试耳骨导与气导阈之差大于10dB,测试骨导时应给对侧耳加掩蔽。窄带噪声是目前纯音测听的首选噪声。有效掩蔽级是以测试频率为中心频率,能使纯音听阈级发生改变(以50%为标准)的噪声强度级。加掩蔽测听的具体步骤为:首先测不加掩蔽的受试耳的听阈,如需要加掩蔽要向患者解释并让其充分理解掩蔽测试的规则,给予非测试耳相当于该耳听阈阈值上10dB窄带噪音为初始掩蔽声,如测试耳纯音被掩蔽,需要增加测试耳的给声强度,直至重新听到。以5dB一档逐步在非测试耳加大掩蔽噪声,直至连续第三次加5dB噪声,在测试耳仍可听到的纯音声强度就是听阈级。

6. 堵耳效应及经气放射　颅骨振动引起外耳道中的空气振动,通常这些空气振动声大多由外耳道口移出,如用耳机将耳堵住会在外耳与耳机间或外耳道内形成一个密闭的含气空腔,从外耳道口逸出的声能减少,全部作用于鼓膜出现堵耳效应,从而使骨导听阈变好,称为堵耳效应。经气放射是指当受试耳外耳、中耳正常时,如果骨振动器外壳振动周围空气,声信号可经外耳中耳传入,在2 000Hz以上频率受试耳有可能听到经气放射声,而得出比实际骨导听阈好的结果,怀疑有经气放射,在做骨导听阈时,可堵住外耳道复查。

(四)纯音听阈测试结果的记录与分析

临床上一般以听力图来表示纯音听阈测试结果,通常以横坐标代表频率,纵坐标代表听力级(表5-1-2)。根据听力图气导、骨导损失程度及气骨间距,可将听力图分为四种类型:正常听力图(图5-1-1)、传导性耳聋听力图(图5-1-2)、感音神经性耳聋听力图(图5-1-3)及混合性耳聋听力图(图5-1-4)。双耳125Hz～8kHz各个频率的听阈均≤25dB,为正常听力。气导听阈＞25dB,骨导听阈≤25dB,并且骨导和气导之间间距＞10dB,为传导性听力损失的特点;气导及骨导听阈均＞25 dB,气骨导之间的差异≤10dB,为感音神经性听力损失的特点;气导及骨导听阈均＞25dB,气骨导之间的差异＞10dB,为混合性听力损失的特点。

表5-1-2　记录纯音听阈的常用符号

	右耳	左耳
气导(未掩蔽)	○	X
气导(掩蔽)	△	□
骨导(未掩蔽)	<	>
骨导(掩蔽)	[	]
气导无反应	⚲ △	X □
骨导无反应	⦗ ⦘	⦗ ⦘

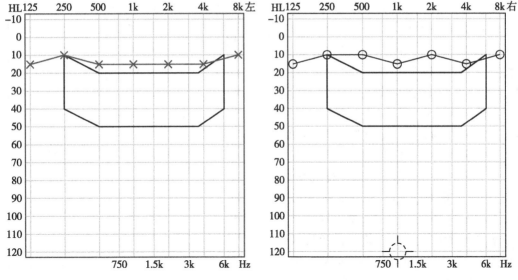

图 5-1-1　双耳正常听力图

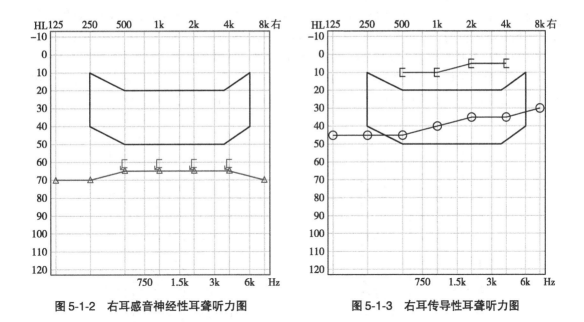

图 5-1-2　右耳感音神经性耳聋听力图　　　　图 5-1-3　右耳传导性耳聋听力图

三、纯音阈上听功能测试

纯音听力计除可以测定听敏度外，还可以利用阈上听功能测试进行听力损失的性质和病损部位的鉴别，由于这一类测试选取的刺激声强度均高于纯音听阈，因此将这一类纯音测试方法称为纯音阈上听功能测试。主要包括响度重振试验及病理性听觉适应现象。

（一）响度重振试验

声音的强度与响度是不同的概念。声强是单位时间内通过一定面积的声波能量，是一种可以客观测量的物理量。而声音的响度则是人耳感受到的声音强弱，是人对声音大小的主观感觉量,它不仅取决于声音的强度,还与声音的频率及波形有关。正常人耳所感受到的响度与声音强度二者之间,并非简单线性关系,并且对不同频率的敏感度也有差别,不过随着声音强度的增加,会引起主观感受响度的增加。一般情况下声强增加,人耳感到的响度亦随之增大,声强减弱,响度变小。耳蜗病变时,出现特征性声强在某一强度值之上进一步增加却能引起响度的异常增大,称为响度重振现象(loudness recruitment phenomenon)。重振试验的方法有多种,包括双耳响度平衡试验、短增量敏感指数试验、Metz 重振试验和 Békésy 自动描迹测听等。

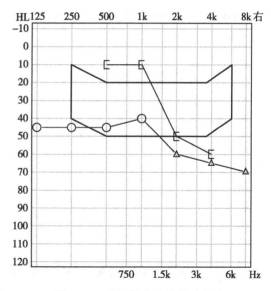

图 5-1-4 右耳混合性耳聋听力图

1. 双耳交替响度平衡试验(alternate binaural loudness balance,ABLB) 简称 ABLB 试验。适用于单侧听力损失或双侧听力损失但一侧耳较轻,且两耳气导听阈差值＞20dB 的患者。ABLB 测试方法使用双通道纯音听力计,分别测试两耳气导听阈,健耳或听力较好耳的听阈在 30dB 以内,患耳听阈大于健耳 25~30dB 时,可以进行 ABLB 测试。如图 5-1-5、图 5-1-6 所示,以健耳为参考耳每档增加 10~20dB,调节较差耳的给声强度至两耳响度相等,记录患耳每次达到响度平衡时的给声强度。如此逐次提高两耳测试声的强度,于听力表上分别记

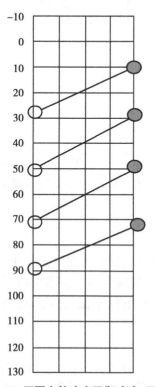

图 5-1-5 双耳交替响度平衡试验:无重振

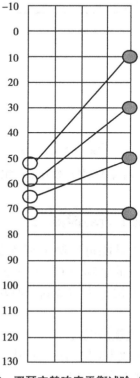

图 5-1-6 双耳交替响度平衡试验:有重振

录两耳响度一致时的声音强度,并划线连接。两耳最终在同一给声强度感到响度一致或有在某一强度上达到响度一致的趋势时,表示有重振。若两耳达到响度一致时声音强度的差别始终维持于双耳听阈的差别上,表示无重振。

2. 短增量敏感指数试验(short increment sensitivity index, SISI) 简称 SISI 试验。SISI 试验是检测受试耳对阈上 20dB 连续声信号中出现的微弱强度变化(1dB)敏感性的测试。测试选择 1~4kHz 中某一频率声信号作为载体,在该频率纯音气导听阈的阈上 20dB 给声音,嘱受试者如听到一个短暂的响度增加时按钮。先以 5dB 增量作为训练,待确定受试者理解测试要求后,增量减少到 1dB,开始正式测试并记分,共给出 20 次增量。记录受试者能听到增量的次数,并乘以 5%,可得出 SISI 试验得分即敏感指数,以百分比表示。敏感指数为 0~70% 为 SISI 试验阴性,提示为正常听力耳或非耳蜗病变。得分在 70%~100% 者,为 SISI 试验阳性,提示耳蜗病变。

3. Metz 重振试验 是在纯音听阈和声导抗镫骨肌反射阈测试的基础上,通过计算同一频率纯音听阈和镫骨肌反射阈值之差来评定重振现象的有无。正常耳两者之差为 70~95dB;两者差值 ≤ 60dB 表示有重振,为耳蜗性听力损失的表现;两者差值 ≥ 100dB 则提示蜗后性听力损失。

(二)病理性听觉适应现象测试

听觉器官在高强度的持续刺激后所出现的听神经的神经冲动排放率轻度下降,而表现为短暂、轻微的听敏度下降的现象称为听觉适应(auditory adaptation),这是一种生理现象。蜗后病变时,听觉适应现象在程度及速度上均超出正常范围,因此称为病理性听觉适应(abnormal auditory adaptation)。音衰变试验、Bekesy 自动描记测听法及镫骨肌声反射衰减试验(本章第二节 声导抗部分)是临床上测试病理性适应现象的几种方法。

1. 音衰变试验(tone decay test) 在纯音听阈测试的基础上,选取 1~2 个中频纯音作为测试声,测试时先以阈上 5dB 的强度连续刺激受试耳 1min,若在此时间内测试耳始终能听见刺激声,此测试声的试验即可结束。若测试耳在 < 1min 的时间内已不能听见,立即将声音强度提高 5dB,再连续刺激 1min,若测试耳能听到刺激声的时间又 < 1min,依上法再次提高刺激声强度,直至能够听满 1min 为止。计算测试结束时刺激声的强度和听阈之间的差值。一般 0~5dB 为正常耳及传导性耳聋,10~25dB 提示耳蜗病变,> 30dB 则提示蜗后病变。

2. Békésy 自动描记测听法 此法需用 Békésy 听力计进行测试。这种听力计是一种可以连续变频的自动记录装置,由受试者根据自己听阈按动、松开手中按钮来改变声信号强度。听力计发出的声信号有连续音(C)和间断音(I)两种,并以较慢的速度由低频到高频连续变频,得出两条锯齿形听阈曲线。根据两条听力曲线位置、相互关系及波幅的大小,可将 Békésy 听力图可分为五型(图 5-1-7)。Ⅰ 型表现为连续音与间断音描记曲线基本重合,波幅大小基本一致,平均在 10dB,见于正常耳、传导性听力损失。Ⅱ 型曲线表现为两条描记曲线在低频处完全重合,在 1kHz 开始分离,平行走行到高频,间断音曲线在上,二者相距 5~20dB,且连续音曲线振幅明显变窄,达 3~5dB,此为耳蜗病变所特有,锯齿形听阈曲线(连续音)波幅的缩小表示有重振现象,波峰与峰谷间距越窄代表重振越严重。Ⅲ 型及 Ⅳ 型曲线均提示蜗后病变。Ⅲ 型曲线的特点为从 125~500Hz 开始连续音曲线急剧下降,与脉冲音曲线分开 40~50dB 或降到听力计最大输出值。Ⅳ 型曲线特点为在低于 1 000Hz 的频率处连续音曲线即开始与脉冲音曲线分开且相距超过 25dB(但不会降到听力计最大输出)。Ⅴ 型曲线特点为连续音曲线反而在脉冲音曲线上方,为非器质性耳聋的表现。因此,根据此听力图不仅可以了解受试耳的听敏度,还可以提示有无重振及听觉疲劳现象,以鉴别耳蜗性聋及蜗后性聋,但近年来临床上已经很少使用该方法。

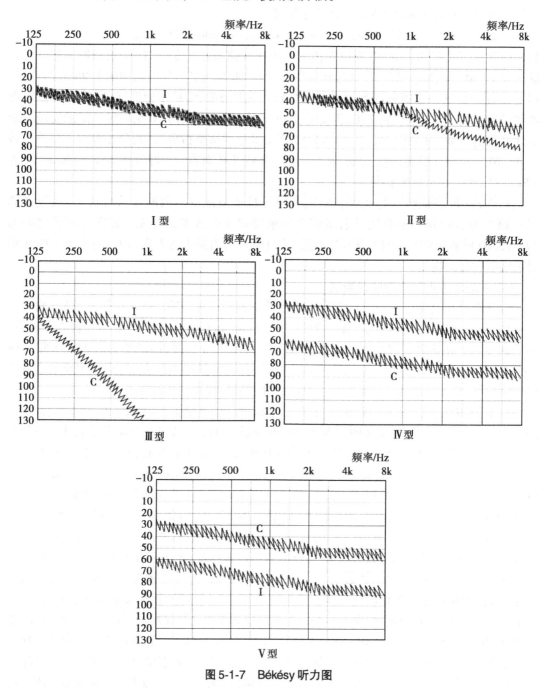

图 5-1-7　Békésy 听力图

四、言语测听

　　语言是人类所特有的用来表达、交流思想、传达信息的工具。言语是语言表达最基本的形式。在日常生活工作中,能否听懂言语,是判断听功能状态的最主要的指标。因此,检查受试者言语理解是重要的听功能评价的检查项目。临床上,言语测听的结果与纯音测听结果有可能不一致,纯音听阈测试结果正常或接近正常,但言语听力却有可能很差。因此言语信号作为声刺激来检查受试者的听阈和识别言语的能力是听力学检查中的基本方法之一,这种检查方法就是言语测听法。言语测听是重要的听力学检测手段,可以评估听障患者助听器及人工耳蜗康复效果,同时也能反映听力障碍者社会交往能力。其定义是采用标准化的言语信号作为声刺激来测试受试者的言语识别能力的测听方法。根据特制的词表用嘴发声或用录声磁带放声与听力计相结合的测试法,语声的强弱可由听力计的听力级衰减器任意调节,从而测出受检耳的言语识别阈(speech recognition threshold,SRT)及和言语识别率(words recognition score,WRS),反映出受检耳的听功能特点。还可以进一步应用电声技术使测试用词语发生畸变作为刺激声,并观察受检者的感受能力以协助中枢疾病的诊断。言语识别率即为受试者能够听到并听懂所给言语信号数目的百分数;言语识别阈又称为言语接受阈、扬扬格词听阈,即聆听者能听懂50%言语信号所需的最低言语检查材料的言语级(见第十三章第二节言语测听部分)。

第二节　生理反应式测听

在婴幼儿及不能或不愿配合行为听力测试的患者中,生理反应式测听因不需要受试者的配合,具有一定的客观性而起到了重要作用。随着公众听力保健意识的提高、新生儿听力筛查项目的开展以及听力损失确诊年龄的降低,我们迫切需要生理反应式测听,以准确地进行客观听阈测试及对听觉传导通路进行评估。临床上常用的客观测听法有声导抗测试、听觉诱发电位及耳声发射等。

一、声导抗测试

(一)定义

外耳道压力变化产生鼓膜张力变化,对声能传导能力发生改变,利用这一特性,能够记录鼓膜反射回外耳道的声能大小,通过计算机分析结果,反映中耳传音系统及脑干听觉通路功能,这一方法称声导抗测试(acoustic immittance measurement),是临床最常用的客观听力测试的方法之一。声导抗是声导纳(acoustic admittance)和声阻抗(acoustic impedance)的总称。声阻抗是声音在传导过程中受到总的阻尼和对抗,包括质量声抗与劲度声抗。声导纳是被介质接纳传递的声能,声导纳可以分为声导及纳。声导是克服摩擦阻力后通过的声能,声纳是克服惯性和弹性后进入并被传音系统接纳的声能。其中声纳又可分为与劲度有关的劲度声纳,即声顺(compliance)及与质量有关的质量声纳。声导纳和声阻抗两者互为倒数关系,声强不变的情况下,介质的声阻抗越大,声导纳就越小。介质的声导抗取决于它的摩擦(阻力)、质量(惯性)和劲度(弹性)。听骨链的摩擦阻力很小,中耳传音系统的质量也相对恒定。然而,劲度取决于听骨链、鼓膜等,易受各种因素的影响,是决定中耳导抗的主要部分,因此声导抗仪主要通过测量鼓膜和听骨链的劲度以反映出中耳传音系统的声导抗状态。声阻抗仪(中耳导抗仪)是根据等效容积的原理进行声阻抗的测试。

(二)测试原理

临床上使用的声阻抗仪(中耳分析仪)是根据等效容积的原理进行声阻抗的测试。测试时将一个探头塞进外耳道,使外耳道形成一个封闭腔。这个密封腔由探头、外耳道、鼓膜组成,其中探头内有 3 根小管。第一根是导声管,它将振荡器发出的 226Hz 85dB 的探测音传到鼓膜。第二根小管连接麦克风,用于监测密封腔内探测音的声压级变化情况。这种变化可通过与麦克风相连的平衡计显示出来。当密封腔内的声压级是 85dB 时,平衡计指针在"0"上。当鼓膜、听骨链的传音功能有变化时,当鼓膜反射回到外耳道中的声压级也跟着变化,平衡计指针随着摆动。第三根小管与小型气压泵和压力计相连,可调节外耳道压力在 +200mmH$_2$O 连续向 –400mmH$_2$O 范围内变动。通过改变外耳道的压力,使鼓膜的活动度发生改变,从而可观察到中耳动态顺应性情况。测试主要包括静态声导抗、鼓室声导抗、声反射及咽鼓管功能等测试。

1. 静态声顺值　在外耳道的压力与中耳压力相等、中耳肌肉最放松时,鼓膜最柔顺,中耳顺应性最好。中耳系统的顺应性通过外耳道压力为 200mmH$_2$O、鼓膜最僵硬、中耳顺应性最低时的值和外耳道压力为 0mH$_2$O、鼓膜最柔顺、中耳顺应性最大时的值来决定。这两者之差就是静态声顺值。中耳最大的顺应性正常范围是 0.3 ～ 1.6ml。

2. 鼓室导抗图　反映中耳系统的顺应性随外耳道压力变化而变化的曲线。正常情况下,中耳的压力和外耳道压力是相等的。如果不相等,鼓膜的顺应性就会减小。鼓膜上的压力变化越大,中耳的顺应性变化越大。从气压泵对外耳道施加的压力改变(+200 ～ –400mmH$_2$O)过程中,我们可看到鼓膜的顺应性也在做出相应的改变。以压力为横坐标,以顺应性为纵坐标描绘出的图形就的得出了鼓室导抗图。

(1)鼓室导抗图的分型:一般可分为 5 型(图 5-2-1)。①A 形,钟型曲线,静态声顺值(峰值)出现在 0 ～ 100mmH$_2$O 之间,声顺值在 0.3 ～ 1.6ml 之间(儿童在 0.35 ～ 1.4ml),为正常的鼓室图,一般代表鼓膜完整,活动度正常,有完整的中耳含气腔,耳咽管功能正常。②As 型,中耳压力正常,但声顺值 < 0.3ml。一般标志鼓膜完整,有完整的中耳含气腔,耳咽管功能正常,鼓膜活动度减低,可见于中耳系统劲度增加的疾病,如耳硬化症、鼓室硬化症、鼓膜增厚斑痕、粘连性中耳炎。③Ad 型,中耳压力正常,但声顺值 > 1.6ml。一般标志鼓膜完整,有完整的中耳含气腔,耳咽管功能正常,鼓膜活动增加,多见于鼓膜松弛,听骨链中断等。④B 型,平坦型曲线,无峰值出现。一般标志鼓膜完整,鼓膜和听骨链不活动,中耳内基本无含气空腔。劲度明显增加,如粘连性中耳炎,中耳积液,鼓室内的大肿物。外耳道耵聍栓塞、鼓膜穿孔伴咽鼓管堵塞,也会出现 B 型鼓室导抗图,要注意进行鉴别。⑤C 型,也是钟型曲线,有波峰,但是峰压点明显左移,在 –100daPa 或更低。声顺值在正常范围 0.3 ～ 1.6ml,一般标志鼓膜完整,耳咽管功能不良,中耳腔内为负压。此型鼓室图在临床上比较常见,多见于感冒或乘坐飞机后导致咽鼓管功能不良引发的中耳内的负压。

正常鼓室曲线基本是光滑的、大致对称的。共振、血管跳动、呼吸、鼓室肌收缩等会影响鼓室曲线的光滑性。中耳共振频率正常在 1 000 ～ 1 200Hz,劲度减低的病变如听骨链中断、鼓膜萎缩等,因质量因素增加,共振点降低,高频探测音测试时,可出现共振效应,在正负声抗相位在峰压点附近,出现剧烈转变,出现双切迹 W 型曲线,低频探测音因距共振频率较远,一般不出现共振,而表现为 Ad 型鼓室图。鼓室血管异常搏动也会影响鼓室图的光滑性及对称性,表现为低平鼓室导抗曲线上附加小的节律性波动,多见于鼓室血管性肿物如肿瘤尚小,加压才与鼓膜接触,则正压侧有波动,负压侧不明显。如肿瘤较大,已触及鼓

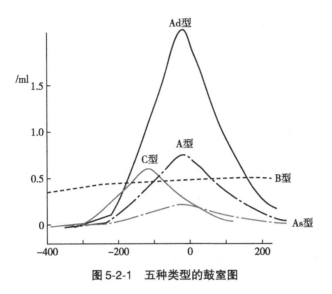

图 5-2-1　五种类型的鼓室图

膜,则声顺峰处波动明显,加压后鼓膜变硬,波动可能消失。因鼓膜张肌阵挛而引发的他觉性耳鸣患者的鼓室图也会表现为节律性的波动。

（2）应用高频探测音（1 000Hz）声导抗测试评估新生儿及婴幼儿的中耳功能:见第六章第三节。

（3）宽频声导抗在分泌性中耳炎诊断中的临床应用价值:目前主要使用的是单一频率的声导抗测试（成人及儿童为 226Hz,婴幼儿为 1kHz）。由于中耳对各个频率声音的传递并不均等,226Hz 及 1kHz 是否是最敏感的频率并不确定;这种单一频率的声导抗可能并不能反映中耳的复杂病变,中耳的不同病变相互作用时有可能因增高降低的声顺值相互抵消而在鼓室图表现为正常波形,造成疾病的漏诊。近年来宽频声导抗测试（wide band tympanometry test,WBT）这种新的中耳测试方法逐渐应用于临床中耳疾病的诊断,WBT 探测音频率较普通声导抗广,前者使用宽频短声（250 ~ 8 000Hz）。能量反射较传统的单一频率声导抗测试能更好反映疾病引起的中耳压力改变,具有更高的准确性和敏感性。

3. 声反射

（1）声反射测试的解剖及生理基础:对一侧耳给声,可以诱发出两侧镫骨肌收缩,这一反射活动称为镫骨肌反射。镫骨肌反射其主要生理作用是,①扩展了耳感受环境声音强度的动态范围;②保护内耳免受强声伤害;③减低对内源声的感受;④减小中耳共振效应;⑤提高声源定位能力;⑥调节耳蜗内液体压力与气压;⑦锁定需要的声音。镫骨肌反射是一不随意的反射活动,当镫骨肌收缩时鼓膜的声顺值发生改变。

声反射交叉通路基本上由四级神经元链组成,从耳蜗腹侧核经同侧或对侧内上橄榄核到对侧面神经核。不交叉通路由三级神经元链组成,从耳蜗腹侧核直接到面神经核。交叉声反射较不交叉声反射阈值高约 3 ~ 12dB,交叉声反射对巴比妥类敏感,反射消失快,恢复慢。

同侧镫骨肌反射弧（不交叉通路）:毛细胞→螺旋神经节（第一级神经元）→耳蜗神经核（第二级神经元）→斜方体→同侧面神经核（第三级神经元）→面神经→同侧镫骨肌。

对侧镫骨肌反射弧（交叉通路）:毛细胞→螺旋神经节（第一级神经元）→耳蜗神经核

（第二级神经元）→内上橄榄核（第三级神经元）→对侧面神经核（第四级神经元）→面神经→对侧镫骨肌。

交叉声反射是指刺激耳戴气导耳机给予刺激声，对侧耳作为指示耳放耳塞探头，显示导抗变化。同侧声反射是指刺激信号从耳塞探头中发出，在同一耳中显示导抗变化，即刺激耳与指示耳是同一耳。

声反射阈（acoustic reflex threshold，ART）是指可重复的能引起镫骨肌收缩，使声导抗发生变化的最小声刺激强度声反射存在。正常 ART 在纯音听阈上 70～95dB。同侧耳较交叉耳 ART 约低 3～12dB，白噪声刺激比纯音刺激所引起的 ART 低 20～25dB。根据指示耳及刺激耳的声反射是否能引出及是否提高声反射阈值结果，可以有助于耳部疾病的诊断。

（2）声发射测试的临床应用

1）鼓室功能正常的指标：声反射存在可以除外传导性耳聋，但声反射阈值应＜95dB，反射阈提高可能有轻度传音障碍。

2）声发射是响度重振的客观测试：正常声反射阈在听阈上 75～95dB，耳蜗病变时由于响度异常增长，声反射阈的感觉级明显减低，纯音听阈与声反射阈之差＜60dB 表示有重振现象，为耳蜗病变的指征。

3）声反射对耳蜗及蜗后病变的鉴别：如果病变位于耳蜗，因有重振，听阈虽提高，但声反射仍可在正常水平引出。听力如不低于 85dB，多能引出反射；然而如果病变位于蜗后，声反射阈随听力损失而提高，即使是轻度耳聋，声反射就难以引出。蜗后病变时声反射大多消失，或有衰减现象。

4）镫骨肌声反射衰减（stapedial reflex decay test）：测试是在 500Hz 或 1 000Hz 镫骨肌反射阈上 10dB，持续刺激 10s，正常镫骨肌反射保持在稳定水平，无衰减。而蜗后病变因听适应异常，镫骨肌收缩很快衰减，通常以衰减到原始幅度一半的时程为半衰期，短于 5s 为蜗后病变指征。

5）根据同侧声反射与交叉声反射的引出情况，鉴别脑干及声反射通路上病变，图 5-2-2 显示不同的声反射及交叉声反射结果提示的病变部位。

6）对非器质性聋的辅助诊断：声反射的客观性，不受意志支配，可鉴别非器质性聋。如在比纯音听阈测试出的"听阈"的声压级还低的水平能引出声反射，则表示可以听到声音，是非器质性聋或夸大性聋的佐证。值得注意的是在分析时应注意重振现象。

7）声反射对面瘫的定位诊断及预后评估：根据镫骨肌反射的有无，不仅可以鉴别面神经病变部位在镫骨肌支分出处的远端或近端；还可提示预后，对面神经减压手术时机选择有参考价值。在面瘫恢复过程中，镫骨肌反射出现较面肌运动恢复得早。面瘫起病后 4 天，镫骨肌反射仍存在者，以后很少再消失，预后多良好。

4. 利用声导抗进行咽鼓管功能的评估

（1）鼓室导纳曲线峰压点动态观察法：比较捏鼻鼓气法（valsalva）或捏鼻吞咽法（toynebee）前后的鼓室导抗图。先做常规鼓室导抗曲线 p_1，然后嘱受试者捏鼻鼓气后，峰压点向正压侧移位，做鼓室导抗曲线 P_2，吞咽数次，中耳排气，再做一次鼓室导抗曲线 P_3，回到原始压力或偏负压。若三次峰压点有明显的移动，说明咽鼓管功能正常，否则为功能不良。图 5-2-3 所示咽鼓管功能正常，峰压点移动明显呈分散状；图 5-2-4 中咽鼓管功能异常，则峰压点移动不明显，几乎重叠。

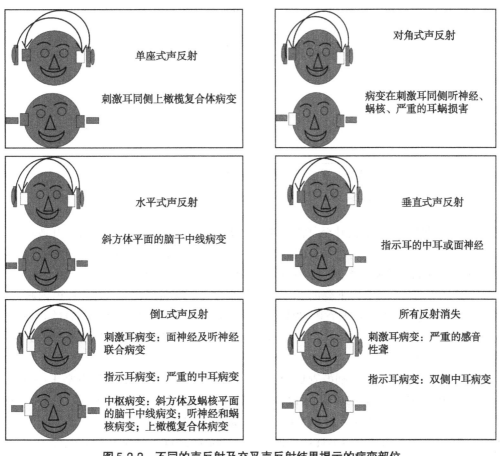

图 5-2-2 不同的声反射及交叉声反射结果提示的病变部位

注：图中蓝色长方形代表反射正常引出，白色长方形代表反射未引出

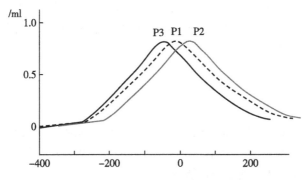

图 5-2-3 咽鼓管功能正常，峰压点移动明显呈分散状

（2）负压检测法：是用声导抗的气泵压力系统检测吞咽对外耳道压力的影响。检查时将探头置于外耳道内密封、固定。把压力调节到 –200daPa，嘱受检者吞咽数次，正常者吞咽数次后压力即趋于正常；若吞咽数次后不能使负压下降到 –150daPa；吞咽 1 次压力即达 0 提示咽鼓管异常开放。

（3）鼓膜穿孔时利用声导抗评估咽鼓管功能：用声导抗仪的气泵压力系统检查咽鼓管平衡正负压的功能，又称正、负压平衡试验法。①正压试验：检查时将探头置于外耳道内，

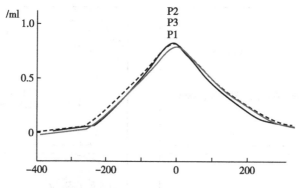

图5-2-4 咽鼓管功能异常,峰压点移动不明显

向外耳道内持续加压,当正压升至某值而不再上升反开始骤降时,此压力值称开放压,示鼓室内的空气突然冲开咽鼓管软骨段向鼻咽部逸出。当压力降至某值而不再继续下降时,此压力值称关闭压,示咽鼓管软骨已由其弹性作用而自行关闭。然后请受试者做吞咽动作数次,直至压力降至"0"或不再下降时,记录压力最低点。②负压试验:向外耳道内减压,一般达 −200daPa 时,请受试者做吞咽动作。咽鼓管功能正常者,于每次吞咽时软骨段开放,空气从鼻咽部进入鼓室,负压逐渐变小,直至压力不再因吞咽而改变时。记录所做吞咽动作的次数及最后的压力。

正负压试验结果判定:①咽鼓管功能正常,+200daPa 及 −200daPa 时,吞咽 1～4 次。压力曲线回落至 +100daPa 及 −100daPa 以内;②咽鼓管功能较差,+400daPa 及 −400daPa 时,吞咽 1～4 次压力曲线回落至 +200daPa 及 −200daPa 以内;③咽鼓管闭合极差,加压不超过 +200dapa 时。不做吞咽动作压力曲线即回落至 +100daPa 以内;④咽鼓管开放极差,压力在 +400daPa 或 −200daPa 时,经多次吞咽动作后压力曲线均不变。

声导抗测试项目较多,临床上常用的是鼓室声导抗测试和声反射,可根据不同病变合理选择测试项目。声导抗测试具有客观性、多功能性、灵敏度高,不需要专业性的屏蔽隔音设备,操作简便、无创伤,易于接受,为整套测听的重要组成部分,应对测试结果应作综合分析,发挥其更大的诊断效能。

二、耳声发射

(一)定义

耳声发射(otoacoustic emission, OAE)是一种产生于耳蜗、经听骨链及鼓膜释放入外耳道的音频能量。耳声发射的发生机制尚未完全阐明。一般认为,耳声发射的发生与耳蜗外毛细胞的主动运动有关,是耳蜗主动释能的结果。

(二)分类

根据是否由外界刺激诱发,将记录到的耳声发射分为诱发性耳声发射(evoked otoacoustic emission, EOAE)和自发性耳声发射(spontaneous otoacoustic emission, SOAE)。而前者根据由何种刺激诱发,又分为瞬态诱发性耳声发射(transiently evoked otoacoustic emission, TEOAE)、畸变产物耳声发射(distortion product otoacoustic emission, DPOAE)、刺激频率耳声发射(stimulus frequency otoacoustic emission, SFOAE)和电诱发耳声发射(electricaly evoked optoacoustic emission, EEOAE)。

1. 自发性耳声发射（spontaneous otoacoustic emission，SOAE）

（1）SOAE 的定义：自发性耳声发射（SOAE）是在没有任何外界声刺激时，在外耳道中记录到的持续的音频能量，表现为单频或多频的窄带谱峰，性质类似于纯音（图 5-2-5）。目前 SOAE 的生理及临床意义尚未明确，部分"病理性"SOAE 与客观性耳鸣有关。

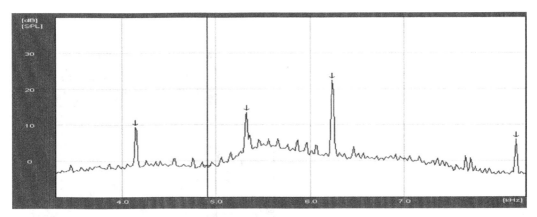

图 5-2-5　箭头所示为记录到的自发性耳声发射的反应峰

（2）SOAE 的特点：正常听力耳为 30% ~ 50% 可检出 SOAE，SOAE 的检出率女性＞男性，女性更易在双耳同时检出 SOAE，更易检出多频 SOAE。右耳 SOAE 的检出率高于左耳。年龄超过 50 岁时，SOAE 的检出率明显降低，即使其听力仍在正常范围以内。成人频谱多见于 1 ~ 2kHz，新生儿及婴儿多为 3 ~ 4kHz。对于个体来说频谱分布是比较稳定的。SOAE 的反应幅值一般在 -12 ~ 20dB SPL，极少超过 20dB SPL。成人约为 0 ~ 3dB SPL，而婴儿则为 10dB SPL。幅值波动幅度相对于频率来说较大。

2. 瞬态诱发性耳声发射（transiently evoked otoacoustic emission，TEOAE）

（1）TEOAE 的定义：TEOAE 是在瞬态声（短声或短纯音）刺激耳蜗后，在外耳道记录到的声反应现象。

（2）TEOAE 的反应信号采集：刺激声是短声（click），脉宽 80μs；给声构型为三个等幅负相波，其后连接一个三倍于前者的正相波；给声速率 80 次 /s 或 50 次 /s；刺激声强度 80dB SPL。扫描时间 12.5ms 或 20ms，信号延迟 2.5ms。信号叠加 2 080 次。

（3）TEOAE 的特点：TEOAE 在正常听力成人中检出率可接近或达到 100%。正常新生儿中检出率在 90% ~ 100%。当年龄大于 60 岁时，检出率可降至 35%。一般耳蜗性听力损失超过 40 ~ 50dB，TEOAE 不能检出。TEOAE 的反应幅值个体差异较大，一般在 5 ~ 20dB SPL 之间。TEOAE 的频谱范围分布在 0.5 ~ 5kHz，以 1 ~ 2kHz 频段的检出率及反应幅值最高。

（4）TEOAE 的检出标准：①对计算机采集信号的两套缓冲存储器 A、B 进行信号重复性的计算，信号重复率 ≥ 50%；②总反映幅值 ≥ 5dB SPL；③在 1 ~ 4kHz 范围内的 5 个分析频率中，有 3 个以上频率的信噪比 ≥ 3dB。同时满足上述三个条件为正常引出的 TEOAE（图 5-2-6），不满足上述标准之一的判定为异常的 TEOAE（图 5-2-7）。

3. 畸变产物耳声发射（distortion product otoacoustic emission，DPOAE）

（1）DPOAE 的定义：DPOAE 是耳蜗同时受到两个具有一定频比关系的初始纯音 f_1 与 f_2 刺激时，由于基底膜的非线性调制作用而产生的一系列畸变信号，经听骨链、鼓膜传导，于外耳道内记录出的音频能量。

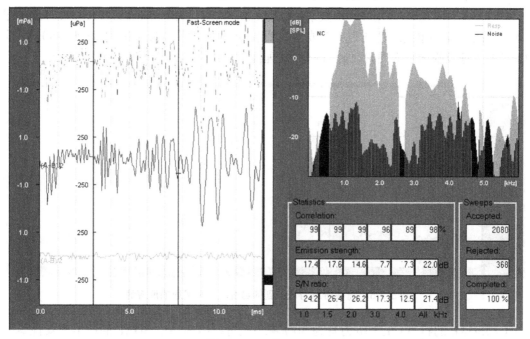

图 5-2-6　正常 TEOAE

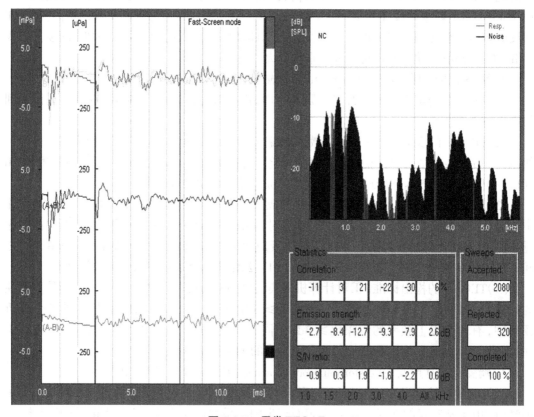

图 5-2-7　异常 TEOAE

（2）DPOAE 的反应信号采集：测试探头内的扬声器向外耳道输入两个初始纯音 f_1 及 f_2，探头内的麦克风同时采集反应信号，输入的两个初始纯音的给声强度均为 65dB SPL，频率比 $f_2/f_1=1.22$；反应信号经放大、滤波和模数转换以后，再经快速傅立叶变换（fast Fourier transform，FFT），计算频域信号中固定频率的 DPOAE 反应幅值，其中 $2f_1$-f_2 频率成分的 DPOAE 反应幅值最高。以高于 DPOAE 反应频率（$2f_1$-f_2）的连续 5 个频率，和低于该频率的连续 5 个频率的声压均方根值作为每一刺激声 f_2 频率点的本底噪声。

（3）DPOAE 的表达方式：DPOAE-听力图及 DPOAE 输入/输出函数曲线图（DPOAE Input/Output function）。以 f_0（f_1 及 f_2 的平方根）为横坐标，以 $2f_1$-f_2 DPOAE 的反应幅值为纵坐标，可据此作出一个图表，即为 DPOAE 听力图，或称之为 DP-gram 或 DPOAE 频率-强度函数曲线（图 5-2-8）。DPOAE 输入/输出函数曲线图是在不同的频率上，依据刺激强度递减的程序得到一系列的畸变产物耳声发射反应，据此绘制出 DPOAE 输入/输出曲线，亦称为 DPOAE I/O 图（图 5-2-9）。

（4）DPOAE 的特点：在正常人群中，DPOAE 各频率的检出率均接近或达到 100%。亦有报道在低频段 DPOAE 的检出率稍低，可与低频段本底噪声较高有关。当纯音听阈 ≤ 15dB HL 时，DPOAE 检出率为 100%，当大于 50dB HL 时，则 DPOAE 的反应幅值明显下降或不能引出（蜗后病变除外）。DPOAE I/O 曲线斜率随初始音强度的增加而逐渐增大，如刺激强度达到 60～70dB SPL 时会出现饱和现象。正常听力成人的 I/O 函数曲线的 DPOAE 的平均检测阈值 30～45dB SPL 之间，低频阈值稍高。

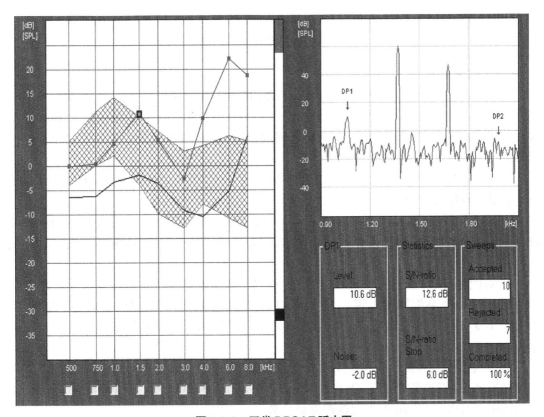

图 5-2-8　正常 DPOAE 听力图

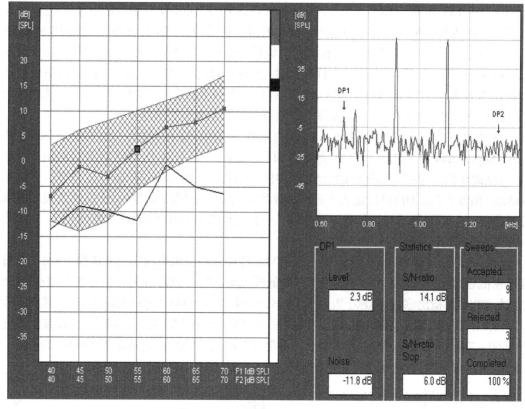

图 5-2-9 正常 DPOAEI/O 曲线图

（三）临床应用

耳声发射是一种客观的听觉功能检查手段，依赖于耳蜗功能的完整，与耳蜗外毛细胞的功能密切相关。目前，耳声发射已经成为听觉领域内非常活跃的研究手段，已被广泛地应用于听觉机制研究、听力筛查、客观听觉测试、听力监测、听觉疾病的诊断和鉴别诊断的诸多领域。

1. 新生儿听力筛查 TEOAE 及 DPOAE 均可用于新生儿听力筛查。图 5-2-10 为新生儿耳声发射筛查结果（见第六章第一节）。

2. 噪声性聋的诊断与职业病的防护 DPOAE 测试可能比纯音听阈测试更为敏感地发现早期的噪声性听力损失，因此 DPOAE 可以作为预防强噪声下耳蜗早期损害的一种有效的监测方法。

3. 对使用耳毒性药物进行内耳功能的监测 耳声发射相比于听性脑干反应能更早地监测到耳蜗外毛细胞的损害。在 DPOAE 出现变化时立即停止使用耳毒性药物，听力有望不受损害。耳声发射可以作为监测耳毒性药物对耳蜗功能早期损害的一个敏感指标。

4. 听神经病的诊断 听神经病的病变部位包括：内毛细胞、内毛细胞与听神经纤维间的突触连接、螺旋神经节细胞、听神经以及以上各部位的任意组合。听神经病患者 DPOAE 一般可正常引出，并且 DPOAE 对侧声抑制异常。

5. 感音神经性聋的定位诊断 耳声发射结合 ABR 可以协助对感音神经性聋的患者进

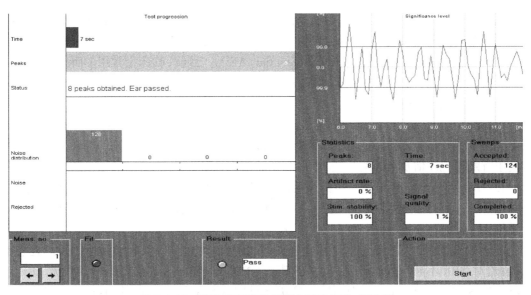

图 5-2-10　新生儿耳声发射听力筛查结果："通过"

行定位诊断：①纯音听阈提高，ABR 的波间潜伏期及两耳潜伏期差值无异常，而耳声发射异常，考虑为耳蜗性聋；②纯音听阈提高，ABR 波间潜伏期及两耳潜伏期差值异常或 ABR 未引出波形，而耳声发射正常引出，说明耳蜗功能正常，故可考虑为蜗后性聋；③纯音听阈提高，ABR 潜伏期及两耳潜伏期差值异常或未引出波形，同时耳声发射也异常，表明耳蜗和蜗后都可能存在病变。

6. 耳声发射在人工耳蜗术前听功能评估中的重要性和必要性　人工耳蜗的工作原理是取代受损的毛细胞功能，主要针对耳蜗功能不良的重度、极重度感音性耳聋。人工耳蜗对极重度感音神经性聋患儿的听觉和言语康复治疗效果，与极重度感音神经性耳聋患者之耳蜗的病变程度及残存的神经状态密切相关。如果患者 ABR 未引出，但耳声发射正常，说明患儿的外毛细胞功能大致正常，这类患者的人工耳蜗手术的植入效果尚不十分肯定。

7. 耳声发射对梅尼埃病的诊断价值　梅尼埃病患者 DPOAE 反应幅值及信噪比下降、检出阈提高；TEOAE 波形的重复性、反应幅值、频带重复性及信噪比均下降，并且以低频下降为主；TEOAE 主频谱峰向低频移动。对梅尼埃病的患者进行甘油试验后，DPOAE 幅值提高，信噪比提高，检出阈降低；TEOAE 的各项指标也都有明显改善，主频谱峰向高频方向移动。

8. 耳声发射对耳鸣的诊断价值　听力正常的耳鸣患者的耳鸣很可能是外毛细胞发生早期病理改变的信号，耳声发射能及早地发现并鉴别这种耳蜗的早期病变。另外内侧橄榄耳蜗系统（medial olivo cochlear system，MOCS）功能障碍可使外毛细胞失去调控而过度活动，进而导致耳蜗对应频率的周围噪声过度放大，从而引起耳鸣及听觉过敏，此时耳声发射表现为对侧抑制效应减弱、消失或使耳声发射幅值增加。应用耳声发射对侧抑制效应的减弱或消失，可以协助对于 MOCS 功能障碍引起的耳鸣进行定位诊断。

三、听觉诱发电位

不同形式刺激人体感受器会产生神经冲动，这些冲动沿着特定的通路向中枢传递，直至大脑皮层。神经冲动在有关神经元产生电位活动,此电位活动称诱发电位(evoked potential, EP)。听觉系统在接受刺激后,从耳蜗毛细胞起至各级听觉传导中枢都有相应的电位,称听觉诱发电位(auditory evoked potential, AEP)。目前,临床上常用的听觉诱发电位包括听性脑干反应、听性稳态反应、40Hz 听觉事件相关电位、耳蜗电图等。

(一)听性脑干反应

听性脑干反应(auditory brainstem response, ABR)是临床上成熟的、应用广泛的听觉诱发电位之一,其 V 波反应阈值,Ⅰ 波、Ⅲ 波、V 波潜伏期及 Ⅰ～Ⅲ、Ⅲ～V、Ⅰ～V 波间期值有助于听阈客观评估及对耳蜗病变、蜗后病变的鉴别诊断。

1. ABR 定义　ABR 是在一定的声刺激下,发生时间在 10～15ms 内,反映听觉通路的一种电反应,属于短潜伏期诱发反应。ABR 所反映的神经通路包括了从听神经到下丘的各个结构。

2. ABR 刺激声　最初,临床上广泛应用的 ABR 多为短声(click)刺激所诱发。近些年来,随着对 ABR 不断深入地研究,短纯音刺激 ABR(tone burst-ABR)及 chirp 声刺激 ABR 越来越多地应用于临床,尤其是对听障儿童进行早期诊断及预后评估,见第六章第三节听性脑干反应部分内容。

3. ABR 的神经起源　给一定有效强度短声刺激后,在 10ms 内出现一组电位反应波形,被认定为 ABR 波。在高强度短声刺激下,通常有 7 个波形组成,代表不同的解剖部位,前 5 个波临床意义最大:Ⅰ 波 - 听神经,Ⅱ 波 - 耳蜗核(和听神经),Ⅲ 波 - 上橄榄核复合体,Ⅳ 波 - 外侧丘系,V 波 - 下丘(图 5-2-11)。

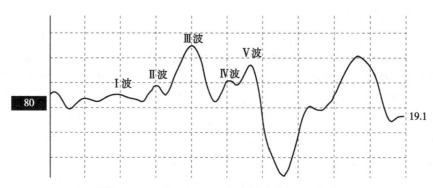

图 5-2-11　以 80dB nHL 短声诱发的 ABR 波形

4. ABR 正常波形参数

(1)ABR 的波形:ABR 最重要的内容就是波形的辨认,在高强度声刺激下,在 10ms 内出现 Ⅰ～V 波,随着强度下降 Ⅰ～Ⅳ 波逐渐消失,唯有 V 波最后消失,V 波是在基线下的巨形负波,是 ABR 的重要指标。

(2)ABR 常用的参数:①潜伏期,各波的绝对潜伏期(peak latency, PL)代表着声音到达基底膜至听觉传导通路的各种神经元所需要的时间,包括 Ⅰ、Ⅱ、Ⅲ、Ⅳ、V 波 PL;②波间期(interval peak latency, IPL)代表听觉中枢传导通路的时间,包括 Ⅰ～V、Ⅰ～Ⅲ、Ⅲ～V IPL;③两耳 V 波潜伏期差(interaural latency difference, V -ILD)两耳在相同感觉级短声刺激下 V 波的潜伏期差;④两耳 Ⅰ～V 波的 ILD,是蜗后病变诊断的可靠指标;⑤振幅,波峰与波谷之间的距离;⑥各波的重复性,相同的两种强度测试引起的波形应重复良好。

5. ABR 的异常及影响反应因素

（1）ABR 的异常表现：① ABR 反应阈的提高或不引出；②潜伏期的延长或缩短；③反应波形的减少或消失；④波的重复性差；⑤振幅的改变。

（2）引起 ABR 异常的相关影响因素：①刺激的强度，刺激强度在 75dB SL 时，可引出全部反应波，随着刺激强度减弱，反应波逐渐减少，且Ⅴ波潜伏期逐渐延长，在阈值强度延长，随着刺激强度的下降，各波消失的顺序是Ⅳ波 - Ⅱ波 - Ⅰ波 - Ⅲ波 - Ⅴ波；②刺激声的重复率，适宜的重复率为 10 ~ 20 次 /s，重复率的增加使Ⅰ~Ⅳ波分化不良，Ⅴ波突出，但潜伏期逐渐延长；③声刺激叠加次数，一般 1 000 次为宜，叠加次数过多，影响波形和重复率；④噪声，ABR 环境噪声过大，可影响低强度声刺激下的 ABR 的测试；⑤年龄和受试者的精神状态；⑥中耳病变，可使Ⅴ波延长，与传导性聋程度有关；⑦蜗性病变，ABR 的产生是短声作用耳蜗基底膜的高频化兴奋引起一系列听传导通路的电位变化，耳蜗病变可引起Ⅴ波延长、缩短或消失，但不影响波间期；⑧蜗后病变，是指第 8 颅神经至脑干病变导致 ABR 异常，通常是第 8 颅神经和脑干受压或缺血，首先使粗大的有髓鞘的神经纤维受损，造成传导速度减慢和神经纤维同步活动下降，出现潜伏期及波间期的延长，波形的改变或消失，且出现反应波形重复性差等。

6. ABR 的临床应用

（1）婴幼儿和儿童听力损伤的测定（见第六章第三节）。

（2）鉴别心因性聋和伪聋，应用于进行职业性听力损害及伤残鉴定。

（3）听觉功能异常的定位诊断及应用于影响听觉通路有关疾病诊断。

1）耳蜗性聋 ABR 的特点：① ABR 的Ⅴ波反应阈提高；②在阈上强度Ⅴ波潜伏期缩短；③阈值刺激Ⅴ波潜伏期延长，但 IPL 正常。

2）蜗后聋特点：① ABR 各波消失；②Ⅰ波以后各波消失；③Ⅲ波及Ⅴ波的 PL 及 IPL 延长；④两耳Ⅴ波的 PL 差和Ⅰ~Ⅴ波 PL 差（ Ⅴ ILD 和Ⅰ~Ⅴ ILD ）> 0.4ms，是常用的诊断蜗后病变的诊断参数；⑤各波重复性差，Ⅴ/Ⅰ 振幅减小，Ⅴ波显著延长或波形分化不良。图 5-2-12 显示左侧 ABR 的Ⅲ波及Ⅴ波延长，两耳Ⅰ-Ⅴ ILD > 0.4ms，提示蜗后病变。

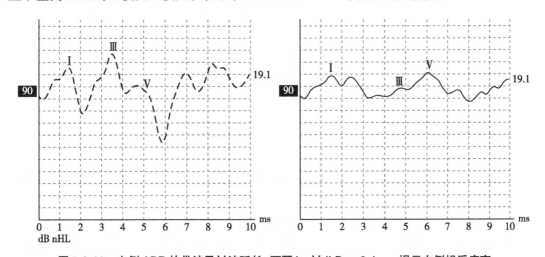

图 5-2-12　左侧 ABR 的Ⅲ波及Ⅴ波延长，两耳Ⅰ~Ⅴ ILD > 0.4ms，提示左侧蜗后病变

（二）听性稳态反应

1. 定义　听性稳态反应（auditory steady -state response，ASSR）是由周期性调幅、调频或

既调幅又调频的持续调制声或刺激速率在 1～200Hz 的短声、短纯音诱发的稳态脑电反应，反应的相位与刺激信号相位具有稳定的关系，故又称为调幅跟随反应（amplitude modulation following response，AMFR）或包络跟随反应（envelop following response，EFR）。目前对 ASSR 有多种称谓，包括稳态诱发电位（steady -state evoked potential，SSEP）、多频稳态诱发电位（multi-frequency stead evoked potential，MFSEP）、多频听性稳态反应（multiple auditory steady state responses，MASSR）以及多频稳态电位（multi-frequency stead state potential，MFSSP）等。我们常说的多频听性稳态反应（multiple auditory steady state responses，MASSR）是将不同频率（多为 0.5kHz、1kHz、2kHz 和 4kHz）的声波作为载波，以不同的调制频率（75～110Hz）分别对载波进行调幅调制，调制后的声波在双耳同时给出，利用其与刺激声的锁相特性，这几个调幅调制声能够同时激活耳蜗基底膜上相应的部位产生 ASSR，从而得出这几个载频的听阈，因此称之为多频听性稳态反应。

2. ASSR 的发生源及测试原理　通常认为 ASSR 的发生源和调制频率有关，与载波频率无关。由正弦调制声产生的 ASSR 与该调制声的相位具有锁定性，相位与反应的潜伏期有关，因而诱发反应潜伏期一致的神经元被认为是同一类神经元。整个听觉通路包括神经元、耳蜗核、下丘和听皮质神经元等都参与产生 ASSR，ASSR 的刺激信号为调制声，即由调制信（正弦波）使声信号中某一参量按一定的时间特性发生调变，其他参量则相对恒定。被调制的声信号称为载波，他的频率称为载波频率（carrier frequency，CF），调制的声信号称为调制波，它的频率称为调制波频率（modulation frequency，MF），对振幅进行调变称为振幅调制（amplitude modulation frequency，AM），对频率进行调变称为频率调制（frequency modulation，FM）。当刺激声强度等于或高于听阈时，耳蜗基底膜相对于 CF 区域的毛细胞及由于 MF 造成的上下相当窄带频率区域的毛细胞被激活，其听神经发出神经冲动，沿听觉通路传至神经中枢，于是脑电图在原来基础上出现与 MF 同步或跟随的诱发反应波。这种脑电波的神经活动同步或者跟随 MF 的变化构成了 ASSR 的基础。

3. ASSR 的特点

（1）客观性：ASSR 的检测完全的依靠计算机自动分析进行的听力学检查方法，无需受试者和检查者主观的参与，可以避免因检查者经验不足而引起的测试结果不准确。

（2）频率特异性：ASSR 所使用的持续的调制信号，可以避免频率失真，相应载波频率的特性就能较准确的被反应出来，从而可以得出相应频率的听阈。

（3）快速方便：ASSR 可以同时测定双耳多个频率的听阈，并由计算机自动给声，且一旦结果满足预先设定的统计学水准就给出结果，打印报告。具有快速，方便的特点，对于那些难以配合的受试者，可以给予药物使其处于睡眠状态，一次完成测试，不需要反复测试。

（4）最大声输出高：ASSR 可以给出 120HL 的声刺激，对于测定重度听力损失患者的残余听力十分必要。

4. ASSR 的临床应用　ASSR 的最重要用途就是评价听阈，主要用于不能或不愿配合行为测听人群，如：婴幼儿、情感或认知功能障碍者、昏迷或麻醉病人以及伪聋者。目前临床多采用调制频率为 75～110Hz 的调幅声测试语频（500～4 000Hz）阈值，从而估计纯音阈值（图 5-2-13），作为听力评估和选择康复措施的参考。

5. ASSR 反应阈与纯音听阈的相关性　无论正常人还是听力损失患者，根据 ASSR 反应阈得到的预测听力图与行为听阈有良好的相关性。根据 ASSR 反应阈估算得出的听阈比纯

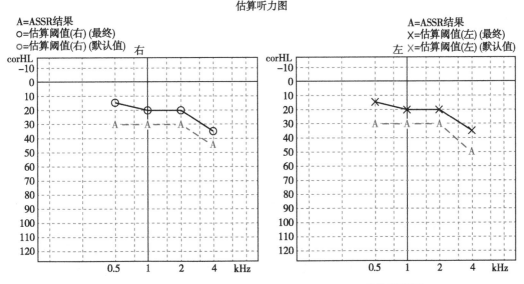

图 5-2-13 双耳 ASSR 0.5kHz、1kHz、2kHz、4kHz 的估算听阈

音听阈高,其差值在 10~20dB 之间,一般听力损失越重,则 ASSR 与纯音听阈的差值越小,用 ASSR 估计纯音听阈的准确性越高。听力正常和轻度听力损失者,纯音听阈和 ASSR 反应阈之差在 20dB 以内;中度听力损失者,二者之差在 10dB 以内;而对于重度到极重度听力损失者,二者所测的阈值差小于 5dB。ASSR 在 500Hz 处的测试阈值与纯音测听的结果有比较大的差异性,并且重复性较差。可能与以下几点有关:①本底噪声多为低频,包括环境噪声及肌电噪声,故低频处受本底噪声影响较大;②多个频率同时给声时,高频刺激声对低频刺激声的反应有一定的抑制作用,从而使得低频听阈提升,500Hz 受到的影响比较大;③低频信号引出的神经反应的同步性差;④耳蜗基底回随机共振效应较顶回大。

6. Chirp 刺激声诱发 ASSR 通常用于刺激 ASSR 的刺激声(单一调幅载波)只激活了耳蜗基底膜上的小部分区域,当刺激声的大小接近正常和轻度听力损失者的听阈时,由于兴奋的听毛细胞的数量减少,反应振幅降低,使得检测较为困难。Chirp 刺激声诱发 ASSR 是通过将输入耳蜗的刺激声的不同频率成分进行时间移位,使低频部分出现在高频之前,使得所有频率的波在同一时间到达耳蜗基底膜相应的位置,实现"实时同步"。这种将频率成分重置的 click 声便称为 chirp 声,chirp 声能克服耳蜗的特殊解剖结构造成的行波延迟,使得以 chirp 刺激声为探测音的 ASSR 检测能够改善听阈评估效果并提高测试的速率,在听阈评估、新生儿听力筛查、听神经病检测与诊断等方面有一定的应用前景。

(三)40Hz 听觉事件相关电位

1. 定义 40Hz 听觉事件相关电位(40Hz auditory event related potentials,40Hz AERP),也称为 40Hz 听觉稳态诱发电位,属于中潜伏期反应,其本质是一种听觉稳态反应,当刺激声重复率在 40 次 /s 左右时,在头顶能记录到 40Hz AERP 波形,在 100ms 内,有 4 个相间隔 25ms 的准正弦波(图 5-2-14)。

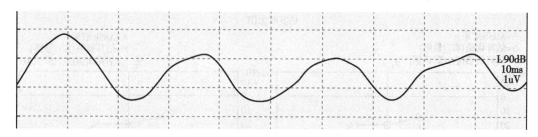

图 5-2-14　40Hz AERP 4 个相间隔 25ms 的准正弦波

2. 40Hz AERP 的解剖起源　关于 40Hz AERP 的解剖起源，有不同的认知。主要有三个假说模型：第一为皮质模型；第二为皮质下模型；第三为皮质 - 皮质下环路模型。通常认为其产生部位与调制频率有关，而与载波频率无关。

3. 40Hz AERP 的特征　①波形稳定，振幅大（通常大于 1.0μV），易于辨认；②其阈值非常接近实际听阈水平；③临床应用中，40Hz AERP 的刺激声既可以用 click 短声，亦可以用短纯音，后者诱发的 40Hz AERP 具有良好的频率特征性；④婴儿 40Hz AERP 尚不稳定，随着年龄的增长趋于稳定，听力正常的青年和老年受试者 40Hz 反应的潜伏期和振幅与年龄没有显著相关性；⑤40Hz AERP 受睡眠、觉醒状态、镇剂和全麻药物影响，此与听觉诱发电位中潜伏期反应的性质相似。睡眠对 40Hz AERP 波形及潜伏期有明显的影响，由于潜伏期的变化，使各波不能良好地重叠，影响 40Hz AERP 阈值的测试。服用镇静剂使患儿处于睡眠状态下，40Hz AERP 明显受到影响，振幅较清醒状态明显减低，且阈值提高。

4. 40Hz AERP 测试结果的判读

（1）40HZ AERP 正常结果判定：①均匀引出 4 个类似正弦波的波峰；②两峰间距、两谷间距为 25ms；③反应阈 ≤ 30dB SPL。

（2）40Hz AERP 波形重复不良的标准：两次记录的波的潜伏期相差 > 0.1 ~ 0.2ms，波幅变化 > 1/3。

5. 40Hz AERP 的临床应用及结果的判定　40Hz AERP 波形分析的主要参数包括反应波的潜伏期、反应振幅、反应阈值。然而，由于 40Hz AERP 反应的波幅变化比较大，而各波的潜伏期差异甚微。因此，在临床应用中，主要的分析参量是针对 40Hz AERP 的阈值，即能引起 40Hz AERP 反应的最小刺激声强度。测试时，使用具有频率特性的滤过短声或短纯音作为刺激声，刺激强度一般从 100dB nHL 开始，以 20dB 一档逐渐递减，接近反应阈时以 10dB、5dB 为一档递减，直到引不出波形时，判断其阈值。如果初始时在 100dB nHL 刺激条件下，40Hz AERP 的反应波形仍难以辨认，以 10dB 一档逐渐递增刺激强度，直到出现可辨认的反应波形，重复记录最少 2 次。实际工作中，40Hz AERP 反应阈在低、中频（0.5kHz、1kHz、2kHz），尤其是 1kHz 以下的频率与 PTA 值相关性较好，两者在 0.5kHz、1kHz 频率的差值不超过 15dB。以往由于 click 短声诱发的 ABR 主要反映了耳蜗基底区域（高频区）的活动性，它仅代表 2 ~ 4kHz 高频部分的听敏度。因此，40Hz AERP 测试常常与 ABR 测试共同使用，相得益彰，全面评估患者的语频的听力损失，应用于职业性噪声聋的诊断、法医临床鉴定、伪聋的鉴定等。

值得注意的是，40Hz AERP 测试时除受测试者技术熟练程度的影响外，还易受睡眠、觉醒状态、镇静剂和全麻药物的影响。研究表明，在深睡眠状态下，40Hz AERP 预测纯音行为听阈的准确性有所下降。由于在不能配合纯音测听的婴幼儿进行测试时，通常要使用镇静剂（10%水合氯醛），并且每个患儿在睡眠深度方面各有差异，因此40Hz AERP对婴幼儿纯音行为听阈的准确性逊于短纯音刺激ABR、chirp声刺激ABR及ASSR。但是其优势在于能够反映高级听觉中枢的信息，并且对于极重度聋患儿进行听力学评估时，40Hz AERP在检测残余听力方面可能更具有优势。在临床实践中，可联合应用40Hz AERP、纯音刺激ABR、chirp声刺激ABR及ASSR等生理反应式测听方法，综合评估，相互印证，力求更为精准地评估受试者的客观听阈。

（四）耳蜗电图

1. 定义　耳蜗电图（electrocochleography，ECochG）是记录耳蜗电反应的技术，但其临床应用不仅限于耳蜗电位，还包括整个听神经的复合动作电位。由耳蜗电图由耳蜗微音电位（cochlear microphonic，CM，也称为耳蜗电位）、总和电（summating potential，SP）和听神经动作电位（action potential，AP）组成。

（1）CM是一种能跟随刺激声波形的感受器电位，无潜伏期，与刺激信号的频率、极性相同。大约80%来自外毛细胞（outer hair cell，OHC），20%来自内毛细胞（inner hair cell，IHC），反应了耳蜗受声音刺激后发生的瞬时运动情况。临床上CM可用于鉴别婴幼儿听神经病（见第六章第三节）。

（2）SP是耳蜗内不同非线性机制的多种成分反应的总和。多数实验证明SP是耳蜗毛细胞的感受器电位，来源于耳蜗螺旋器毛细胞的运动，−SP来源于内毛细胞，+SP来源于外毛细胞，反映的是耳蜗直流电位的变化，具有频率特异性，时程与刺激声的持续时间一致。总的动作电位为"−"，还是为"+"，则要看主要是内毛细胞损伤，还是外毛细胞损伤。

（3）AP则是基底膜上所有听神经纤维同步放电产生的动作电位总和，呈非线性表现，由click短声刺激引出的AP反映整个基底膜神经动作电位总和，而由频率特异性刺激声如短纯音（tone burst，TB）引出的AP则反应基底膜上对应的具有频率特异性部位的听神经动作电位总和。CAP是多个听神经元放电的动作电位波形总和。在临床上，AP振幅和波形对于判断疾病意义重大。与ABR中的Ⅰ波相关，短声和上升时间较短的短纯音都能够使听神经达到良好的同步化，不管应用哪种刺激声，临床所记录到的AP都是反映整个基底膜神经的动作电位总和。

2. 临床常用耳蜗电图记录电极

（1）鼓岬电极（transtympanic，TT）：此类电极均需穿过鼓膜后下象限刺入鼓室，电极尖部抵住鼓岬进行记录。TT电极的优点是记录位置距波形发生源最近，波形最佳，缺点是有创。配合较好的成人可在局麻下放置电极，儿童则需慎重使用此种电极进行记录。

（2）鼓膜电极（tympanic membrane，TM）：TM电极是无创的记录电极，通常其电极尖部较钝，置于鼓膜表面后下象限。TM电极的尖端可以是银球状，由绝缘银丝，末端烧成直径约0.5mm的小珠状，放入NaCl溶液中通过直流进行泛极化处理得到；也可以是涂有导电膏的回形银丝电极，目前鼓膜电极在临床上应用比较广泛。

（3）耳道电极（tiptrodes，TIP）：TIP电极可避免上述两种电极带给患者的不同程度的不适感。TIP电极的记录功能部分是与插入式耳机海绵耳塞贴合在一起的金箔片。金箔通过单独导联线与前置放大器输入端相接。这种电极的优点是方便且患者舒适度好、脱脂和电极放置的操作很简便。这种电极的缺点是记录到的波形幅度相对较低、分化较差。

3. 耳蜗电图测试参数

（1）刺激声类型：ECochG测试可使用的刺激声信号包括短声（click）、短纯音（tone burst）

或短音（tone pip）等。临床常用刺激声信号为短声。短声是以窄方波（信号时程通常设置为 100μs）施加到耳机终端产生的一种宽频带信号，能量主要集中在 3～4kHz。由于短声上升时间快，所以是引起神经冲动同步化最佳的信号，可得出最清晰的反应波形，通常用来引导 CAP。短声的缺点是频率特性较差。短纯音或短音与纯音具有类似的音调感觉但时程仅为数十至上百秒的纯音段。两者具有频率特性，记录 CM 时常常用到。

（2）刺激声强度和极性：刺激声强度通常选择 80dB nHL，如此强度未记录到清晰的 SP 和 AP，再选择更高的刺激强度。

（3）刺激声极性：刺激声极性可设置为疏波、密波或交变极性。记录 SP 和 AP 通常采用交变极性信号。SP 是直流电位，AP 是动作电位，二者受刺激信号极性变化较小。

（4）刺激速率：通常刺激速率可设定在 20～40 次/s。SP 和 CM 时受刺激速率影响不大，而 CAP 幅度和潜伏期受刺激速率影响明显。由于耳蜗的同步化降低以及突触的适应现象，刺激速率越高，CAP 的波形分化越差，幅度越低。可利用此现象鉴别耳蜗电图中的 SP 成分。

（5）记录参数设置：通常 ECochG 测试的通带截止频率推荐设置为 100～3 000Hz。刺激声叠加 1 000 次，记录时窗通常设置为 5～10ms。

4. 耳蜗电图的临床应用

（1）梅尼埃病（Meniere's disease, MD）的临床诊断：梅尼埃病是以膜迷路积水为形态学改变的一种内耳疾病，主要症状为发作性眩晕，波动性、进行性感音神经性听力损失，耳鸣和/或耳胀满感。耳蜗电图是辅助诊断、评估和监测梅尼埃病的重要检查方法之一。梅尼埃病患者内淋巴水肿导致基底膜毛细胞发生不对称运动，使耳蜗基底膜向鼓阶位移，可引起 SP 振幅异常变化，进而 SP/AP 比值增高，AP 常看作是内毛细胞输出的反映，内毛细胞损伤使 AP 振幅下降，SP/AP 比值相对增大。在各个指标中以 SP/AP 振幅的比值改变最为常见，反映耳蜗基膜扩张所产生的内耳压力（图 5-2-15）。目前临床常用 SP/AP > 0.4 作为诊断膜迷路积水的阳性表现。SP 振幅增大，SP/AP 比值增大以及 SP-AP 复合波形异常增宽对梅尼埃病的诊断有参考意义。近些年来研究表明鼓室外耳蜗电图 SP/AP 面积比与传统的 SP/AP 振幅比相比，可显著提高梅尼埃病的诊断敏感性。梅尼埃病患者中 SP-AP 持续时间的延长，主要是由于膜迷路水肿导致的微音电位的"后效应"。在增宽和延长的 SP-AP 复合波中可观察到振幅和持续时间的改变，通过将 SP、AP 的振幅和持续时间结合起来去测量每一个组成部分的面积，由此可得到 SP/AP 的面积比，这对分析耳蜗电图结果时很重要。SP-AP 复合波增宽时，标记其面积比可以发现异常，而波形增宽对 SP/AP 振幅比值无影响，发现膜迷路水肿的患者 SP/AP 振幅比和面积比均增大，一些患者中虽然振幅比达不到阳性标准，但其面积比却显著大于正常值。

（2）听神经病的诊断：听神经病临床上常表现为不明原因、不同程度的感音神经性听力下降和言语识别能力异常。此类患者耳蜗功能正常，而听神经功能异常。目前研究认为听神经病患者传入神经纤维冲动失同步化，耳蜗电图出现优势 SP 波，SP/AP 复合波振幅比 > 0.4。有研究将听神经病患者 SP、AP 幅度和 AP 潜伏期与正常组对比，结果显示两组之间 SP 幅度无明显差异，而 AP 幅度差异具有显著性，AP 潜伏期和正常组无明显变化，说明听神经病患者听觉强度编码机制未受到损害，而 AP 振幅降低考虑耳蜗传入通路听神经纤维放电非同步化，损害了听觉信息的时间整合作用，从而提出听神经病患者的 SP/AP 比值增高是由于 AP 振幅的降低而非是由于 SP 的增高引起的。

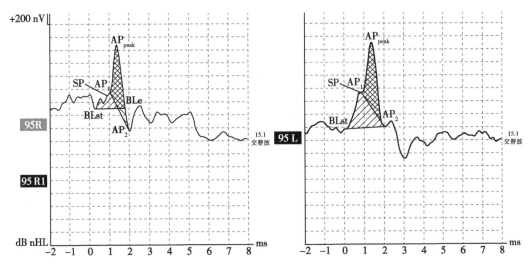

图 5-2-15　右耳耳蜗电图显示 SP/AP 振幅比 < 0.4，左耳耳蜗电图显示 SP/AP 振幅比 > 0.4

（3）耳蜗电图对突发性聋及噪声性聋的诊断价值：突聋患者可出现听神经复合动作电位高反应，或出现优势 SP（SP/AP > 0.4）。优势 SP 的患者中，约 70% 预后效果较好。耳蜗电图可为感音神经性耳聋提供一定的诊断价值，是判断突发性聋病变部位的重要的检查方法，它可区分感觉和神经听觉障碍的不同，常用于耳聋的定性定位诊断和预后判断。耳蜗电图 SP/AP > 0.4 者治疗的总有效率较 SP/AP < 0.4 者要高，SP/AP > 0.4 者预后好，能引出 SP 和 AP 高反应者预后较好，预后满意的突聋病例多表现为 AP 正常，或优势 SP，预后不良者多表现为 AP 反应减弱，或仅有 SP 而无 AP。耳蜗电图在复发性突聋和非复发性突聋中的结果也不同，在非复发性突聋患者耳蜗电图 AP 恢复异常增加，在复发性突聋患者中，AP 恢复增加的发生率低。在复发性突聋患者中，SP/AP 比值增高、AP 阈值降低表明患者预后较好。另外，耳蜗电图 SP/AP 参数值常被用来评估内耳毛细胞功能，噪音性聋可发生毛细胞的损伤，因此耳蜗电图可以评价噪音性聋内耳功能的影响。

耳蜗电图只反应单侧耳的情况，不易受干扰，不仅可用于梅尼埃病，还可评判其他疾病的膜迷路积水情况。然而此检查也有一定的假阳性率，检查结果的敏感性依赖于疾病的严重程度和长期性，听力损失到重度甚至极重度聋时，蜗电图波形不易引出甚至一些波形消失，不能记录到完整的参数，这对于分析耳蜗电图结果有影响，因此患者需要有残存听力行耳蜗电图检查时敏感性高。此外，一些人为操作因素，如电极安放的部位及参数设置的异常和受试者的状态也会影响检查的准确性。尽管有其局限性，耳蜗电图起到与临床其他诊断方法相互验证、相互补充的重要作用。

（张　静　周慧芳）

参 考 文 献

［1］李莉，于文永，王建明 .1 000Hz 探测音鼓室图用于评估婴幼儿中耳功能的研究进展［J］. 临床耳鼻咽喉头颈外科杂志，2017，31（12）：966-968.

［2］潘骏良，杨军 . 宽频声导抗在分泌性中耳炎诊断中的临床应用价值［J］. 临床耳鼻咽喉头颈外科杂志，2017，32（17）：1309-1315.

［3］KEMP D T.Stimulated adoustic emissions from within the human auditony system［J］.Soc Am, 1978, 64(5): 1386-1351.

［4］张静, 周慧芳.耳声发射的临床应用［J］.国外医学耳鼻咽喉科学分册, 2005, 29(6): 346-349.

［5］李兴启.几种常用听觉诱发反应测听的比较［J］.中国听力语言康复科学杂志, 2018, 29(4): 10-14.

［6］冀飞.听觉诱发电位临床应用进展［J］.中华耳科学杂志, 2017, 15(2): 138-146.

［7］邢金燕, 刘宏建, 谭建成, 等.多频稳态诱发电位对听力的评估应用［J］.临床耳鼻咽喉头颈外科杂志, 2015, 29(18): 1655-1656.

［8］陈怡, 宋江顺.听性稳态反应临床应用现状及进展［J］.临床耳鼻咽喉头颈外科杂志, 2017, 31(23): 1854-1857.

［9］魏凡钦, 张官萍.Chirp 声诱发的听性稳态反应研究现状［J］.听力学及言语疾病杂志, 2011, 19(5): 482-484.

［10］冀飞, 梁思超, 陈艾婷, 等.耳蜗电图检查临床操作要点［J］.中国听力语言康复科学杂志 2018, 16(5): 386-389.

［11］王薰浴, 谢艳, 周慧芳, 等.耳蜗电图面积比对梅尼埃病不同时期的诊断价值［J］.临床耳鼻咽喉头颈外科杂志, 2016, 30(14): 1142-1145.

儿童听力障碍的早期发现与诊断技术

第一节　新生儿听力筛查

一、新生儿听力筛查的概念

新生儿听力普遍筛查（universal newborn hearing screening，UNHS）是指使用客观的生理学方法和主观测试的方法，对出生的新生儿进行听力筛选测试和对有听力障碍的新生儿和婴幼儿进行早期干预的方案。

二、新生儿听力筛查的意义

众所周知，耳聋是导致言语交流障碍的常见疾病，是人类最大的苦难之一。全世界有约 2.5 亿人患有中度以上的听力损失。我国有听力残疾人约 2 780 万，占残疾人总数的 24.16%，0 ~ 7 岁聋儿约 80 万人，每年还以约 3 万名的速率递增。为降低耳聋及聋哑发生率，国际社会以美国为代表的早期听力检测和干预计划，即 EHDI（early hearing detection and intervention）计划的实施，开展了对新生儿的听力筛查（最好在出院之前进行），从而可以进行早期干预以预防言语障碍的发生。该项目不仅可以使筛查中未通过而后确诊的患儿获资料，益于早期的干预，同时，还将为研究遗传和环境因素在听力损失中的致病作用提供有价值的流行病学研究，为听力损失在不同种族的变异研究提供依据。

以前，胚胎期风疹病毒感染等环境因素造成的听力损失在自然界很流行，除风疹外，随着 EHDI 计划项目的推广和实施，逐渐认识到其他可以导致听力损失的环境因素，包括早产、出生前及出生后感染、头部外伤、蛛网膜下出血和药物的耳毒性等。2000 年，我国以中华人民共和国母婴保健法的形式肯定了进行新生儿听力筛查的意义和必要性，在全国范围内广泛开展了新生儿的听力筛查。由此可见，早期发现听力障碍在预防聋哑和语言发育障碍中具有举足轻重的作用。

三、国内外发展概况及国家政策

国外研究表明，听力障碍在正常新生儿中的发病率约为 0.1% ~ 0.3%。而重症监护病房抢救的新生儿，其听力障碍的发病率可高达 2% ~ 4%。在我国初步统计，在出生的新生儿中听力障碍约为 3‰，7 岁以下聋哑儿童约 80 万人，每年新增聋哑患儿约 3 万人。

听力正常的儿童一般在 4 ~ 6 个月时开始牙牙学语，这是语言启蒙的重要阶段。如有听力障碍的儿童，由于缺乏有效的声音刺激，使语言发育障碍，势必会影响其情感和智力的正常发育。由此可见，早期发现早期干预，对减少聋哑残病发病率起着重要作用。因此，1994 年美国联合委员会发表声明，倡导进行听力普查，要求所有出生 3 个月以内的新生儿和婴幼儿必须进行听力检查。在美国已有近 50 个州相继开展新生儿听力筛查，每年有近 24 000 新生儿被发现患先天性聋。在 1998 年欧洲共同体国家耳鼻咽喉科学会已提出了一套完整的新生儿听力筛查措施,并在其部分国家实施。在经新生儿听力筛查发现,英国有约 0.5% 新生儿患听力障碍。这些患儿,通过听力筛查被早期发现,及时给予干预,使他们在年幼时的听力与语言功能得到健康发展。

2002 年起,我国在上海率先开展了新生儿听力筛查工作,2004 年在沿海 17 个省市相继开展了这项工作,目前已基本上覆盖了全国各个省市,但有的地区还未建立一个有效的运转网络(筛查 - 诊断 - 干预),重视筛查,还未有效的管理,特别是贫困地区的筛查率仅 50% ~ 60%,失访率及假阳性 / 假阴性较高,因此,规范开展新生儿听力筛查工作是非常重要的,便于及时干预及听障儿童的早期康复。

我国 1994 年颁布、1995 年 6 月 1 日起正式施行的《中华人民共和国母婴保健法》,提出要在全国逐步开展新生儿筛查。2002 年 10 月,21 世纪中美妇幼保健与遗传学研讨会在北京召开,会上重点讨论了开展产前诊断以及新生儿筛查的问题。2004 年 12 月,卫生部颁布 [2004] 439 号文件,正式将“新生儿听力筛查技术规范”纳入到《新生儿疾病筛查技术规范》。全国多个省市已经制定了新生儿听力筛查相关法律法规,在有条件的省、市、自治区和县、地区得到了较为广泛的开展。

新生儿听力筛查指在新生儿中行听力筛查,做到早期发现听力障碍患儿并及时给予干预,使他们在年幼时的听力与语言功能得到健康发展。新生儿听力筛查包括:新生儿期听力筛查时间确定,新生儿听力筛查对象,新生儿听力筛查技术,以及新生儿听力筛查工作的管理。

四、新生儿听力筛查时间

1. 初步筛查过程(初筛)　即新生儿生后 3 ~ 5 天住院期间的听力筛查。

2. 第二次筛查过程(复筛)　即出生 42 天的婴儿在初筛过程没有“通过”,或者初筛过程“可疑”,甚至初筛过程已经“通过”,后者属于听力损失高危儿,如在重症监护病房患儿,需要进行听力复筛。

3. 第三次筛查　复筛仍未通过者,则 3 个月龄时进行第 3 次筛查,若仍未通过,进入制度程序,即综合运用声阻抗、耳声发射、听觉诱发电位、多频稳态等检测手段评估听力。

五、新生儿听力筛查的流程

新生儿听力筛查需始终体现连续流程的概念,筛查、诊断、干预、跟踪随访和质量评估环环紧扣,形成一个系统工程(图 6-1-1)。

六、新生儿听力筛查对象主要有二种

1. 对所有出生的正常新生儿(即产科和儿科共同确认的,属生理状态的新生儿),进行听力筛选。

2. 对具有高危因素听力障碍新生儿如(NICU 患儿行听力筛查)。

根据 1982 年美国公布的高危标准如下:

(1)新生儿家庭有遗传性听力障碍者;

(2)先天性或围产期感染,如患风疹、细胞有大包涵体病毒感染和弓形体病等;

(3)患有头颈部解剖畸形者;

(4)早产或出生时体重低于 1 500g 者;

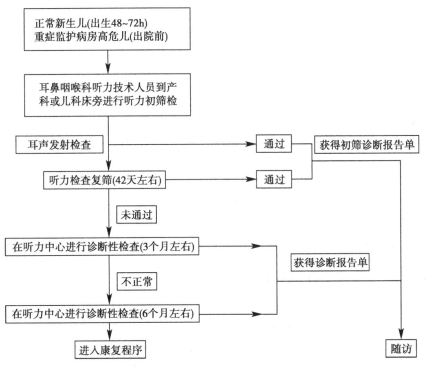

图 6-1-1　新生儿听力筛查流程图

（5）高胆红素血症,超过交换输血的适应证水平者;

（6）患过细菌性脑膜炎者;

（7）严重窒息,动脉血 pH 低于 7.25。

七、新生儿听力筛查技术

1. 耳声发射进行听力筛查　耳声发射(otoacoustic emission,OAE)是一种产生于耳蜗外毛细胞声能量,并经过听骨链和鼓膜传导到外耳道。耳声发射按其发生机制,分作两大类:其一是自发性耳声发射(spontaneous otoacoustic emissions,SOAE),其二是诱发性耳声发射(evoked otoacoustic emissions,EOAE);后者主要包括二种耳声发射:瞬态声诱发耳声发射(transient evoked otoacoustic emissions,TEOAE)及畸变产物耳声发射(distortion product otoacoustic emissions,DPOAE)。见第五章第二节。

耳声发射进行新生儿听力筛查的临床意义主要是早期发现患儿的耳蜗性病变的听力障碍,特别是应用在贫困偏远地区的普遍新生儿听力筛查,及早地发现听障患儿,便于及时的干预和康复。瞬态诱发耳声发射(TEOAE)和畸变产物耳声发射(DPOAE)都是最常用的新生儿听力筛查工具。在听力筛查方面,两者具有一定的相关性,在中低频部分相关性好而高频部分相关性差。TEOAE 的敏感范围主要在 1～3kHz,故可作为中频区耳聋的筛选方法,可以引出即表明 1～3KHz 纯音听力损失平均不超过 40dB HL。DPOAE 主要优势在于具有准确的频率特性,比 TEOAE 更精确地监测听觉位置的毛细胞功能。TEOAE 对听力损失更敏感,较小的听力损失后即可缺失,DPOAE 在听力损失 55dB HL 以内均可引出。DPOAE 的另一优势是与听力图间有较好的相关性。TEOAE 根据其强度(≥5dB pe SPL)及频域(0.8～4.0kHz)内信噪比(≥3dB)作为信号检出的重要标志之一;DPOAE 以测试频率点本底噪声的信噪比(signal to noise ratio,SNR)≥10dB SPL作为信号检出的标志。两种筛查仪均自动给出结果:"通过(pass)"或"未通过(refer)"。

2. 自动听性脑干诱发电位技术(auto auditory brainstem response,AABR)AABR技术是通过专用的测试探头而实现的快速、可靠、无创的ABR检测方法。AABR技术的出现和使用,目的是与OAE技术联合应用于筛查工作,全面检查新生儿耳蜗、听神经传导通路、脑干的功能状态,尽早发现新生儿某些病理状态所导致的蜗后异常,降低听力筛查的假阴性率,提高筛出率。测试系统通过听觉诱发电位技术测试听功能,对于收集到的有用信号,系统利用其自身的特有的算法软件进行判断,自动给出筛查的结果;"通过"或"未通过"听力筛查。

AABR技术在临床新生儿听力筛查的应用优势是不仅可以及时发现耳蜗性听损,而且还可以发现耳蜗后听神经病损甚至于脑干病损引起的听力障碍。AABR技术与OAE联合应用在新生儿听力筛查可及时的发现听神经病即AABR未通过/OAE通过。

八、新生儿听力筛查工作的管理流程

新生儿听力筛查的管理在整个新生儿听力筛查工作中是非常重要的,其目的是提高筛查率、降低失访率及假阳性/假阴性,以便及时的发现听力障碍患儿,早期干预,使患儿的听力与语言得到健康的发展。上海是率先开展了新生儿听力筛查工作,经过近20年的新生儿听力筛查工作,筛查率达到99.8%,失访率为0.1%,在此基础上建立了一套完整的新生儿听力筛查工作的管理模式,具体管理模式为:

上海市妇幼保健中心(职能部门)新生儿听力筛查项目管理负责制:

1. 建立网络与数据库。
2. 建立三联单筛查体系即筛查点、患儿家长、诊治中心。
3. 定期收集筛查点筛查人数及未通过率。
4. 跟踪随访听力筛查未通过患儿。
5. 定期收集诊治中心传送的诊治数据。
6. 负责向市卫生健康委员会进行项目汇报。
7. 每年组织专家进行项目汇报与总结。
8. 每年定期组织全市筛查点人员进行技术培训,所有培训老师来自于国家儿童医学中心(上海)-复旦大学附属儿科医院-上海市儿童听力障碍诊治中心,进一步提高筛查人员的技术,并介绍更多的筛查新技术,其目的降低筛查的假阳性和假阴性。

附:新生儿普遍听力筛查知情同意书

1. 我知道新生儿听力普遍筛查是《中华人民共和国母婴保健法》规定的内容,也是卫生部规定的新生儿筛查项目。
2. 我知道我国有听力语言障碍的残疾人2 057万,其中7岁以下聋儿80多万。如按每年出生1 900万人口计算我国每年新增3万~4万听力障碍儿童,新生儿听力筛查可以使先天性听力障碍儿早期发现、早期诊断、早期治疗。
3. 我了解目前采用的耳声发射和/或自动听性脑干诱发电位技术客观、快捷、敏感、无创,是目前开展筛查的最佳选择;但限于目前的客观技术因素,任何筛查都会存在一定的假阳性和假阴性。
4. 我知道初次的筛查结果将用"通过"和"未通过"来表达,初筛"通过"的新生儿说明其当前听功能基本正常,但其中并不能排除孩子在以后的成长过程中会有进行性或突发性听力下降疾病的隐患;而"未通过"的新(婴幼儿)也不能说明一定有听力障碍,需要进入筛查流程进行诊断及随访。

5. 我了解新生儿听力筛查的程序为生后 48~72h 在出院前在医院内由听力筛查技术人员到产科为新生儿进行初筛,初筛未通过的新生儿需在生后 42 天内复筛,未通过复筛的婴儿需在 3 个月龄内到听力诊断中心进一步检查。

6. 我知道新生儿(婴幼儿)不论筛查结果如何,筛查人员都会进行跟踪随访(请参阅流程图),并留下联系电话便于跟踪随访。

新生儿监护人:＿＿＿＿＿同意孩子在医院进行听力筛查,与孩子关系＿＿＿＿＿。

新生儿监护人:＿＿＿＿＿不同意孩子在医院进行听力筛查,与孩子关系＿＿＿＿＿。

新生儿监护人联系电话:＿＿＿＿＿＿＿ ＿＿＿年＿＿月＿＿日

听力筛查人员:＿＿＿＿ ＿＿＿＿年＿＿月＿＿日

科室:＿＿＿门诊号:＿＿＿住院号:＿＿＿听力筛查编号:＿＿＿

（许政敏）

第二节 耳聋的基因检测和遗传咨询

听力障碍患者,特别是先天性或儿童听力障碍患者往往存在遗传学病因,听力障碍的发生率占总新生儿的 1‰~3‰,其中 60%~70% 被认为与遗传因素相关。另外,在大量的迟发型或轻中度听力损伤患儿中,亦有许多患儿是由于自身存在基因缺陷或致聋环境因素易感性明显增加而发病。尽管听力障碍的发病原因复杂,近年来大量耳聋基因流行病学研究已经基本明确:GJB2,SLC26A4 和线粒体基因突变在我国遗传性耳聋发病过程中有非常重要的作用。因此,在中国针对这些基因及其突变热点进行检测有可操作性,遗传性耳聋早期筛查和遗传咨询干预已在发达国家及我国的部分城市中普遍展开。

新生儿听力学筛查在先天性耳聋患儿的听力语言康复中已经起到了积极的作用,但现行的新生儿听力筛查方法仍有一定的不足,2002 年以来在中国各大城市新生儿听力筛查工作已经广泛开展。以上海地区为例,已有 97% 以上的新生儿(每年约 12 万人)在出生后接受了这项检查,平均每年有两百多名先天性聋儿在早期得到了及时的诊断,然而临床上仍有约 20% 的患儿,未在常规新生儿听力筛查过程中被及时发现,现行的听力学筛查方法存在不足:①迟发性聋儿易被漏诊。如 SLC26A4 突变所致的前庭导水管扩张引起的听力障碍和 mtDNA A1555G 突变所致的耳毒性药物易感性耳聋患者在出生时,听力正常或发病轻微,现有的听力筛查方式很难早期发现和及时诊断;②蜗后性病变的神经性聋儿,有相当部分是可以通过现有的听力学筛查方案的,容易漏诊;③现行的新生儿听力学筛查方案有较大比例的假阳性率,对于这类患儿通常的临床处理建议是 1~3 个月后再进行详细听力复查,一定程度上延迟了进入康复治疗的时间和增加家长焦虑。而早期结合基因筛查则可以将一部分基因相关性耳聋患儿在更早期进行确诊,使其直接进入听力康复阶段,这对于提高我国聋儿康复效果,降低致残率非常重要,但注意并非可以完全解决筛查和诊断过程中的假阳性和假阴性问题。

一、聋病遗传学

已知有数百种耳聋相关的综合征性疾病见于报道,但在听力障碍的患者中只有约30%属于遗传性综合征性耳聋,绝大部分的遗传性耳聋被定义为非综合征性耳聋。遗传性非综合征性耳聋从遗传模式角度看,又被分为:70%~77%患者为染色体隐性遗传,20%~22%患者为常染色体显性遗传,约1%患者为X染色体连锁,小于1%患者为线粒体遗传。其中显性位点定义为DFNA,隐性位点定义为DFNB,X染色体连锁位点定义为DFN,其他修饰基因位点定义为DFNM。不同基因型所对应的临床表型有明显的多样性,同时同一个基因突变也可以导致不同程度的临床表型或伴随不同遗传模式,在进行临床咨询时应注意结合临床表现和患儿家系情况进行综合分析。

二、聋病分子诊断常见方法及实验室要求

目前应用于临床遗传性耳聋基因检测的手段包括基因芯片,限制性酶切-单链构象多态性法(single strand conformation polymorphism,REF-SSCP)、限制性片段长度多态性聚合酶链反应(polymerase chain reaction linked restriction fragment length polymorphism,PCR-RFLP),质谱分析,Sanger测序,Taqman探针法,以及第二代测序技术(next generation sequencing,NGS)等方法,其中在新生儿筛查环节,目前在我国临床上推广比较成熟的是基因芯片和Taqman探针法。一代测序和二代测序主要应用于个性化家系病因学诊断和相关科学研究中。

耳聋基因的检测实验室与其他基因检测实验室要求基本一致,本书不作详述。

三、临床常规耳聋基因筛查与诊断前期临床资料收集

(一)采集基础病史资料
包括性别、年龄、围产史、家族史,出生后是否有其他临床疾病等。
(二)完整的听力检查
包括外耳道检查,新生儿听力筛查记录,行为测听或纯音测听、脑干诱发电位、诱发耳声发射、鼓室图、声反射阈值及衰减等。行为测听一般包括行为观察测听(behavioral observation audiometry,BOA)适用于0~6个月患儿,视觉强化测听(visual reinforcement audiometry,VRA)和/或游戏测听(play audiometry,PA)适用于6个月~3岁患儿(见本章第三节)。
(三)其他临床体格检查
包括与各类综合征性耳聋相关的临床体征,如:鳃裂瘘,耳前凹,眦间距增宽,色素异常,高度近视,甲状腺肿和颅面畸形等。
(四)CT和MRI检查
有助于判断有无Mondini畸形,Michel成形不良,大前庭导水管等。

四、临床耳聋基因咨询

(一)根据临床基本病史,常规体格和听力学检查,初步排除智力因素导致的言语障碍,及确认是否为综合征型聋。
(二)结合家族史,排除近亲婚配及确认是否为显性遗传性耳聋。

（三）一般排除以上情况后，可进行常见的耳聋基因筛查（GJB2、SLC26A4 及线粒体基因突变）。或采用二代测序方法对耳聋相关的 200～400 个基因进行全面检测，前者为一般用于聋病基因筛查，已在国内新生儿疾病筛查中有比较广泛的应用；后者可以更加全面进行检测，但受限于我国相关法规和检测成本原因，目前仅在科研或个别特定家系中使用，未来将会是主流检测方案。

（四）需要特别提出是，颞骨影像学检查对耳聋基因检测也有重要指导意义，如患者有大前庭导水管综合征，Mondini 畸形等内耳结构异常，则提示应加强 SLC26A4 相关基因的重点检测。

（五）先证者基因检测结果阳性时，需根据 GJB2、SLC26A4 及线粒体基因突变所致耳聋的相应遗传方式及特点给予遗传咨询指导。

（六）先证者基因检测结果阴性时，则提示患者常见的遗传性聋被排除，但不排除罕见及未知耳聋基因致聋的可能性，需结合是否有家族史，及先证者或先证者父母是否有再生育的需求，决定是否采用更加全面的二代测序方案进行深入检测，不可轻易排除遗传性原因。

（七）知情同意和保密原则

整个咨询过程，要严格执行知情同意的原则，对于每位患者信息要注意保密，未经许可不能向外界公布。

五、临床标本收集

用于聋病基因筛查或是诊断的常见临床标本采集方式有：足底血，静脉血，口腔脱落细胞（口腔拭子刮取），其中患儿自身推荐采用足底血或口腔脱落细胞（口腔拭子刮取），患儿家长可采用静脉血。

（一）足底血采集

采用干斑技术收集足底血，一般用于新生儿或小年龄儿童，具有采血量少、便于采集、制备简便、成本低廉、运输便利、生物危险性低、保存条件简单等优势，同时该技术在新生儿其他疾病的检测应用比较广泛，是目前我国新生儿聋病基因筛查的主要采样方式。

采集流程及采集注意事项：

1. 酒精棉球充分清洁消毒待采样足底区，至少两遍。

2. 不采第一滴末梢血。

3. 将第二滴血滴于滤纸上，每个印圈约需 20～30μl 血液。

4. 让血液滤纸片于室温下自然干燥至少 4h（潮湿气候下应至少 24h）。

5. 不要加热血片或将其堆叠放置，干燥过程中不得与其他界面接触。

此处特别提出，用于基因筛查的干血斑样本在采集，保存，运输过程中应特别注意样本间的交叉污染问题，这是由于基因检测技术的高度敏感性，微量的样本间污染就可能造成检测结果的相互污染，造成假阳性或假阴性问题，临床检测过程中遇到有结果与临床不相符时，应特别注意查看在采样过程中是否有污染的风险，必要时应重新采集进行确诊。

（二）口腔脱落细胞采集

用于聋病基因筛查和诊断，具有无创无痛、便于采集、制备简便、成本低廉、保存条件简单、样本可常温运输等优势,近年来在基因的大样本人群检测中应用最为广泛,同时家长可自行采集,将是未来各类基因筛查的主要采集方式。

采集流程及采集注意事项:

1. 采样前 2h 禁食,或清水充分漱口 3 次以上后再采样。

2. 准备消毒的医用棉签或专用的口腔采样拭子,然后一手持棉签伸进口腔,在口腔内侧上下反复擦拭二十下,取出棉签。

3. 以同样的方法采集第二根棉签,每个人至少要提取两根棉签。

4. 将不同的样本装入含口腔拭子常温保存液的管子中进行保存运输。

注意:未加入特定常温保存液的情况下,采样后的拭子应及时置于 -20℃以下的低温环境进行保存和运输。

(三)静脉血采集

为临床常用的采样方式之一,采血不需要空腹,但该方法为有创性采集,患儿不易接受,目前逐渐被口腔拭子取代,仅用于一些家系分析或深入的临床遗传检测。

采集流程同常规门诊采集方法,需要注意:

1. 采血管选择　抗凝剂为 EDTA 或枸橼酸钠,不得以肝素抗凝。

2. 保存　血样在 2 ~ 8℃保存不应超过一周;–20℃以下可以保存数十年。

(杨晓林)

第三节　儿童听力障碍的听力学诊断

一、耳声发射

耳声发射是听力学近三十年出现的重要内容之一,对听觉生理及病理机制的研究,以及临床听力学的应用,起到了极为重要的作用。1978 年,Kemp 用耳机 / 传声器组合探头,使用短声作为瞬态声刺激信号,发现所记录到的耳道声场信号中除刺激信号外,还有一延迟数毫秒出现、持续 20ms 的另一声信号,从其强度和潜伏期看,这一机械能量不可能来源于刺激信号,必定来自耳蜗的某种耗能过程,应该是耳蜗耗能的主动活动产生,将其称为耳声发射(OAE)。OAE 的发现,为耳蜗内主动机制的存在提供了明确的客观证据,从根本上改变了耳蜗仅是感知声音的感觉器官的观点,从此对耳蜗的认识出现了突破。目前,耳声发射已广泛应用于临床听力学检查,特别是应用于新生儿听力筛查及婴幼儿听力的客观检测。

(一)耳声发射的基本概念

OAE 是产生于耳蜗,经听骨链及鼓膜传导释放入外耳道的音频能量。它根据是否有外界刺激诱发可作如下分类:自发性耳声发射(spontaneous otoacoustic emission, SOAE)和诱发性耳声发射(evoked otoacoustic emission, EOAE)(见第五章第二节)。

(二)耳声发射的特性

1. 非线性　诱发性耳声发射的振幅在低强度刺激下可随刺激强度增加而近乎线性地增长,当刺激强度增加到 40 ~ 60dB SPL 时,耳声发射强度增长减慢并趋于饱和。

2. 锁相性　耳声发射的相位取决于声刺激信号的相位,并跟随声刺激相位的变化而发生固定的相位变化。

3. 可重复性和稳定性　个体间差异明显,但在个体自身则具有良好的可重复性和稳定性。

4. 强度　耳声发射的强度很低,正常情况下,无论何种类型的耳声发射的强度一般都在 −5 ~ 20dB SPL,很少超过 30dB SPL。

5. 与听力状况的关系　耳声发射的产生与记录依赖于耳蜗外毛细胞和中耳传导结构的功能完整,因此,耳声发射在传导性听力障碍中很难记录到。在蜗性听力障碍,当听力损失超过 40dB 时,耳声发射明显减弱或消失。耳声发射与蜗后性听力障碍的关系不是十分确定。中枢性听力障碍一般不会影响耳声发射,但听神经瘤引起的听力障碍常常会伴有耳声发射的减弱,这主要是因为内听道内的占位性病变可以压迫内听动脉,影响耳蜗血供,从而导致耳蜗损伤。

（三）耳声发射的机制

耳声发射的发生机制尚未完全阐明,一般认为,耳声发射的发生与耳蜗外毛细胞的主动运动有关,是耳蜗主动释能的结果。

OAE 源于耳蜗的证据:①OAE 的反应阈可低于主观听阈,可认为是一种神经前反应,而且与突触传递无关;②OAE 反应具有非线性,由此可排除 OAE 是中耳活动引起的假说;③OAE 不受刺激率改变的影响,与神经反应不同;④诱发性耳声发射有频率离散现象,即发射声的频率越高,潜伏期越短;⑤外来刺激对 SOAE 或 EOAE 均有压抑或掩蔽作用,而且压抑或掩蔽的效果取决于 OAE 的频率;⑥多种影响耳蜗代谢的因素均可对 OAE 产生影响;⑦耳蜗性损害时,听力损失在 40dB 以上的频率区 OAE 消失,而在听阈正常频率仍可引出。

耳声发射的发生是由外毛细胞的自身激活作用诱发的。耳蜗内部分功能较强的外毛细胞平时存在轻微的自激、释能作用,少量释出的能量从耳蜗向外耳道逸出时,受到镫骨底板的阻抗匹配作用而折回耳蜗,这种向内折回的能量刺激耳蜗产生二次行波,形成基底膜振动 - 毛细胞收缩释能的正反馈过程,当耳蜗内生成的能量达到一定强度,便逸出到外耳道,生成耳声发射。

总之,耳声发射的产生机制尚不完全清楚,还有待于进一步研究。

（四）儿童耳声发射的测试方法与注意事项

1. 测试室最好为隔音室,或者是无干扰声的安静房间,环境噪声以 < 30dB（A）为宜,噪声过大会影响检测结果。

2. 被试者要保持安静,6 个月以内婴儿可在吮奶后的自然睡眠下检查,6 个月以上儿童可使用镇静催眠药,避免活动、吞咽及动作。

3. 了解病史,外耳道内不应存有耵聍。根据外耳道大小,选择合适的探头耳塞,以求得到适当密封。

4. 及时清理探头,防止耵聍堵塞;放置探头,进行探头耦合情况检查。

5. 刺激给声,由外耳道内的微音器探头采集信号,经放大、叠加,在频率分析仪上进行显示和记录。

（五）耳声发射对儿童听力障碍诊治方面的临床应用

1. 新生儿听力筛查　婴幼儿的听力损伤对其语言能力的形成及认知能力的提高将造成极为不利的影响,婴儿出生后 6 个月内的正常听力在其随后的语言发育中起着关键的作用。美国婴幼儿听力联合委员会（Joint Committee on Infant Hearing, JCIH）于 1994、2000、2007 和 2013 年连续发表指南性声明：所有失聪婴儿应在 3 个月龄时确诊，并在 6 个月龄前接受干预性治疗。

因此，新生儿普遍性听力筛查势在必行，耳声发射的临床应用尤为重要。由于 OAE 的测试有很高的敏感性和特异性，又具有快速、简便、无创、客观等优点，所以 OAE 一经发现，即被推荐用于新生儿和婴幼儿的听力筛查和诊断（详见本章第一节）。

2. 外毛细胞功能障碍　临床上常用的对耳蜗性听力障碍的检查手段，除了心理物理学方法外，主要是针对神经电活动的检查，而耳声发射提供了一个了解耳蜗机械活动状况的手段，因此测试耳声发射有助于对耳蜗功能，特别是外毛细胞功能障碍的耳蜗性听力障碍的早期诊断。

3. 听神经病（auditory neuropathy, AN）　1980 年 Worthington 报道了 4 例纯音听力可测出而引不出听性脑干反应（auditory brainstem response, ABR），1996 年 Starr 首次命名为听神经病。它是一类非常特殊的感音神经性听力障碍，属于蜗后性病变，可能为内毛细胞以及听神经突触异常所导致，也可合并听神经本身功能不良。听力学特点表现为 ABR 引不出或严重异常，耳声发射或微音电位可引出，与听力同等程度下降的其他感音神经性听力障碍患儿相比，听神经病患儿言语分辨率更差，言语发育更困难。OAE 联合 AABR 的新生儿听力筛查可早期发现和诊断出听神经病。

二、听觉诱发电位

听觉诱发电位是指声刺激时在近场或远场记录到的诱发生物电位，作为一种客观的听觉检测技术，其种类较多，目前主要应用于儿童临床测听的有耳蜗电图（electrocochleograph, ECochG），听性脑干反应（auditory brainstem response audiometry, ABR），以及多频稳态诱发电位（mutipl-frequency steady-state evoked potential, MFSSEP）又称为多频听觉稳态反应（multiple frequency auditory steady state response, ASSR）。

（一）耳蜗电图

在给声刺激时，在近场可记录到耳蜗多种听觉电生理的电位变化，统称耳蜗电图。其中主要的成分有：耳蜗微音电位（cochlear microphonics, CM）、总和电位（summating potential, SP）、听神经复合动作电位（compound action potential, CAP）。在临床应用中把这三种耳蜗电位统称为耳蜗电图。

1. 耳蜗微音电位　耳蜗微音电位（CM）是起源于耳蜗毛细胞的一种感受器电位，能准确地复制刺激的声学波形（图 6-3-1）；无潜伏期，不遵循全或无定律，经我们研究发现其 CM 无真正反应阈值检测，在刺激不过强时 CM 的振幅与其强度的关系接近线性，声音增至很强时 CM 趋于饱和，甚至变小，在动物死亡半个小时后，仍能记录到，但是振幅明显减小。用微电极可以从单个外毛细胞及内毛细胞引出振幅较大的 CM，表明内、外毛细胞是耳蜗 CM 的主要发生器。有研究表明，CM 80% 来自外毛细胞（OHC），20% 来自内毛细胞（IHC）。尽管 CM 无真正阈值，但由于内、外毛细胞是耳蜗 CM 的主要发生器，CM 80% 来自外毛细胞（OHC），20% 来自内毛细胞（IHC）。

因此，CM 可以对耳蜗病变特别是来自于外毛细胞病变提供有用信息，其临床应用价值主要是鉴别诊断婴幼儿的耳蜗后听神经病。

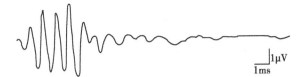

图 6-3-1　耳蜗微音电位（刺激声 1kHz 短纯音）

2. 总和电位　总和电位（SP）是耳蜗处理过程伴发的多种非线性的总和所表现的多成分反应，是耳蜗电位中的一种直流成分，其特点之一是无不应期、疲劳现象及潜伏期；其二是激声越大，SP 幅度越大，但仍有非线性特点；之三是无真正阈值，一般在声强较高时，才能诱发出来，相对阈值比 CM 高，其振幅与声强成正比，当 CM 与声强不成线性关系时，SP 仍继续成线性关系，直至声强过大，螺旋器停止工作（图 6-3-2，图 6-3-3）。

临床意义是耳蜗病变有感音性听力损失者，特别是在 1kHz 以上听力损失耳，常记录到 SP 增大与动作电位（action potential，AP）。相对而言，在梅尼埃病的患耳，常有 SP/AP 振幅比增大，具有诊断价值。

3. 复合动作电位　复合动作电位（CAP）来源于耳蜗毛细胞受机械刺激兴奋后，产生 CM 的同时，传入神经递质谷氨酸释放入突触，经传入突触，与谷氨酸受体结合，使突触后膜即传入树突去极化，产生 AP（图 6-3-4）。CAP 实际上是数以千计的单个听神经放电 AP 之总和包括 N1、N2、N3。N1——听神经（有髓鞘），N2、N3——传导速度慢的无髓鞘纤维放电，重复释放，潜伏期为 1.5ms 左右。其特点符合"全或无"定律，即阈下刺激时不引起反应，而对阈上刺激无论强度大小，总产生一定的动作电位。CAP 的幅度、潜伏期与刺激强度成特定的非线性关系；有不应期。

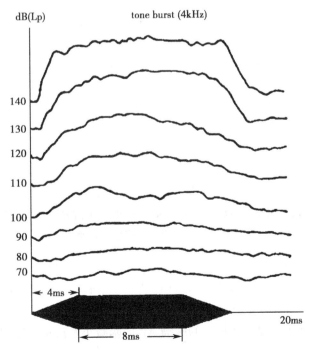

图 6-3-2　在人耳外道鼓环处用短纯音（上升 / 下降时间为 4ms，
平台时间为 8ms）刺激记录到的 4kHz 的 -SP

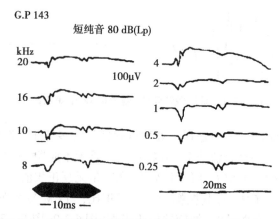

图 6-3-3 在豚鼠圆窗处用短纯音 (上升 / 下降时间为 2ms、
平台时间 10ms) 刺激记录到的各频率 (0.25 ~ 20kHz) 的 +SP

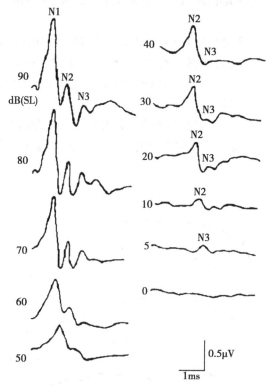

图 6-3-4 人 EcochG 记录的 AP 图示 NI、N2、N3 随刺激强度减弱而变化过程,
40dB 时 N2 代替 NI,5dB 时 N3 代替 N2

临床应用价值是对感音神经性耳聋,特别是在重度感音神经性聋患者的 ABR 中,波 I 不能清晰分辨时,可用 AP 代替波 I 计算 ABR 的 I ~ V 间期。另外,有助听神经瘤等桥小脑角肿瘤的诊断,据 Shanon 等 (1981 年) 报告,AP 的形态和肿瘤大小有关;小或中等大小的肿瘤 AP 可正常或振幅稍增大,在较大的肿瘤 AP 振幅减小及波形变宽,肿瘤进一步长大时 AP 不再能检出。

（二）听性脑干反应 (auditory brainstem response audiometry, ABR)

在不同的声刺激时,在远场可记录到脑干听觉诱发电位 (ABR)。ABR 反应是听神经和脑干单个单元活动、时间锁相、传导起始敏感的神经元同步放电总和,在 1~10ms 潜伏期内出现的一系列反应波,属于快反应电位,此电位能客观地反映听觉传导通路包括耳蜗、听神经远端及脑干等部位的病变和听觉传导功能正常与否,不仅能对病变部位作出定位诊断,而且还可以判断听力损失的程度,及其频率特性。根据不同的声刺激分为:click-ABR、、Toneburst-ABR,以及 chirp-ABR,其诊断的功能与精准度也不一样。

1. 短声(click,2~4kHz)刺激 ABR　短声(click)刺激开始后引出一个正常 ABR 波形,其特征是在 1.3~8.0ms 内出现 5 至 7 个正向波峰。对各波峰的常规标记是由 Jewett 和 Williston(1971 年)提出的,即采用罗马数字 I 到 VII 来识别各波峰。波形中最重要的波峰是 I、III、V 波,其中以波 V 最明显,随着刺激强度减小,波 V 最后消失,波 IV 和波 V 有时融合为一个波(波 IV/V)。最小刺激强度出现的波峰称为反应阈,V 波的阈值最低,通常用 V 波的反应阈作为测定听阈,但在新生儿 - 婴儿期由于听觉中枢还未发育完善,V 波有时不易记录到,只能用 III 波作为反应阈测定。

20 世纪 70 年代早期有些学者对 ABR 各波成分的起源和脑干通路及核团之间的相关性提出 V 波来源于下丘,IV 波来源于外侧丘系,III 波来源于橄榄束,II 波来源于耳蜗核,以及 I 波来源于第 VIII 神经。刺激开始和波峰之间的时间间隔称之为潜伏期包括波潜伏期和波间潜伏期。ABR 属快反应,整个反应都在刺激后 10ms 以内,除 IV~IV 波间期 <1ms 外,I~II、II~III、III~IV 波间期都在 1ms 左右。睡眠状态对 ABR 影响不大。正常人在同一强度下各波和波潜伏期比较稳定,幅度在个体间差异较大,所以波和波间期在临床中应用价值很大。正常波潜伏期标准为;I 波为(1.7±标准差)ms,III 波为(3.7±标准差)ms,V 波为(5.7±标准差)ms,以及波间潜伏期的正常值为;I~V 间期 <4.5ms,I~III 间期 <2.5ms,III~V<2.2ms,V/I 幅度比 >1,当出现 V/I<1,特别是 <0.5 时有意义,但应注意儿童 ABR 的波 I 幅度常大于波 V。但不同的 ABR 检测设备有不同 ABR 波和波间潜伏期的正常值,不同年龄有不同的正常值,特别是出生 2 周岁之内,此与婴幼儿听觉发育有关。

Click-ABR 检测的特点是属快反应,整个反应都在刺激后 10ms 以内,睡眠状态和药物包括巴比妥类水合氯醛等对波形分化影响不大。临床 ABR 的测试环境与方法;仪器要确实接好地线,仪器要远离干扰源,尽量缩短输入导线,并最好使之屏蔽,插头与插座要接触良好隔声屏蔽电极与皮肤间的电阻必须 <10kΩ,皮肤用无水酒精脱脂,检查导电膏质量,电极用毕后要及时把表面清洁干净,电极与皮肤之间的接触不可松动,6 个月至 5 周岁的多数儿童行 ABR 测试需要给予镇静药物。常用测试参数:扫描时间为 10ms 或 20ms、滤波范围为 100~2 000 Hz 或 3 000Hz,叠加次数为 1 024 或 2 048 次,刺激重复率:11.1 次/s,刺激声为短声。

Click-ABR 在儿童中的临床用途主要三个方面:客观的检测高频听觉反应阈、听觉传导通路的定位诊断,以及新生儿听力筛查。客观的检测儿童高频听觉反应阈、主要反映的听觉频率特性是在 2~4kHz 的混频,在婴幼儿期,特别是在 2 周岁之内有只不同的正常反应阈值;新生儿 ≤40dBnHL,婴儿(3~6 个月),≤35dB nHL,婴幼儿(7~24 个月)≤30dB nHL,2 周岁之后的正常反应阈值接近成人,因此,采用不同婴幼儿年龄的正常值可判断听觉异常患儿的高频听力损失程度。听觉传导通路的定位诊断主要根据波和波间潜伏期延长或缩短来判断蜗性的还是耳蜗后病变如听神经病或脑干听觉中枢病损,其正常值范围为波(I、III、V)及波间潜伏期[(I~III、III~V、I~V)±2SD]ms。

随着新生儿普遍听力筛查(universal newborn hearing screening, UNHS)工作在世界各地

和我国广泛实施,早期发现与早期干预显得尤为重要。2007 年美国婴幼儿听力联合委员会推荐使用早期听力检测与干预这一概念(early hearing detection and intervention, EHDI),在新生儿期普遍筛查之后怀疑有听力问题的患儿,应尽早确诊与干预,使其听力和语言得到健康的发展。click-ABR 即短声诱发听性脑干反应,设置一个正常值之上的声强如 35 ~ 40dB nHL,作为一个客观听觉电生理快速检测新生儿 - 婴儿期的听力是否正常,没有频率特性,此筛查技术称作为自动听性脑干反应(AABR)。此技术的优势是不仅可以快速筛查耳蜗性病变而且还能发现耳蜗后甚至脑干的听力病损。

2. 短纯音(500、1 000、2 000、4 000Hz)刺激 ABR　Tonepips-ABR 是用短纯音诱发的,具有频率特性的听觉脑干诱发电位。它的刺激声由上升期、平台期、下降期,三个时期组成的包络时间。各频率刺激声从低频 250Hz 到高频 4 000Hz,采用不同的包络时间,通常是包络刺激时间长、频率特性较强、包络刺激时间短、波形分化较好。因此,许多学者研究采用不同的包络时间,观察其听觉脑干电生理的频率特性及波形分化程度长,寻找一个包络时间即上升期 - 平台期 - 下降期的最佳时期,既有较好的频率特性,又有很好的分化波形。2010 年,鲁海涛、龚树生等用豚鼠动物实验进行 Tonepips-ABR 测试研究,提出了在 500Hz\Tonepips 时程为 4ms,在 1 000、2 000、4 000、和 8 000Hz\Tonepips 时程为 3ms;而上升 / 下降时间分别为 0.5ms、1ms、1.5ms、2ms、2.5ms 时,ABR 波形分化较好。但要同时满足上述两个条件既频率特性和波形分化程度是很难做到的,特别是低频的 T-ABR,其波形分化仍较差(因有高频成分夹杂其间)。2007 年美国加州大学 Yvonne Sininger 研究发现:采用 Tonepips 刺激包络时间 1-1-1(6ms)为 500Hz、3-3-3(6ms)为 1 500Hz、4-4-4(3ms)为 4 000Hz,1 为一个正弦波,得到一个较好的频率特性,但波形分化还是比较欠缺的。与纯音行为测听的差值(nHL/HL 差值 dB):0.5kHz 为 17dB、1kHz 为 14dB、2kHz 为 6dB、4kHz 为 4.5dB,低 - 中频的 GAP 差值较大。因此,采用 Tonepips 作为刺激声来诱发脑干听觉电声理的频率特性,还是具有一定的局限性即波形分化较差,有时很难认清波 V 的反应阈,特别是低频部位。同样,在低频部位 Tonepips-ABR 反应阈与行为测听的听阈差值较大,精确性就比较欠缺(图 6-3-5)。因此,采用 Notched-Noise-ABR 作为早期听力诊断,特别是新生儿听力筛查后的精确的听力确诊是不适用的。

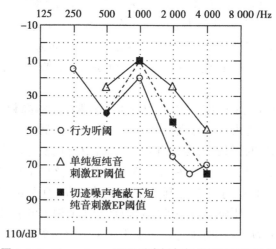

图 6-3-5　Tonepipes-ABR 反应阈与行为测听听阈比较

3. Chirp 声刺激 ABR　Chirp-ABR 是我们重点要讨论的作为客观频率特性听阈检测方法。chirp 声刺激是一个正弦波（sine wave）（图 6-3-6）。chirp 的波形根据耳蜗模型为基础计算时间分布，先发放频率较低的刺激声，主要在耳蜗的顶周起反应，然后再发放频率较高的刺激声，主要在耳蜗的底周起同步反应。Claus Elberling 等在传统 chirp 刺激声基础上，研究开发出更适用于听觉测试的 CE-chirp 声。它的特点是刺激声信号在一个周期内载频频率随时程的延长呈线性增加。德国教授 Karsten Plotz 采用了 chirp 声刺激来诱发脑干听觉电生理，并具有频率特性，而且同步性较好，主要是耳蜗基底膜起同步的频率特型反应，这一 ABR 反应，不仅具有频率特型，而且具有良好的波形分化（图 6-3-7）。早期采用两个频谱段（chirp-stimulation Spectra）：低频段（low-chirp/0.1 ~ 0.85kHz），高频段为（upper-chirp/1 ~ 10kHz），经刺激在耳蜗基底膜同步反应，得到了很好的波峰 J5，作为反应阈的判断峰，不同的频率判断 J5 反应阈的潜伏期不一样，低频刺激引起 J5 反应阈的潜伏期为 13 ~ 14ms，高频刺激引起的 J5 反应阈的潜伏期为 6 ~ 7ms，其不同主要是发放频率较低的刺激声（low-chirp stimulation），主要在耳蜗的顶周起同步反应，潜伏期较长，发放频率较高的刺激声（upper-chirp stimulation），主要在耳蜗的底周起同步反应，故潜伏期较短。此技术的主要功能是一方面可以作为早期的客观频率特性的听力评估，另一方面可以早期助听听阈评估，此发放的声刺激及记录在自由声场中完成。即声刺激从麦克风远离病人 2m，然后在头颅表面记录到 ABR 反应阈。在欧洲已应用在临床，近期已研发采用噪声掩蔽法提取 4 个频段的刺激声（500Hz、1 000Hz、2 000Hz、4 000Hz）即低、中、高频率，更进一步细化频段分布，其频率特性及精准性更佳（图 6-3-6，图 6-3-7）。

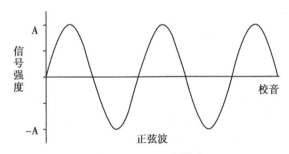

图 6-3-6　Chirp 刺激声

作者已采用了掩蔽性 chirp-ABR（Masked-chirp-ABR）新技术在复旦大学附属儿科医院进行了研究，即 Masked-chirp-ABR 和 ASSR 与 VRA 视觉强化测听在听障婴儿及干预后评估的相关性研究，并进行了比较，发现 Masked-chirp-ABR 与 VRA 视觉强化测听比较得到了很好的相关性结果，既有很好的频率特性，又有较好的波形分化，在美国儿童耳鼻咽喉协会（Society for ear, Nose, and Throat Advances in Children, SENTAC）举办的第 39 届美国儿童耳鼻咽喉年会大会专题发言，获得了美国同行的认可。因此，采用 Masked-chirp-ABR 新技术对诊断婴幼儿的听力损失更佳精准，并具有频率特性，在临床上可广范应用在听障儿童的早期精准诊断，便于及时的干预治疗。

（三）听性稳态反应

听性稳态反应（auditory steady state response, ASSR）是一经调频调幅产生不同频率的声信号、与刺激信号具有时间锁相性的反应，并通过快速傅立叶变换（fast fourier transform, FFT）将时域的变化转换为频域的变化，即可反映大脑听皮层对多频率的声音的电活动，然

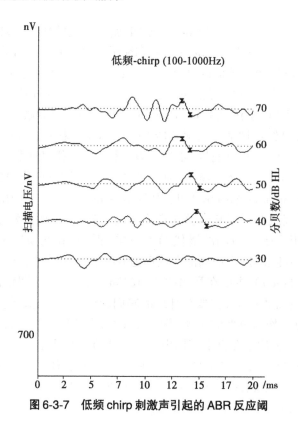

图 6-3-7　低频 chirp 刺激声引起的 ABR 反应阈

后用统一的统计学方法,取其相同的信噪比,判断其反应阈。对于发生源的问题,要视调制频率而论。低于80Hz的调制频率引出的 ASSR 反应来自皮层,而高于 80Hz 的调制频率引出的 ASSR 反应来自桥脑、中脑、上橄榄核和耳蜗核。

ASSR 可客观反应、判断,各频率的反应阈,弥补了 40Hz AERP 客观反应判断阈值之缺陷(真实性)。ASSR 与纯音听阈之间具有一定的相关性,国内外研究发现,正常听力时相关性差,而听力损失时反而相关性好;低频相关性差,高频相关性好。笔者曾对正常听力与异常听力的婴幼儿进行频率特性 ASSR 反应阈与 VRA 听阈相关性研究,结果发现,不同的听力损失部位,其相关性不一样,如果是耳蜗性病变引起的听力障碍,其二者检出听阈相关性较好,相关系数(r)达到大于 0.9,如果是耳蜗后病变既听神经病(AN),相关性较差,相关系数(r)仅为 0.6,如果是耳蜗后病损部位累及到脑中枢,则相关性更差,相关系数(r)小于 0.6。

目前已有学者研究运用独立的调频、调幅 ASSR 法,进行频率、强度分辨力测定,并与言语识别率进行了比较,发现儿童 ASSR 异常与言语 - 语言发育和异常有着一定的关系。应用频率特性 ASSR 反应阈与 VRA 听阈相关性来判断耳蜗性还是耳蜗后,甚至中枢性,如果是相关性差,可能是中枢性的,并可能累及到语言发育,同时,采用此技术可预测助听器选配及人工耳蜗植入的预后。

另外,采用 ASSR 检测客观的频率特性反应阈具有一定的缺陷,稳定性较差,二次的检测结果反应阈可相差 10～20dB HL,重复率较低。

三、声导抗测听

声导抗测试是一种评估中耳功能及第Ⅶ、Ⅷ对脑神经功能状态的测试法。除能测量声能在中耳的传递状态,从而判断中耳病变之外,还可通过声反射测试对听功能疾患做出定性、定位判断。

（一）基本概念

1. 声导抗（acoustic immittance）　是声阻抗（acoustic impedance）及声导纳（acoustic admittance）结合的名称。

2. 声阻抗　声能在一个系统的传递过程中,作用于一个平面上的平均有效声压与通过此平面的有效容积速度之复合比,单位为声欧姆（ohms）。声阻抗分为声阻（实成分）及声抗（虚成分）。声抗为顺抗或称劲抗及质抗之代数和。

3. 声导纳　为通过一个平面的有效容积速度与平均作用于此平面的有效声压之复合比,为声阻抗之倒数,单位为声毫欧姆（mmhos）。声导纳分为声导（实成分）及声纳（虚成分）。声纳为顺纳及质纳之代数和。

中耳的声阻抗,是把声阻抗这一概念与探测音产生的正弦力及被其驱动而发生的中耳机械结构的运动联系起来,当中耳结构运动时发生的能流变化。

（二）测试仪器及测试前的准备

1. 测试仪器　声导抗仪的种类很多,可有手控、自动及筛选三大类。测试内容从单一低频探测音到多频率探测音及扫频探测音的鼓室导抗测试。声反射测量,其刺激声可有不同频率纯音及宽带、低通、高通噪声及短声,既可确定阈值,也可了解是否出现声反射衰减,以及潜伏期情况等。测试结果一般可打印。

不管是什么类型的仪器,皆具有下列五种基本部件:

（1）探头:可密闭或连接于外耳道内。包括:①扬声器,发出探测音;②传声器,检测密封的外耳道内声压的变化;③气泵的出气口。

（2）气压系统:用于改变鼓膜与探头尖端之间的外耳道内的气压。

（3）声导抗测量系统:转换探头内扬声器和传声器之间的电压值为导抗值。

（4）声反射激活系统:传递纯音、噪声信号至同侧及对侧耳。

（5）记录装置:X-Y绘图器、示波器、打印机等。

声导抗仪为一种计量仪器,故需严格按 GB/T15953-1995 标准校准,声导抗值的变化与湿度、气压及空气密度有关,故应根据不同季节及海拔高度在特定的校准腔内进行校准,根据说明书的要求,校准仪器。探测音及刺激声也需分别在 2ml 耦合腔或仿真耳中校准。气压系统的压力校准,应使准确度在 ±10daPa 内。

2. 测试前的准备

（1）仪器接通电源后,应了解液晶屏幕上是否显示操作说明书规定的文字或图形,以及预定的参数。气泵是否处于零位等。

（2）被试者的准备:去除头饰及耳环、眼镜等,除去耵聍,告知被检者在测试过程中避免说话、吞咽及擤鼻等动作,保持安静,将耳塞连接于探头系统上。

（三）鼓室导纳测量法

鼓室导纳测量法（tympanometry）是声导抗测量法中的重要组成部分,是测量外耳道压力变化过程中的声导纳值。其图形为鼓室导纳图（tympanogram）。通过对鼓膜外侧声能传递过程变化的测量,了解中耳功能状态,是临床听力学测试中,不能用其他方法代替之测试法。

鼓室导纳测量法可提供中耳传音系统的有效价值信息,但存在两个局限:①独特的鼓室导纳图,不能提供每种中耳疾患的单独存在,它能反映各种影响中耳系统的总体状态,而不能反映个别的影响因素;②鼓膜的声导纳,是确定声导纳图形的最主要的因素。故本测试法,应结合耳镜、纯音听力图、声反射测试结果综合分析,才能得到更多更正确的资料。按探测音的不同可分为单一成分声导纳测试法和多频率探测音声导纳测试法,以下仅介绍单一成分声导纳测试法。

单一成分声导纳测试法:应用单一的探测音频率,220Hz 或 226Hz 测试记录声导纳,是测量声导纳的最简单且最常用的方法。选择低频探测音是为了避免扩音器的非线性,且能反映中耳传音系统的劲度特征,因中耳病变如分泌性中耳炎,主要出现劲度的改变,正常鼓室导纳图呈现为单峰,且主要反映了声纳的改变。目前大多主张对婴幼儿采用 1 000Hz 做探测音记录声导纳。这是由于婴幼儿骨性部分未完全发育,外耳道壁主要由软骨组成,外耳道短而软,且婴幼儿的外耳道直径和中耳腔容积都较成人小,因此使用低频 226Hz 探测音进行声导纳测试,在加压作用下婴幼儿的外耳道易发生类似鼓膜的运动,从而出现双峰性鼓室导抗图。另外,新生儿由于出生后几天内中耳腔积液、胎脂等未完全排出,羊水和间叶细胞至生后 5 个月才消失,且附着于听骨链上残存的间叶组织使得质量声纳增加,这些因素会导致婴幼儿中耳质量成分占优势。而高频探测音对质量因素较敏感,外耳道对探测音的影响可以忽略不计,因而评估婴幼儿中耳功能,高频探测音不失为一种有效的检测方法。

鼓室导纳图形:早期的图形,是根据声阻抗测试结果所致,按 Liden/Jerger 分类法分为常见的 5 种图形(详见第五章第二节)。

除了 Jerger 提出的 A, As, Ad, B, C 型图外,尚有 D 型,峰处可见一个小而陡峭的 V 字型切迹,见于瘢痕鼓膜及鼓膜过度活动,亦称 W 型鼓室导纳图。E 型,峰处可见宽而平滑的 V 字形切迹,见于听骨链中断。D 型及 E 型图,低频探测音少见。

上述图形与中耳疾病无一对一之关系,另外尚有不典型图形,如 A 型图负压侧曲线较平坦,为 A 型与 B 型鼓室导抗图之过渡图形。可能为鼓室内轻微粘连所致。而陡峭且狭窄的 A 型峰,则为小部分鼓膜松弛所致。对于声导纳图,宜结合峰补偿静态声导纳,外耳道容积,鼓室导纳图梯度,峰压点进行综合分析。

（四）婴幼儿的声导抗检测

1. 鼓室导抗图 A 型、C 型　大致正常。

2. 声导抗图 B 型　耳道容积＞2ml,鼓膜穿孔。

3. 声导抗图 B 型　耳道容积正常(0.5 ~ 1ml),中耳积液。

4. 声导抗图 B 型　耳道容积＜0.5ml,外耳道耵聍栓塞或探头抵于耳道壁。

5. 声导抗图 M 型　可能耳道壁塌陷。

有学者认为符合率可达 93%,有学者认为不可靠,婴幼儿声导抗的检测结果受多种因素干扰,应结合临床判断。

（五）声反射

声导抗测试的另一项重要内容,为声反射测试,当前已成为诊断听力学的一项常规检查法。当中耳受到足够强度及足够刺激时间的声音时,即可引起镫骨肌收缩,称之为声反射。镫骨肌收缩可改变中耳的声导抗值。

1. 声反射的解剖及生理　镫骨肌为人体的最小肌肉,它附着于镫骨颈的后侧面。当镫骨肌收缩时,使镫骨足板向外、向后下移动,这种活动方式限制了听骨的运动及镫骨足板的振动,减少了内耳液体的运动,增加了中耳传导系统的功能,从而减少了鼓膜平面测得的声导纳。

声反射的神经网络位于脑干的低部位。当声刺激时,经中耳传递的声音达到耳蜗,耳蜗感觉细胞的兴奋性信号经由听神经传至耳蜗腹核,大部分轴突经斜方体至面神经运动核的内侧部分,一部分神经纤维经斜方体至同侧内上橄榄核,再传至同侧面神经的内侧部分,然后经面神经及其镫骨肌支到达同侧镫骨肌。这是同侧反射弧。

在神经冲动到达耳蜗腹核后,经由内上橄榄核至对侧面神经核,再经由对侧面神经及镫骨肌支使对侧镫骨肌收缩,此为对侧反射弧。任何一耳接受强声刺激后,皆可引起同侧及对侧声反射。但是,在低位脑干内有许多运动及感觉神经核的相互复杂联系,声反射实际涉及更为精细的多突触径路。

2. 声反射测试内容及正常值　声发射测试内容包括 4 个方面:声反射阈,声反射振幅,声反射衰减和声反射潜伏期。

(1)声反射阈:可引出能重复的声导抗变化的最小声信号强度为声反射阈。可分为同侧声反射和对侧声反射;交叉声反射和非交叉声反射。

声反射阈对于识别蜗后或耳蜗性病变有一定帮助,故了解其正常值极为重要。如以纯音听阈 < 20dB HL 为正常耳,则 226Hz 探测音的声反射阈的正常范围为 70～100dB HL。宽带噪声比纯音反射阈约低 20dB。各检查室应该有自己的正常值。如反射阈提高,大于正常值 15dB,而鼓室导抗图正常,则应排除蜗后病变。纯音听阈小于 65dB 而声反射未引出者应考虑蜗后病变。但耳蜗病变也可出现反射消失。故不能仅以一种结果作为判断依据。

(2)声反射振幅:测量声反射振幅,对于检出中枢性听功能障碍似乎比声反射阈更为敏感。但是,在临床应用方面有其局限性。原因是:①个体间声反射振幅变异很大;②声反射振幅随年龄增大而减小;③感音神经性听力损失声反射振幅减小,但也有报告振幅加大;④声导抗的特性对声反射振幅有明显的影响。

(3)声反射衰减:亦称声反射适应。较长时间的持续刺激声可使声反射的振幅明显减小,这种过程称之为适应。临床上测试方法为刺激时程 10ms,刺激声强度为反射阈上 10dB。如在 5ms 内声反射振幅减少 50% 者为阳性。临床多采用 500Hz、1kHz 纯音的连续声进行测试,可采用白噪声及脉冲声进行测试。

(4)声反射潜伏期:刺激声开始至声反射出现的间隔时间称为反射潜伏期。潜伏期随刺激强度增加而缩短,随刺激声信号的上升时间增加而增加,但与刺激声频率的关系尚无一致结果。

3. 声反射的临床意义　声反射测试结果与其他声导抗测试及其他听力检查结果一起综合分析才有意义。它对于传导性病变、耳蜗及蜗后病变、脑干病变、面神经疾患的鉴别均有重要意义,详见第五章第二节。

(陈文霞　许政敏)

四、儿童行为测听

儿童行为测听是低龄儿童听力评估的基础,是主观测听法,需要受试儿童配合,对刺激声做出相应的反应,所得结果是对不同频段声音的反应阈,它与听阈之间存在一定的差距,在婴幼儿听力评估中极其重要。检查时要根据患儿年龄和配合程度的不同而选择不同的测试方法,行为听力测试方法主要有行为观察测听(behavioral observation audiometry,BOA)、视觉强化测听(visual reinforcement audiometry,VRA)、游戏测听(play audiometry,PA)和纯音听阈测听（pure tone threshold audiometry，PTA）等。

（一）行为观察测听

1. 测试目的　行为观察测听（BOA）是指当刺激声出现时在时间锁相下，观察者决定婴幼儿是否出现可察觉的听觉行为改变来评估听力状况。临床用于6个月以内的婴儿听力测试。

在BOA中，婴儿的行为反应可分为两类：主动的定位行为反应（动作加快或停止、睁眼、寻找声源、微笑、用手指点）和反射行为反应（头或四肢反射、全身惊跳、吸吮）。这些行为反应可以帮助测试者判定儿童是否了解声音的意义。如果测试中儿童只是出现反射反应，说明其并未了解声音的意义。另一方面，儿童对声音做出的定位行为则可反映较高级听皮层的功能。

2. 测试准备

（1）测听环境：应在隔声室中进行，室内环境噪声≤20dB。

（2）灯源要求：灯光照亮测试房间，但在孩子视野范围内不能出现测试者活动的阴影。

（3）测试人员：需要2人参与，1人是诱导观察者，另1人是测试者，都需要具有儿童听力学基本知识和经验的人员。

（4）刺激声：经频率标定的发声玩具，从低频至高频、言语声、宽带噪声、电脑合成刺激声（如滤波复合音）、便携式评估仪。

（5）测试距离及位置：30°，30°，30～45cm。

（6）给声时间：持续时间3～5s，间隔时间至少10s；观察反应锁相时间3s内；根据病史确认起始声强度。

3. 测试程序

（1）选择儿童最佳的时间（4个月以内的儿童最好处于安静、浅睡眠状态）。

（2）采集病史，并向家长解释测试意义和要求。

（3）测试人员和儿童置于合适位置。

（4）给予刺激声观察儿童的反应。

（5）重复并随即使用无刺激声的对照方法。

（6）观察儿童的反应，如惊跳反应（Moro反射）、听眼睑反射（APR）等听性行为。

（7）记录并解释测试结果。

由于儿童在测试过程中可能出现多种行为反应（如头部及肢体活动增加或停止、身体出现惊跳反射、睁眼、吮吸、眨眼、寻找声源、微笑等），因此观察者对反应的判断非常重要。为了减少听力师对测试结果产生的主观影响，在测试前不应过多了解患儿的信息，其中包括儿童的发育状况、以前的测试结果及就医情况等。

（二）视觉强化测听法

1. 测试目的　视觉强化测听（VRA）是通过给予刺激声和视觉奖励的训练方式，使儿童建立起对刺激声的条件反射，观察儿童对声音反应的一种听力测试方法。适用于6月以上至2岁半的儿童。

2. 测试准备

（1）测听环境：符合听力测试要求的声场，室内环境噪声≤20dB。灯源要求，灯光强度要低，光线略暗，使孩子更容易看清灯箱中闪亮的奖励玩具。室内布置要简洁明快，墙壁上无吸引孩子注意力的图画，四周无多余的玩具及仪器设备。室内温度要适宜，具有舒适感。

（2）测听设备：纯音听力计、扬声器、玩具灯箱、脚踏板。

（3）人员安排：儿童坐在声场校准点的椅子上，扬声器的位置应与孩子的视线呈 90°(也可选择 45°)，奖励玩具应在扬声器附近。

（4）测试音选择：用扬声器给声可选啭音或窄带噪音；用耳机及骨导振子给声可选纯音。

（5）声场测试，只代表好耳听阈；助听听阈评估，要分耳测试。

（6）建立条件反射：测试者给出刺激声，强度为阈上 20~30dB SL，在 VRA 测试过程中，与简单的视觉刺激相比，三维动态玩具更能吸引婴幼儿，强化其转头动作（定位反应）。因此，复杂的玩具能够持续诱发出行为反应。此外，在测试开始时，听力师应该只给出灯光而不起动玩具，并观察儿童是否害怕灯箱内的玩具，引导儿童去看灯箱奖励玩具，并微笑晃动玩具让儿童感觉游戏很有趣，训练 2~3 次后，仅给刺激声观察儿童能否自愿做出反应，如果听性反应明确，迅速给予灯箱奖励玩具。此时可以肯定儿童对刺激声已建立条件化。对于重度或极重度的儿童建立条件化是很困难的，可以采用听觉-振触觉-视觉强化的训练方式，或利用助听器进行多次训练。

3. 正式测试

（1）同纯音测试一样采用减 10 加 5 的方法，即听到了减 10dB，听不到加 5dB 的方法依次测出 1 000Hz、2 000Hz、4 000Hz、500Hz、250Hz 的气导听阈值，以及 1 000Hz、2 000Hz、4 000Hz、1 000Hz、500Hz、250Hz 的骨导听阈值。

（2）测试时间控制在 30min 内。

（3）测试结果的记录：测试结果中应标明测试仪器的型号及儿童配合的情况，结果的可靠性等；如果是助听听阈评估或人工耳蜗助听评估测试，还应标明助听器的品牌及型号，音量控制等或人工耳蜗的品牌及测试程序，音量控制等。

对于特殊儿童，Thompson 等的研究成果表明，88% 的智力障碍儿童能够完成 VRA 测试，但其中不包括发育年龄小于 9 个月的婴儿。Wilson 等也报告，8% 唐氏综合征的儿童在 12 个月时可以进行 VRA 测试。在特殊儿童的 VRA 测试中，常会遇到这样的问题，即受试儿的生理年龄偏大，不适合该项测试。Gravel 和 Yaquina 指出，小龄儿童（6~18 个月）比年龄稍大的儿童（18~24 个月）容易测试，因为 21~24 个月的儿童其注意力也容易分散，对强化物兴趣不高。所以，临床应用 VRA 时需考虑：①校正年龄，即根据早产时间进行校正后的生理年龄；②当儿童的发育情况与校正年龄不相符时，应以发育年龄为准。对于 6 个月~2 岁半的婴幼儿来说，选择与受试儿发育水平相当的视觉强化物（即玩具）是 VRA 成功的关键。

（三）游戏测听法

1. 测试目的 游戏测听（PA）是通过观察受试儿听声做游戏的方式，判断其听力水平的一种测试方法，适用于 2 岁半以上至 6 岁的儿童。

2. 测试的准备及选择给声方式与视觉强化测听相同。

3. 测试方法与视觉强化测听基本相似，所不同的是以受试儿听到声音后自己动手做游戏的方式代替用灯光视觉强化的方式，例如当听到刺激音后自己按灯光玩具启动按钮或听到刺激音后穿珠子、插积木等动作表示已听到声音了。游戏的设计要简单有趣，还要考虑儿童对事物的认识能力注意能力以及身体活动能力。

4. 测试结果的记录同视觉强化测听的结果记录方法。

（四）纯音听阈测听

婴幼儿纯音听阈听力测试（PTA）的主要项目是听阈测试。在可能的情况下也可继续完成阈上功能测听的项目。其原理与成人是基本一致的，但操作程序有很大的不同，有时常需运用游戏测试的技术进行检查，适用于 5 岁以上的儿童可完成常规的 PTA。

行为听力测试获得患儿听力，反映的是整个听觉系统的功能，受患儿年龄、认知、感觉、身体、语言发育、文化背景、经济背景及其他残疾等多种因素的影响。对于可能有听力障碍的儿童应作进一步的病史调查和检查。婴幼儿不一定都能对听阈声音做出反应，需要一定的灵活性，多数行为听力测试需要"建立条件反射"，只有获得可靠的条件反射后才能开始检查。行为测听得到的结果多为阈上听力。

新生儿听力早期筛查干预项目要求对永久性听力损失的儿童 6 个月内给予干预，不能用目前的主观测试方法测试 6 个月以下婴儿的听力。

五、儿童言语测听

从某种程度上说，言语测试可能比纯音听阈测试更易进行，因为测试声都是些日常生活中熟悉的言语，易于唤起受试儿的兴趣，测试的项目主要有言语识别阈（speech recognition threshold，SRT）、言语觉察阈（speech detection threshold，SDT）和词语识别率（word recognition sorc，WRS）等。在测试原理和方法上与成人无太多差别，但在选用词汇时应选用易被受试儿理解的词汇，如称谓、日用品名等。遇年龄较小的受试儿，可与条件反射法结合起来测试，有助于测试的进行，给声方法可采用耳机、也可采用扬声器。目前由于电脑的普及和应用软件的开发，已使儿童言语测试的方法更为简便化、直观化和游戏化。

（一）言语接受阈

言语接受阈（SRT）测试目的有三点。首先 SRT 可以用来检验纯音气导阈值的准确性。其次，SRT 提供了言语听敏度的指标。另外，它还可用来确定阈上言语识别测试的初始给声强度。

对于低龄儿童，可使用成人词表中儿童熟悉的词，也可以加入其他儿童熟悉的词，推荐使用表 6-3-1 中的词语：

表 6-3-1　常用的言语接受阈测试词举例

airplane	hot dog	popcorn	bathtub	ice cream	sailboat
飞机	热狗	爆米花	浴缸	冰激凌	赛艇
birthday	outside	snowman	fire truck	pancake	toothbrush
生日	外出	雪人	消防车	煎饼	牙刷

在进行儿童测试之前，应询问家长受试儿对哪些双音词最熟悉，然后可将这些词加入（或替代）测试词中，测试词应随机给出。听力师最好备有与测试词配套的图片，以便让低龄受试儿用指图的方式做出反应。

（二）言语觉察阈

如果无法得到 SRT 或 SRT 远远高于纯音听阈，不能为听敏度提供正确参考时，可以进行言语觉察阈（SDT）（也称为 speech awareness threshold，SAT）测试。听力师通常在 0VU 处反复给出一个单词，例如"你好"，同时以 5dB 为步距改变给声强度。这个测试与改良的

Hughson-Westlake 纯音听阈测试相似。当患者听到言语声时,就以事先规定的方式(例如举手)做出反应。SDT 是指患者从 3～4 次给声中正确察觉(不是正确重复)2 次的声音强度。

(三) 词语识别率

有多种专门用于儿童词语识别率测试(WRS)的单音节词表,由于儿童测试所需的灵活性较大,因此这些测试多以监控口语声的方式进行。

1. 儿童音素平衡识别测试(phonetically balanced test of speech discrimination for children, PBK) 是开放项测试,测试中使用了一年级儿童所熟悉的单音节词。共编制了 3 个等效的词表,每表 50 个测试词,用于 6 岁以上儿童的检查。

2. 图词语识别测试(word intelligibility by picture identification, WIPI) 这是一个封闭项测试,共含有 25 张卡片,每张卡片上有 6 幅图。每个词表分为 4 组,每一组包括 2 个陪衬项,用来降低机会值。WIPI 测试适用于 4 岁以上儿童。

3. 修改测试 当测试方法与标准方法有所不同时,应在测试表或报告中对所用方法加以描述,以便于结果的分析。对标准测试方法所做的修改越多,结果的分析也就越难。尽管如此,在年幼儿童或特殊人群的言语测试中,对方法进行适当的修改是非常必要的。

4. 其他言语检查表

(1)高频反应试验(high-frequency response test)检查表:含大量高频音素的检查表,用于检查高频感音神经性听力损失患者的言语识别率,和评估配用助听器或其他助听器设备改善言语识别能力的效果。

(2)声调辨别测试表:用同音(声母和韵母相同的)声调不同的单音节词和双音节词组成检查表,用于测试听力障碍者的声调辨别能力。

(四) 普通话早期言语感知测试

对不能配合常规幼儿言语测听的听障幼儿,应用简易版普通话早期言语感知测试(low-verbal Mandarin early speech perception test, LV-MESP)。LV-MESP 是一种闭合式幼儿言语测听方法,是参照英文 LV-ESP 测试的基本原理和思路、结合我国国情(包括普通话和幼儿语言文化等特点)、以评估幼儿早期言语听辨能力为目的、在 MESP 的基础上研发出来的。

1. LV-MESP 的目的

(1)LV-MESP 临床使用简便易行,用于听障幼儿早期干预的任何时期,帮助听力康复专业人员、老师和家长了解受试幼儿接受干预后的早期言语所能发育情况,以利于制订下一步康复计划。

(2)LV-MESP 能用于了解听障幼儿在接受早期干预后的言语听能发展规律,对早期植入人工耳蜗和 / 或验配助听器幼儿的听觉言语康复效果的评估。

(3)LV-MESP 测试的评估方法为极重度听障幼儿衡量各种助听装置效果和康复训练效果的客观依据之一,可以促进家长了解助听效果、增加其对听障幼儿成功康复的信心。

(4)LV-MESP 是一种与国际接轨的幼儿言语测听方法,国内用 LV-MESP 评估听障幼儿早期干预效果的相关研究结果可与国际上类似研究相比较,有利于同行交流。

2. 适宜目标人群 LV-MESP 适用于评估无法配合 MESP 测试的幼儿的早期言语感知能力。2 岁及以上的幼儿可以配合进行 LV-MESP 测试,通常包括口语能力有限、词汇量不够无法理解或不愿配合 MESP 测试的幼儿。

3. 测试内容 LV-MESP 由训练活动和正式测试两部分构成。训练活动通过训练受试幼儿节律感知的活动让其理解和熟悉 LV-MESP 测试方法。节律感知训练活动包括训练受试幼儿对连续音节与间断音节进行分辨以及对单音节、双音节和三音节的两两比较进行分辨。正式测试的目的是判断受试幼儿的言语分辨能力位于哪一级水平。测试内容包括四项亚测试，均通过观察受试者听到声音后对所对应玩具的反应完成：①言语声察觉，观察受试者是否能察觉到言语声的有无；②言语节律感知通过测试四个不同言语节律（单音节、抑扬格、扬扬格、三音节）的词评估受试者言语节律感知能力；③扬扬格词分辨，通过测试受试者熟悉的 4 个扬扬格词评估其对双音节扬扬格词的分辨能力；④单音节词分辨，通过测试受试者熟悉的 4 个单音节词评估其对单音节词的分辨能力。从亚测试①到④，测试难度逐级增加，测试需要逐级完成，低一级测试得分达到一定标准后，才能进行难度更大的高一级测试（表 6-3-2，表 6-3-3）。

表 6-3-2 LV-MESP 测试特点

项目	LV-MESP
测试对象	2 岁及以上，无法配合 MESP 测试者
给声方式	实时人声
受试者的反应方式	指玩具
训练活动	节律分辨训练
正式测试	包含 4 项亚测试： ①言语声察觉 ②言语节律感知 ③扬扬格词分辨 ④单音节词分辨
测试步骤	先进行听看结合的测试，再进行仅靠听觉的测试
测试结果评判方式	测听者评判

表 6-3-3 LV-MESP 正式测试词汇

三音节	双音节			单音节				
	扬扬格				抑扬格			
	1 声	2 声	4 声		1 声	2 声	3 声	4 声
	香蕉	皮球	大象	衣服	猫	床	手	蛋
电视机	飞机	葡萄	电话	裤子	花	鱼		
自行车	西瓜	蝴蝶						

4. 测试结果　LV-MESP 的测试结果用受试幼儿所能达到的最难亚测试级别表示，即受试幼儿当前所具备的早期言语分辨水平是位于第①到②项亚测试中的哪一级。

由于儿童听觉、言语、认知等发育的特殊性，开展儿童言语测听要考虑到一系列影响言语感知能力测试结果及测试可行性、可靠性的相关因素。例如参与测试的能力、词汇量及言语层级水平的动态发展、自然年龄、听力年龄等影响言语测听结果的相关因素。中国聋儿康复研究中心孙喜斌研发的聋儿听觉言语康复评估词表是目前聋儿康复系统中使用较多的封闭式测试材料，常用于听障儿童的听力训练及语音异常评估及矫治方案的制订。近年来，随着我国听力学事业的发展，我国听力学工作者已逐渐发展并规范了部分儿童言语测试材料,编制了一系列适用于我国儿童的汉语标准化听觉言语评估测试材料,并逐渐应用于临床。另外由于我国幅员辽阔、方言众多,普通话普及率不高,另外各地区的习惯、文化背景不同因此开发方言言语测听材料迫在眉睫,目前听力学家已经开始针对不同方言的言语测听材料(例如海南方言、四川方言)的研究,取得了一定的成果。

目前国内听力学家已经研制开发出一套"心爱飞扬"中文言语测听计算机辅助平台,该测听软件包括受试者信息管理、声学校准、语音播放、测听流程自动化、测听报表生成、数据分析管理等模块。可以测试人工耳蜗和助听器使用者在安静环境下言语识别能力。也可以根据不同目的选择单音节识别率、扬扬格词识别率及识别阈,安静状态语句识别率及识别阈,噪声下的语句识别率及识别阈等测试,未来将整合儿童言语测听及方言言语测听材料应用于不同的受众,应有广阔的应用前景。

(沈 蓓)

第四节　影像学诊断

一、概述

随着影像学技术的不断发展,目前针对听力障碍病人影像学检查主要采用高分辨率的CT(HRCT)和核磁共振(MRI),对诊断是十分重要的。传导性聋的重点检查部位是外耳中耳,首选影像方法是CT;混合聋的检查部位是中耳与内耳迷路,仍首选CT;而感音神经性聋病因复杂,先天性者以内耳为重点,可首选CT,较精确的诊断需CT与MRI相结合。颞骨及耳部结构有两大特点:一是结构细小复杂而且重叠多,二是大部分为骨气混合结构。这就决定了影像方法必须用薄层,而且显示的密度范围要大,包括骨和气。高分辨率CT扫描包括横断面和冠状面,综合横断面和冠状面观察可以互为补充,有助于更好地判断解剖结构和病变的部位及范围。横断面扫描基线通常采用眶下缘与外耳孔连线,尽量减少眼球受照射的剂量。扫描范围上界达颞骨岩部上缘,下界至少达外耳道底。冠状面扫描基线大致与听眦线垂直,以外耳道孔为中心,从外耳道孔前方大约5mm开始扫描,前部需包全耳蜗及面神经膝部,向后需包全后半规管。MRI具有很好的软组织分辨率,在耳部主要用于耳部肿瘤的影像学检查、内听道内神经的显示以及内耳的检查。

二、高分辨率CT检查

(一)高分辨率CT扫描有以下特点

1. 高分辨率CT扫描能清晰地显示耳部的细微结构及其邻近组织的精细解剖结构,如显示中耳三个听小骨、外耳道、鼓室、鼓窦入口、乳突气房、面神经管、内耳道、乙状窦壁、前庭水管开口、耳蜗、前庭及三个半规管等。对耳部先天性畸形、外伤、各种中耳炎症及其某些耳源性颅内并发症,以及肿瘤(如听神经瘤)、耳蜗前庭导水管扩大等具有较高的诊断价值,在临床上得到了广泛的应用。

2. CT扫描能清楚显示颞骨内的异常软组织块影,亦可用于显示先天性畸形、听骨畸形、颞骨骨折、对各种中耳炎症、肿瘤等。

3. 对颈静脉孔显示清楚,可早期诊断颈静脉球瘤。

4. 颅脑 CT 扫描对耳源性颅内并发症（如脑脓肿的大小、位置、深度、位置等）能做出准确判断。

5. 颞骨 CT 扫描一般采用横断面和冠状面,扫描层厚 2mm,层间距离 12mm,轴位,以外耳道口上缘与眶上缘顶点的连线为基线,由下而上逐层扫描。冠状面则与听眦线垂直,从外耳道口前缘开始,自前向后逐层扫描。

高分辨率 CT 扫描通常使用轴位扫描,必要时可加扫冠状位、矢状位。后期可以进行、多平面重组、最大密度投影、最小密度投影、容积重建、表面遮盖等三维重建,常规检查不能明确的病变,还可以进行任意平面重组,对感兴趣的部分进行详细观察。

（二）先天性耳畸形

先天性外耳畸形为胎儿 3 个月之前第二鳃弓的发育障碍,引起耳郭缺如或畸形,耳道闭锁和狭窄,可伴有严重的听骨畸形,外耳畸形可合并为中耳畸形、可单侧或双侧同时发生。

1. 外耳道畸形　主要包括耳郭不同程度的发育畸形,耳道骨性或膜性闭锁,其中骨性闭锁较常见(图 6-4-1);膜性闭锁较少见。外耳道狭窄前后径或上下径<4mm 应视为狭窄(图 6-4-2)。

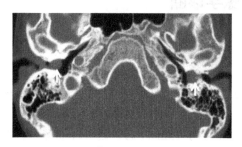 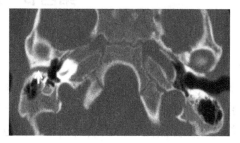

图 6-4-1　外耳道骨性狭窄,其中充以软组织影(箭头示)　　　图 6-4-2　外耳道狭窄,其中充以软组织影(箭头示)

2. 中耳畸形　中耳畸形常合并先天性外耳畸形,少数也可单独存在,也可合并其他同源鳃弓发育结构异常,如面神经管异常。中耳畸形中最常见的是外中耳合并畸形,单纯中耳畸形少见,以镫骨畸形最为常见,主要包括鼓室狭小(图 6-4-3),听小骨畸形(图 6-4-4),卵圆窗、圆窗封闭。

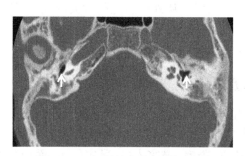

图 6-4-3　双侧鼓室狭小(箭头示)

3. 内耳畸形　内耳发育畸形在胎儿期出生即存在,是导致儿童先天性感音神经性耳聋的主要病因,发生在骨迷路占 20%,膜迷路占 80%,内耳位于耳部之最深处,为颞骨包围,分为耳蜗和前庭两个部分,故内耳病变不易观察,只能依靠影像学检查进行确诊,内耳检查通常使用高分辨率 CT 扫描,其层厚小于 1mm,可以显示内耳骨迷路的病变,目前空间分辨率已经达到 0.3mm,在内耳疾病诊断中具有特殊优势,内耳细微骨质的病变也能发现。

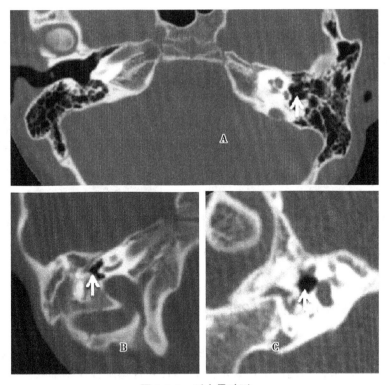

图 6-4-4　听小骨畸形

A. 砧镫关节畸形；B. 听骨链未发育；C. 前庭窗仅见点状听小骨（箭头示）

根据畸形的部位和严重程度内耳畸形分为：Michel 畸形、耳蜗未发育、共腔畸形、耳蜗不完全分隔 I 型、耳蜗发育不良和耳蜗不完全分隔 II 型。

（1）耳蜗畸形

1）Michel 畸形：是指耳蜗和前庭结构完全缺失，是内耳畸形中最严重的一种，表现为内耳完全未发育，在 CT 显示为内耳结构融为一体，为骨性结构代替（图 6-4-5）。

2）耳蜗未发育畸形：此型少见，患者完全没有听力，是指耳蜗完全缺失，前庭及半规管存在或发育不良（图 6-4-6）。

3）共同腔畸形：为胚胎第四周时发育停止，听板虽已分化成听囊，但耳蜗、前庭和半规管始基尚未形成，螺旋器已分化，但神经细胞稀少或缺如。依赖存在的听神经细胞数量，患者可有部分听力。CT 显示有一囊腔代表耳蜗和前庭，但未分化成耳蜗和前庭（图 6-4-7）。

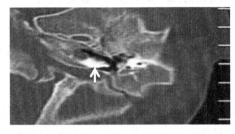

图 6-4-5　Michel 畸形，耳蜗及前庭未发育，
是内耳畸形里面最严重的畸形（箭头示）

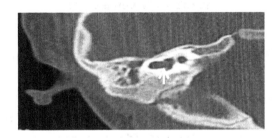

图 6-4-6　CT 轴位示双侧前庭腔扩大，外半规管
和前庭融合成一个空腔，耳蜗未发育（箭头示）

4）不完全分隔Ⅰ型畸形：也称囊状耳蜗前庭畸形，是胚胎第5周发育障碍所致。CT显示囊性耳蜗前庭畸形，无耳蜗蜗轴和筛区（耳蜗与内听道间的区域），导致囊性的外观，伴有一大的囊性前庭（图6-4-8）。

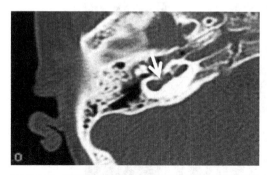 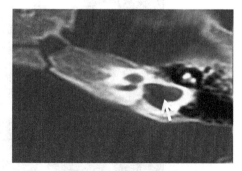

图6-4-7　耳蜗呈囊样，前庭呈囊样结构（箭头示）　　　　图6-4-8　不完全分隔Ⅰ型畸形（箭头示）

5）耳蜗发育不全畸形：为胚胎第6周发育障碍所致，表现为小耳蜗伴耳蜗轴或其他耳蜗内结构缺失。CT显示耳蜗和前庭分化，但未至正常大小（图6-4-9，耳蜗的高度小于4mm或耳蜗少于2.5圈）。

6）不完全分隔Ⅱ型畸形：即Mondini畸形，是最常见的耳蜗畸形，为胚胎发育第7周停止所致（图6-4-10）。大体病理显示耳蜗发育1.5周，骨性螺旋板及蜗轴缺如，中间圈与顶圈融合为一个囊腔，两者之间无间隔。患者表现为先天性感音性神经性聋，常为双侧。由于耳蜗基底圈发育正常，所以高频听力往往得以保留，主要为低频听力损失。CT显示耳蜗包含1.5周，有部分蜗轴，中圈和顶圈融合构成一囊腔，伴有扩大的前庭和扩大的前庭导水管。

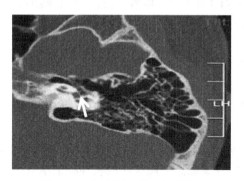 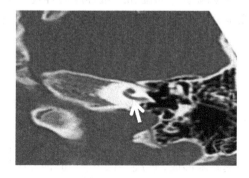

图6-4-9　耳蜗前庭均已经分化，　　　　图6-4-10　轴位显示Mondini畸形，双侧
但未达到正常大小（箭头示）　　　　内耳畸形，耳蜗发育仅1.5周（箭头示）

（2）前庭畸形：包括Michel畸形、共同腔畸形（图6-4-11）、前庭未发育、前庭发育不全、前庭扩大，其中前庭扩大是最为常见的前庭畸形。正常前庭横径不超过3.2mm。若前庭横断面左右径超过3.4mm，冠状面左右径超过3.2mm，且临床上有感音神经性聋，可诊断为前庭扩大畸形。CT显示前庭腔、耳蜗融合，不见骨岛。

（3）半规管畸形：包括半规管缺失，半规管发育不全，半规管扩大。最常见的畸形为外半规管短小（图6-4-12、图6-4-13、图6-4-14），单独此异常临床上可无症状，前庭扩大畸形常伴各半规管发育不良，尤多见外半规管短小或缺如，半规管裂为最近新发现畸形，报道最多者为上半规管裂（图6-4-15）。

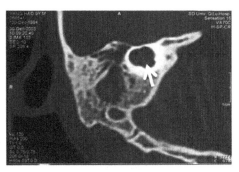

图 6-4-11　前庭大泡,共同腔畸形(箭头示)

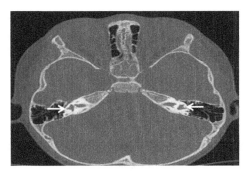

图 6-4-12　轴位显示双侧外半规管短小,呈指状
(箭头示)

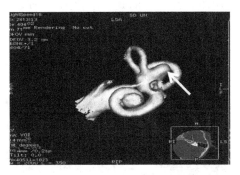

图 6-4-13　患儿进行三维重建显示右
侧外半规管发育不良,短小(箭头示)

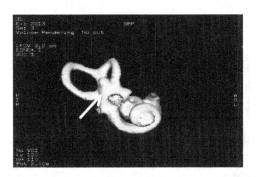

图 6-4-14　患儿进行三维重建显示左侧外
半规管发育不良,外半规管短小(箭头示)

　　(4)内听道(internal auditory canal,IAC)畸形:包括 IAC 缺失(图 6-4-16)、IAC 狭窄、IAC 扩大(IAC 直径 ≥ 8mm 为 IAC 扩大,IAC ≤ 2mm 为 IAC 狭窄)。正常内听道宽度 4~6mm,在此宽度以上如临床无症状,亦不能诊断为异常,可属正常变异,内听道宽度 3mm 以下需考虑为狭窄(图 6-4-17、图 6-4-18、图 6-4-19),此时听神经和 / 或面神经发育不良,内听道扩大畸形,临床少见,但可引起极重度听力障碍。

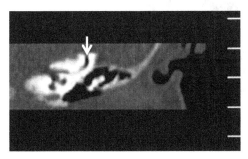

图 6-4-15　冠状位显示上半规管骨裂,上半规管
在冠状位显示如同烟囱一样,开口于上半规管
顶端(箭头示)

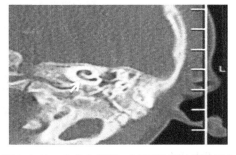

图 6-4-16　患儿有耳蜗,内听道缺失(箭头示)

　　(5)前庭导水管畸形:前庭导水管扩大(图 6-4-20、图 6-4-21)属大前庭导水管综合征(large vestibular aqueduct syndrome,LVAS),前庭导水管为前庭后的细管道,开口略呈喇叭状,开口于岩骨内后缘,后半规管内侧。正常此管起自前庭内椭圆囊与球囊之间的连接部

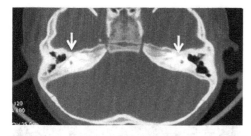

图6-4-17 轴位显示双侧内听道狭窄,仅呈线状（箭头示）

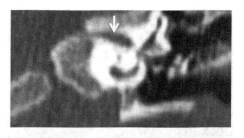

图6-4-18 冠状位显示左侧内听道狭窄,仅呈线状（箭头示）

向内后上行一小段为峡部,靠近总脚内缘,然后折向外后下行。本病包括前庭导水管、内淋巴管和内淋巴囊扩大,临床表现为先天感音聋或波动性感音聋。前庭导水管宽度一般不超过1.4mm,如其内腔横径超过1.5mm或管道总脚内缘深度则为扩大。

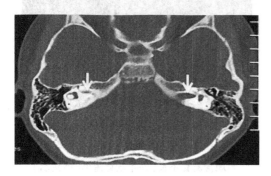

图6-4-19 轴位显示右侧内听道狭窄,左侧内听道正常（箭头示）

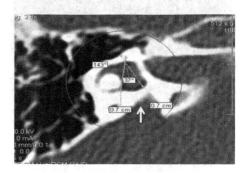

图6-4-20 显示外前庭导水管扩大,前庭腔扩大,诊断为大前庭导水管综合征（箭头示）

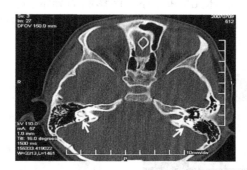

图6-4-21 轴位显示前庭导水管扩大,诊断为大前庭导水管综合征（箭头示）

三、磁共振检查

磁共振成像对软组织病变(如炎症和肿瘤)的发现及其范围性质的确定优于CT,能显示正常的中耳和耳蜗,对内耳道的听神经瘤、颈静脉球体瘤、胆脂瘤、脑脓肿以及小脑幕上、下病变可更准确地定位和鉴别。检查方法分为常规扫描和内耳水成像,可以更好的显示耳蜗、前庭半规管、蜗神经、前庭上神经、前庭下神经面神经。

由于内耳结构细小复杂,深埋于颞骨,所以实体解剖标本的获取比较困难。高分辨率

CT 扫描对内耳骨质显示较好,但很难显示膜迷路及听神经,使用磁共振水成像扫描技术可以弥补 CT 成像的不足。因内耳膜迷路内的淋巴液及骨性内听道中的脑脊液为缓慢流动液体,利用这一特点,MRI 水成像技术能够很好的显示内耳膜准确的定位定性信息,尤其对耳蜗手术适应证的选择发挥重要的作用,目前此项检查是术前必不可少的检查。

（一）正常内耳结构

正常内耳结构见图 6-4-22、图 6-4-23。

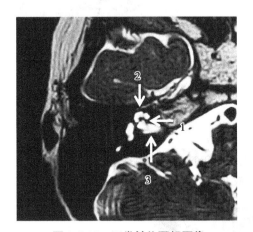
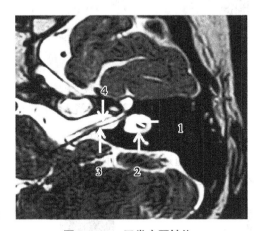

图 6-4-22　正常轴位耳蜗图像　　　　　图 6-4-23　正常内耳轴位

1.蜗轴；2.蜗顶；3.部分内听道（箭头示）　　1.前庭；2.外半规管；3.前庭神经；4.蜗神经（箭头示）

（二）耳蜗发育畸形

影像显示耳蜗转数不够或者狭窄,通常导致感音神经性耳聋（图 6-4-24）。

（三）前庭发育畸形

磁共振图像显示前庭腔扩大或与半规管融合（图 6-4-25）。

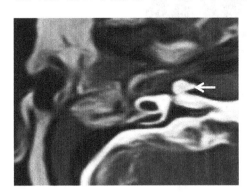
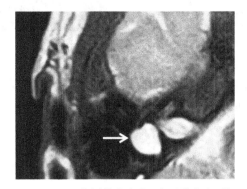

图 6-4-24　轴位显示右侧耳蜗底转发育不　　图 6-4-25　右侧前庭大泡,内听道存在,前
　　　良,部分未发育（箭头示）　　　　　　　　庭及外半规管融合（箭头示）

（四）半规管发育畸形

磁共振成像显示半规管发育不良或半规管与前庭腔融合,单纯半规管发育不良可以不影响听力（图 6-4-26）。

（五）内听道狭窄

内听道较正常值变细,一般低于 3mm 即可诊断为内听道狭窄（图 6-4-27）。

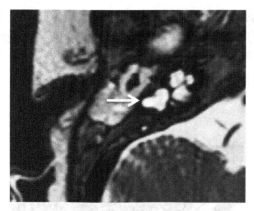

图 6-4-26 右侧半规管发育不良,外半规管呈
指状,部分与前庭腔融合(箭头示)

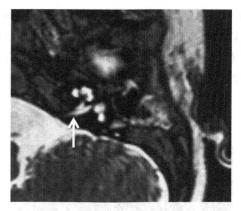

图 6-4-27 左侧内听道狭窄(箭头示)

(六)大前庭导水管综合征

内淋巴囊通过扩大的前庭导水管与前庭腔相通,中间最宽处大于 1.5mm 即可诊断为大前庭导水管综合征,通常伴发听力感音神经性耳聋(图 6-4-28)。

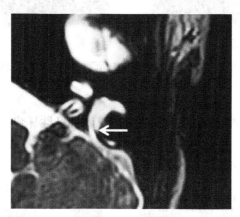

图 6-4-28 左侧前庭导水管扩大,前庭腔和内淋巴囊相通(箭头示)

耳部解剖结构细小,MRI 检查时宜首先采用快速序列扫描头颅横断面,然后再内听道层面进行精确定位确定扫描范围。

(张建基)

参 考 文 献

[1] 樊忠.实用耳鼻咽喉科学[M].山东:山东科学技术出版社,1996.

[2] 汤盛钦.教育听力学[M].上海:华东师范大学出版社,2000.

[3] 许政敏,李瑾,胡天真,等.比较畸变产物耳声发射与听性脑干反应应用于新生儿听力筛选的敏感性研究[J].中华医学杂志,2003,83(4):278-280.

[4] 许政敏.电脑干诱发电位记录在聋幼儿人工耳蜗植入中的应用[J].听力学及言语疾病杂志,2002,10(2):74-75.

[5] ERENBERG A,LEMONS J,SIA C,et al.Newborn and infant hearing loss:detection and intervention.

American Academy of Pediatrics.Task Force on Newborn and Infant Hearing, 1998-1999[J].Pediatrics, 1999, 103（2）：527-530.

［6］DAVIS A, WOOD S, HEALY R, et al.Risk factors for hearing disorders：Epidemiological evidence for a change over time in the UK[J].J Am Acad Audiol, 1995, 6：365-370.

［7］许政敏.新生儿听力筛查-诊断-干预[J].中华耳鼻咽喉科杂志, 2004, 39（13）：698-701.

［8］许政敏, 沈晓明, 孙晓明, 等.上海地区开展新生儿听力筛查工作回顾与展望[J].听力学及言语疾病杂志, 2007（4）：277-278.

［9］XU Z M, CHENG W X, YANG X.Performance of two hearing screening protocols in NICU in Shanghai[J].I Int J Pediatr Otorhinolaryngol, 2011, 75（10）：1225-1229.

［10］国家卫生和计划生育委员会新生儿疾病筛查听力诊断治疗组.婴幼儿听力损失诊断与干预指南[J]. 中华耳鼻咽喉头颈外科杂志, 2018, 3（53）：181-188.

［11］杨晓林, 许政敏.GJB2基因与NSHI临床表型相关性研究进展[J].听力学及言语疾病杂志, 2010, 18（1）：90-93.

［12］杨晓林, 许政敏.多重定量链接酶联反应在遗传性耳聋检测中的应用研究[J].中华医学遗传学杂志, 2010, 27（5）：410-414.

［13］许政敏.听性稳态诱发反应在听力异常婴儿的诊断意义[J].中华耳鼻咽喉头颈外科杂志, 2005, 40（9）：648-652.

［14］ELLERLING C, DON M, CEBULLA M, et al.Chirp stimuli based on cochlear traveling wave delay[J].J Acoust Soc Am, 2007, 122（5）：2772-2785.

［15］鲁海涛, 龚树生.Blackman包络短纯音的时程对听性脑干反应的影响[J].听力学及言语疾病杂志, 2010, 18（3）：253-256.

［16］李兴启.客观测听技术的临床应用进展[J].中国听力语言康复科学杂志, 2012, 10（4）：250-254.

［17］XU ZM, CHENG WX, YAO ZH.Prediction of frequency-specific hearing threshold using chirp auditory brainstem response in infants with hearing losses[J].Int J Pediatr OtorhinolaryngoL, 2014, 78（5）：812-816.

［18］黄选兆.实用耳鼻咽喉头颈外科学[M].2版.北京：人民卫生出版社, 2007.

［19］张亚梅, 张天宇.实用小儿耳鼻咽喉头颈外科学[M].北京：人民卫生出版社, 2011.

［20］顾瑞.临床听力学[M].2版.北京：中国协和医科大学出版社.2008.

［21］韩德民.临床听力学[M].5版.北京：人民卫生出版社, 2006.

［22］MOORE J M, THOMPSON G.THOMPSON J, et al.Auditory localization of infants as a function of reinforcement conditions[J].J Speech Hear Disord.1975, 40（1）：29-34.

［23］THOMPSON G, WILSON W R, MOORE J M.Application of visual reinforcement audiometry（VRA）to low-functioning children[J].J Speech Hear Disord, 1979, 44（1）：80-90.

［24］GRAVEL J S, TRAQUINA D N.Experience with the audiological assessment of infants and toddlers[J].Int J Pediatr Otolaryngol, 1992, 23（1）：59-71.

［25］郑芸, 孟照莉, 王恺, 等.简易版普通话早期言语感知测试（LV-MESP）的临床应用简介[J].听力学及言语疾病杂志, 2012（20）：278-280.

［26］张建基, 孙晓卫, 赵建设, 等.高分辨CT斜矢状位对儿童大前庭水管的诊断价值[J].中华耳科学杂志, 2008, 6（2）：204-208.

［27］张建基, 孙晓卫, 丁元萍, 等.高分辨率CT多平面重组对半规管病变的诊断价值[J].临床耳鼻咽喉头颈外科杂志, 2008, 22（22）：1011-1013.

［28］KENNA M A, REHM H L, FRANGULOV A, et al.Temporal bone abnormalities in children with GJB2 mutations［J］.Laryngoscope, 2011, 121(3): 630-635.

［29］ADIBELLI Z H, ISAYEVA L, KOC A M, et al.The new classification system for inner ear malformations: the INCAV system［J］.Acta Otolaryngol, 2017, 137(3): 246-252.

［30］SENNAROGLU L, BAJIN M D. Classification and current management of inner ear malformations［J］.Balkan Med J, 2017, 34(5): 397-411.

儿童听力障碍疾病

第一节　传导性听力障碍疾病

儿童传导性听力障碍是指在外耳或中耳的病变,使声波传入内耳受到障碍,表现为声音气导传导障碍,但声音从骨传导是正常的,根据 WHO 采用纯音 500Hz、1 000Hz、2 000Hz 这三个频率点听力损失的平均值(WHO-1997),作为划分传导性听力障碍的依据,即气导平均听阈值 > 25dB HL,骨导传导正常,根据气导传导受障碍的程度不同,表现为轻度、中度以及重度传导性听力损失。

儿童传导性听力障碍疾病既有获得性的也有先天性的,不同的疾病有着不同的发病率。同样,在不同国家和地区也表现出不同的流行病学特征。在儿童中主要导致传导性听力障碍的疾病有:儿童分泌性中耳炎、儿童胆脂瘤以及儿童耳道闭锁伴中耳畸形,本章主要围绕着上述三大疾病的流行病学特征、发病特点、诊治与康复进行阐述。

一、儿童分泌性中耳炎

儿童中耳炎可分为:①急性中耳炎,分为急性非化脓性中耳炎和急性化脓性中耳炎;②分泌性中耳炎;③慢性化脓性中耳炎,分为伴胆脂瘤型中耳炎和不伴胆脂瘤型中耳炎(不含先天性中耳胆脂瘤)。儿童中耳炎发病率存在较大的差异,原因主要是缺乏统一的调查研究。近期文献报道儿童中耳炎发病率呈逐年上升趋势。早期(1989 年)中耳炎在儿童中发病率约为 4%,该病发生的高峰期年龄段为 1~2 岁,冬春季节是高发期,而且与上呼吸道感染有着密切关系,据统计儿童上呼吸道感染伴发急性中耳炎的占 10% 左右,而其中 10% 的急性中耳炎会迁延导致分泌性中耳炎。国外学者 Joki-Erkkila(1998 年)和 Lanphear 等(1997 年)分别对芬兰及美国流行病的调查发现,10 年间儿童中耳炎的发病率显著增加,分别增加了 68% 和 39%。近期国内研究发现,在对健康婴幼儿筛查中,分泌性中耳炎的检出率达到 15%~40% 左右,冬季为发病高峰。

儿童分泌性中耳炎的发病主要与三大因素有关,其一是解剖发育的特点:在急性上呼吸道感染之后,使得咽鼓管咽口及软骨段黏膜炎性充血肿胀而发生阻塞,同时咽鼓管比较水平导致病菌易从鼻咽部进入中耳腔,从而造成中耳黏膜包括鼓膜炎性反应,早期急性炎症为急性中耳炎(acute otitis media, AOM),其后中耳腔有炎性浆液性或黏液性渗出,表现为分泌性中耳炎(otitis media with effusion, OME)的病理变化。其二是咽鼓管功能差和腺样体肥大:此原因使咽鼓管阻塞产生中耳负压形成中耳大量渗出液积聚在中耳腔,一旦细菌感染易成为细菌的培养基,使得化脓性细菌继续经咽鼓管侵入,细菌大量繁殖产生的毒素被吸收后,会引起全身发热症状,导致急性化脓性中耳炎的发生。其病理表现为中耳黏膜充血、肿胀、脓性分泌增多、鼓膜充血外凸,甚至穿孔流脓。其三是过敏反应:可能是免疫异常导致咽鼓管肿胀及中耳腔黏膜过敏反应导致分泌液体,从而使中耳腔积液。

（一）临床表现

主要表现为局部症状，即耳闷胀感或耳痛，婴幼儿的耳痛特点可表现为易烦躁、捂耳朵和拽耳朵，甚至影响睡眠；一旦有听力问题表现为电视机开的音量较大，说话声音也较大，不会准确的寻找声源，对正常的言语交流反应差。根据患儿对言语交流的反应能力，可初步判断其听力能力：正常的语言交流没有问题，只是偶尔的听不清楚他人的对话，那么平均听力损失一般不超过45dB；听别人说话要注意听，别人声音小时会听不清，看电视开很大音量，那么平均听力损失大约在50~55dB；别人一定要很大声说话才能听清，一般来说，听力损失不小于60dB了。

（二）诊断

1. 耳窥镜检查　用鼓气的耳窥镜检查观察中耳积液状况，早期鼓膜轻度充血、凹陷，光锥变形，其为AOM体征表现；鼓室积液（OME）表现为鼓膜失去光泽，呈淡黄或琥珀色，有时可见弧形液平线和气泡，鼓气时可见鼓膜活动度降低或消失。

2. 听力学检测

（1）声导抗检查：分泌性中耳炎早期无积液，鼓室压图呈C型负压曲线，积液时呈平台无峰B型负压曲线（小于6个月患儿采用1 000Hz纯音刺激声，大于6个月患儿可采用226Hz纯音刺激声）。

（2）耳声发射检查：耳声发射通过提示无明显中耳积液，耳声发射未通过可能有中耳积液。

（3）行为测听检查：主要针对于有听力下降主诉患儿，其年龄通常在5周岁及以上，并能配合完成此主观检测，检查结果表现为传导性听力障碍，即平均言语频率（500Hz、1 000Hz、2 000Hz）气-骨导听阈之差≥20dB HL。一般儿童患分泌性中耳炎听力损失为轻-中度的气导传导听力损失，以低-中频听力损失为主，骨导传导是正常的。

（4）听性脑干反应（auditory brainstem response，ABR）和多频稳态反应（auditory steady state response，ASSR）检查：对于一些不配合做行为测听检查的婴幼儿，可行客观ABR和ASSR的气-骨导反应阈检测，来明确传导性听力障碍情况，目前有一种新技术Masked-Chirp-ABR更具有精准性的频率特性（500Hz、1 000Hz、2 000Hz和4 000Hz）来检测听觉反应阈（见第六章第三节）。

3. CT检查　不建议常规进行颞骨CT扫描，但疑有中耳积液或颅内和颅外并发症者需做颞骨CT检查，进一步明确诊断。

4. 病原菌检测　对于非化脓性中耳炎的中耳积液细菌培养阳性率不高，不作为门诊常规检测手段。对于一些反复中耳积液需置管手术的患儿可常规行中耳积液细菌培养，便于围手术期用药，减少复发，最常见致病菌为肺炎球菌，阳性率70%，其次为未定型流感嗜血杆菌，阳性率约为20%、卡他莫拉菌、金黄色葡萄球菌等。

5. 实验室检查　细菌性感染常伴有白细胞总数升高，C反应蛋白大于10mg/L，血沉加快。

（三）治疗

首先观察随访及对症治疗，未好转的需进行病因治疗，以及手术治疗等，其目的是使其听力得到康复及促进患儿的言语-语言得到健康发展。

1. 观察与随访　研究证实绝大多儿童OME具有自限性，可进行随访等待，采用一些对症治疗方法，中耳腔的分泌物能否自行吸收取决于发病的原因和持续时间，一般观察72h

后,症状未缓解的需对因治疗,必要的时候需手术治疗。

2. 抗菌药物病因治疗

(1)中耳炎伴耳漏:症状严重(如中 - 重度耳痛、或者耳痛超过48h、或者伴有全身症状如体温超过39℃),其不论患儿年龄大小、单侧或者双侧,均应及时予以抗菌药物治疗。

(2)婴幼儿:6~23个月龄患双侧或单侧分泌性中耳炎,仅有轻度耳痛症状(小于48h)和体征,或伴有体温低于39℃者,应予以抗菌药物治疗。

(3)学龄前或学龄儿童:双侧或单侧分泌性中耳炎,有小于48h的轻度耳痛,体温低于39℃,可以予以预防性抗生素治疗,或者给予密切的随访,如果在随访的48~72h中症状没有改善或者恶化者应及时给予抗菌药物治疗。

抗菌药物的选择应考虑儿童分泌性中耳炎常见的三种致病菌,包括肺炎链球菌、非典型流感嗜血杆菌和卡他莫拉杆菌。根据国内外指南、文献报道及临床实践经验,推荐选用口服阿莫西林,其常用剂量40~45mg/(kg·24h)增加到80~90mg/(kg·24h)能有效对抗青霉素中度敏感菌株,疗程7~10天。或选择大环内酯类抗生素,如口服阿奇霉素等,阿奇霉素每次剂量10mg/kg,每日1次,疗程为3~5天,疗程总剂量不超过1 500mg,阿奇霉素的优势是中耳 - 乳突感染部位组织浓度高、疗程短、作用时间较长、依从性好,其也适用于青霉素类药物过敏者。一线药物耐药者,可选用第2或第3代头孢菌素,如头孢地尼也适用于有 I 型变态反应的儿童。

3. 局部对症治疗

(1)1% 酚甘油滴耳剂,主要针对分泌性中耳炎的早期耳痛症状。

(2)0.3% 氧氟沙星滴耳剂,主要针对分泌性中耳炎的局部抗感染治疗。

(3)鼻腔局部使用减充血剂,以及抗组胺药或鼻用激素,可缓解咽鼓管咽口炎性黏膜的肿胀,降低中耳腔负压,减少渗出,缓减疼痛。

4. 手术治疗

(1)鼓膜切开引流术,主要针对分泌性中耳炎急性发作引起的耳痛无法缓解,或保守治疗效果欠佳患者。

(2)鼓膜切开中耳置管术,是治疗儿童分泌性中耳炎的有效手段,其指征为:半年内发作3次,一年内发作4次。

(3)腺样体肥大堵塞咽鼓管咽口,需行腺样体切除或消融术,以解决咽鼓管堵塞。

二、儿童中耳胆脂瘤

儿童中耳胆脂瘤分为先天原发性胆脂瘤和后天继发性胆脂瘤。原发性胆脂瘤是系指中耳内胚胎剩余上皮组织由于各种因素刺激增生,导致形成上皮团块,多位于上鼓室,鼓膜完整正常,待向外扩张穿破鼓膜后进入外耳道后上壁,继发感染可出现耳流脓。

继发性胆脂瘤系指慢性中耳炎局部炎性刺激导致上皮增生过度而形成,国内普查小学生千余人发现,慢性中耳炎发病率为 0.5%~4.3%。另外报道,在儿童慢性中耳炎中胆脂瘤的发病率为 30%。儿童慢性中耳炎引起胆脂瘤的发病机制有多种学说,大多数人接受的学说是上皮移行学说,即耳道皮肤下的基底细胞具有增殖潜力,在中耳的反复炎症的刺激下,基底细胞增殖侵入中耳黏膜下组织形成肉芽肿,同时黏膜下硬化形成新骨,团块增大,形成上皮角质层脱落坏死,继发感染,可分析出含有胆固醇的物质,酷似肿瘤,称为胆脂瘤。另一种观点认为是上呼吸道感染引起咽鼓管阻塞,中耳负压,产生鼓膜松弛部内陷形成囊袋,即为胆脂瘤前期,上皮团块逐渐堆积,反复感染形成胆脂瘤。

（一）临床表现

1. 耳流脓,反复发作,轻者为粘脓性、间歇性,重者为黄稠脓液,呈持续性的。

2. 早期耳镜检查鼓膜呈黄白色,有时可见松弛部小穿孔,并覆盖脓痂,时有脓性臭味液体。

3. 听力学检查示传导性听力障碍,以低 - 中频听力下降为主,根据不同的年龄采用不同的主观或客观听力气骨导检测。

（二）诊断

反复耳流脓病史,耳镜检查示耳道内黄白色脓痂,特别是在上鼓室部位,时有鼓膜松弛部穿孔,原发性胆脂瘤表现在外耳道后上壁可见白色的胆脂瘤上皮,听力学检查示传导性听力障碍,颞骨高分辨率薄层 CT 扫描可见骨质破坏,病理可进一步确诊。

（三）治疗

1. 局部治疗

（1）清除外耳道脓痂,定期清理及清洗耳道腔内。

（2）局部采用广谱抗菌药物滴耳液,因为细菌大多数为金黄色葡萄球菌、嗜血流感杆菌等。

2. 手术治疗

（1）去除周围感染灶,如鼻腔息肉、腺样体肥大等。

（2）上鼓室鼓窦内胆脂瘤病灶清除术。

（3）乳突根治术,彻底刮除肉芽和胆脂瘤。

（4）鼓室成形术,清除胆脂瘤病灶后,行听骨链重建术,使患儿听力得到康复。

三、儿童耳道闭锁伴中耳畸形

先天性耳道闭锁伴中耳畸形往往伴有耳郭畸形,发病率为（0.33 ~ 2.08）/10 000,相当一部分与遗传基因突变有密切关系,例如 *BMP5* 基因缺陷。由于其可致患儿出现传导性听力障碍,从而影响患儿言语 - 语言的发育,特别是双侧性病变,因此,早期干预治疗是非常重要的,能够使患儿的听力得到尽早康复。

（一）外耳道与中耳畸形的分类

外耳道及中耳畸形的分类方法较多,在国际上临床较常用的是 De la Cruz 分类法评分法。De la Cruz 是将耳畸形分为轻度和重度两型:轻度的仅外耳与中耳畸形,其他乳突发育、前庭窗、面神经和前庭窗关系正常;重度的不仅外耳与中耳畸形,而且乳突发育不良,前庭窗畸形或缺如,面神经水平段走行异常,内耳畸形。轻度的一般手术效果比较好,术后听力得到康复的可能性较大。

另外,Schuknecht 根据外耳道与中耳发育状况,分为四型:a 型,纤维软骨性外耳道狭窄,伴中度传导性耳聋;b 型,骨性和纤维软骨性外耳道狭窄、弯曲、伴中到重度聋（因听骨链畸形）;c 型,完全骨性闭锁,有中耳腔,乳突含气,无鼓膜,以闭锁板替代,听骨链畸形,见锤砧融合,面神经走行异常;d 型,完全骨性闭锁,中耳腔发育不全,乳突不含气,听骨链和面神经严重畸形。

（二）先天性外耳道中耳畸形的听力重建手术

1. 手术适应证　先天性外耳、中耳畸形的治疗主要以手术治疗为主,大约 40% 的患儿由于解剖因素不适合手术（影像学检查）。对于耳畸形患儿的听力重建术是一项极具挑战性的技术，因考虑到面瘫、感音神经性耳聋等严重并发症，到目前为止，此项技术仍然只是由少数经验丰富的耳科医师完成。因此，传统观念认为对于单侧小耳畸形对侧耳听力正常的患儿，不推荐进行听力重建手术，仅对双侧耳畸形行听力重建术，使患儿的听力得到康复，并促进言语-语言的发育。但是最近的研究显示无论何种原因造成单耳听力的儿童，其都会有言语发育迟缓，注意力缺陷，从而影响学习成绩。而且，听觉系统的可塑性要比此前认为的强，一些患儿即使在多年的听觉剥夺之后，仍然可以重塑部分双侧听觉。对于单侧畸形听力缺陷的患儿也可行听力重建术，应选择 De la Cruz 耳畸形分类为轻度的并且是传导性听力障碍的患儿，建议只有骨气导差＞30dB 的患耳才进行重建手术。听力重建适应证选择的重要依据是颞骨高分辨率 CT 及 MRI 检查（内耳及内听道、听神经发育正常）。

2. 手术时机选择　耳畸形的听力重建手术时机很重要。双侧畸形中，手术年龄一般不应小于 5 岁，通常在 6 岁左右进行以满足患儿入学的需求。因为年龄越小，耳道狭窄等并发症的发生率会越高。然而，单侧畸形的患者，手术可以推迟到 10 岁以后或者成年以后进行（见第十章第一节）。

3. 手术禁忌证　尽管先天性外中耳畸形患儿很少合并内耳畸形，但是，合并内耳畸形（如大前庭导水管或半规管发育畸形）或伴感音神经性耳聋，就是听力重建手术（中耳成形术）的禁忌证。另外，中耳严重畸形伴有面神经畸形瘫痪，不能进行听力重建手术（见第十章第三四节）。

4. 术前评估

（1）全身检查：除外相关的其他畸形。对患侧耳部的检查应该包括表面皮肤健康情况、发际线高度、残余耳的位置。还应评估患侧面神经功能，因为小耳畸形通常和面神经功能异常相关，以及脑功能评估。

（2）听力学检查：根据患儿年龄可选择主观听力学纯音听力检测或者客观听性脑干诱发反应（ABR）检测，以及频率特性的 ASSR 和 Chirp-ABR 气骨导检测。

（3）影像学检查：颞骨 CT 检查是先天性外中耳畸形患儿术前的常规检查项目，用于了解颞骨发育状况，尤其是中耳和内耳的畸形情况，以及外耳道闭锁情况。

5. 外耳道中耳畸形的听力重建手术径路和方法　外耳道骨性闭锁及中耳畸形的手术从 Kiesselbach（1883 年）时代开始，直到 Pattee（1947 年）之后，已有较多手术径路和手术方法，目前比较常用的有以下几种：直入式径路（前方径路，anterior approach）、乳突径路（transmastoid approach）和鼓窦径路的三种手术径路。

（1）直入式径路：即通过闭锁板，直接到达听骨链，是较常用的术式，其手术方法是在耳郭后方切开皮肤和皮下组织，向前掀起骨膜直至颞下颌关节窝。如果骨膜发育尚可，筛区尚可辨认，可以从筛区开始磨。如果骨膜完全没有发育，颞骨表面无法辨认筛区，就从颞线水平颞下颌关节窝后方开始，向前内侧磨。用切割钻配合金刚钻头。首先定位鼓室盖，然后沿着鼓室盖找到上鼓室，暴露畸形的听骨。最常见的听骨畸形为锤砧融合，而镫骨完好。小心磨去闭锁板以完全暴露、松解听骨。面神经一般都在融合听骨的内侧，但也有可能出现在中耳腔的下部和后部。术中尽量避免开放过多的乳突气房，一般再造耳道的直径要达到正常耳道宽度的 1.5 倍。

听骨链重建可以利用患儿原先的听骨，也可以利用人工听骨。用颞肌筋膜做人工鼓膜，要注意用明胶海绵或膨胀海绵压在前下方形成鼓膜与耳道的夹角。再造耳道内壁要衬有皮瓣,一般使用取自于下腹部或者大腿内侧的大约 $6cm^2$,厚度 0.3mm 的裂层皮瓣,在耳道内塞入支撑物使皮瓣与耳道骨面紧密贴合,防止耳道狭窄。最后要在耳道口行耳甲腔成形,并将外耳道皮瓣和耳道口皮肤间接缝合,最后在耳道口压入抗生素敷料防止耳道口瘢痕狭窄。

（2）乳突径路:是指经乳突径路伴/不伴面隐窝开放,从颞线水平颞下颌关节后方乳突筛区开始,首先定位窦脑膜角,然后沿着找到鼓窦,最后定位外半规管和闭锁板。用金刚钻和刮匙小心将听骨与闭锁板分离。乳突轮廓化,其余步骤与直入式相同。

乳突径路解剖标志清楚,容易定位闭锁板和面神经,可顺利的发现听小骨,直视下把听骨链与闭锁板分离,减少了内耳及面神经的损伤,手术技术容易掌握,而且又安全。但也有弊病:如产生大的乳突腔,特别是气化型乳突,气房不易全部切除,外耳道会非常宽大,术后不易干耳,遗留的大乳突腔容易感染等。

（3）鼓窦径路:这一径路介乎直入式径路如乳突径路之间,在颞下颌关节窝后缘,颞线下方,筛区前方进入,先定位鼓窦,然后确定乳突、上鼓室、听骨及面神经方位,向前开放上鼓室行探查术。手术过程先开放部分鼓窦、前壁骨质尽量磨薄,暴露砧骨短脚,其次在其外侧定位闭锁板,并向前向下磨除致密的闭锁板,显露中鼓室,探查整个听骨链状况。如鼓窦外侧壁开放过大,则用备用的骨片修补,以避免人工鼓膜下陷,影响听骨链运动及乳突气房分泌物引流。耳道壁上如有较大气房口则用骨片填塞,待植入人工鼓膜后,耳道植入大腿断层皮片。

鼓窦径路的优点就是解剖标志清,易掌握,安全,省时,术中较易暴露听骨及断离听骨与闭锁板融合处,减少对内耳的损伤。手术中不全部开放鼓窦及乳突,术后不会遗留大的乳突腔,减少感染的机会。

6. 术中面神经保护问题　听力重建术包括外耳道成形术及中耳听骨链重建术,此手术的关键是如何保护面神经,因为相当一部分耳畸形的患儿伴有面神经走行异常,只有及时识别面神经各类畸形而以保护,才可在术中避免损伤。在以下三种畸形的手术治疗过程中有相应的对策。

（1）单纯中耳畸形:鼓索神经应视为此类手术的最初重要标志,鼓索小管出口部位的异常可以提示有面神经水平段或镫骨异常,分离鼓环时应避免牵拉损伤。当砧骨长脚、镫骨以及卵圆窗（前庭）等均缺如时,前庭区常难以定位,因此,首先明确面神经骨管,便于行前庭开窗术,经常会遇到面神经水平段骨管全部缺如,面神经大部分遮盖前庭区,甚者还可伴有双面神经环绕镫骨或其分支走行于镫骨的鼓岬侧,故术者手术操作一定要精确,避免面神经损伤。

（2）外耳道狭窄:外耳道狭窄终端被闭锁板封闭,手术方向不易判断,应需结合颞骨CT所示闭锁板厚度和其与锤、砧骨固定部位以及鼓室盖高度等数据,以选择最先开放中耳的起始点,但应以不损伤听小骨及面神经为前提。在有经验的基础上若能采用直入式径路,其效果明显优于经乳突径路。

（3）外耳道闭锁:开放鼓窦及准确中耳定位是此型手术避免误伤面神经的重要环节。术者必须善于在显微镜下辨认各型外、中耳畸形的解剖特征,对中耳内容物的精确定向力十分有助于术中对面神经的保护。此外,术中对任何骨壁内显露有"软组织样"结构时,均须在显微镜下详查及减压,决不能轻率误认为"黏膜"组织而误伤。对特别异常走行的面神经多分支,则宜行术中面神经监测（EMG）,以此增加保护畸形面神经的安全性。

7. 听力重建手术主要并发症

（1）感音性听力障碍：术中损伤镫骨或半规管可引起高频感音神经性听力障碍，其发生率大约5%。

（2）面瘫：由于面神经发育和颞骨发育的密切相关性，50%的小耳畸形患儿都同时伴有面神经走行的异常或面神经本身的畸形（如面神经多分支畸形和面神经骨管缺如），术中容易损伤面神经，其发生率可高达8%。

（3）外耳道再狭窄或闭锁：耳道狭窄是外耳道骨性闭锁患儿术后最常见的并发症，即使外耳道口开的足够大也不能完全避免再狭窄或闭锁。Harold报道耳道狭窄率为26%，因此，听力重建术后的患儿及其家长一定要注意耳道及耳郭卫生，定期随访清理耳道，一旦有感染发生要积极治疗。还可以在耳道口注射激素，防止瘢痕形成，同时制作硅胶耳塞，用于长时间扩张。尽量在瘢痕生成过程中给予处理。一旦瘢痕已经生成影响手术效果，就只能再手术切除。

（三）骨导助听器应用

相当一部分无法手术治疗的双侧小耳畸形患儿，助听器是首选的辅助措施。骨导声放大助听器传音原理是声音通过乳突骨传导传至内耳，然后到大脑，使患儿能够听到声音，主要针对耳畸形的传导性听力障碍。骨导声放大助听器分为二种：①软带式的骨导助听器，主要应用在小年龄患儿，特别是婴儿期的双侧听力障碍的患儿，早期进行听力矫正干预，可使患儿的听力-言语-语言得到健康的发展；②骨锚式助听器，在20世纪80年代出现了骨锚式助听器（bone anchored hearing aids，BAHA），由陶瓷和钛合金组成，不影响磁共振检查。主要应用在6岁以上的患儿，特别是双侧性传导性的听力障碍，一般由耳科医师进行手术植入，称为骨锚式助听器植入术。在植入之前，一定要考虑进行耳郭重建的问题，否则很有可能植入到耳郭重建的区域，还要考虑儿童乳突骨发育的情况，至少要有2mm厚度的乳突皮质骨才能妥善地进行固定（见第十章第三节）。

（许政敏）

第二节　感音神经性听力障碍疾病

听觉功能障碍表现为不同程度的耳聋，是导致言语交流障碍的常见疾病。据世界卫生组织2013年统计，全世界约有3.6亿人存在不同程度的听力残疾。在正常出生的新生儿中，先天性耳聋的患儿发病率为13‰～3‰，新生儿重症监护病房（NICU）中的高危新生儿的发病率达5%左右，随着年龄的增加，永久性耳聋患者持续增加，青春期耳聋患儿的发病率达到1%。据二次全国残疾人抽样调查初步统计，截至2006年4月1日，我国各类残疾人总数为8 296万人，其中听力障碍的人数达2 780万，占33.5%，居首位；我国0～6岁听力障碍儿童有80万，且每年新增约3.5万。

儿童感音神经性听力障碍常伴有言语发育障碍，虽然发病率明显低于中耳炎，但多为永久性耳聋，其对患儿身心健康的危害更加严重，需要医学工作者和家长的高度关注。与成人相比，儿童期感音神经性听力障碍的致病因素、发病率、高危因素、诊断策略和治疗方法等均不同，具有自身特征，本节主要对儿童感音神经性听力障碍疾病加以阐述。

一、感音神经性听力障碍的定义

由于内耳耳蜗螺旋器发生病变不能将音波转变为神经兴奋或神经及其中枢途径发生障碍不能将神经兴奋传入,或大脑皮质中枢病变不能分辩语言,统称感音神经性听力障碍。

二、发病率

儿童期较长,环境因素复杂多变,目前国内外尚缺乏确切的儿童不同阶段感音神经性听力障碍发病率的报道,流行病学研究主要集中在对新生儿先天性听力障碍发病率的研究。

新生儿先天性听力障碍的发病率在1‰~3‰,其中有超过50%的患儿由遗传性因素导致,且所占比例随儿童年龄增长呈上升趋势。由于后天环境因素影响和部分遗传性听力障碍表现为迟发型,儿童患病率也呈逐渐增高的趋势。

三、致病因素

儿童期感音神经性听力障碍的致病因素分为两大类:遗传性因素和环境因素。

(一)遗传因素

由来自亲代的致聋基因、新发生的突变致聋基因所导致的耳部发育异常,或代谢障碍,以致出现听功能障碍。遗传性听力障碍既有外耳、中耳发育畸形引起的传导性听力障碍,亦有内耳发育不全等所致之感音神经性听力障碍,其中,感音神经性听力障碍在遗传性听力障碍中占有重要的位置。在先天性听力障碍中,大约60%是由遗传因素引起的。近数十年来,随着分子生物学、遗传学和医学遗传学的迅速发展,遗传性听力障碍的基因研究已经有了长足的进步,取得了不少成果。

1. 按遗传方式的分类　遗传性听力障碍大多通过核基因遗传,少数与线粒体基因有关。遗传基因位于常染色体上称常染色体遗传;位于性染色体上则称性连锁遗传。这2种遗传方式均可分为显性遗传和隐性遗传。

(1)常染色体显性遗传(autosomal dominant inheritance, DFNA):凡遗传基因位于常染色体上,并由显性基因控制的遗传,其传递方式称常染色体显性遗传。如双亲之一是杂合子(heterozygote),子女中约有1/2是发病个体,另1/2则完全正常,且不遗传。目前认为在遗传性听力障碍中,由这种遗传方式传递的非综合征性听力障碍约占20%左右,听力障碍大多表现为出生后才发生的进行性听力下降,且以高频下降型为主,少数伴有眩晕。

(2)常染色体隐性遗传(autosomal recessive inheritance, DFNB):遗传基因位于常染色体上,由隐性基因控制的遗传,其传递方式称常染色体隐性遗传。在杂合子,这种遗传不会表现相应的症状,只有在纯合子时,才出现症状。隐性遗传性听力障碍患者,往往双亲的听力正常,患病个体在其全部子女中占1/4,男女发病的机会相等。近亲婚配者,后代发病的风险增加。由这种遗传方式传递的非综合征性遗传性听力障碍约占75%~80%,大多为重度或极重度性聋,且出生时即聋,故为语前聋。

(3)性连锁遗传(sex chromosome linked inheritance, DFN):由于Y染色体不携带完全的等位基因,故听力障碍的遗传基因主要位于X染色体上,随X染色体传递。目前发现,非综合征性感音神经性听力障碍中,X连锁遗传约占2%~3%;Y连锁遗传极为罕见,仅见我国王菊秋教授报道的一个江西耳聋家系,国内外尚未见到其他家系报道。性连锁遗传既可为显性遗传,亦可为隐性遗传。隐性遗传者,子女中男性发病率为50%,女性若为纯合子则受累,否则女性仅为遗传基因的携带者。显性遗传者,若母亲患病,子女有 50% 可能发病;若父亲为患者,则全部女儿均患病。

2. **按发病时间分类**

(1)先天性遗传性听力障碍(congenital genetic deafness):听力障碍于出生时即已发生的遗传性听力障碍,属于先天性遗传性感音神经性听力障碍。

(2)遗传性进行性听力障碍(genetic progressive deafness):出生时听力正常,而于出生后某一年龄阶段或某种诱因下方始出现进行性听力下降,最后发展为严重的感音神经性听力障碍。

3. **按伴发疾病的有无分类**

(1)非综合征性听力障碍(nonsyndromic hearing impairment,NSHI):听力障碍为发病个体唯一的遗传性疾病,其他器官无遗传性损害,约占遗传性听力障碍的 70%。在非综合征性听力障碍中,80% 属常染色体隐性遗传,15%~20% 属常染色体显性遗传,X 连锁遗传或线粒体遗传小于 2%。

(2)综合征性听力障碍(syndromic hearing impairment,SHI):患者除遗传性听力障碍外,尚伴有身体其他器官的遗传性疾病,如眼、骨骼系统、神经系统、肾脏、皮肤、内分泌系统、代谢性疾病等。临床上,根据受累器官和病变部位的不同而称为各种综合征。据统计,这种综合征约有 400 余种,约占遗传性感音神经性听力障碍的 30%。

(二)环境因素

环境因素贯穿于整个儿童期,对婴幼儿尤为敏感,包括母亲孕期、儿童出生时或者出生后受到的各种病毒或细菌感染、耳毒性药物、头部外伤和放射线等致聋因素。导致听力障碍的环境因素纷繁复杂,这些因素既可以单独导致听力障碍发生,也可以与遗传因素相互作用,共同致病。

1. **感染性因素**　各种感染因素,特别是传染病可以导致儿童出现不同程度的感音神经性听力障碍。有些感染属于非特异性感染,如中耳炎;而大多数传染病则属于特异性感染,如巨细胞病毒感染、流行性腮腺炎病毒、风疹病毒感染对听觉的损害尤为重要。

2. **新生儿疾病**

(1)高胆红素血症:与新生儿肝酶系统发育不全胆红素产生过多有关,常导致听觉、视觉、智能发育迟缓及其他行为异常。主要损伤脑干耳蜗核,而内耳功能正常,表现为单耳或双耳感音神经性听力障碍,部分表现为听神经病谱系障碍的听力学特点。高胆红素血症患儿听力障碍的发病率约为 18%,重度需换血治疗的高胆红素血症患儿听力障碍的发病率约为 35%。经治疗 2/3 患儿可以痊愈,但仍有部分患儿听力损失继续加重,故要早发现,早诊断,早干预,听力学监测,应定期随访至少到 3 岁。

(2)新生儿窒息缺氧:可引起新生儿脑组织缺氧而损伤,导致缺血缺氧性脑病,会影响儿童智力发育,产生不同程度的后遗症,如智力障碍、脑性瘫痪、听力障碍等。

(3)先天性巨细胞病毒感染:是新生儿常见的一种先天性病毒感染,也是导致新生儿非遗传性先天性听力障碍的常见原因。10%~15% 会出现先天性或迟发性感音神经性耳聋,可双耳或单耳。引起的听力损伤范围广(耳蜗、听觉通路病变),不同程度的听力受损,具有隐匿性、进行性、波动性特点。

包涵体感染的婴儿:如果听力初筛未通过,生后 42 天、3 个月、6 个月行听力复筛,仍未通过者,行听觉脑干反应(ABR)检测确诊,诊断为听力障碍。如果听力初筛通过,随着年龄的增长可能出现听力损失,需要进行长期的听力随访,以便早发现早治疗。

3. 药物或化学制剂致听力障碍

(1)药物致听力障碍:氨基糖苷类抗生素是我国听力障碍儿童的主要病因之一,在听障儿童中占 10% 以上,有报道认为可达到 50%。氨基糖苷类抗生素引起前庭耳蜗损害,导致耳聋和耳鸣。常用的抗生素中,按其对耳蜗毒性大小,依次为新霉素、双氢链霉素、卡那霉素、链霉素、庆大霉素、万古霉素、多黏菌素 B、相模霉素等。此类抗生素还可以通过胎盘对胎儿造成影响。此外,较常见的耳毒性药物包括:某些抗肿瘤药(如顺铂、卡铂)、髓袢利尿剂、水杨酸制剂、奎宁等。

(2)化学制剂:一些工业化制剂如铅、汞、砷、有机磷等损伤听觉器官,儿童接触这些化学物质的机会很少,因此较为罕见。一氧化碳中毒导致血红蛋白携氧障碍,神经缺氧会累及听觉系统,对儿童尤为明显,会导致感音神经性听力障碍。

4. 噪声性聋 成人多见,儿童中较少见,儿童噪声性聋多与燃放爆竹有关,呈双侧或单侧高频听力下降。

5. 外伤 儿童活泼好动,安全意识较差,特别是男孩,容易导致脑外伤,并发耳聋。值得注意的是,在对儿童外耳或中耳手术治疗时也可能伤及内耳造成医源性损伤。

四、听力障碍的分级

人类可听到的声音频率范围在 0.02~20kHz,一般把声音频率分为高频、中频和低频三个频带,听力正常的幼儿尚可听到 2kHz 频率的声音。人类言语的频率范围以 0.5~3kHz 为主,临床上常以 0.5~4kHz 的平均听阈为准进行分级。按 WHO 1997 年日内瓦会议推荐的听力减退分级标准,将平均语言频率纯音听阈分为 5 级。在儿童中(≤15 岁),听力残疾的定义为:较好耳的永久性非助听听阈水平的平均值 ≥ 30dB HL(见本书第四章)。

五、感音神经性听力障碍的临床诊断

感音神经性听力障碍系由耳蜗和听神经病变所致之聋。亦有学者将蜗核以上各级传导径路病变引起的听功能障碍也包含在内。基于听力学和影像学的迅速进步,目前已经能够在临床上区别耳蜗病变所致感音性听力障碍(或称耳蜗性听力障碍)和听神经及听觉传导通路病变所致之蜗后性听力障碍。

(一)感音性听力障碍

在感音神经性听力障碍中以感音性听力障碍居多,如先天性遗传性听力障碍、药物中毒性听力障碍、感染性听力障碍、自身免疫性内耳病、噪声性听损伤等。

感音性听力障碍的听力学特点:

1. 纯音听阈测试 气导听阈(AC)和骨导听阈(BC)一致性提高;气-骨导差 < 10dB。

2. 声导抗测试 A 型鼓室导抗图;镫骨肌反射存在,反射阈和纯音气导听阈差值 < 60dB(Metz 试重振验阳性);音衰试验(-)。

3. 听性脑干反应(ABR) ABR 因纯音听力图不同而有差异,可出现波 Ⅰ 或(和)波 Ⅴ 潜伏期延长;波 Ⅴ 潜伏期强度函数曲线陡峭;Ⅰ~Ⅴ波间期正常、缩短或延长。

4. 耳声发射(OAE) 中度以下听力损失的耳蜗性聋可记录到 DPOAE,但幅值降低。听力损失 > 40dB HL 时,TEOAE 消失。

5. 音叉试验 Rinne 试验 AC > BC(+);Weber 试验→健侧;Schwabach 试验 BC

缩短（–）。

（二）蜗后性听力障碍

蜗后性听力障碍系由听神经和／或其中枢通路的病变所致之听力障碍。其病因有：①颅内肿瘤，如听神经瘤、先天性胆脂瘤、桥小脑角胶质瘤等；②多发性硬化等脑干脱髓鞘病损；③炎症，如结核性脑膜炎、梅毒等可引起神经性听力障碍；④听神经病；⑤其他，如脑血管意外、脑血管疾患、脑干挫伤等。

蜗后性听力障碍的听力学特点：

1. 纯音听力曲线示感音神经性听力障碍　Békésy 自描听力曲线多呈Ⅲ、Ⅳ型。言语识别率明显下降。

2. 声导抗测试　示鼓室导抗图正常，纯音听阈正常或阈值轻度升高时，声反射即引不出，音衰试验（+）。交叉与非交叉声反射呈"对角式"分布，或"水平式"分布。

3. 耳蜗电图（ECochG）　示 AP 波形增宽，CM 正常或振幅增大，反应阈可较纯音听阈降低。

4. 听性脑干反应（ABR）　结果为患侧波Ⅴ潜伏期延长；波Ⅰ～Ⅴ间期延长；波Ⅴ潜伏期耳间差增大（> 0.4ms；> 0.3ms 应高度怀疑）；波Ⅰ～Ⅴ间期耳间差增大（> 0.4ms）；此外，尚可有波Ⅲ、波Ⅴ缺失等。如脑干中线病变，上述耳间差大多正常。

5. 耳声发射（OAE）　诱发性耳声发射存在，而 ABR 未能引出，示蜗后病变。

6. 其他检查　神经系统检查常发现其他脑神经病变征象，颅脑 CT、MRI、内耳道脑池造影等影像学检查对诊断有重要意义。

六、感音神经性听力障碍的防治

（一）感音性听力障碍的防治

感音神经性听力障碍的防治，主要是感音性听力障碍的治疗，仍是当前耳科学界的难题之一。在所有的感音神经性听力障碍中，除特发性突聋等极少数病种有可能自愈或通过及时适当的治疗，有可能使听力得到部分或全部的恢复外，其余几乎均无有效的药物和手术治疗方法，只能致力于积极的预防工作，如药物性听力障碍、感染性听力障碍、噪声性听力减退及爆震性聋等等。尽管助听器的功能日渐完善，但并不能对所有耳蜗性听力障碍的病耳都有足够的增益，由于经济或传统观念，目前也不能为所有的患者接受并使用。人工耳蜗植入术或脑干植入术的适应证正在扩大，有望将极重度听力障碍者带入有声世界，却不适用于所有患者。虽然新近在动物实验研究中，正努力探究毛细胞再生，以求有朝一日能用于治疗耳蜗性听力障碍，还有待时日。

1. 基因诊断和治疗　遗传学家发现，人类基因组中有 200 余个基因与听力障碍有关，与非综合征性遗传性听力障碍相关的基因约 150 个，对较常见的综合征性遗传性听力障碍的相关基因也进行了定位。这些相关的遗传学研究成果为遗传性听力障碍的防治工作奠定了基础。

基因诊断可以筛选出基因突变的个体携带者，在缺少有关听力障碍家族史的情况下，能对听力障碍个体及其家属做出相关致聋基因的诊断，从而指导生育，尽可能避免同类疾病的继续传播，预防听力障碍的发生。近年来，随着遗传基因与听力障碍发病机制研究的不断深入，各种听力障碍动物模型的建立，越来越多的学者试图通过基因治疗来预防和治疗感音神经性听力障碍。内耳膜迷路相对封闭、处于骨性迷路的包绕之中，与周围组织相对隔离;注入耳蜗内的载体可以通过流动的外淋巴液或内淋巴液在耳蜗内扩散。由于这些特殊的解剖和生理特点,为内耳基因治疗提供了理想的环境。而干细胞移植以替代损伤或损毁的毛细胞也是目前正在探索的治疗方法之一。

2. 内耳微显微外科大力发展 内耳微显微外科是选择适当的路径,将内耳微内镜插入内耳,从内部观察其形态和病损,并对所发现的病变采用微激光、扩张等方法进行治疗的全新科学领域。内耳微内镜技术最早开始于 20 世纪 90 年代,辅助极重度听力障碍患者的人工耳蜗植入术。进而在内耳临床扩大了应用范围,开展了治疗内耳疾病的手术,如内耳先天性畸形、外伤、肿瘤、鼓阶阻塞性病变等。内耳微显微外科的发展和应用,必将推动内耳疾病诊疗工作的全面进步。

3. 助听器的应用 助听器可使绝大多数听力损失者得益,有残余听力的听力障碍患儿,在药物或手术治疗无效,病情稳定后均可选配助听器。特别是对于儿童,他们的言语、语言和感知能力发育主要是依靠他们听到的听觉信号,听力损失会使这些儿童完成与听力正常儿童相同的教育程度多花 1~2 年时间,因此,一旦发现儿童有听力障碍,即使是轻度的,仍应提倡用助听器,并加强教育。总之,对儿童的听力障碍早发现、早治疗、强有力的康复计划是很有必要的。

4. 人工耳蜗的应用 中华医学会耳鼻咽喉头颈外科学分会 2013 年制定的《人工耳蜗植入工作指南》提出,人工耳蜗植入主要用于治疗双耳重度或极重度感音神经性听力障碍。

(1)语前聋患者的选择标准:①植入年龄通常为 12 个月~6 岁。植入年龄越小效果越佳,但要特别预防麻醉意外、失血过多、颞骨内外面神经损伤等并发症。目前不建议为 6 个月以下的患儿植入人工耳蜗,但脑膜炎导致的听力障碍因面临耳蜗骨化的风险,建议在手术条件完备的情况下尽早手术。6 岁以上的儿童或青少年需要有一定的听力言语基础,自幼有助听器配戴史和听觉言语康复训练史;②双耳重度或极重度感音神经性听力障碍。经综合听力学评估,重度听力障碍患儿配戴助听器 3~6 个月无效或者效果不理想,应行人工耳蜗植入;极重度听力障碍患儿可考虑直接行人工耳蜗植入;③无手术禁忌证;④监护人和/或植入者本人对人工耳蜗植入有正确的认识和适当的期望值;⑤具备听觉言语康复教育的条件。

(2)语后聋患者的选择标准:①各年龄段的语后聋患者;②双耳重度或极重度感音神经性听力障碍,依靠助听器不能进行正常听觉言语交流;③无手术禁忌证;④植入者本人和/或监护人对人工耳蜗植入有正确的认识和适当的期望值(见第十章第四节)。

(二)蜗后性听力障碍的防治

蜗后性听力障碍重在病因治疗,如桥小脑角肿瘤手术,在耳内镜辅助和三维重建影像导航下开展的微创外科,以及术中听力监护器的帮助下,使得听力保存或提高的可能性大为提高。听神经病的治疗仍在探索中,与神经性听力障碍有关的其他脑病的防治工作仍需神经内科、外科和儿科、耳科医师们的密切配合,共同努力探索。

(陈文霞)

第三节 混合性听力障碍疾病

听力损失同时包含传导性和感音神经性成分即为混合性听力损失。这种情况下,有病变的外耳或中耳将衰减的声音传向有病变的耳蜗。骨导阈值反映了感音神经性成分的损失程度。气导阈值反映了感音神经性听力下降和额外的传导性听力下降两种成分。

（陈文霞）

参 考 文 献

［1］王莹, 沈晓明, 岳孟源, 等 . 发热儿童中应常规进行耳镜检查［J］. 中华医学杂志, 2006, 86（44）: 3154-3155.

［2］TEELE D W, KLEIN J O, ROSNER B.Epidemiology of otitis media during first seven years of life in children in greater Boston: a prospective, cohort study［J］.J Infect Dis, 1989, 160（1）: 83‐94.

［3］NEFF M J.American Academy of Pediatrics, American Academy of Family Physicians.AAP, AAFP release guideline on diagnosis and management of acute otitis media［J］.Am Fam Physician, 2004, 69（11）: 2713-2715.

［4］COCO A, VERNACCHIO L, HORST M, et al.Management of acute otitis media after publication of the 2004 AAP and AAFP clinical practice guideline［J］.Pediatrics, 2010, 125（2）: 214-220.

［5］HAUK L.AAO-HNSF Releases Clinical Practice Guideline on Acute Otitis Externa［J］.Am Fam Physician, 2014, 90（10）: 731-736.

［6］许政敏, 王智楠, 姚红兵 . 儿童急性感染性鼻‐鼻窦炎诊疗——临床实践指南［J］. 中国实用儿科杂志, 2015, 30（7）: 509-511.

［7］GATES G A, KLEIN J O, IM D J, et al.Recent advances in otitis media, 1: definitions, terminology, and classification of otitis media［J］.Ann Otol Rhinol Laryngol, 2002, 111（1）: 8-18.

［8］HAYDEN G F, SCHWARTZ R H.Characteristics of earache among children with acute otitis media［J］.Am J Dis Child, 1985, 139（7）: 721-723.

［9］RUOHOLA A, MEURMAN O, NIKKARI S, et al.Microbiology of acute otitis media in children with tympanostomy tubes: prevalences of bacteria and viruses［J］.Clin Infect Dis, 2006, 43（11）: 1417-1422.

［10］AMOISEAUX R A, VAN BALEN F A, HOES A W, et al.Primary care based randomized, double blind trial of amoxicillin versus placebo in children aged under 2 years［J］.BMJ, 2000, 320（7231）: 350-354.

［11］LE SAUX N, GABOURY I, BAIRD M, et al.A randomized, double-blind, placebo controlled noninferiority trial of amoxicillin for clinically diagnosed acute otitis media in children 6 months to 5 years of age［J］.CMAJ, 2005, 172（3）: 335-341.

［12］BURKE P, BAIN J, ROBINSON D, et al.Acute red ear in children: controlled trial of nonantibiotic treatment in children: controlled trial of nonantibiotic treatment in general practice［J］.BMJ, 1991, 303（6802）: 558-562.

［13］MCCORMICK D P, CHONMAITREE T, PITTMAN C, et al.Nonsevere acute otitis media: a clinical trial comparing outcomes of watchful waiting versus immediate antibiotic treatment［J］.Pediatrics, 2005, 115（6）: 1455-1465.

［14］APPELMAN C L, CLAESSEN J Q, TOUW-OTTEN F W, et al.Co-amoxiclav in recurrent acute otitis media: placebo controlled study［J］.BMJ, 1991, 303（6815）: 1450-1452.

［15］LITTLE P, GOULD C, WILLIAMSON I, et al.Pragmatic randomized controlled trial of two prescribing strategies for childhood acute otitis media［J］.BMJ, 2001, 322（7282）: 336-342.

[16] MYGIND N, MEISTRUP-LARSEN K I, THOMSEN J, et al.Penicillin in acute otitis media: a double-blind placebo-controlled trial[J].Clin Otolaryngol Allied Sci, 1981, 6(1): 5-13.

[17] KALEIDA P H, CASSELBRANT M L, ROCKETTE H E, et al.Amoxicillin or myringotomy or both for acute otitis media: results of a randomized clinical trial[J].Pediatrics, 1991, 87(4): 466-474.

[18] VAN BUCHEM F L, DUNK J H, VAN' T HOF M A.Therapy of acute otitis media: myringotomy, antibiotics, or neither? A double-blind study in children[J].Lancet.1981, 2(8252): 883-887.

[19] THALIN A, DENSERT O, LARSSON A, et al.Is penicillin necessary in the treatment of acute otitis media? Proceedings of the International Conference on Acute and Secretory Otitis Media.[C].Amsterdam: Kugler Publications, 1986, 441-446.

[20] HOBERMAN A, PARADISE J L, BURCH D J, et al.Equivalent efficacy and reduced occurrence of diarrhea from a new formulation of amoxicillin/clavulanate potassium (Augmentin) for treatment of acute otitis media in children[J].Pediatr Infect Dis J, 1997, 16(5): 463-470.

[21] MCISAAC W J, COYTE P C, CROXFORD R, et al.Otolaryngologists' perceptions of the indications for tympanostomy tube insertion in children[J].CMAJ, 2000, 162(9): 1285-1288.

[22] ALPER C M, BLUESTONE C D, CASSELBRANT M L, et al.Advanced Therapy of Otitis Media[M].Hamilton: BC Decker, 2004: 113-115.

[23] Japan Otological Society, Japan Society for Pediatric Otorhinolaryngology, Japan Society for Infectious Diseases in Otolaryngology.Clinical practice guidelines for the diagnosis and management of acute otitis media (AOM) in children in Japan[J].Auris Nasus Larynx, 2012, 39(1): 1-8.

[24] 许政敏, 张建基.儿童急性中耳炎诊疗——临床实践指南(2015年制定)[J].中国实用儿科杂志, 2016, 31(2)81-84.

[25] 樊忠.实用耳鼻咽喉科学[M].山东: 山东科学技术出版社, 1996.

[26] 黄选兆.实用耳鼻咽喉头颈外科学[M].2版.北京: 人民卫生出版社, 2007.

[27] 中华医学会耳鼻咽喉头颈外科学分会.人工耳蜗植入工作指南(2013)[J].中华耳鼻咽喉头颈外科杂志, 2014, 49(2): 89-95.

[28] 吴皓, 孙常领.感音神经性耳聋的基因治疗研究进展[J].中国听力语言康复科学杂志, 2017, 15(3): 201-204.

[29] 张亚梅, 张天宇.实用小儿耳鼻咽喉科学[M].北京: 人民卫生出版社, 2011.

第八章	听力障碍常见疾病

第一节 传 导 性 聋

一、定义

经空气径路传导的声波,受到外耳道、中耳病变的阻碍,到达内耳的声能减弱,致使不同程度听力减退者称为传导性聋。

二、病因及流行病学

(一)病因

1. 外耳疾病　外耳道炎症、疖肿、外耳道异物、耵聍栓塞、外耳道肿瘤、外耳道胆脂瘤及先天性外耳道闭锁等。

2. 中耳疾病　中耳急慢性炎症、耳硬化症、外伤致鼓膜穿孔和听骨链中断、先天性听骨链畸形、鼓膜缺失、前庭窗蜗窗发育不全等。

3. 内耳疾病　部分内耳疾病可以通过"病理性第三窗"效应导致传导性聋。如半规管裂、大前庭水管综合征、颞骨 Paget 病等。

(二)流行病学

我国耳科疾病的患病率为 22.6%,其中外耳病 2.4%,中耳病 3.5%,内耳病 22.0%。先天性小耳畸形平均发病率 1.40/10 000,单侧发病为主,男女比例为 2:1,其中 96% 的患者有传导性听力下降。白种人耳硬化症发病率高达 0.5%,女性约为男性的 2.5 倍,以中青年人偏多。国外报道头部外伤引起传导性聋 4%~30% 有颅底骨折,其中 18%~40% 是颞骨骨折,常引起听骨链脱位导致传导性聋。

三、病理生理

(一)外耳、中耳疾病致传导性聋机制

分泌性中耳炎因咽鼓管功能障碍致中耳腔内负压,引起中耳积液。急性化脓性中耳炎炎症波及鼓膜,致局部坏死溃破,鼓膜穿孔。慢性化脓性中耳炎可形成吸收性骨炎,造成骨质破坏;伴有肉芽或息肉形成,组织粘连,甚至硬化灶形成,影响听骨链振动。中耳胆脂瘤通过多种病理机制破坏骨质:上皮下肉芽组织中的炎性细胞吸收骨质,肉芽组织产生胶原酶和酸性磷酸酶的破骨机制;压迫造成缺血使骨质吸收;胆脂瘤母膜内感染脱落的上皮分解产生脂肪酸有溶骨作用。耳硬化症特征性病理改变为耳囊骨和听小骨的异常骨质吸收和硬化,反复的骨吸收和新骨形成导致骨质沉着,形成致密骨质的硬化新骨;多发生于窗前裂,波及镫骨环韧带及足板。上述疾病均通过外耳道、中耳病变,阻碍、破坏传声结构,使到达内耳的声能减弱,产生传导性聋。

（二）内耳性传导性聋机制

内耳液体腔几乎完全被囊骨包裹，有一些开口或窗性结构与颅腔及空气充填的中耳腔相邻，如蜗窗、前庭窗以及蜗水管、前庭导水管、血管或神经束经过的小孔，称为"正常第三窗"。这些口径小、管腔长的第三窗具有较高的阻抗，对声能的传导作用有限，影响很小。

一些内耳疾病出现半规管、骨性前庭或耳蜗的解剖不连续或弥漫性病变，产生病理性第三窗。其可以分流气导声波进入颅腔，耗减声能，导致气导阈值提高；前庭侧的病理性第三窗通过降低前庭阶阻抗来增加前庭阶压力，上调耳蜗两边压力差，提高基底膜对于骨传导的反应，表现为骨导听阈下降。故此类内耳性疾病通过"病理性第三窗"机制导致传导性聋。

四、常见传导性聋疾病及临床诊断与治疗

传导性聋疾病较多，症状体征多明确，诊断不难，治疗原则是解除耳道堵塞、修补鼓膜穿孔、重建病变听骨链等（见第十章第一节、第二节）。

（一）外耳道胆脂瘤

是阻塞于外耳道骨部含有胆固醇结晶的脱落上皮团块。根据病史及外耳道特征性白色团块可诊断。无合并感染的胆脂瘤可用耵聍钩取出；感染严重、取出困难者可全麻及显微镜下操作，并应用抗生素控制感染；病变广泛时，酌情行外耳道成形、中耳成形术等。

（二）外耳道异物

豆类等植物性异物遇水膨胀，阻塞外耳道；遇水不改变形状的异物；时间过久形成耵聍栓塞。可用耵聍钩取出；异物嵌顿，可麻醉下取出，必要时做切口；继发感染者，可先消炎，再行取出。

（三）外耳道耵聍栓塞

外耳道软骨部耵聍分泌过多或排除受阻逐渐形成团块阻塞外耳道。细致耐心取出，过硬可滴药软化后取出，避免损伤外耳道及鼓膜。

（四）先天性外耳及中耳畸形

先天性外耳及中耳畸形常同时发生，前者系第1、2鳃弓发育不良以及第1鳃沟发育障碍所致。后者伴有第1咽囊发育不全，可导致鼓室内结构、咽鼓管甚至乳突发育畸形等。根据出生后即有的耳畸形可初步诊断。单耳畸形另耳听力正常者，手术一般在6~8岁时进行。单侧外耳道闭锁伴有感染性瘘管或胆脂瘤形成者，可视具体情况提前手术。双耳畸形伴中度以上传导性耳聋者综合评定后选择手术、佩戴软带骨导式助听装置或植入式骨导助听装置治疗。

（五）分泌性中耳炎

以传导性聋及鼓室积液为主要特征的中耳非化脓性炎性疾病。根据病史和临床表现，结合听力检查结果，诊断不难（儿童分泌性中耳炎，见第七章第一节）。治疗原则为改善中耳通气引流及清除中耳积液。先保守治疗三个月：保持鼻腔及咽鼓管通畅、促纤毛运动及排泄功能、糖皮质激素类等药物治疗，咽鼓管吹张治疗等。保守无效可手术：鼓膜穿刺抽液、鼓膜切开、鼓膜置管和咽鼓管球囊扩张、鼓室探查等；并积极治疗鼻咽或鼻腔疾病。

（六）慢性化脓性中耳炎

是中耳黏膜、骨膜或深达骨质的慢性化脓性炎症，以间断流脓、鼓膜紧张部穿孔和听力下降为特点。治疗原则是去除病因、控制感染、清除病灶、通畅引流、改善听力。酌情采取

鼓膜单纯修补、听骨链重建、鼓室成形术。

（七）中耳胆脂瘤

中耳胆脂瘤非真性肿瘤,是角化的鳞状上皮在中耳内形成的囊性结构,中间常堆积白色脱落的上皮组织。根据症状和体征可基本诊断,应与慢性化脓性中耳炎和中耳恶性肿瘤鉴别。应尽早手术治疗:彻底清除病变,努力保存和改善听觉功能,尽量保持外耳道的生理结构。酌情行开放式鼓室成形术、完壁式鼓室成形术等。

（八）耳硬化症

是内耳骨迷路包囊之密质骨出现灶性疏松导致镫骨足板的活动受限,临床上表现为传导性聋的一种中耳疾病。结合病史、症状、检查、辅助检查等可以确诊。早期听力下降不严重,可观察。出现明显听力下降,气导听力损失 45dB 以上,或气骨导差距 20dB 以上者,可行镫骨手术。有手术禁忌证者可配戴助听器。

（九）内耳性传导性聋

1. 上半规管裂综合征(superior semicircular canal dehiscence syndrome, SSCD)是上半规管骨质缺裂导致的耳蜗及前庭功能紊乱,可以表现为低频传导性聋。根据典型症状、体征、VEMP 结果及 CT 表现可诊断。治疗主要采用填塞上半规管或封闭骨质缺损的手术。

2. 大前庭水管综合征(large vestibular aqueduct syndrome, LAVS)是以前庭水管扩大伴有耳聋为特征的疾病,可出现混合性聋。人工耳蜗和助听器是治疗和改善 LVAS 听力的主要手段。

3. 颞骨 Paget 病是一种病因不明的慢性骨病,又称畸形性骨炎。累及骨迷路的患者常表现为伴有低频气骨导差的混合性聋。鉴于本病临床进展缓慢,对病变较小或无症状者可暂不手术、密切随访观察。病变发展较快者、伴有明显畸形和功能障碍为手术指征。原则上是尽可能彻底清除病变组织,并最大限度地保留功能。

五、康复评定

对传导性聋患者康复效果的评定可以从"客观"(言语测听数据,分为安静及噪声下的言语测听数据)和"主观"(问卷调查)两个视角来进行(见第十三章第二节)。

六、康复治疗

（一）康复原则

随着耳显微外科的发展,鼓室成形、听骨链重建术等已成为治疗传导性聋的成熟方法。对于大多造成传导性聋的疾病,通过相应的临床及手术治疗,常得到良好的听力恢复。部分患者不能进行手术或术后传导性聋恢复不佳者需要进一步康复治疗。重要的是康复理念的建立和康复原则的把握。

1. 双侧外耳道闭锁者 6 岁前尽早进行有效听觉言语康复,建议应用软带骨导助听装置;不能听力重建手术或手术效果不佳者建议应用植入式骨导助听装置。

2. 慢性化脓性中耳炎术后传导性聋恢复不佳者,部分使用传统助听器有效;无法控制的慢性耳漏、术后遗留的大术腔、无法配戴气导式助听器者,骨导助听装置是好的康复选择。

3. 不适宜手术治疗的鼓室硬化症、耳硬化症,唯一听力耳的传导性聋者,可尝试气导助听器,效果不佳时选用骨导助听装置更理想。

4. 头部放疗患者常伴发慢性中耳炎和放射性骨坏死,导致传导性聋。此时康复治疗原则是尽量避免耳道堵塞、以防感染迁延不愈,可应用骨导助听装置等。

5. 大前庭水管综合征 15% ~ 100% 的患者会出现低频气骨导差,一旦确诊应尽量避免头部外伤、竞技性体育运动、吹奏乐器、举重、用力擤鼻等,防止情绪的过分激动。病情加重时助听器和人工耳蜗是治疗和改善患者听力的重要手段。

（二）康复方法

部分传导性聋患者可使用气导助听器进行听力康复,但气导助听器有局限性:堵耳效应;高频听力增益不足;言语声失真;啸叫现象;引流通气差,引起反复发作的外耳道或中耳炎;信噪比较差,在噪声环境下语言理解差;外中耳闭锁患者不适合等。其他类型的助听装置,特别是各种植入性助听装置在传导性聋的康复治疗中起到重要作用。

1. 骨导助听装置　骨导助听装置克服了气导助听器依赖于外耳和中耳的局限性,给无法佩戴气导助听装置或者补偿不佳的传导性或混合性聋患者提供良好的听觉补偿效果。

（1）普通佩戴骨导助听装置:指传统的骨导助听装置,其通过头箍、发卡、眼镜、弹簧等将声音处理器紧紧的固定在颅骨上。由于需要很大的压力压迫颅骨,会刺激皮肤增生,导致患者疼痛,此外软组织的阻碍导致传音的减弱,限制了其临床应用。

（2）骨导植入式助听装置:通过收集外界的声音信号,振动颅骨内的植入体,绕过已损伤的外、中耳通过颅骨将声音传到耳蜗。根据植入装置是否与外界相通分为两类,植入装置与外界相通（暴露在皮肤外面）的穿皮骨导植入式助听装置,植入装置与外界不相通（包埋在皮肤里面）的经皮骨导植入式助听装置。

1）穿皮骨导植入式助听装置:有一个与颅骨骨质相融合的钛金属植入体通过与外界相通的穿皮装置连接言语处理器的助听装置。言语处理器通过拾取外界声音,经电磁信号转换后通过植入体引起高效振动把声信号传递给耳蜗,从而产生听力。

目前临床使用较为广泛的有骨锚式助听器（bone-anchored hearing gaid, BAHA）和 Ponto 系统。①骨锚式助听器（BAHA）:直接振动颅骨,不需要压迫皮肤与颅骨耦合,声音振动不会由于经过皮肤和软组织而衰减,因此具有声音传送效率高、音质好、耗电量少、压痛少等优点（见第十章第四节）;②Ponto 系统:包括植入体、穿皮桥基、声音处理器、个性化的软件和附件,其原理同 BAHA,在言语识别阈及噪声环境中的听力舒适度效果较 BAHA 更好。并发症:轻微的皮肤反应、装置松动需要重新放置、穿皮桥基丢失等。

2）经皮植入骨导助听装置:与颅骨骨质相融合的磁性装置通过皮肤外面的线圈装置连接外部言语处理器的助听装置。目前主要有 Sophono 系统、Cochlear Attract 以及骨桥（Bone Bridge）。①Sophono 系统,此系统由两部分磁性装置组成,一个是植入在内部,另一个在外部与内部磁性装置相吸附。其外部装置由声音处理器和一个骨传导振动器组成,内部的磁性装置将外部磁性装置吸附在头皮上,外部的磁性装置连接声音处理器并根据患者需要（头皮厚度）来确定不同磁力;声音处理器接受到外界声音,传递给振动器产生振动信号绕过外耳和中耳,直接传送到耳蜗,从而产生听觉。适用于 5 岁以上的患者,对于 5 岁及以下的患儿可以佩戴软带 Sophono。不需要桥基,而用一对磁性装置来替代,不影响外观,患者更易接受;同时也避免了周围皮肤的过度增生、感染和基座丢失的问题。对于容易出现植入体丢失和皮肤感染问题的儿童是更加适合的选择。植入后患者对声音的空间定位、感知能力和理解能力都有明显的提高。对患有双侧传导性听力损失的患者,是穿皮植入式骨导助听装置的有效替代装置。并发症主要是植入的磁性装置与外部磁性基板的皮肤脱落、疼痛和红疹等。②BAHA Attract 系统,该系统应用与 BAHA 一样的数字声音处理技术以及相同的骨融合技术；与 BAHA 的原理一样，与 BAHA 不同是用两个磁性的基垫代替了与骨融合的螺钉和穿皮的桥基，从而解决了桥基周围感染或者损伤及丢失等问题。包括内部（植入部分）和外部两个部分。植入部分由骨融合的钛螺钉和与螺钉整合在一起的磁垫组成；外部由言语处理器以及与语言处理器相连接的磁垫组成。并发症：少数佩戴患者出现皮肤红疹、红斑，磁垫压迫疼痛感。③骨桥，骨桥振动的装置在内部通过电磁传递的应用，使骨桥摆脱了物理通道的束缚，降低并发症的发生，患者听力有很大的改善（见第十章第四节）。先天性外中耳畸形以中至重度传导性聋为主，手术是主要的临床治疗方法。但其手术难度较大，远期效果不稳定且并发症较多，特别是术后出现感音神经性聋、面神经麻痹、耳道再狭窄或闭锁等风险较高。骨桥植入风险小、效果确实可靠，手术指征相对于传统外耳道成形、鼓室成形术得到了拓宽，即使中耳畸形程度重或 Jahrsdoerfer 评分 < 6 分，颞骨 CT 评估骨皮质厚度达 4mm 以上就可考虑骨桥植入。耳硬化症混合性聋者骨桥效果好，风险较镫骨底板切除、Piston 植入小，所以经济条件允许、且能接受骨桥外接收器者，可以选择使用。骨桥有软带和植入佩戴两种方式。

2. 振动声桥（vibrant sound bridge, VSB）　可用于轻度、中度到重度传导性聋，包括鼓室成形术未成功的患者、手术疗效欠佳的耳硬化症和慢性化脓性中耳炎（含胆脂瘤型中耳炎），以及先天性外耳道闭锁等传导性聋者。禁忌证：蜗后聋或中枢性聋，中耳感染活动期、伴有反复发作中耳感染的鼓膜穿孔，有过高的期望值，全身情况不能耐受手术等。佩戴 VSB 后噪声环境下言语识别率、语言的保真度、听觉舒适度、高频听力增益均优于传统助听器（见第十章第三节）。

七、康复护理

（一）围手术期康复护理

各种外耳、中耳手术，植入式助听装置手术，人工耳蜗植入等，要做好围手术期康复护理，将健康教育贯彻围手术期全程，确保患者手术顺利与成功。

1. 术前心理康复护理　患者及家属对手术不了解、期望值高、又担心风险，会产生紧张、焦虑、甚至恐惧情绪。应正确评估患者及家属的心理，多交流沟通，耐心讲解有关疾病知识及手术方法、原理、注意事项，舒缓其不良情绪，消除顾虑，建立适宜的期望值。患者听力差，与其沟通时声音适当放大，减慢语速，对于合理要求给予满足，减轻患者的不良心理反应，使之能积极配合。

2. 术前常规护理　全麻者术前 6～8h 禁食水，术侧耳周备皮，指导患者正确滴耳、擤鼻方法。

3. 术后护理　全麻术后去枕平卧 6h，密切观察生命体征，头宜偏向健侧，避免呕吐物污染伤口。观察切口渗出情况、体温变化、有无眩晕、恶心、呕吐等。注意伤口绷带有无松脱、移位，是否过紧或过松。术后疼痛按医嘱使用止痛药物，了解术后常见并发症，做好病情观察，采取有效措施。饮食护理宜选用清淡、富有蛋白质、维生素的食物，避免辛辣刺激性及粗硬食物。保持口腔清洁卫生，保持大便通畅。

4. 出院康复护理指导　保持术耳干燥，禁游泳；勿用力擤鼻、打喷嚏；遵循医嘱，按时复诊。

（二）听障人士心理康复护理

运用系统的心理学理论与方法，从生物 - 社会 - 心理角度出发，利用一些支持性心理康复手段，例如，疏导、劝说、解释来调整和改善其对待听力损失以及面对生活和适应社会的态度。使之重新树立起自信,积极地参与社会生活。着重调整患者对待听力损失的心态和思维方式,帮助其冷静、全面地看待问题,客观面对听力损失带来的生活困难和局限性。充分认识自身的价值和潜能,积极地参与到听力康复进程中来。建立良好的人际和社会关系,促进人格发展,使其坚持自己的理想,展现自己的学识和人格等方面宝贵的内在价值,得到良好的康复效果。

八、预防

(一)一级预防

目的在于预防疾病的发生,针对致病因子采取措施。对于外、中耳炎性疾病:锻炼身体,防止感冒。进行卫生宣教,提高对此类疾病的认识。积极治疗鼻、咽部疾病。普及有关正确擤鼻涕及哺乳卫生知识;积极防治上呼吸道感染和呼吸道传染病;有鼓膜穿孔或鼓室置管者避免参加游泳等可能导致耳内进水的活动。

(二)二级预防

对引起传导性聋的各种疾病早发现、早诊断、早治疗。对 10 岁以下儿童可酌情行筛选性声导抗测试。

(三)三级预防

主要为对症治疗,防止病情恶化,减少疾病的不良作用。及时对症治疗处理各种传导性聋疾病,积极康复防止残疾向残障转变。

九、预后

传导性聋的预后与原发疾病类型、病情严重程度、康复方法、康复治疗开展时间等因素密切相关。大部分外耳、中耳炎性疾病致传导性聋经过系统治疗预后良好。部分术后听力恢复不满意,或不能进行手术者通过听力辅助设备可以达到实用的听力和言语结果。

(姜子刚 张 莉)

第二节 感音神经性聋

一、突发性聋的听力康复

(一)突发性聋的定义

急性特发性感音神经性听力损失,也称突发性聋或特发性突聋,是耳鼻喉科常见的急诊疾病,是指 72h 内突然发生的、原因不明的感音神经性听力损失,至少在相邻的两个频率听力下降≥ 20dB HL。突发性聋对病人的身体生活精神产生很大危害,应被临床医生重视并及时采取积极的治疗措施。

由于其发病原因不明确,各国对其定义不完全相同。我国原来采用的是 2005 年济南会议的标准,标准指出突发性聋是于 3 天之内甚至数小时数分钟内至少在连续的两个频率听力突然下降 20dB 甚至更大的感音神经性耳聋,原因不明。2011 年德国指南定义的听力值和频率与我国的是相同的。2013 年美国指南不同于我国的是将突发性聋扩大到至少连续的 3 个频率听力下降增加到大于 30dB,当实际应用时,美国多中心研究专家发现使用这种标准时有很多的局限,后来他们指出在实际应用中可将这个标准扩展到小于30dB以下。目前,中华医学会耳鼻咽喉头颈外科学分会和中华耳鼻咽喉头颈外科杂志编辑委员会根据最新的数据和结果,重新修订2015版突发性聋诊疗指南,规范国内突聋的诊治。做出了明确的定义:72h内突然发生的、原因不明的感音神经性听力损失,至少在相邻的两个频率听力下降≥20dB HL。并强调原因不明是指还未查明原因,一旦查明原因,就不再诊断为突发性聋,此时突发性聋只是疾病的一个症状。

（二）突发性聋的诊断分型

突发性聋根据听力损失累及的频率和程度,分为:高频下降型、低频下降型、平坦下降型和全聋型(含极重度聋)。

1. 低频下降型　1 000Hz(含)以下频率听力下降,至少250、500Hz处听力损失≥20dB HL。

2. 高频下降型　2 000Hz(含)以上频率听力下降,至少4 000、8 000Hz处听力损失≥20dB HL。

3. 平坦下降型　所有频率听力均下降,250～8 000Hz(250Hz、500Hz、1 000Hz、2 000Hz、3 000Hz、4 000Hz、8 000Hz)平均听阈≤80dB HL。

4. 全聋型　所有频率听力均下降,250～8 000Hz(250Hz、500Hz、1 000Hz、2 000Hz、3 000Hz、4 000Hz、8 000Hz)平均听阈≥81dB HL。

同时发现,中频下降型突发性聋(听力曲线1 000Hz处有切迹)在我国比较罕见,可能为骨螺旋板局部供血障碍造成螺旋器缺氧损伤所致,多与遗传因素相关,目前暂不单独分型(可纳入低频下降型)。

（三）突发性聋的分型治疗

高频下降型、平坦下降型、全聋型的痊愈率较低,必须建议尽早积极治疗。

1. 低频下降型　250、500、1 000Hz其中任意频率下降15dB以上。现在多认为这种类型的突发性聋是膜迷路积水引起的。治疗原则为改善内耳微循环、激素、脱水治疗等。如图8-2-1:

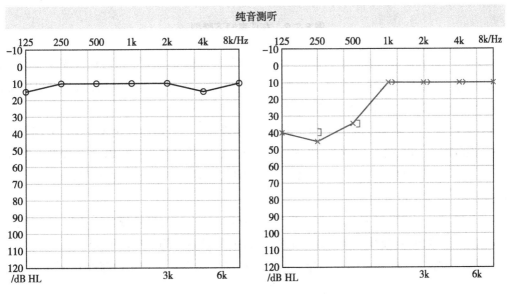

图8-2-1　左耳低频下降型

如果是平均听力损失 < 30dB 者,自愈率较高,可口服给药,包括糖皮质激素、甲磺酸倍他司汀、改善静脉回流药物等,也可考虑鼓室内或耳后注射糖皮质激素(甲泼尼龙、地塞米松或复方倍他米松等);听力损失 ≥ 30dB 者,可采用银杏叶提取物及糖皮质激素静脉给药。如若上述方案治疗无效,同时出现耳闷加重时,可给予其他改善静脉回流的药物进行综合治疗。值得注意的是,低频下降型患者可能存在膜迷路积水,输液量不宜过大,以及尽量避免使用生理盐水。

2. 高频下降型　2 000Hz 及以上频率听力下降 15dB 以上,50dB 以内的听力下降主要是外毛细胞损伤,60dB 以上的听力下降主要是内毛细胞损伤。研究发现,基底膜上离子通道的分布有差异,基底回离子通道明显多于顶回。因此治疗原则是建议使用离子通道阻滞剂(如利多卡因)、激素、改善微循环治疗。如图 8-2-2:

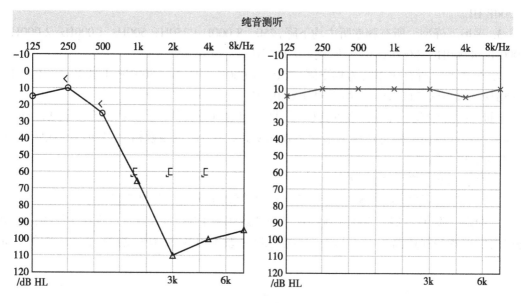

图 8-2-2　右耳高频下降型

可以使用改善微循环药物(如银杏叶提取物等)+ 糖皮质激素;如果有高调耳鸣的患者可以增加离子通道阻滞剂(如利多卡因)治疗;并且根据患者的具体情况,适当时可使用营养神经类药物(如维生素 B_{12} 等)进行辅助。

3. 全频听力下降者(包括平坦下降型和全聋型)　平坦型所有频率听力下降。取 500Hz、1 000Hz、2 000Hz、4 000Hz 平均听阈 ≤ 80dB 为平坦型,≥ 81dB 为全聋型。发病机制可能是内耳血管痉挛。因此治疗原则主要是解除血管痉挛、降低血液纤维蛋白原,改善内耳微循环,激素治疗等(图 8-2-3)。

4. 全聋型　所有频率听力下降。发病机制可能是内耳血管栓塞或血栓形成。因此治疗原则是溶栓,降低血液纤维蛋白原、激素,改善内耳微循环的治疗(图 8-2-4)。

此类患者建议尽早联合用药治疗。可以使用糖皮质激素 + 降低纤维蛋白原药物(如巴曲酶)+ 改善内耳微循环药物(如银杏叶提取物等)。

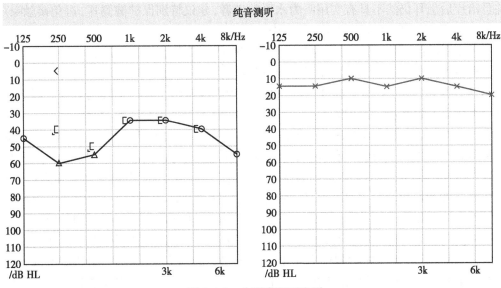

图 8-2-3 右耳平坦下降型

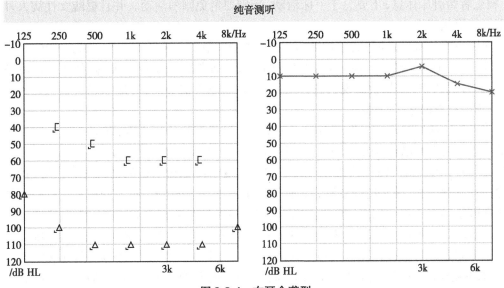

图 8-2-4 右耳全聋型

（四）突发性聋的康复治疗

少部分突发性聋有自愈倾向，特别是低频下降型。一部分患者可得到不同程度的自行恢复。治疗前听力损失的严重程度、是否伴有眩晕等影响预后。儿童和老人的听力康复较其他年龄组差。治疗开始的时间对预后也有影响，突发性聋建议按急诊来对待，争取尽早治疗以取得最好疗效。一般治疗开始时间，在发病 3 天内治疗效果很好，病程 7 ~ 10 天内开始治疗者，效果较好，治疗开始越晚，病程越长，疗效越差。

1. 疾病知识指导　向病人宣教本病发病的特点、诱因、及时治疗的重要性。告知病人完善各项相关检查，解释各项检查的程序和注意事项。如行 MRI 检查时，指导病人携带耳塞，避免机器噪音加重耳鸣。定期行听力测试，与前相对比，判断疗效。对于已经患突发性聋并且治疗后患耳仍然不具有实用听力水平的患者，建议特别保护健侧耳，避免接触噪声，避免耳毒性药物，避免耳外伤和耳部的感染。

2. 全身用药治疗　皮质类固醇激素是目前国际公认的治疗突聋的标准治疗方案。糖皮质激素主要是通过内耳的糖皮质激素受体起作用，糖皮质激素对内耳有抗炎、消除水肿、改善内耳微循环、增加内耳血液量、纠正电解质紊乱等作用。有些患者因全身原因不能使用全身类固醇激素治疗，或疗效欠佳。有研究表明对这类患者行鼓室内激素注射是一个较好的方法。然而，糖皮质激素常见的副作用有：应激性溃疡、心情改变、失眠等，长期应用可出现向心性肥胖及下丘脑-垂体-肾上腺皮质系统抑制等。向患者详细宣教糖皮质激素的药理作用及副作用，帮助患者正确的认识激素治疗的重要作用，并使患者认识到：糖皮质激素在突发性聋药物治疗中是必需的，在无激素应用禁忌证的情况下，短时间应用糖皮质激素对人体并无大碍，从而使患者放下"恐惧激素"的心理包袱，主动配合医生的治疗。

对于使用巴曲酶等溶栓治疗的病人，耐心讲解：使用药物前必须先查凝血功能及纤维蛋白原，使用药物后还应随时观察有无出血倾向，如：口腔黏膜、牙龈、球结膜出血及全身皮肤有无出血点，输液拔针后是否出血不止等。且每一疗程均进行出凝血时间及纤维蛋白原检查，严格执行无菌操作规程，根据患者的病情和个体差异调整输液速度，静脉输液结束时，嘱患者暂卧床休息，不要急于下床活动，特别要避免剧烈活动。并且提醒女性病人月经期不能使用此药物。

使用血管扩张剂，注意观察用药后的血压变化。由于某些血管扩张药能抑制磷酸二脂酶活性，松弛血管平滑肌，选择性地增加血流量，还能抑制血小板凝集，降低人体血液黏稠度，在治疗过程中，偶尔会出现头痛，颜面潮红及胃肠不适等症状，应向患者讲明是药物的反应，消除患者的紧张心理。

关于高压氧舱治疗突发性聋有很大的争议。如果药物治疗无效，单独进行高压氧舱治疗部分患者的听力也有所改善，但是突发性聋的时间不能长于3个月。在高压氧的作用下，可以改善耳内听觉器官的缺氧状态，改善血液流变学降低血小板的凝聚率和血液黏稠度，解除内耳血管痉挛；减轻组织水肿，加速水肿消退，此方法有利于听力的恢复。有些健康人存在咽鼓管功能不良，所以入舱前，认真检查其功能是非常必要的。能正常交流的患者可通过吞咽动作或捏鼻鼓气动作来确定咽鼓管的通畅情况；对双耳聋等不能正确沟通者，在电耳镜下嘱患者吞咽或捏鼻鼓气可见鼓膜煽动。因上呼吸道感染、鼻炎、咽部淋巴组织增生等引起咽部不通畅者，可在进舱前15min用羟甲唑啉滴鼻剂滴鼻，确定通畅者进舱。若咽鼓管不通畅，可以行鼓膜穿刺术。在操作前要向患者讲解高压氧的有关知识，详细介绍舱内的环境、通讯设备以及使用方法，以防发生意外事故。针对患者的心理矛盾，应耐心做好解释工作，使患者树立坚定的信念，充分发挥其主观能动性，配合默契，降低中耳气压伤的发生；告知患者穿棉质衣服，不穿化纤和腈纶质量的衣服，减少静电的产生，防高压氧治疗时发生爆炸，减少危险的发生，还要严密监测患者生命体征，对于患上呼吸道感染，中耳炎，血压高于160/100mmHg等的患者应劝其安心休息禁止入舱，帮助其稳定情绪。操作中要密切观察病情，常询问患者的感受，反复、耐心地向患者讲解开启咽鼓管的动作与方法；如有不适应减慢或停止加压，待患者症状消失后再继续升压。舱压升至治疗压力时，通知患者戴好面罩，指导患者正确的吸氧方法；吸氧时嘱患者不要讲话、吃东西，不做深呼吸，并要注意观察患者有无头昏、出汗、恶心、面肌或口角紧张抽搐、刺激性咳嗽、胸骨后疼痛等氧中毒症状，一旦发生应立刻中断吸氧。对忐忑不安的患者可播放轻音乐分散其注意力。减压时由于气体膨胀吸热,使舱温下降,应注意为患者保暖,以防发生感冒而影响治疗,嘱患者保持自然呼吸,不要屏气与剧烈咳嗽,防止发生肺气压伤。

3. 助听器、骨导助听设备、人工耳蜗的选择和言语康复　对于治疗半年后,听力无法恢复或部分恢复,仍影响生活、交流的患者,可选择助听器、骨传导装置或人工耳蜗进行干预补偿。

其中助听器是最为常见且实用的方法,可对轻度到中度有残余听力的患者进行补偿,听力损失程度越轻,补偿效果越佳,对于中重度和重度的听力损失,无法治疗恢复者,助听器是较实用的言语康复手段。对于极重度至全聋、无听力患者佩戴助听器没有效果。另外,现在助听器很多都备有耳鸣治疗功能,更加适合突发性聋伴有耳鸣的患者(见第九章第四节、第五节)。

骨传导装置对于中重度以下患者或不愿佩戴助听器者较为适合。

人工耳蜗是将声音转换成编码的电信号,刺激内耳的感音结构,使大脑产生听觉的一种电子装置。双耳重度或极重度感音神经性聋,配助听器无效,诊断病变位于耳蜗者,可考虑施行人工耳蜗植入手术。平均听力损失大于 90dB HL 的听力障碍者,应首选人工耳蜗植入(见第十章第五节)。

特别强调,不同病人康复的进程是有区别的,成人语后聋的患者在耳聋之前已经建立听觉语言系统,能够听懂语言并交流。开机后结合一段时间的训练,他们可以较快的掌握声音信号,恢复言语交流。而语前聋的儿童开机后听觉年龄只有 0 岁,因此建立自己的听觉语言系统的时间与正常儿童的语言发展类似。对于这类患儿,目前使用听觉口语法较多,此方法注重一对一的教学和父母的参与,应用短期课堂康复训练与长期的家庭康复结合的方案。针对不同年龄、性格、听力及言语基础,接受能力制定训练计划,并配合情景教学,与自然生活相结合,按照正常程序发展听觉、认知、说话及语言。

同时还强调,对于有适当听力补偿(包括助听器使用者),特别是人工耳蜗植入者应首先试用听觉口语训练法,以帮助其听、说两方面能力得到全面提高,但它不是唯一的康复方法。在不同阶段、不同活动形式以及对大龄植入者(术前基础差)的训练中,也可灵活综合使用不同方法。

(五)突发性聋患者的心理护理和心理康复

1. 突发性聋的易感性格特点　患病早期,由于发病急,患者常缺乏思想准备,易心情紧张,焦虑恐惧。随着情绪恶化原有症状会加重,影响治疗效果。心理指导还要有针对性地进行,对在单位任要职的患者,应主动关心、了解病情、认真操作、细心护理,使其逐渐适应患者的角色。对于敏感多疑的患者,以良好的服务态度,娴熟的护理操作技术,赢得患者的信赖。此时,护士应多与患者进行沟通,解除其心理压力,使患者以愉快乐观的情绪去面对疾病,并调动其潜力积极配合治疗至关重要。同时鼓励患者之间的相互沟通与交流,转移患者对听力变化的过分注意,从而减少患者因为听力变化引起的负面情绪。到了中期,患者对自己的疾病想得很多,渴望疾病尽快治愈。我们应用鼓励性的语言与患者交谈,重视患者的倾诉,使其精神有所寄托。在生活中关心体贴患者并尽力去帮助患者,尽量满足患者的需要。让患者了解突发性聋的性质,治疗方案,注意事项等知识,指导病人配合治疗,增强战胜疾病的信心。有的患者在后期因治疗效果不佳,会产生悲观失望心理。老年人多表现为忧虑、孤独、害怕,对治疗失去信心。而青年人,则担心耳聋影响前程,期望有好的疗效,一旦疗效不显著或反复发作,焦虑情绪与日俱增。因此要根据不同的心理反应进行耐心细致的解释病情和愈后情况,症状改善时予以肯定的鼓励。对心理障碍改善不明显者,帮助分析寻找原因使他们从困境中解脱出来。

2. 突发性聋的治疗心理护理与康复 对病人应给予热情接待,并详细向患者介绍病区环境,使其尽快熟悉及适应新的环境,减少对陌生环境而产生的焦虑心理。进行每一项检查或治疗时,耐心做好相关的解释工作,避免产生不必要的顾虑,并可安排家属来陪同患者,及时消除患者的恐惧感。还要了解患者发病的诱因及患者对于自己疾病的认知情况,向患者讲解耳的解剖特点、功能、疾病的转归及治疗过程中有可能出现的问题,让患者在接受治疗之前能对此病的预后情况有初步的了解,并一定程度上减轻患者心理上的负担。与患者之间建立良好的护患关系,护士应态度和蔼,关心体贴病人,就患者所担心的问题,有效地进行沟通与交流,进行各项操作前做到请字开头,谢字结尾,面带笑容,还要经常巡视病房,降低病房噪音,尽最大努力和患者之间建立一种相互信任的护患关系。突发性聋患者一般都起病急,突然的听力下降和耳鸣等会让患者难以接受,患者经常会情绪激动、易怒易激惹等,护士应该从病人的角度出发,语气温和,动作轻柔;经过几天的治疗后,病人开始失去信心,考虑到对以后的工作、生活、家庭等方面造成的影响,特别是与人交流不便,情绪常由烦躁转为抑郁,表现为沉默寡言、情绪低落、治疗态度消极等。医护人员应学习并应用心理学的相关知识来治疗和护理患者,减轻患者的身心痛苦,促进其康复,建立健康的生活方式。不但要了解疾病,更要从精神、社会、文化等方面了解患者,由于患者听力下降,在与其谈话时,单侧者应在其健侧耳边谈话,双侧者声调要提高。当患者讲话时,要耐心倾听,全面了解发病的心理因素及社会背景,有的放矢地指导患者,帮助其正确对待周围环境中的人和事。与患者交谈切忌流露出厌烦的目光和不耐烦的情绪,以免影响护患关系。护理人员要不断提高护士自身的心理学知识水平,达到更好地调动患者的积极因素,密切配合治疗,促使疾病尽早康复。

此外,突发性聋的康复中,规律的睡眠也是康复的重要因素。加强和患者的沟通宣教,讲明白睡眠的重要意义,让患者主动减少熬夜的习惯,改善睡眠质量,利于耳聋康复。同时要配合治疗阻塞性睡眠呼吸暂停综合征、失眠、睡眠障碍等疾病,有利于突发性聋的康复。

(李 欣)

二、噪声性聋

(一)定义

噪声是一类能引起人烦躁,危害人体健康的声音。它是振动不规律,缺乏一定音调与音色的嘈杂之声。短时间暴露于强噪声环境中引起的听力下降,离开噪声环境数小时后听力自然恢复属暂时性听力阈移,又称听觉疲劳。长期暴露在噪声环境下,听觉器官受损引起的高频听力下降,为永久性听力阈移。早期表现为纯音听力曲线在 4 000Hz 出现切迹样下降的感音神经性聋称为噪声性聋,也称慢性声损伤。主要表现为耳鸣、听力减退。由一次或多次高强度噪声瞬间导致的感音神经性聋称爆震性聋,属急性声损伤,多为全频听力受损,高频听力下降更严重。

(二)病因

1. 噪声强度 噪声强度越强,听力损伤越重;噪声频率越高对听力影响越大,窄带噪声比宽带噪声对听力损害大;脉冲噪声比同声级的持续噪声危害大,噪声对 4 000Hz 听阈影响最大。其次是 6kHz 和 3kHz,再之是 8kHz 和 2kHz。

2. 噪声暴露时间　噪声环境暴露时间越长,听力受损可能性越大。在噪声环境下工作的员工,工龄越长听力受损越重,连续暴露在噪声环境中比间断暴露危害更大。

3. 噪声的分类

(1)交通运输噪声:飞机、火车、汽车产生噪声及车辆鸣笛声等。

(2)工业噪声:工矿企业的机器轰鸣声,建筑工地和工程施工过程产生的噪声等。

(3)社会噪声:高分贝的音乐声,尤其摇滚乐声,高音喇叭声,大声喧哗,商城促销的录音循环播放声,早市喧闹声等。

(4)室内噪音:家用各种电器。

4. 噪声的特点　噪声是一种频率和强度毫无规律的随机组合声,常令人烦恼,有害于身心健康。即使是优美的音乐,如果聆听时间过长或音量过大也会引起听力损失。正常人听觉阈 0~20dB,人低声耳语 30dB,大声说话 60~70dB,电视机伴音 85dB,汽车声 80~100dB,电锯声 110dB,喷气式飞机发动声 130dB。人耳感到疼痛的噪声 ≥ 120dB。住宅区环境声音 40~50dB 为有噪音,0~60dB 为无害区,60~110dB 为过渡区,110~120dB 为有害区,长期生活在 70dB 噪声环境中,人的听力和健康均受影响。除可听噪声外,超声、次声这些听不到的声音对人体危害也很大。

5. 个体耐受性　个人对噪声损害的耐受性差异较大,若单位防护措施好或个人坚持采取防护措施,可明显减轻噪声损害。个人对噪声的敏感性与遗传有一定关系。

6. 噪声与听力的关系　噪声强度越大对听力危害越重;强度相同,频率越高危害越重;噪声伴震动比噪声无震动对听力影响大。年龄越大,听力越易受噪声损害,但与个体对噪声的敏感度有关。原有感音神经性聋的患者易受噪声损害。在噪声环境中,听力受损与能否坚持防护有很大的关系。

(三)流行病学

随着工业化发展,环境噪声明显增大,噪声污染已成为世界七大公害之首。在美国,生活在 > 85dB 环境中的人数逐渐上升;在欧盟,约有 40% 人全天受交通噪声污染;而在发展中国家,约有 20% 的人生活在 > 60dB 的交通噪声环境中。全球范围内,噪声性聋约占成人耳聋的 16%。由于工作环境噪声防护不当引发的噪声性聋日益增多,成为不被关注的职业病。青少年喜欢参加的娱乐活动,如:卡拉 OK 厅唱歌、游戏厅打游戏、参加摇滚音乐会等可能导致暂时性听阈下降。长期、多次参加强噪声环境下的各种娱乐活动的人听力和健康均会受到一定影响。噪声除了对听觉系统损伤外,对人的心脑血管、消化系统、神经系统、内分泌系统以及精神、心理方面都有影响,应该给予高度关注。

(四)病理机制

1. 代谢学说　噪声可使耳蜗螺旋器受到机械性损伤,引起耳蜗组织代谢发生改变,缺氧及能量代谢障碍引起耳蜗支持细胞和毛细胞酶系统严重紊乱,螺旋器上的毛细胞部分缺失、变性、坏死,纤毛脱落,毛细胞排列散乱倒伏,并引起耳蜗神经纤维退行性变,耳蜗螺旋神经节细胞变性和缺失等。

2. 血管学说　噪声导致内耳血管痉挛,微循环发生改变,引起内耳代谢紊乱,内耳连接蛋白发生破坏、缺失,毛细胞的胞质内线粒体分布及结构异常,溶酶体增加,耳蜗外侧壁血管纹迷路屏障通透性发生改变,引起耳蜗内、外毛细胞缺血、坏死。

3. 机械学说　高强度噪声可引起迷路内液体流动加速,螺旋器剪式运动幅度加大,可造成不同程度的盖膜 - 毛细胞机械性损伤,卵圆窗膜破裂,毛细血管出血,螺旋器从基底膜上剥离等。

4. 耳蜗内环境改变　噪声影响内耳电解质,如:铁离子、钾离子、钠离子以及一些神经递质,如,乙酰胆碱、脑啡肽、β物质、γ-氨基丁酸、一氧化氮等,可以诱发耳蜗突触病,即内毛细胞与耳蜗螺旋神经之间的突触发生病变。

5. 高频区易受损　耳蜗接受高频声音的细胞纤维较少,多集中在基底部,而接受低频声的细胞纤维较多并分布广泛,因此初期耳蜗底部易受噪声影响,表现为高频听力下降。有研究发现耳蜗螺旋板在4 000Hz处为狭窄区,血液循环较差且易受淋巴液震荡波冲击而受损,同时听骨链对高频声波的缓冲作用较差,故高频区,尤其是4 000Hz听力下降最早、最明显。还有研究认为高频听力损失与外耳道共振有关,外耳道共振频率为3 000～4 000Hz,噪声可引起外耳道共振增强。

（五）临床表现

1. 耳鸣　常出现在听力损伤之前或伴有隐性听力损失,为持续性高调声,多为双耳,可引起患者烦躁和睡眠障碍。

2. 听力减退　为双耳渐进性感音神经性聋,早期表现为听觉疲劳,脱离噪声环境后可逐渐恢复。通常高频听力受到影响,低频不受影响,患者自感听力基本正常,不影响交流。中、晚期听力损失加重,影响交流,难以恢复。

3. 全身影响　长期接触噪声可引起焦虑、烦躁、心慌、失眠等症状,可诱发高血压、心脏病、内分泌紊乱、消化不良等疾病。

（1）精神系统的影响:机体在噪声长期刺激下,可引起难以入睡、梦中惊醒,出现头晕、头痛、失眠、乏力、记忆力衰退等症候群,严重时可发生精神变态、暴躁、易怒等,导致焦虑和抑郁。

（2）中枢神经系统的影响:研究发现在80dB以上的连续噪声作用下,脑血管紧张度和血液充盈度发生变化,出现一过性血管挛缩导致脑缺血。短期内这种变化是可逆的,但随着噪声强度的增加和接触时间的延长,这些变化将逐渐形成持久性病变。

（3）心血管系统的影响:表现为脉搏和心率发生改变,血压波动,心电图呈缺血性改变或传导阻滞,以及外周血流阻力变化等。噪声可导致或加重高血压、心脏病。研究发现,地区噪音每上升1dB,高血压发病率增加3%。

（4）消化系统的影响:接触高频噪声的工人,经常出现胃功能紊乱,食欲不振,恶心、呕吐、吃饭不香、肌无力,消瘦等症状。暴露于噪声环境中的工人出现胃功能紊乱时,并不一定出现听力损伤,通常胃功能和心血管功能的改变是噪声作用的早期临床表现。

（5）孕妇及胎儿的影响:孕妇长期处在＞50dB的噪声环境中,出现内分泌功能紊乱、精神紧张,严重者可使血压升高、引起宫内胎儿缺氧、缺血、导致胎儿发育异常、畸形甚或流产。

（6）对婴幼儿的危害:高分贝的噪声能损坏胎儿的听觉器官,使婴幼儿出生后出现先天性耳聋,并严重影响胎儿大脑的发育,导致智力低下。婴幼儿经常受噪音的刺激会引起精神萎靡、烦躁不安、消化不良、食欲不振等现象,妨碍婴幼儿身心健康与智力发育。婴幼儿的眼睛器官娇嫩,噪声还会影响视力,诱发眼病。

（六）检查

1. 耳内镜检查　外耳道、鼓膜基本正常。

2. 声导抗检测　鼓室曲线正常,声反射也可引出,部分声反射阈下降。

3. 纯音听阈检测　表现为感音神经性聋,早期噪声性聋典型纯音听力曲线为 4 000Hz 处呈 V 形下降;中期噪声性聋可导致听力下降加重,以高频区听力下降为主,纯音听力曲线呈 U 形;晚期噪声性聋为全频听力下降,但高频区明显低于低频区,曲线呈下降型,最后噪声性聋可发展为全聋(图 8-2-5,图 8-2-6)。

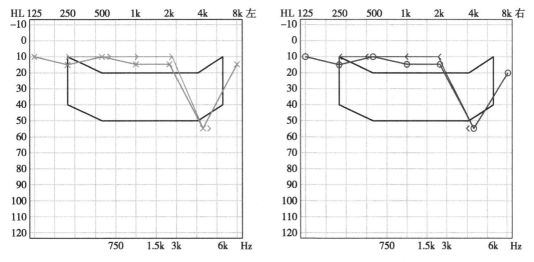

图 8-2-5　双耳早期噪声性聋纯音听阈图,高频呈 V 型切迹下降。

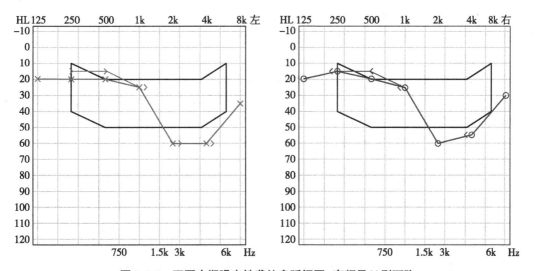

图 8-2-6　双耳中期噪声性聋纯音听阈图,高频呈 U 型下降

4. 扩展高频纯音测听(extend high frequency audiometry)用于检测人耳在 10～20kHz 的听阈水平,有助于发现早期噪声性聋。通常内耳早期声损伤首先发生在 10～20kHz 频率范围内,可早于其他频率,表现为暂时性阈移。

5. 耳声发射　部分噪声性听力损失在纯音听阈测定正常时其耳声发射幅值已有下降,因此耳声发射有助于发现早期噪声性聋,对职业性噪声性聋的早期监测有重要意义(图 8-2-7)。

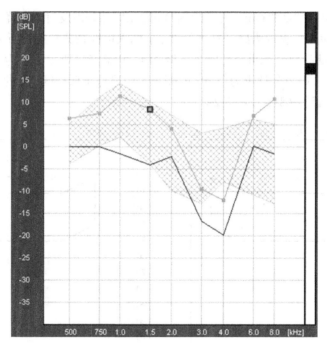

图 8-2-7　早期噪声性聋 DPOAE 图，4kHz 处 DPOAE 反应幅值下处未引出

6. 听性脑干反应　通常 V 波反应阈值大于 30dB。

7. 言语测听　早期高频区听阈下降对患者言语交流影响较小，随着噪声暴露时间延长，听力在言语频率处受累，出现交流困难，尤在嘈杂环境中明显。随着噪声环境作业工龄的延长和听力损失加重，言语识别率降低更为显著。

（七）诊断

1. 有噪音接触史　高噪声环境中工作或超时工作者，如拖拉机驾驶员、坦克驾驶员、舰艇轮机兵、机场地勤人员；经常戴耳机的电话员、无线电工作者、音乐爱好者，工厂里的铆工，锻工，纺织女工等。

2. 耳鸣　早期耳鸣呈间断性，白天听不到，晚上安静环境下可听到，对生活影响不大。中、晚期为持续性耳鸣，影响生活，导致睡眠障碍、焦虑、抑郁等。

3. 听力学检查　早期听力下降是可逆的，为暂时性听阈上移，休息数小时或数天可以恢复。噪声性聋纯音听阈曲线有特定图形，表现为感音神经性听力下降，主要是高频下降，尤其是 4kHz 处下降明显，中、晚期为永久性听阈上移，表现为全频听力下降，高频区下降明显。

4. 言语测听　早期高频区听阈下降，对言语识别影响不大；中、晚期影响言语识别率，在噪声环境中言语识别阈明显上升。

5. 易感基因筛查　对噪声性聋个体的人群化诊断有重要意义，目前认为与其相关的基因有 *KCNQ4*、*KCNE1*、*CAT*、*PCDH15*、*MYH14* 及 *HSP70* 等。

总之，涉及职业病诊断要慎重，由于噪音的敏感度个体差异较大，听力损失程度的评估通常根据纯音听阈值的平均值，通常取 500Hz、1、2 和 4kHz 的平均阈值。听力损失程度分级及听力伤残鉴定标准见第一章，不同企业的允许噪声及每日暴露时间限度见表 8-2-1。

表 8-2-1　不同企业的允许噪声及每日接触时间限度表

新建、扩建、改建企业		现有达不到标准的企业	
允许噪声 /dB(A)	每日工作接触时间 /h	允许噪声 /dB(A)	每日工作接触时间 /h
85	8	90	8
88	4	93	4
91	2	96	2
94	1	99	1

（八）康复原则

1. 尽快脱离噪声环境，不要长期佩戴耳机听音乐、不可长时间打电话。

无法脱离噪声环境者须佩戴护听器。

2. 早期耳鸣、听力下降，尤其是急性声损伤（爆震性聋）要尽早治疗，可使用血管扩张、营养神经药、糖皮质激素及抗氧化剂药物等，如：静滴银杏叶制剂、法舒地尔、前列地尔、丹参多酚等；肌注甲钴胺、神经生长因子等，口服甲钴胺、维生素 B_1、谷维素、糖皮质激素和胞磷胆碱钠等；亦可鼓室或耳后注射糖皮质激，针灸和高压氧可以辅助治疗。

3. 中、晚期经药物治疗无效，影响语言交流者可以佩戴助听器，严重听力下降佩戴助听器无效者可行人工耳蜗植入术。

4. 耳鸣严重者在药物治疗的同时，可使用耳鸣治疗仪治疗，也可佩戴有治疗耳鸣功能的助听器，双耳极重度耳聋，佩戴助听器无效，可行人工耳蜗手术，术后部分患者耳鸣可以缓解。

5. 对症治疗。伴有失眠、抑郁、焦虑者，可以口服奥卡西平、卡马西平、阿普唑仑、安定、精乌胶囊、乌灵胶囊、盐酸氟西汀、长春胺缓释胶囊等。

（九）预防

1. 控制环境噪声污染　使用吸音、隔音、消音、阻震和阻尼降噪等方法控制噪声，工地要有吸音处理，在声源和声通路上装配消声器。

2. 控制噪声接触时间　接触噪声者要控制噪声暴露时间，在 85dB 噪声环境中，可以每天工作 8h，每周工作 40h，工作 40 年，通常员工听力损失一般不超过 25dB，如果噪声强度增加，工作时间必须缩短，每增加 3~5dB，每天工作时间必须减半。

3. 个人听力防护　在噪声环境中，要佩戴隔声耳塞、耳罩和防声帽等。护听器有良好的隔音效果和通话性能，已在世界范围内广泛使用。

4. 定期听力学检查　在噪声环境工作的人员，上岗前需要做听力检测，并计入个人档案内。以后每年定期复查听力，将检测结果记录在个人听力档案中，如果发现听力受损，应积极治疗。做到早期发现，及时治疗，对噪声敏感者应调离工作岗位。

5. 非噪声职业人员在日常生活中要远离爆震声，少去高噪声的娱乐场所，用耳机听广播、音乐时，每半小时应让耳休息，每天不能超过 60min，音量控制在 60dB 以内。

（张晓彤）

三、老年性聋

（一）定义

老年性聋是指随着年龄增长出现的耳蜗毛细胞和听觉神经系统退行性变，导致渐进性双耳感音神经性聋。特指发生在老年人中,并排除了其他致聋原因导致的感音神经性聋,称单纯性老年性聋。由于老年人多患有其他老年性疾病,如高血压、动脉粥样硬化、高脂血症、糖尿病等,可加重老年性聋,也称复合性老年聋。老年性聋是老年人群中最常见的感音神经性聋,其临床特点为双耳对称、缓慢、进行性的感音神经性听力损失,且以高频听力损失为主,多数患者表现为言语识别率降低。严重的听力损失不仅影响老年人的正常言语交流,且长期处于交流困难环境中,老人还会出现心理及生理性疾病。危害健康,加重家庭和社会的负担。

（二）病因

1. 全身机体衰老　老年人多发生全身机体功能减退,通常伴发周围及中枢听觉系统生理结构的改变,是组织、细胞衰老的结果。由于细胞中有大量代谢废物无法排除,影响了全身各个细胞的正常活动。

2. 心脑血管疾病　多数老年人会出现动脉硬化、血液黏度增高、血脂代谢异常、红细胞携氧能力降低等,这些病理改变可引起耳蜗微循环障碍,导致双耳感音神经性听力下降。

3. 中枢神经系统的病变　老年人大脑听中枢多发生退行性改变,如脑白质变性、脑腔隙性梗死、脑梗塞、脑溢血等可引起听觉中枢神经系统功能下降。老年阿尔茨海默病是一种综合征,已有研究发现听力损失与认知状态存在正相关,听力严重下降可导致或加重该病。

4. 环境噪声　老年人在长期工作、生活中或多或少受到噪声的影响,可加重老年性聋。

5. 感染　既往有中耳炎及内耳感染病史可对听力有一定影响,引起混合型耳聋。老年人的慢性炎症被认为是衰老过程的关键因素,全身的慢性炎性疾病,如自身免疫性疾病等可引起或加重老年聋。研究发现老年人机体炎症水平与老年聋严重程度存在显著相关性。

6. 机体激素水平　女性老年聋可能与女性绝经后雌激素水平下降有一定关系。研究发现性激素和其他天然激素参与老年聋的听觉状态。醛固酮对外周听觉系统有一定影响。

7. 遗传因素　研究发现老年聋的发病年龄、进展速度与遗传因素有明显相关性。已发现核基因组改变、线粒体 DNA 基因的突变、缺失和编码区的多态性、miRNA、氧化应激基因多态性等与老年性耳聋的发展密切相关。

8. 药物因素　不少老年人患有各种慢性疾病需要长期服用各类药物,这些药物可能有一定耳毒性。同时药物之间的相互作用也可对老人听力造成损害。耳毒性、肾毒性及一些抗癌药物可加重老年聋。

（三）流行病学

目前我国已快速步入老龄化社会,老年人口明显增多,老年聋的发病率逐年递增。老年聋是继关节炎、高血压之后的第三大老年病,2006 年全国第二次残疾人抽样调查发现:老年聋患病率排在各类感音神经性聋的第一位,60 岁以上的听力残疾老人中老年性聋占66.87%,男性患病率显著高于女性,城镇现患率高于农村,不同文化程度与个人收入现患率无显著差异。既往有耳病、糖尿病、高血压、高脂血症、动脉粥样硬化等对老年聋的听力受损有显著正相关。2018 年 WHO 数据显示 65 岁以上老年人中三分之一患有中、重度听力损失,我国 2016 年四省调查研究发现听力损失随年龄增长而显著升高,60 ~ 74 岁老年聋占53.7%。因此老年聋的预防、早期筛查、诊断十分必要,通过早期干预和康复治疗,可极大提高老年人的生活质量。

（四）病理

老年性聋的致病因素复杂且多元化，研究发现，氧化应激反应、线粒体突变、细胞凋亡、炎症等多种途径都参与了老年性聋的发生发展，且各种途径存在交叉影响。

1. 听觉神经系统老化引起耳蜗基底膜增厚、钙化、变性、内外毛细胞萎缩，支持细胞减少等病理改变。

2. 耳蜗毛细胞及螺旋神经节细胞发生凋亡，部分螺旋神经节及神经纤维出现变性、坏死。

3. 内耳血管出现退化、萎缩，迷路动脉硬化、管腔狭窄，耳蜗血管纹萎缩。

4. 听中枢通路与核团出现细胞萎缩、减少、核团体积缩小等。通过 MEGA-PRESS 序列的编辑磁共振波谱（MR spectroscopy，MRS）检测发现老年性聋患者中 γ 氨基丁酸（GABA）浓度显著降低，认为老年性聋与中枢听觉系统 GABA 能神经递质功能失调有关。

（五）老年性聋的分类

1. 老年感音性聋　老年人耳蜗内、外毛细胞及其相互连接的神经纤维发生变性、萎缩或消失，通常病变从底周开始，逐渐向耳蜗顶周发展，首先受损的是外毛细胞，后累及内毛细胞，表现为高频听力下降，低频听力正常。

2. 老年神经性聋　老年人耳蜗螺旋神经节、螺旋神经纤维、内毛细胞与螺旋神经纤维之间的突触发生病变等导致全频听力下降，高频听力下降较重，言语识别明显下降，与纯音听阈下降程度不一致，但耳声发射检测正常。

3. 老年感音神经性聋　老年人的耳蜗内、外毛细胞、螺旋神经节、螺旋神经纤维、听觉中枢等发生退行性病变，导致对声音的感知、传入和言语分析功能障碍，表现为全频听力下降，言语识别明显下降，在噪声环境中尤为明显。

4. 老年血管性聋　又称代谢性老年聋。由于从顶周到底周的耳蜗血管纹萎缩，引起耳蜗代谢功能异常，内淋巴电离子浓度和耳蜗内电位发生改变引起全频听力下降，纯音听阈检查曲线图呈平坦型，言语识别率可正常。

5. 耳蜗传导性聋　亦称机械性老年聋，此类型的耳聋由耳蜗基底膜增厚，变性，弹性纤维减少等引起基底膜僵硬，上下移动不灵活，出现耳蜗传导性聋，表现为高频听力下降为主的缓降型听力曲线。

6. 中枢型聋　老年人大脑皮层的神经核团，如：蜗神经腹核、上橄榄核、外侧丘系、下丘及内侧膝状体等，发生神经节细胞萎缩、凋亡，数量减少，核固缩等，导致中枢神经性聋，表现为患者言语分辨能力差，只闻其声，不知其意。

（六）临床表现

1. 病史　年龄＞60 岁，出现原因不明的双侧高频听力下降，排除其他致聋因素，即为老年性听力损失。

2. 听力下降　老年性耳聋进展缓慢，多在不知不觉中逐渐加重，出现由高频向低频缓慢进行的双侧对称性感音神经性聋。通常双耳同时受累，也可双耳先后发病，听力损失以高频下降为主，严重时出现全频听力下降，但高频听力下降重于低频。声音定向能力下降。

3. 耳鸣　多数患者伴发高调耳鸣，早期为间断性，白天听不到，在夜深人静时明显。中晚期耳鸣加重，呈持续性。耳鸣声如蝉鸣、哨声、汽笛声，还有患者耳鸣是数种声音的混合声，影响睡眠和情绪。

4. 言语交流能力下降　多数患者言语辨别力下降，在噪音环境下交流更加困难，言语接受阈提高,与纯音测听结果不成比例。早期高频听力下降明显,低频听力基本正常,患者表现为能听见但听不清楚,当听力损失累及中低频时,在安静环境下也交流困难,出现声音大嫌太吵,声音小又听不清的状况。对门铃、电话铃声、鸟鸣等极不敏感。与人交流困难,进而不愿交流,社交能力下降。

5. 心理障碍　听力下降导致与人交流困难,可出现抑郁、焦虑、孤独、多疑、反应迟钝、记忆减退等问题。

6. 认知功能退化　老年聋晚期听力下降严重,导致或加重阿尔茨海默病。研究发现听觉信息摄入减少影响患者的认知功能,认知功能在言语识别及理解方面,尤其在嘈杂聆听环境下发挥重要的作用。伴有阿尔茨海默病的老年人中重度听力损失明显多于正常老年人。

7. 避险能力下降　老年聋常导致对身后的交通工具声音无法定位,对报警和危险的声音听不到,容易出现危险或无法快速逃离危险区。

(七) 检查

1. 耳镜检查　老年人的外耳道皮肤粗糙、脱屑、耳道毛发较长、软骨弹性降低,使外耳道变窄,不易窥及鼓膜。通常鼓膜基本正常或呈浑浊、内陷、有钙化斑等改变(图 8-2-8,见文末彩插)。

2. 听力学检查

(1)纯音听阈检查:表现为骨、气导不同程度减退的感音神经性听力损失。早期纯音听力曲线多为高频下降型(图 8-2-9),随着年龄增长,听阈慢慢增高,中期听力曲线呈缓降型(图 8-2-10),晚期听力曲线表现为平坦型(图 8-2-11)。常规纯音测听检查听力正常的老年人,通过扩展高频测听可发现早期老年性聋。以往有中耳炎病史的老年人,由于鼓膜及听骨链僵硬,老人可出现混合性耳聋,表现为低频区混合型听力下降,高频区仍以感音神经性聋为主的听力曲线(图 8-2-12)。

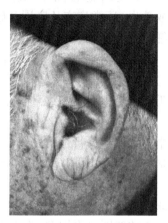

图 8-2-8　老年人外耳道口毛发多,耳道狭窄,不易窥及鼓膜

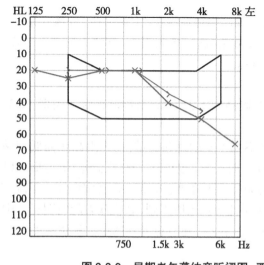
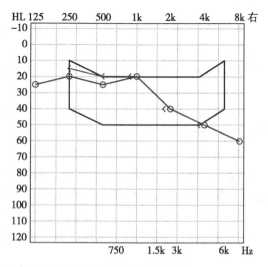

图 8-2-9　早期老年聋纯音听阈图,双耳高频听阈下降,低频听阈基本正常

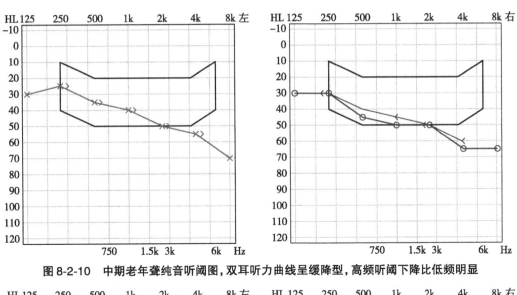

图 8-2-10　中期老年聋纯音听阈图，双耳听力曲线呈缓降型，高频听阈下降比低频明显

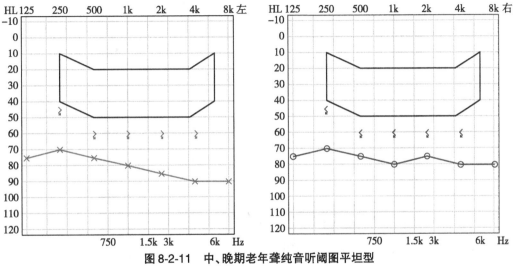

图 8-2-11　中、晚期老年聋纯音听阈图平坦型

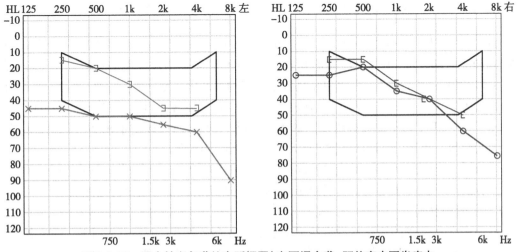

图 8-2-12　混合性老年聋纯音听阈图（左耳混合聋，既往有中耳炎病史，
但鼓膜完整，右耳为高频陡降型下降的感音神经性聋）

（2）声导抗测试：鼓室图多为正常曲线"A"型或"As"型。既往有中耳炎病史者鼓室曲线可以出现"C"型。

（3）耳声发射（OAE）：研究发现老年性聋耳声发射检查的9个频率点的幅值整体较青年组低，纯音听阈升高的老年人较纯音听阈正常老年人畸变产物耳声发射（DPOAE）幅值进一步下降，且高频较低频下降明显。DPOAE较纯音测听更早的反映出老年性聋的耳蜗相关病变，且与纯音测听有较好的一致性。DPOAE在动态监测老年性聋耳蜗相关病变方面具有较高的临床实用价值，也有助于鉴别感音性与神经性老年聋（8-2-13）。

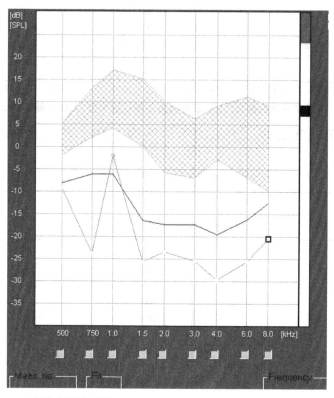

图 8-2-13 老年性聋耳声发射 DPOAE 图（除 1kHz 外，其余频率均未记录到波形）

（4）听性脑干诱发电位（auditory brainstem response，ABR）：老年性聋听性脑干诱发电位的波幅和潜伏期异常，V波反应阈值升高，各波潜伏期均值与波间期的均值都比年轻人组差。ABR检测异常提示老年人蜗神经及听觉中枢均有老化。复合声听觉脑干反应是评估语音中枢加工处理的有效客观手段，能有效评估听觉-认知系统，了解言语识别的中枢机制。

（5）言语测听：老年性聋言语识别率明显减退，与纯音听阈改变不相平行，且在噪声环境下尤为明显。可选用言语流畅性测验和BNT（Boston）测验。

（6）认知功能评估：可使用简明精神状态量表和蒙特利尔认知评估量表进行评估。

（7）影像学检查：主要用于鉴别诊断，排除中枢性疾病及桥小脑角占位性病变。

（八）康复原则

近年来老年性聋的治疗并没有明显进展，药物治疗主要有助于减轻耳鸣，延缓老年性聋的进一步发展。而助听器、人工中耳、人工耳蜗等听觉辅助装置发展迅速，并且已普遍应用于临床，获得很好的效果。同时新兴治疗方案，如基因治疗、干细胞移植的基础研究也取得很多成果,有望应用于临床。

1. 早期

(1)舒张血管药物:应尽早使用改善中枢和内耳微循环,降低血液粘度,防止血栓形成的药物。目前常用药有银杏叶制剂、长春胺缓释胶囊、氟桂利嗪、尼麦角林等。

(2)营养神经类药物:可使用甲钴胺、胞磷胆碱钠、各种神经生长因子、神经节苷酯、B族维生素、谷维素、辅酶 Q_{10} 等。

(3)中成药:治疗耳鸣、调理情绪,如耳聋胶囊、精乌胶囊、乌灵胶囊以及六味地黄丸等。

2. 中、晚期

(1)言语测听:老化是一个自然过程,目前尚无法使其逆转。药物治疗只能延缓疾病的进展,此期老年聋若治疗无效者建议佩戴助听器,以避免长期听不清、不愿交流导致老年阿尔茨海默病、精神障碍等。由于老年人言语识别率明显减退,且与纯音听阈改变不相平行,故在验配助听器前一定要做言语测听。

(2)助听辅助:中度老年聋首选助听器,双耳听力损失者最好双耳佩戴,定位和听音效果更好。老年聋佩戴助听器可使其在不同聆听环境下轻松理解言语,重新获得对声音的真实感受。若助听器效果不好,可中耳植入震动声桥,该方法适合于中、重度传导性聋和混合性聋。双耳重度、极重度感音神经性聋佩戴助听器效果不理想也可行人工耳蜗植入术改善听力、并可同时减轻耳鸣。研究发现人工耳蜗植入的老人在安静环境下的言语识别率与60岁以下成人语后聋植入相比无明显统计学差异。

(3)情绪治疗:耳鸣多引起焦虑、抑郁和睡眠障碍,应对症治疗,可口服抗焦虑、抗抑郁及改善睡眠药物,如:阿普唑仑片、地西泮、盐酸氟西汀、长春胺缓释胶囊等。

(4)听觉康复训练:见第十二第二节、第十三章第二节。

(九)预防

1. 早期发现老年人听觉受损非常重要,生活中通过观察其看电视音量、与人交流、接听电话情况等可以发现。建议50岁以上的中老年人每年体检时应做听力学检查,出现耳鸣、听力下降要早期干预、早期治疗。

2. 日常生活中应避免噪声刺激,尽量不要服用有耳毒性的药物。有老年性聋家族史的成员更要注意在噪声环境中佩戴耳塞,远离枪炮声和高分贝的音乐。

3. 戒烟戒酒,避免高脂肪饮食,减轻精神压力,适当参加体育运动,劳逸结合,保持好的心态。积极治疗与控制全身性疾病,如高血压、高脂血症、糖尿病、冠心病、动脉粥样硬化等。伴发轻度认知功能障碍患者建议尽早使用改善认知功能的药物。

4. 定期服用改善脑及内耳微循环的药物,以延缓老年性聋。

(张晓彤)

第三节 听 神 经 病

一、概述

19 世纪 80 年代,有学者发现个别患者的 ABR 波形或阈值与其纯音测听结果不吻合。1991 年 Starr 等报道了 1 例低频听力损失、ABR 消失、言语识别能力下降、声反射引不出而耳蜗微音电位与耳声发射正常的患者。1992年顾瑞等报道了16例双侧感音神经性听力减退患者，言语识别率与纯音听阈明显不成比例，ABR无法引出或显著异常。1996年Starr首次提出"听神经病（auditory neuropathy，AN）"概念。

随着研究进展，发现该病病变部位并非限于听神经，还可位于内毛细胞、突触、螺旋神经节以及听神经干等处，故有学者采用"神经传导病变""听神经病/听觉失同步化"命名。2008年在意大利召开了婴幼儿AN诊断及处理指南专题研讨会，将这类疾病统称为听觉神经病谱障碍（auditory neuropathy spectrum disorder，ANSD）。2015年，Rance和Starr认为，"谱系障碍"常描述一些病因不明，缺乏客观评价的疾病，AN病因逐渐清晰和明确，不宜用此诊断，建议仍用"听神经病"诊断。2017年，国际耳内科医师协会在瑞典召开了第二届国际听神经病论坛，与会专家建议仍应用"听神经病"命名。

二、定义

听神经病又称听神经病谱系障碍，是一种特殊的感音神经性听觉功能障碍疾病，临床主要表现为患者可以听到声音却不能理解其语义，患者的听觉时域处理功能下降，言语识别率与纯音听阈不成比例的下降。AN的诊断标准为外毛细胞的功能正常——耳声发射（OAE）和/或耳蜗微音器电位（CM）可引出，而听性脑干反应（ABR）异常或全部消失，同时多可伴有中枢或周围神经病变。

三、流行病学

文献报道，新生儿筛查中，AN患病率在1%以下。在每年新发的听力损失患儿中约占8%。在各种原因所致的ABR异常的聋病患儿中发病率则高达11%，男女比例相当。不分年龄段的听力损失患者中，AN的患病率在3%以下。总体年龄越大，AN患病率越低。粗略计算，我国每年新增AN患儿约3 000例，是导致婴幼儿和青少年言语交流障碍的重要听力障碍性疾病之一。

四、病因

AN是一种与遗传和环境因素密切相关的疾病，目前造成AN样临床表现的病因是多方面的。已知的包括新生儿高胆红素血症、核黄疸及围产期窒息、缺氧等；神经退行性变疾病如隐性遗传性弗里德赖希（FriedReich）运动共济失调，代谢性神经疾病，遗传性运动神经元疾病如进行性神经病性肌萎缩（Charcot-Marie-Tooth syndrome，CMT）病，神经脱髓鞘病变，炎性神经病变，缺血/缺氧性神经病，脑积水，大脑性麻痹，神经递质释放异常，传染性疾病（如流行性腮腺炎），自身免疫性疾病，发育延迟；也可能是中毒性疾病，如铂化合物、氨基糖苷类抗生素中毒等。其中，新生儿高胆红素血症和缺氧是两大危险因素。

基因突变也是某些AN表型的致病原因。特别是非综合征型语前聋AN患儿。分子遗传学研究逐渐成为探索AN发生机制以及确定不同类型AN的重要手段。目前至少发现17个与AN相关的基因，包括与非综合征型AN相关的*OTOF*、*PJVK*、*DIAPH3*基因，与综合征型AN相关的*AIFM1*、*PMP22*、*MPZ*、*NF-L*、*NDRG1*、*GJB1*、*GJB3*、*OPA1*、*TMEM126A*、*TIMM8A*、*WFS1*、*FXN*基因及线粒体基因突变*12SrRNA*（T1095C）和*MTND4*（11778mtDNA）。

五、病理生理机制

AN 可能的损伤部位包括：内毛细胞、内毛细胞带状突触、听神经干。正常情况下所有的神经纤维都在极短时间内同步放电，变异很小，使得一个毛细胞（同一个感受器电位）对不同纤维神经冲动的同步发放实现精密的时间控制。如果存在内毛细胞病变影响了递质释放或存在突触病变影响了受体的数量或敏感度、或神经纤维病变影响传导速度，则放电的同步性和被兴奋的神经纤维数量都将受到影响，大规模放电的时间模式和幅度都会发生改变。可能会破坏或降低神经传导同步性的具体病理改变包括：毛细胞的机械改变、毛细胞代谢功能改变、递质的释放和再摄取受损、感受器灵敏度降低、末梢神经冲动的初始化受损，以及递质、轴突和髓鞘病变等。这些部位的损伤可能导致两种主要的神经生理学后果：①由于听神经脱髓鞘病变而导致神经冲动发放不同步或内毛细胞与听神经之间的突触传递障碍；②由于受体或者轴突的缺失导致神经冲动发放数目减少。

六、分型

2004 年，Starr 教授将 AN 按病变部位分成突触及突触前型（Ⅱ型 AN）和突触后型（Ⅰ型 AN）；2008 年，Starr 教授等又将 AN 按病损部位再细分，如果只是听神经受累，内毛细胞和突触正常，称为"听神经病变"型，如果内毛细胞突触病变而听神经正常，称为"听突触病变"。

近些年来，分子遗传学的研究进展可帮助医师在病因学层面上细化 AN 的分类和病理机制。OTOF 基因是第一个确定的与非综合征型隐性遗传性 AN 相关的基因，是目前明确的导致内毛细胞突触特异性损伤的听突触病变型 AN 的重要病因。PJVK 基因是与非综合征型隐性遗传性 AN 相关的另一个基因，主要表现为"听神经病变"型，即突触后型。

七、诊断

目前 AN 诊断通用标准为：ABR 缺失或严重异常，OAE 或 CM 可引出。ABR 反映了 AN 通路的同步性异常，CM 说明外毛细胞功能存在，上述两个条件的同时出现是确诊 AN 的必要条件，也是 AN 区别于感音神经性聋的特征性表现。结合 ABR、OAE 和 CM 检查，可确定外毛细胞、听神经及听觉通路上一个或几个环节是否存在病变。但特殊类型的患者可表现为暂时性 AN、单侧 AN、温度敏感性 AN 等不同的临床表现。因此，目前要从听力学、心理物理学、影像学、基因学等多个层面诊断 AN。

八、临床治疗

关于 AN 患者的治疗，比较主流的意见是，AN 患者应用助听器和人工耳蜗植入术，但其预期效果要差于感音神经性听力损失患者，目前关于药物治疗 AN 仍处于探索阶段。有研究表明，皮质类固醇激素在 AN 的治疗中有一定应用价值。虽然 AN 的病因和发病机制目前尚无统一认识，但众多学者认为其神经病理基础为神经脱髓鞘。因此，选择和验证抗脱髓鞘的治疗药物也成为了一种可能的解决方案。

九、康复评定

康复评定需要评估患者的听觉能力，言语识别能力，言语可懂度，社会交流能力，言语发展等。评估方法包括纯音及助听听阈、言语识别、婴幼儿有意义听觉整合量表（infant-toddler meaningful auditory integration scale, IT-MAIS)、有意义听觉整合量表(meaningful auditory integration scale, MAIS)、有意义使用言语量表(meaningful use of speech scale, MUSS)、听觉行为分级(categories of auditory performance, CAP)、言语可懂度分级(speech intelligibility rating, SIR)、早期言语感知(mandarin early speech perception test, MESP)测试、沟通发展量表(macArthur/Putonghua communicative development inventory, MCDI/PCDI)、英文版小龄儿童听觉发展问卷(LittlEARS auditory questionnaire, LEAQ)、助听器效果国际性调查问卷(international outcome items for hearing aids, IOI-HA)、父母评估孩子听说能力表现(parents' evaluation of aural/oral performance of children, PEACH)量表、普通话儿童言语理解力测试(Mandarin pediatric speech intelligibility test, MPSI)等。

纯音测听(≥6 岁患者)或声场下行为测听(＜6 岁):评估 0.5kHz、1kHz、2kHz、4kHz 的裸耳听阈。

声场助听听阈测试:成年及大龄儿童受试者,采用上升法测试听阈;小龄儿童根据年龄和发育情况使用行为反应、视觉强化、游戏测听等方法。

言语识别测试:测试内容包括言语识别阈、单音节、双音节、句子识别率;对能配合者,还可测试噪声条件下的句子识别率。

MAIS 与 IT-MAIS 量表主要评估听觉发育情况,前者用于评估 3 岁及以上听障儿童佩戴人工听觉装置(助听器、人工耳蜗)后在日常生活环境中的听觉能力和干预效果;后者适用于 3 岁以下儿童在实际交流环境中的听觉能力。

MUSS 用于评估听障儿童在日常生活中的言语产出能力。

MESP 测试是在英文版早期言语感知(ESP)测试的基础上研发的针对汉语普通话儿童的言语测听材料,主要反映受试者的言语识别能力。

MCDI、PCDI 适用于测评英语和汉语儿童的早期语言发展。

LEAQ 为家长问卷,主要用于评估听觉年龄为 2 岁以下小龄婴幼儿前语言期及早期听觉行为及言语感知能力。可分别考察受试儿童接受性听觉行为(LEAQ-D)、语义上听觉行为(LEAQ-I)和表达性语言行为(LEAQ-P)。

CAP 根据患儿对所有外界声音的行为反应程度,将患儿的听觉能力分为 1~8 级,是一种对听觉接受能力进行评估的非线性分级量表,反映了患者日常生活环境中的听觉水平。

SIR 用于评估患者的言语产生能力。根据患者自发言语可以被理解的程度将患者言语可懂度分为 1~5 级,级别越高说明患儿的言语清晰度越高,可用于评估人工耳蜗术后患儿的言语产生能力。

IOI-HA:由 7 个核心问题组成。包括:①每天使用时间;②助听器的帮助;③使用助听器后仍存在的困难;④满意度;⑤参与社会活动时仍存在的困难;⑥使用助听器后是否会影响他人;⑦生活质量的改变。得分越高受益度越高。

PEACH 问卷是一个结构化的询问量表,由评估者向患儿父母询问 13 个开放式问题,主要从 4 个方面对患儿听觉能力进行评估,分别为助听装置使用情况、安静环境下聆听情况、噪声环境下聆听情况和对环境声的反应。评估时得分越高,表示患儿能力越强。

MESP:是通过录音资料测试 2~5 岁听障儿童标准普通话的言语感知能力。

十、康复治疗

部分 AN 患者可以通过助听器和人工耳蜗植入术获益,药物治疗的效果尚在探索。

（一）康复原则

首要是不对其造成伤害。其次，在发展儿童的语言和言语方面努力。

AN病因不同，康复原则也不同。获取全面的围产期病史和耳聋家族史有助于AN病因鉴别。围产期疾病导致AN的婴幼儿，存在自发康复可能，可在观察、追踪的同时，行听觉言语训练，必要时考虑植入人工耳蜗。遗传因素导致AN的婴幼儿，如 *OTOF* 基因突变，对其进行人工耳蜗植入是最确切的；*PJVK* 及 *MPZ* 基因突变，不存在听觉言语自发康复的可能性，应尽早植入人工耳蜗。如果有条件应用基因芯片筛查，应对所有疑诊AN的患者进行已知AN基因筛查。

（二）康复方法

1. 助听器验配　助听器验配对部分AN患者的听力言语能力具有改善作用，但不能解决其言语识别方面的障碍，并且个体变异度较大。

AN的婴幼儿需根据行为反应来考虑助听器验配，应考虑到3个方面：①外毛细胞易被噪声损害；②时序功能障碍，即听神经同步不良，极难被简单的声放大系统改善；③声放大系统对此类患者可能无益处。只有多次测试均提示患儿纯音听阈和言语觉察阈增高，方考虑验配并试戴助听器，尤其是耳声发射存在时更需慎重。

一些助听器验配应用新的算法或技术有利于提高言语识别能力，如利用实时数字信息处理技术增强言语信号的时域包络、将交谈中的言语转化为清晰发音的言语信号、尽量使用线性放大、扩展时域调制、将低频信号移频至高频区等等。

调频（frequency modulation，FM）系统对一部分AN患者能起到改善康复效果的作用。这类AN患者在安静环境下仍然具备一定的言语识别能力，但在噪声条件下识别困难极大。此类患者，通过FM系统去除背景噪声的干扰，可充分利用残余的言语识别能力。

验配助听器需要慎重，部分AN患者助听器会带来吵闹且失真的信号，非但不能有效的听力康复，相反可造成潜在的外毛细胞损伤，继发噪声性听力损失。即使助听器验配适当，部分AN患儿言语理解力和发育也不尽如人意。此时应考虑人工耳蜗植入。

2. 人工耳蜗植入　人工耳蜗植入（cochlear implant，CI）是目前被明确证实对AN患者有效的康复治疗方法。对相当一部分AN患者的言语识别能力具有一定的改善效果，但个体差异很大。理论上，CI改善AN患者听力和言语识别的机制为：如果病变在突触或IHC，CI可以旁路掉这一部分传入通路而直接刺激听神经元胞体；如果病变在听神经干，则CI电刺激可以产生更好的同步性电信号，可改善或部分改善听神经失同步化，这可通过EABR得到证实；如果病变为神经元缺失，则CI效果不佳。

由于AN定位诊断尚不明确，CI的预期效果仍存很大不确定性，因此对AN患者植入效果的期望应谨慎。对于CI的效果只能在术前通过临床表现进行间接预估。植入效果可能较好的AN患者包括：① *OTOF* 基因突变导致的AN；②术前电刺激听性脑干反应（electrically evoked auditory brainstem responses，EABR）可引出且波形正常的AN患者；③术前具备一定安静条件下言语识别能力的AN。植入预期效果不佳的AN患者包括：①影像学显示听神经发育异常或缺失的AN，对于没有明显行为听觉反应的AN植入候选者MRI检查尤为必要；②神经脱髓鞘病变（如 *MPZ*、*PMP22* 基因突变）导致的AN；③伴有外周神经病变，特别是部分综合征性AN如Leber's视神经病、史约综合征、埃勒斯-当洛斯综合征、Charcot-Marie-Tooth病等。

3. 药物　药物康复治疗AN处于摸索阶段。临床用药包括激素等，效果尚无确切报道。

由于 AN 可能与神经脱髓鞘相关,抗脱髓鞘的药物成为一种可能的解决方案。

4. 言语和语言训练　对 AN 患儿语前交流行为发展提供指导,帮助患儿家庭建立优良的语言环境、言语和语言训练,做到统训与个训相结合,帮助父母监测患儿的语言发育进程,评估干预措施的效果等是康复治疗的重要一环。

5. 康复治疗的个体化　随着对 AN 研究的逐步深入,人们认识到 AN 是一类具有相似听力学特征,但病因、病理机制、临床表型各异的疾病;因此,开展个性化的干预才能得到最佳的康复治疗效果。

十一、预后

AN 可以发生于新生儿听力筛查期间,也可发生于青少年时期。患儿听力可能恢复(特别是新生儿高胆红素血症的患儿),可能长时间保持稳定,也可能恶化,甚至后期显示 IHC 受累,也有部分患者的听力呈波动性。预测 AN 的转归并非易事。通过新生儿听力筛查所检出的 AN,其后的行为听阈可以是正常的,也可是极重度聋;言语感知能力也有很大差异。因此,应告知 AN 患儿家长,早期的评估并不能预测患儿的听觉、言语及交流能力发展情况,持续监测患儿的听觉、言语语言交流及全身的发育情况才是最基本的。通常推荐每三个月对语言发展和发育进行一次观察和监测。

十二、预防

(一)一级预防

目的在于预防疾病的发生,建议开展聋病基因检查及咨询。产前诊断、羊水检查等以预防相关 AN 患儿的出生,防范氨基糖苷类抗生素的中毒等。

(二)二级预防

目的主要消除引起 AN 的病因,做好产前和围产期保健(及时处理新生儿高胆红素血症、核黄疸及围产期窒息、缺氧等);及时处理神经脱髓鞘病变、炎性神经病变、缺血/缺氧性神经病、脑积水、大脑性麻痹、传染性疾病(流行性腮腺炎)、自身免疫性疾病等。

(三)三级预防

目的在于早期诊断并早期给予康复治疗。①对高危新生儿进行筛查、随访;②对学龄前儿童定期进行听力检查;③如果有条件应用基因芯片筛查,对疑诊 AN 的患者进行已知 AN 基因筛查;④ AN 确诊之后,采取综合康复治疗措施,以提高听力言语水平、社会适应能力,以帮助患者克服各种困难,使患者能达到本人的最佳功能状态。

(姜子刚)

第四节　中枢听觉处理障碍

一、概述

1954 年,Myklebust 发现一些儿童,"有明显正常的听敏度,但却不能聆听,不能够选择性地关注到不期而至的声音",认为不能"构建听觉世界"。经过五十多年来听力学界的反复论证,尽管仍然有许多争议,国际上多数学者已经认可中枢听觉处理障碍(central auditory processing disorder,CAPD)是一个疾病实体,并且将其作为一种特定的听觉疾病列入国际疾病分类(international Classification of diseases,ICD)ICD-10(H93.25)和ICD-11 beta中。

中枢听觉处理是听觉系统负责以下行为现象运行和处理的机制和过程,包括:①声源定位和定侧;②听觉辨别;③听觉的时阈特征,包括时程辨别、时程掩蔽、时程整合、时间排序;④竞争性声信号下听觉表现;⑤减弱的声信号下听觉表现。

听觉的中枢处理是一个非常复杂的过程,一般认为可以分为四种不同的方式,即解码(decoding)、短时工作记忆(tolerance-fading memory,TFM)、整合(integration)、组织(organization)。

美国言语语言听力协会于2005年发布了第一个正式的CAPD工作指南,2010年美国听力学会在该指南的基础上,发布了《儿童及成人听觉中枢听处理障碍诊断、治疗及干预——美国听力学会临床实践指南》。英国听力学会于2011年发布了《听觉处理障碍》这一干预指南,并于2018年进行了更新和修订,认为APD和CAPD是可以相互替换(interchangeable)的同义词。

CAPD是指在中枢神经系统听觉信息的感受处理过程中,以及作为该处理基础的、引起听觉电生理电位的神经生物学活动中存在的障碍。

按照英国听力学会2018年修订的定义,APD是以对语言和非言语声音的感知差为特征的一类疾病。它起源于神经功能障碍,包括中枢听觉神经系统的传入通路和传出通路,也包括对中枢听觉神经系统进行"由上而下"(top down)调制的其他神经处理系统(这些神经处理系统包括但不局限于视觉和语言、言语、注意、执行功能、活动推理、记忆与情感等的认知功能)。APD常常与这些系统的原发疾病伴发,也对这些疾病的发生有一定作用。APD因而包含听觉和认知的元素。

《加拿大儿童和成人听觉处理障碍:评估与干预》以世界卫生组织2002年关于功能、残疾和健康的国际分类(international classification of functioning, disability and health, ICF)为基础,始终贯穿着ICF的理念。还有一些西方国家提出了自己的专家共识或指南。2017年欧洲多国的专家达成了欧洲APD专家共识。

我国学者尽管已经在这个领域开展了工作,但是相关的研究尚未达成专家共识,更没有制定出相关的指南。现将最新的进展介绍一下,希望能引起更多研究者的兴趣和关注。

二、流行病学

APD在儿童和成人中均可发病,但发病率有所不同。在儿童和青年人中比较少见,在脑损伤的成人相对较多,在老年人中则常见。儿童的发病率为2%~3%,也有学者报告有10%的患病率,这些差别可能与诊断标准和测试方法的差异有关。

成人由于中风、颅脑外伤和听觉器官衰老,APD发病率明显升高,有报告认为,50%的脑外伤病人可能有APD。

三、临床特征及分类

(一)危险因素
1. 与耳相关的　间断性中耳疾病如慢性分泌性中耳炎(胶耳)、复发性上呼吸道感染。
2. 与脑相关的　遗传性或获得性神经疾病(脑肿瘤、脑外伤、中风、脱髓鞘疾病)。
3. 与发育相关的　注意力缺陷症、特定的言语障碍、诵读困难、语音障碍、自闭症。

4. 与年龄相关的 中枢性老年性聋。

（二）症状

1. 言语理解困难 在噪声环境下、有混响 / 复杂声环境中, 言语信号质量下降。

2. 言语分辨困难 难以重复或回忆起发音类似的词语。

3. 听觉记忆 / 关注困难 难以回忆指令; 噪声下注意力不集中。

4. 难以辨别声源 难以将主体声音与背景噪声区分开。

5. 依赖其他感官的线索 借助视觉 / 表情来帮助理解语言。

6. 听觉过敏 伴有或不伴有自闭症谱系疾病。

7. 不相称的教育 / 认知 / 语言困难。

在测听正常并且没有其他发育障碍, 或者测听正常和其他诊断明确的发育障碍（特定的言语障碍、注意力缺陷症、自闭症、诵读困难）的情况下。①尽管实施了恰当的干预, 仍存在明显的教育 / 认知 / 语言困难; ②其他专业人员或教育工作者寻求进一步的协助, 对这些表现的听觉情况进行评估。

儿童常见症状（由多到少排序）: 噪声环境下聆听困难; 难以遵照指令; 较差的聆听技能; 学业困难; 较差的听觉相关技能; 注意力不集中。

由于 CAPD 包含了听觉中枢系统不同水平的处理障碍, 因此就某个单一个体而言, 不可能同时具有以上所有症状。而且以上这些症状与其他认知、语言及行为性疾病之间有很多重叠, 不是具有以上一个或几个症状者就一定是 CAPD。但这些行为异常可能比行为测听结果更能反映受试者的听觉功能状况, 有助于 CAPD 的诊断。

英国指南将 APD 分为 3 类, 包括: ①发育性 APD（developmental APD）, 患者儿童时期即出现聆听困难, 但测听时听阈正常, 除了发育性交流障碍及相关问题的家族史外, 没有其他已知的病因或潜在的危险因素, 这些患儿的 APD 可能到成年期仍然存在; ②获得性 APD（acquired APD）, 与老化或其他明确的医学或环境事件（如颅脑损伤、中风、感染等）相关; ③继发性 APD（secondary APD）, APD 与外周听力损伤同时存在或是暂时或永久性外周听力损伤的后果。

四、诊断流程与方法

中枢听觉处理障碍不是单一的疾病, 必须掌握这些疾病的本质, 才能进行正确的诊断和处理。

（一）病史询问和采集

1. 是否存在听觉和 / 或交流困难。

2. 听力减退及 CAPD 的家族史。

3. 疾病史, 包括出生史、耳科及神经科疾病史以及药物使用史。

4. 言语和语言发育情况。

5. 受教育情况及工作史。

6. 是否有认知、智力方面的疾病或病史。

7. 语言和文化背景。

8. 正在进行的所有有关认知、言语疾病的治疗情况或相关病史。

（二）相关检查与评估

目前, 通常使用测试组合的方法来评估。

1. 外周听力测试　进行中枢听觉测试前需要评估听觉外周功能,包括:①畸变产物耳声发射(DPOAE);②声导抗测试,包括鼓室图、同侧及对侧镫骨肌声反射;③纯音测听,在常规测试频率的基础上增加 3 000 和 6 000Hz;④安静环境下舒适强度的单音节词识别测试。美国指南中对纯音测听和 DPOAE 的测试频率进行了具体说明;英国指南提到需要进行详细的听力学测试,包括纯音听力图、单音节词识别、耳声发射对侧抑制、鼓室导抗图、声反射和/或 ABR。听觉外周功能的评估仅用来指导听觉中枢测试时的参数设置以及对听觉中枢功能测试结果进行解释。

对于有外周听力损失的儿童,不论是任何程度或类型,都不能进行听觉处理的评估,因为目前没有充分的证据确保有效和可信的评估。

2. CAPD 的行为学测试　行为学测试项目分为言语及非言语测试,近年来提出要尽量采用非言语测试以排除语言因素对结果的影响。行为测试项目主要有以下这些检查:①时间处理能力测试,通道内及通道间间隔探测,向前和向后掩蔽,时间模式感知;②两耳分听(言语)测试,目前有各种用言语及非言语材料开发的测试材料;③单耳的低冗余度言语感知测试,通过各种方式降低自然言语信号的冗余度,常用的方法包括低通或高通滤波处理、时间压缩处理等;④声源定位、定侧以及其他双耳功能测试;⑤听觉辨别测试,辨别声音信号间的细微差别,可以是声音频率、强度和时程等方面的不同,也可以是单音节词、双音节词在某个音素上的不同。

3. 电生理学测试　CAPD 评估中何时进行听觉诱发电位测试目前尚无统一规定。在以下情况下建议行听觉电生理测试:①行为学测试不能确定的中枢听觉损伤;②因受试者注意力、受试动机和认知状态等导致行为学测试结果不完整或不准确而不能确诊者;③低龄儿童不能配合行为学测试;④已确诊 CAPD 但需要确定病变部位者;⑤无法用受试者母语进行行为学测试。

测试方法包括:① ABR;②听觉中潜伏期反应;③其他听觉诱发反应,晚潜伏期听觉反应、P300、失匹配负波等。

这些电生理反应与行为测试结果之间尚缺乏一致性,参数设置尚无统一标准,缺少大样本正常值数据,目前不建议将其作为常规测试项目。

4. 语言及认知能力筛查　主要包括听觉记忆和注意力测试。美国指南中对怀疑有认知障碍的患者,在进行多学科评估时,需要进行认知能力筛查,可以使用一些筛查量表,有条件者建议行认知能力和注意力的评估。

测试项目的选择需要遵循交叉验证原则,基于测试时间和诊断效率的考虑,CAPD 的行为学测试应控制在 45~60min,超过 1h 的测试可能导致特异性降低,测试者因疲劳、注意力下降等影响测试结果。在能够满足评估的情况下,尽量选择较少的项目。

五、CAPD 的诊断标准及评估

1. 纯音听阈测试　每一侧耳朵在 250~8 000Hz 之间,各个频率听力灵敏度阈值 ≤ 15dB HL。

CAPD 可能出现在听力阈值异常的情况下。然而,在存在听力阈值升高的情况下进行 APD 诊断可能会带来挑战,而且只能在经过验证的测试的基础上进行诊断,这些测试已被证明是在听阈以上的,或者其正常值已经根据听力损失水平进行了校正。

2. 异常的听觉处理结果　在至少两个有效的听觉处理测试中的表现在低于平均值两个标准差以内,至少在一个耳朵中评估不同的过程包括非言语声。

3. 症状和危险因素 主诉的听力障碍；周围相关人士或家人描述症状；存在已知的与 CAPD 缺陷有关或引起 CAPD 缺陷风险的因素。

4. 非言语智商 > 80。一般认为，智商异常临界值可能是由于测试局限性（如在嘈杂的环境中给出的指令）而不是真正的认知缺陷本身。

5. 在理想条件下执行指令的能力 病人能理解并可靠地遵照指令完成 CAPD 测试，可靠地完成预测试训练。

目的是确保"非器质性"的病例，如不理解测试说明者、目前未服药注意力缺陷多动障碍者、严重的自闭症等没有被标记为 CAPD。

六、干预

（一）制订个体化处理的依据

1. 患者的情况考量 临床特征、测试结果、总体需求、患者的偏好。

2. 循证医学依据 与某个患者相关的最有价值的证据。

3. 环境与资源 当地可用的资源，患者的环境情况、相关的健康/教育/工作场所结构情况。

（二）干预处理的关键

1. 聆听策略 优化聆听环境（如噪声最小化）；基于教师/讲者的适应策略。

2. 听觉辅助设备/系统 FM 系统；声场系统；验配有方向性麦克风的助听器以增加信噪比。

3. 听觉训练 正式和/或非正式；根据患者听觉处理测试的发现的问题/其他症状和需求来选择。

4. 其他处理方法 如果有必要性和可能性，请其他专业人士对患者的特殊需求进行处理（如阅读缺陷、记忆力需求）。

（卢 伟）

参 考 文 献

[1] 田勇泉. 耳鼻咽喉头颈外科[M].9 版. 北京：人民卫生出版社，2018.

[2] 王清森，汤丽川，邹艺辉. 先天性中外耳畸形临床流行病学研究[J]. 中华耳科学杂志，2018，16(2)：26-30.

[3] 韩德民. 耳鼻咽喉头颈外科学[M].2 版. 北京：北京大学医学出版社，2013.

[4] 刘丞，卜行宽. 听力减退的流行病学研究[J]. 中华耳鼻咽喉头颈外科杂志，2005，40：795-797.

[5] 李勇，周永青. 骨导植入式助听装置研究进展[J]. 听力学及言语疾病杂志，2017，25：91-95.

[6] 中华医学会耳鼻咽喉科学会，中华耳鼻咽喉科杂志编辑委员会. 突发性聋诊断依据和疗效分级[J]. 中华耳鼻咽喉科杂志，1997，32(2)：72.

[7] 中国突发性聋多中心临床研究协作组. 中国突发性聋分型治疗的多中心临床研究[J]. 中华耳鼻咽喉头颈外科杂志，2013，8(5)：355-361.

[8] 中华耳鼻咽喉头颈外科杂志编辑委员会，中华医学会耳鼻咽喉头颈外科学分会突发性聋诊断依据和疗效分级[J]. 突发性聋诊断和治疗指南（2015）[J]. 中华耳鼻咽喉科杂志，2015，50(6)：443.

[9] 刘铤. 内耳病[M]. 北京：人民卫生出版社，2006.

［10］田勇泉.耳鼻咽喉头颈外科学［M］.8版.北京：人民卫生出版社,2013.

［11］王斌全.耳鼻咽喉头颈外科学［M］.1版.北京：高等教育出版社,2017.

［12］黄选兆.实用耳鼻咽喉头颈外科学［M］.2版.北京：人民卫生出版社,2010.

［13］许珉.耳鼻咽喉科学彩色图谱［M］.1版.西安：世界图书出版公司,2001.

［14］杨仕明.耳鼻咽喉科诊疗常规.［M］.1版.北京：中国医药科技出版社,2012.

［15］QISHI N, SCHACHT J.Emerging treatments for noise-induced hearing loss［J］.Expert Opin Emerg Drugs, 2011, 16(2): 235-245.

［16］VERBEEK J H, KATEMAN E, MORATA T C, et al.Interventions to prevent occupational noise-induced heating loss: A Cochrane systematic review［J］.Int Audiol, 2012, 53(2): S84-S96.

［17］CUNNINGHAM L L, TUCCI D L.Hearing Loss in Adults［J］.N Engl J Med, 2017, 377(25): 2465-2473.

［18］YAMASOBA T, LIN F R, SOMEYA S, et al.Current concepts in age related hearing loss: epidemiology and mechanistic pathway［J］.Hear Res, 2013, 303: 30-38.

［19］Rutherford B R, Brewster K, Golub J S, et al.Sensation and psychiatry: Linking age-realted hearing loss to late-life depression and cognitive decline［J］.Am J Psychiatry, 2018, 175(3): 215-224.

［20］Word Health Organization.Deafness and hearing loss［EB/OL］.(2018-03-15)［2019-02-19］.http://www.who. int/news-room/fact-sheets/detail/deafness-and-hearing-loss.

［21］JAYAKODY D, ALMEIDA O P, SPEELMAN C P, et al.Association between speech and high-frequency hearing loss and depression, anxiety and stress in older adults［J］.Maturitas, 2018, 110: 86-91.

［22］JIAM N T, LI C, AGRAWAL Y.Hearing loss and falls: A systematic review and meta-analysis［J］. Laryngoscope, 2016, 126(11): 2587-2596.

［23］老年听力损失诊断与干预专家共识（2019）［J］.中华耳鼻咽喉头颈外科杂志,2019,54（3）:166-173.

［24］赵非,郑亿庆.成人听力康复学［M］.天津：天津人民出版社,2015.

［25］British Society of Audiology.Practice guidance.An overview of current management of auditory processing disorder(APD)［EB/OL］.(2011-10-17)［2019-01-28］.https://www.thebsa.org.uk/wp-content/ uploads/2011/04/Current-APD-Management-2.pdf.

［26］倪道凤.中枢听觉处理障碍［J］.中国听力语言康复科学杂志,2013,（1）:10-13.

［27］MOORE D R, CAMPBELL N G, ROSEN S, et al.Position Statement and Practice Guidance Auditory Processing Disorder(APD)［EB/OL］.(2018-02)［2019-01-28］.https://www.thebsa.org.uk/wp-content/ uploads/2018/02/Position-Statement-and-Practice-Guidance-APD-2018.pdf.

［28］LIADOU V V, PTOK M, GRECH H, et al.A European Perspective on Auditory Processing Disorder-Current Knowledge and Future Research Focus［J］.Front Neurol, 2017, 8: 622.

［29］冯艳梅,殷善开.美国、英国和加拿大中枢听觉处理障碍指南介绍［J］.中华耳鼻咽喉头颈外科杂志, 2018,53（3）:177-180.

第一节　助听器的分类

随着电声技术的进步和听力康复事业的不断发展,市面上助听器层出不穷。助听器有多种多样的分类方法。助听器根据其外形和佩戴位置可分为盒式助听器、耳背式助听器、耳内式助听器;按照芯片中信号处理技术的不同,分为模拟助听器和数字助听器;按照放大原理不同,可分为线性放大助听器和非线性放大助听器;根据助听器的最大声输出不同,可将其分为小功率、中功率、大功率及特大功率助听器;按照编程方式不同,可分为电脑编程和手动编程助听器;此外,还有特殊的助听器,例如信号对传(contralateral routing of signals, CROS)助听器、骨导助听器、骨锚式助听器、骨桥和振动声桥。

一、按外形分类

(一)盒式助听器

盒式助听器又叫体佩式或口袋式助听器,简称盒式机(图 9-1-1)。常见为用户身上挂着或者口袋里塞着一个声音处理器,助听器的麦克风、放大器、受话器及电池组装在其中,外接一根长导线连接耳机及耳塞或特制的耳膜。由于外形比较大,便于操作、可以提供足够大的功率,适用于极重度听力损失或手指灵活性较差的用户。相较其他类型的助听器,盒式助听器的麦克风和受话器距离比较远,不易产生啸叫。同时盒式机价格低廉,维修方便,通常使用 5 号电池,续航时间较长,经济实惠。但是盒式机佩戴位置不隐蔽不美观、不方便携带、声音处理器易与衣服摩擦产生噪声、人体躯干对声音的反射导致低频增益增加、接收声音的位置不太好和易受噪声干扰等劣势,逐渐被市场淘汰。

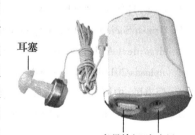

耳塞

音量旋钮　麦克风

图 9-1-1　盒式助听器

(二)耳背式助听器

耳背式助听器又叫耳后式或耳挂式助听器,其麦克风、放大器、受话器及电池组装在耳后的香蕉形状处理器中,处理后的声音经上方的耳钩通过导声管传入用户耳道。随着技术的发展,耳背式助听器也发生了变化,分化出常规耳背式助听器和受话器外置式助听器。

1. 常规耳背式助听器　常规耳背式助听器(behind-the-ear hearing aids, BTE)又简称耳背机(图 9-1-2),根据耳件的不同,可使用导声耳钩和耳塞或耳模,也可使用细声管和开放耳塞。功率选择多,可以满足轻度到极重度更宽

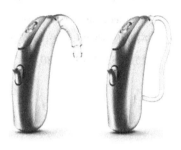

图 9-1-2　耳背式助听器
(左图为耳钩,右图为细声管)

范围的听力损失,是目前使用比较广泛的一种助听器类型。

(1)耳背机优点:①功率足够大,可以满足更宽范围的不同类型的听力损失;②体积足够大,可以安装更为复杂的线路和芯片,拥有更多性能;③机器有较大的空间放置程序和音量按钮,方便用户操作;④儿童随着年龄增长外耳道形状会变化,在功率满足听力损失的前提下,仅需更换耳模而不用更换助听器;⑤不需要定做,可以大批量生产;⑥使用细声管开放式的耳件,不堵塞外耳道,佩戴更舒适且基本还原人外耳道的共振特性。

(2)耳背机缺点:①对于外观要求较高的用户而言,隐蔽性和美观性较差(图9-1-3,见文末彩插);②由于耳背机戴在耳后,麦克风口处于耳郭上方,汗水易通过麦克风口进入助听器,侵蚀内部元器件。

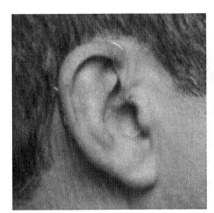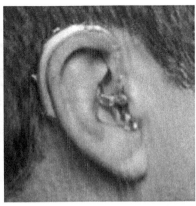

图9-1-3 耳背机佩戴效果图

2. 受话器外置式助听器 受话器外置式助听器(receiver-in-the-canal hearing aids,RIC)又叫迷你耳背式助听、隐形耳背式助听器、微版耳背式助听或分体式助听器,简称RIC机(图9-1-4)。

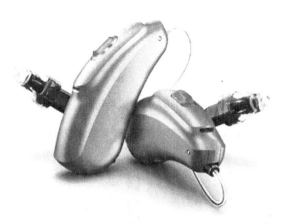

图9-1-4 受话器外置式助听器

(1)除去常规耳背机的优点,RIC机还具备以下优点:①对比常规耳背式助听器,体积更小,佩戴更为隐蔽美观;②麦克风和受话器的距离远,减少啸叫;③开放式验配,缓解堵耳效应的问题,用户佩戴更为舒适;④当用户听力发生变化时,仅需更换受话器而不用更换助听器。

(2)RIC机缺点:①受话器在外耳道内容易受温度、湿度及耵聍影响,需注意清洁保养;②因为受话器需放置在耳道内,功率大小无法满足极重度听力损失(图9-1-5,见文末彩插)。

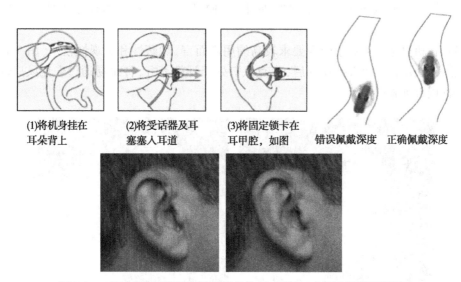

(1)将机身挂在 耳朵背上　　(2)将受话器及耳 塞塞入耳道　　(3)将固定锁卡在 耳甲腔,如图　　错误佩戴深度　正确佩戴深度

图9-1-5　RIC机佩戴效果图(左图为定制式耳塞,右图为通用型耳塞)

(三)耳内式助听器

耳内式助听器又叫定制式助听器,简称定制机(图9-1-6),根据用户的耳印加工定制外壳,其麦克风、放大器、受话器及电池均集成在外壳中,放在耳道内越深外形就需要做到越小。可分为全耳甲腔式助听器、耳道式助听器、完全耳道式助听器、完全隐形助听器(图9-1-7,见文末彩插)。

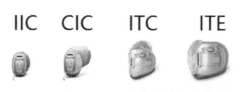

IIC　CIC　ITC　ITE

图9-1-6　耳内式助听器

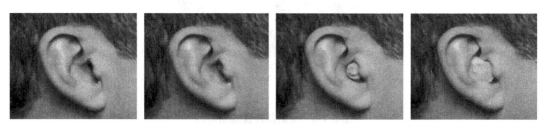

图9-1-7　耳内式助听器佩戴效果图

从左到右:完全隐形助听器 / 完全耳道式助听器 / 耳道式助听器 / 耳甲腔式助听器

1. 分类

（1）耳甲腔式助听器：耳甲腔式助听器（in-the-ear hearing aids，ITE）是最早开发应用的耳内式助听器，占据耳甲腔和耳甲艇，由于体积和面板面积较大可以使用双麦克风技术，有更好的听觉效果。

（2）耳道式助听器：耳道式助听器（in-the-canal hearing aids，ITC），比 ITE 略小，能够放入耳道更深的位置。对相同听力损失的用户来说，要达到相同的听力放大效果，佩戴 ITC 比 ITE 可以节省 5dB 的增益。

（3）完全耳道式助听器：完全耳道式助听器（completely-in-the-canal hearing aids，CIC），又叫深耳道式助听器，能更深的放入耳道内，达到或超过外耳道的第二生理弯曲。对相同听力损失的用户来说，要达到相同的听力放大效果，佩戴 CIC 比 ITE 可以节省 5 ~ 10dB 的增益（尤其是对高频的部分）。

（4）完全隐形助听器：完全隐形助听器（invisible-in-the-canal hearing aids，IIC）是目前最小的定制机，戴上后即使从侧面看也很难发现，能超过外耳道的第二生理弯曲，故对用户的耳印模型要求较高。但因为体积小，其输出功率有限，无法满足重度及以上听力损失用户的使用。

2. 定制机优点　①对比其他外形助听器体积更小，有更好的隐蔽性和美观性；②定制机的外壳是按照用户耳道形状制取的，不易脱落，固定性好；③定制机佩戴在耳道内，可以较好保留耳郭的作用，有助于声源定位和提高声增益，尤其是高频声增益；④定制机出声口更靠近鼓膜，声音受到外耳道共振的影响更小，声音保真度较好。

3. 定制机缺点　①由于体积较小且塞在耳道内，对于手指灵活性较差的用户而言不易操作；②儿童随着年龄增长外耳道形状会变化，需定期更换外壳，故不适用于儿童；③相较其他外形助听器，定制机的麦克风和受话器距离较近，易发生啸叫；④定制机佩戴在耳道内，堵塞感更明显，容易产生堵耳效应；⑤需定制，制作和维修周期长。

二、按信号处理技术分类

助听器线路从放大器输入和输出特性上分，可分为线性助听器和非线性助听器；从调节方式上分，可分为不可编程助听器和可编程助听器；从放大器对信号处理方式上分，可分为模拟助听器和数字助听器；是否具有移频技术，分为移频助听器和非移频助听器。

（一）线性助听器与非线性助听器

差别在于输入输出特性，即非线性助听器的线路较复杂，除滤波、放大、限幅电路外，还有信号分析电路 - 监测信号的大小、时程的长短，以决定是否启用压缩、压缩的启动时间和释放时间等。

1. 线性助听器　线性放大（图 9-1-8）是以恒定的比例将输入信号加以放大直至输出受到限制或饱和而产生失真。线性放大是 1∶1 的放大，当输入增加 1dB，输出也增加 1dB，即助听器增益总是恒定的。

线性输入输出（I/O）曲线保持斜率为 45°的直线，直到受到放大器的限制。当这条线的斜率小于 45°时为压缩放大。例如，当放大器保持 30dB 的增益，输出信号就会从 60dB 增加到 90dB，然而当输入级增加到 100dB 时，超过放大器的饱和级，故输出级不再增加。

2. 非线性助听器　非线性放大（图 9-1-9）随着输入的增加输出逐渐地减少。拐点就是信号从线性放大变化到非线性放大的点。

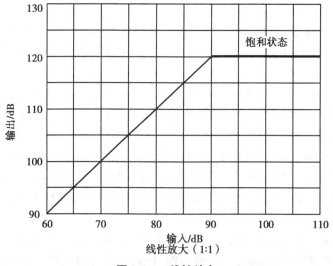

图9-1-8 线性放大

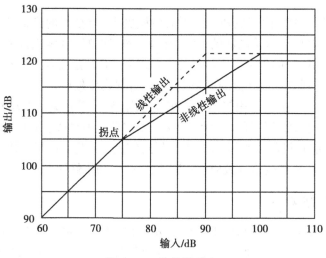

图9-1-9 非线性放大

（二）电脑编程和手动编程助听器

1. **手动编程助听器** 助听器的音量或音调调节由外接电位器控制。由于助听器很小，只能安装个别外接元件，因此，手动编程助听器可调节项少，助听器的频率响应较难完全符合听障者的听力补偿要求，而且外接元件也较容易损坏。

2. **电脑编程助听器** 电脑编程助听器使用数字寄存器，通过电脑实现音量或音调，有更多的调节项而不占体积，也可以使助听器的频率响应更好地适合听障者的听力补偿要求。

（三）模拟助听器与数字助听器

1. **模拟助听器** 模拟助听器的放大器是由模拟元件组成，处理的是模拟信号。模拟助听器的优点是性能稳定，声信号还原性好；缺点是不能区分噪音和语音，不能实现先进的智能技术。

2. **数字助听器** 是指放大器采用数字信号处理的助听器。现今，几乎所有在售的助听器

154

都属于数字助听器。数字信号处理有三个基本的阶段：①模拟信号转化为数字信号；②运算处理；③数字信号转化为模拟信号。数字助听器的优势是信号处理更精确，内部噪声更低，消耗更少的能量并用更小的集成电路处理更复杂的信号操作，如自动系统、数字噪声抑制、移频等先进技术（见第九章第二节）。

（四）移频与非移频助听器

1. 原理 移频是指将高频声音转移至更低频率区域的技术。现在，所有进口助听器品牌都具备移频技术。目前，移频技术主要分为两个技术流派：①线性转移；②非线性频率压缩。

（1）线性平移：线性平移会将高频范围声音平移并叠加至中低频区域。这种平移可以选择只在特定条件下发生或者一直存在。这种移频技术能很好地通过中低频区域听力识别到高频信号。但由于信号重叠，会导致失真，例如叠加区域的元音模糊，影响到音质（图9-1-10）。

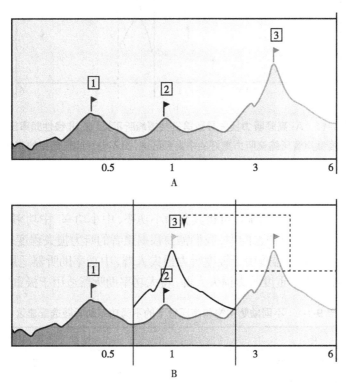

图9-1-10　A：高频听力损失导致第三共振峰听不见；
B：线性平移算法，将第三共振峰平移并叠加至中低频区域

（2）非线性频率压缩：非线性频率压缩是目前应用较为广泛的移频技术。非线性频率压缩算法将高频声音压缩至听力更好的中高频区域。该技术有一个截止频率，低于截止频率的信号是常规放大，并不移频，因此可以最大程度避免因移频导致的失真问题（图9-1-11）。

2. 适用人群 移频技术适用于高频损失较为严重，且常规放大高频补偿不足的听力损失患者。通过移频技术，可以听到高频信号，从而使大脑接收到高频信号线索，提升言语可懂度。

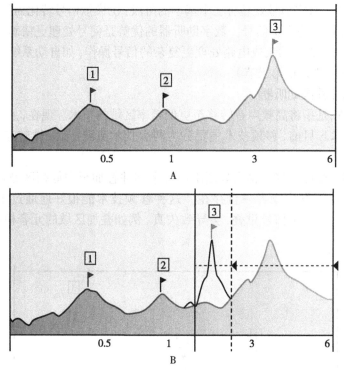

图 9-1-11　A：高频听力损失导致第三共振峰听不见；B：非线性频率压缩，
将高频声音压缩至听力更好的中高频区域，且不会影响低频率的声音

三、按功率分类

根据助听器的饱和声压级不同，可将其分为小功率、中小功率、中功率、大功率及特大功率助听器（表 9-1-1）。在助听器选配中，我们需要根据患者的听力损失程度来选择合适功率的助听器。通常，小功率助听器适用于轻度听力损失人群，中功率助听器适用于中度听力损失人群，大功率助听器适用于重度听力损失人群，特大功率助听器适用于极重度听力损失人群。

表 9-1-1　不同助听器饱和声压级下的不同功率助听器选配建议

类型	饱和声压级 /dB SPL
小功率助听器	< 105
中小功率助听器	105 ~ 114
中功率助听器	115 ~ 124
大功率助听器	125 ~ 134
特大功率助听器	≥ 135

注：饱和声压级数值为经耳模拟器（IEC711）产生的最大输出声压级

四、特殊助听器

（一）信号对传（contralateral routing of signals，CROS）

1. 原理　为单侧听力损失者设计的一种助听器配置，放在差耳的传声器将信号传输到佩戴在好耳(对侧)上的助听器,因此佩戴者差耳佩戴信号对传,好耳佩戴助听器。信号对传助听器的外观和平时的耳背式助听器或是定制式助听器没有太大区别,信号对传助听器的优势是能够利用好耳的残余听力帮助聆听(图9-1-12)。

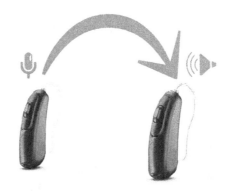

图9-1-12　信号对传装置将收集到的声音透过无线方式传递给助听器

2. 适用人群　适合信号对传助听器的候选人包括单侧听损,并且差耳无法透过助听器有所改善,能够消除头影效应。

3. 分类　信号对传的外观很像助听器,可以做成定制式(耳内式)或是耳背式的外形(图9-1-13),而信号对传不能单独使用,也就是说它需要和助听器搭配,因此对于单耳听力损失者来说。在好耳侧佩戴助听器,差耳侧佩戴信号对传装置。

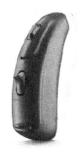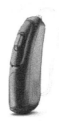

图9-1-13　信号对传装置的外形

而以前的信号对传装置使用的皆为全向性麦克风模式,现在的信号对传装置可根据对侧助听器的技术等级提供不同的方向性麦克风模式,如此能在噪声环境中得到更好的言语辨识度。

4. 优点　信号对传装置带来的效益是无需手术就能帮助单侧听力损失者,增进在噪音环境中的言语区辨能力,减少头影效应,提升声源定位能力等。

(二)双耳信号对传(bilateral contralateral routing of signals,BICROS)

1. 原理　如果好耳有听力损失,差耳无法通过助听器有所改善,那我们会使用双耳信号对传,这是一种助听器系统,用于两耳听力损失不对称者,患者两耳所戴助听器均有传声器,而放大器和接收器只在听力较好的一侧耳的助听器中有,因此两个传声器与一个放大器和接收器连接。如今,BICROS系统以及与CROS系统完全融合,可以透过验配软件编程来决定是BICROS还是CROS。

2. **佩戴** 使用双耳信号对传时要特别注意响度平衡的调试,代表两边声音听起来是平衡的。

(三)骨导助听器

骨导助听器(bone conduction hearing aids)常用于双侧耳道闭锁的患者的助听器(图 9-1-14),放大声信号被传送到置于乳突部的骨振器,绕过中耳而直接刺激耳蜗。适用于传导型听损且骨导阈值为正常的听损类型。

适用:①因为一些医疗原因,不能佩戴气导助听器,如中耳反复感染等;②先天性耳道闭锁或耳部畸形;③严重的传导性听力损失;④单侧听力损失。

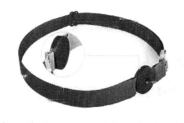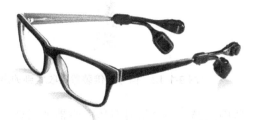

图 9-1-14 骨导助听器

(四)骨锚式助听器

1977 年问世,骨锚式助听器(bone-anchored hearing aid, BAHA)为经骨结合的骨导植入系统,或固定在骨头上的听觉辅具(图 9-1-15)。因此需透过手术植入骨导接收器,与外部放大器连接,骨锚式助听器将收集到的声波绕过中耳,将机械振动直接传到双耳正常的耳蜗。详细工作原理见第十章。

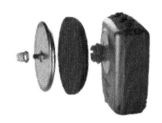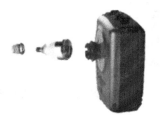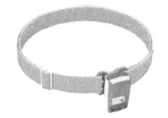

图 9-1-15 骨锚式助听器

(五)振动触觉助听器

为极重度听力损失者设计的振动触觉助听器(vibrotactile aids),可将声能转换成振动能并传至皮肤(图 9-1-16)。非侵入性,麦克风接收声波后在皮肤上产生振动,只提供基频和共振的相关信息来改善听力和侦测环境中声音。

(六)中耳植入

振动声桥(vibrant soundbridge)是中耳植入(middle ear implant)系统的一种(图 9-1-17)。2000 年通过美国食品药品监督管理局(FDA)检核,证明在中度到重度感音性听损可见效益,2003 年开始生产并用于临床。用于传导性听力损失和轻度感音神经性或混合性听力损失。详细工作原理参见第十章。

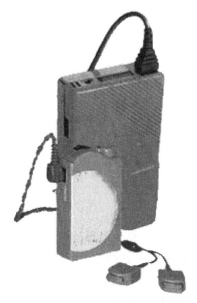

图 9-1-16 振动触觉助听器

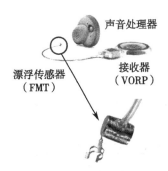

图 9-1-17 振动声桥

第二节 助听器的组成与原理

　　助听器是一种将声音信号放大,帮助听力损失人士听到声音的微型设备。一般来说,助听器电路由声音信号转换为电信号的传声器,信号放大和处理电路,将电信号转换为声音信号的受话器,以及为这些电路供电的电池等部件组成。下图分别为耳背机助听器内部结构图(图 9-2-1)及定制机面板及各种助听器元器件(图 9-2-2)。

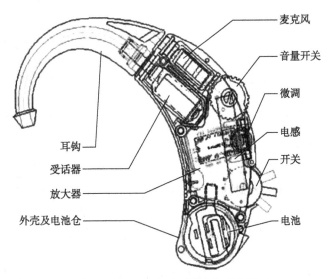

图 9-2-1 耳背式助听器内部结构图

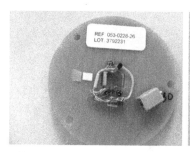
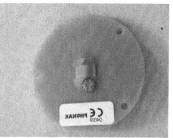

图 9-2-2 定制机面板及各种助听器元器件

一、传声器

传声器（图 9-2-3）又称为麦克风（microphone）或话筒，是将声音信号转换为电信号的换能器。理想的助听器传声器应具备：①体积小；②频响宽且曲线平；③灵敏度高；④对机械振动不敏感，稳定性好；⑤噪音小等特点。虽然传声器有电磁式、压电式、电容式等许多不同原理、不同结构和种类，但是广泛用于助听器的是驻极体电容式传声器。

（一）驻极体电容式传声器的工作原理

图 9-2-3 所示的是一种驻极体传声器外观，也有的驻极体传声器外观是圆柱体。驻极体（electret）是一种能够长期存储电荷的材料。驻极体传声器由一层薄的金属膜片和一个设置有驻极体的栅格状金属背板构成，二者分别作为电容器的两极。两极上驻有一个直流极化电压，声音传入时，在声压的作用下使振膜产生位移，极板与振膜的间距随声压的变化而改变，两极间的电容值随之变化，电压也产生相应的变化，从而将声信号转变为电信号（图 9-2-4）。

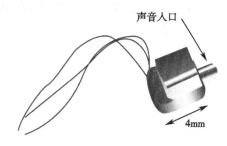

图 9-2-3 驻极体传声器

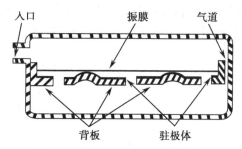

图 9-2-4 驻极体传声器的工作原理

（二）方向性传声器

在日常生活中，噪声或多或少来自于各个方向。当助听器使用者想要聆听某个人讲话的时候，常常是近距离地面对着讲话者，此时，来自前方的声音是希望聆听的信息，而来自后方的是背景噪声。全向性传声器（omni-directional microphone），对来自各个方向声音的灵敏度大致相同。在噪声环境中使用这种传声器，噪声和信号被一起放大，信噪比（signal-noise ratio，SNR）较低。

与全向性传声器相比，方向性传声器技术具有更强的捕捉有效言语信息的能力。该技术可以选择性地拾取来自前方或特定方向的声音信号进行放大或衰减，以降低噪声提高助听器信噪比。

1. 单传声器方向性工作原理　最早的方向性传声器由一个传声器实现，这个传声器有两个声孔，声波可以从振膜的两侧传入传声器（图9-2-5）。在传声器后孔内增加一个很细密的声学延迟滤网。来自后方的声波先到达后传声器，再到达前传声器，这里存在一定延时。由于后传声器的声学延迟滤网的作用，进入后传声器的声音会得到一定的延时，当这两个延时时间相同时，声波同时到达振膜的两侧，就不会引起振膜振动，传声器也就没有电压输出。这样一来，对于来自于前方的声音，表现为高敏感度，而对于后方的声音则表现为低敏感度。

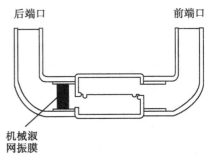

图 9-2-5　方向性传声器

2. 双传声器方向性传声的工作原理　随着助听器技术发展，目前助听器主要采用双传声器来实现方向性（图9-2-6）。两个全向性传声器一个开口在前，另一个开口在后。助听器信号处理方式与双端开孔传声器有点类似，对于后传声器的声音进行内部延时，再与前传声器的声音进行叠加处理，从而衰减后方的声音。在双麦克系统里，通过调整内部延时（Ti）与外部延时（Te）之间的比例，可以获得多种不同类型的方向性，可以衰减侧后方不同方位的声音。使用双传声器技术的优点是，当需要方向性的时候就开启双传声器，不需要的时候就关闭其中一个传声器，使助听器成为全向性。

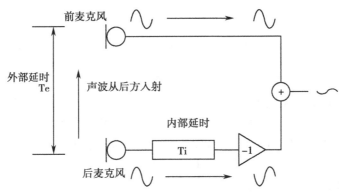

图 9-2-6　双传声器实现方向性传声

3. 自动自适应方向性传声器技术　自动自适应方向性技术是现代助听器采用较多的技术，它可根据聆听环境的不同自动开启或关闭方向性。此外，助听器还可以实时探测侧后方噪声源的方位，自适应地调整内部延时，计算出合适的方向性极性，追踪并抑制移动噪音源。

4. 多通道自适应方向性技术　在自适应方向性的基础上，多通道自适应方向性追踪多个频率段的移动噪声源，大大提高了噪声中的言语清晰度。风扇、收音机、狗叫声、吸尘器及汽车噪声在不同频率段，多通道自适应方向性可以分别独立的进行追踪抑制（图9-2-7）。

二、放大器

声信号经过传声器接收并转换为电信号，然后被送到助听器的信号处理部分进行处理。

这个部分称之为放大器（amplifier），是助听器核心部分。放大器的主要作用是把小的电信号变为大的电信号，配合滤波器的性能，改变助听器的频率特性。其他诸如音量调节、自动环境识别、削峰、宽动态范围压缩与放大、噪声处理等调控环节也由放大器完成。

（一）放大器的组成

典型的放大器由固定在电路板上的晶体三极管、二极管、集成电路、电阻和电容等元器件组成（图9-2-8）。模拟放大器里最核心的元器件是晶体管。晶体管作用是由更小电流控制大电流，从而将小电流放大。尽管单个晶体管可以放大电流，然而放大器常常是由多个晶体管和电阻连接组成，从而提供更好的放大性能。通过电路图和化学技术，这些晶体管和电阻集成在一起，形成了集成电路（integrated circuit）。

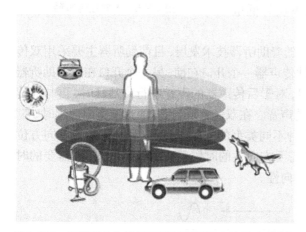

图9-2-7 多通道方向性用于抑制不同频率的移动噪声源　　　图9-2-8 某耳背式助听器的放大器

（二）模拟助听器工作原理

模拟助听器的放大器是由模拟元件组成，处理的是模拟信号。模拟信号（analog signal）：物理量的变化在时间和幅度上都是连续的，如声音。在模拟助听器里，声音信号的放大和处理全程是通过模拟电路完成的。模拟助听器的优点是性能稳定，声信号还原性好；缺点是不能区分噪音和语音，不能实现先进的智能技术。

（三）数字助听器的工作原理

数字信号是指：物理量的变化在时间上和数值（幅度）上都是不连续（或称为离散）的。把表示数字量的信号称为数字信号，处理数字信号的电路称为数字电路。数字技术的优势是更精确，内部噪声更低，消耗更少的能量并用更小的集成电路处理更复杂的信号操作。数字助听器的工作原理见9-2-9。数字信号处理器（digital signal processing，DSP）是数字助听器的核心。

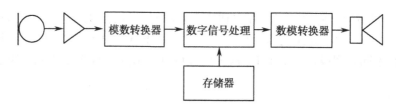

图9-2-9 数字助听器工作原理图

1. 模数转换器（analog-to-digital converter，A/D） 首先电信号通过 A/D 转换器把模拟电压转换成数字编码。先将模拟电压采样，采样频率越高，数据分的越细，信息越完整。一般要求采样率至少为助听器频响范围的两倍，原始信号的信息就不会丢失。采样后的数据以二进制表示，完成了模拟信号向数字信号的转换。三位表示 8 个数据（0~7），四位表示 16 个数据，依此类推。一个 16 位的模数转换器将输入的动态范围分成 2^{16}=65 536 份。或者说，16 位的模数转换器的输入动态范围是 96dB。目前多数助听器采用 16 位模数转换器，也有少部分采用 24 位模数转换器。

2. 数字信号处理 对数字信号的处理，采用数学运算即可达到目的。例如，如果我们希望将声音放大 6dB，我们必须将声音强度加倍。而在数字线路中，只须简单地将每个数字乘以 2 就可以做到。如需要更强的放大，只需将每个声音样本乘以更大的数字。因此可以减少许多元件，减少失真。与模拟电路相比，数字电路具有更强大的信号处理能力，实现许多功能。如智能降噪、言语增强、声反馈抑制、方向性功能、数据存储等功能，大大提高了使用者的满意度。

3. 数模转换器（digital to analog converter，D/A） 经过数字信号处理器处理之后，得到的信号是放大后的数字信号，但这种信号并不能直接被受话器转换为声信号，需要再将它转换为模拟信号。通过数模转换器将数字信号转换为模拟电信号，再经过受话器转换为声信号。

数字助听器可以按照听力损失者的听力损失类型、程度、听力曲线特征以及生活方式习惯进行对应处理，使清晰度和舒适度明显优于模拟助听器，为个性化验配提供了硬件基础。同时，对听力师、助听器验配师的综合能力要求也更高。

（四）线性放大与非线性放大

助听器的放大线路有两个基本类型，线性放大和非线性放大。模拟助听器大部分使用线性放大，有些采用非线性放大（典型的是 K-Amp 线路）；数字助听器一般采用非线性放大，有些也可以在线性放大和非线性放大之间进行切换。

1. 线性放大线路 助听器接收的声音信号在放大过程中输入与输出按照 1∶1 的比例关系进行放大，在输出达到饱和状态（最大声输出）之前，输入声强每增加 1dB，输出声强度就相应增加 1dB，为正比函数关系，输入输出曲线斜率为 45°（图 9-2-10）。

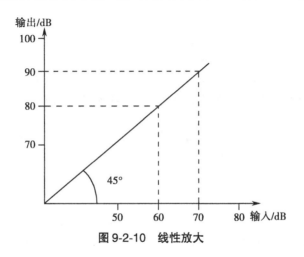

图 9-2-10 线性放大

2. 非线性放大线路 助听器的声音信号在放大过程中,输入和输出不是按照 1:1 的比例关系进行放大,输入与输出曲线斜率会发生改变,这种放大关系称之为非线性放大(图 9-2-11)。

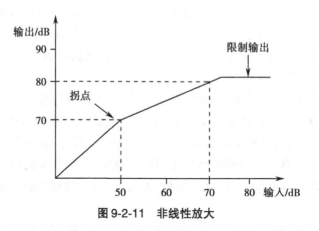

图 9-2-11 非线性放大

非线性放大是通过对声音信号进行压缩处理实现的。输出限幅、压缩限幅和宽动态范围压缩(wide dynamic range compression,WDRC)是三种基本的压缩类型。目前大多数数字助听器核心的压缩方式采用的是 WDRC,其作用是对轻声信号放大倍数大,对大声信号放大倍数小。其压缩拐点可以从 20dB 开始,使感音神经性听力损失患者对"小声听不清大声又难受"的症状得到较大改善。

(五)滤波器

音调控制器和滤波器是放大器里非常重要的部分。它们使得助听器可以对不同频率声音有着不同的放大量。其中滤波器是一种可以改变不同频率增益的基础电子结构。滤波器分为高通、低通、带通、带阻,其效果如图 9-2-12。

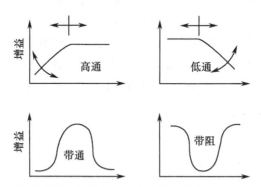

图 9-2-12 高通、低通、带通和带组滤波器对增益频率响应曲线的影响

助听器大量使用高通、低通和带通滤波器,滤波器可以调节出各种各样的频率响应,从而满足助听器使用者不同的声音需求。

三、受话器

受话器将经过处理和放大的电信号再转换为声信号,通过耳钩、导声管、耳模或耳塞输出到外耳道内。受话器的外形与传声器相似,其工作原理却完全不同。受话器利用电磁原理,将电信号转换为声信号。助听器所消耗的能量有 50%~95% 是用在受话器上,因此受话器将电信号转换为声信号的效率就十分重要。目前,助听器采用的受话器是一种微型的"舌簧"型电磁受话器,一种舌头造型的衔铁片,其特点是灵敏度高、体积小,但制造工艺复杂、精密(图 9-2-13)。

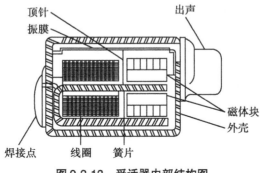

图 9-2-13　受话器内部结构图

由放大器处理过的电信号流过线圈,使衔铁片具有和电信号变化规律相同的磁性。衔铁片处于永磁铁的南北两极之间,就在磁铁的吸引力和排斥力的作用下振动起来。衔铁片的一端有一根传动连杆连接至振膜,从而驱动振膜前后振动,发出声音。由于衔铁片在磁铁的间隙中振动,其运动范围是有限的。一方面,由于受话器的结构,在大信号的驱动下,衔铁片运动可能会被磁铁挡住,形成"削峰"。另一方面,要想增大受话器的输出能力,就要增加振膜的面积或增加磁铁的间隙。这两种方式都会增加受话器的体积,并且需要放大器提供更大的驱动功率。由于耳内式助听器的所有元器件都安装在耳内,其体积限制了受话器大小,因此其功率也会小于耳背式助听器。

受话器与放大器一样可分为 A 类、B 类、D 类等几种,与放大器配合使用。而数字助听器的信号处理已全部由芯片完成,因此基本都采用 A 类受话器。此外,还有一种独特的受话器——骨导受话器,适用于外耳道闭锁或其他传导性因素导致不能佩戴气导助听器的患者,是将电能转换为机械振动。

四、电池

电池提供助听器工作所需的能源。电池通过将两种不同的材料(电极)放入电解液中,产生离子运动,从而产生电流。可充电电池则可以通过外部电路将离子从一种材料吸引至另一种材料,从而达到充电的目的。

(一)不可充电电池

目前大多数助听器电池是不可充电的。根据电池中材料不同,可分为锌汞电池、锌银电池、锌锰电池和锌空电池。目前最常用的是锌空电池。锌空电池以金属锌为负极,以空气中氧气为正极去极剂,强碱水溶液为电解液的一次性化学电源。空气中的氧气通过电池外壳的孔进入附着在正极的碳棒上,负极锌被氧化,持久地产生化学反应。不管锌空电池尺寸大小,其标称电压是 1.4V。当电池内的锌使用接近耗尽时,其电压会急剧下降,助听器的声音就会变小,声音失真并最终停止工作。当电池电压下降低于 1.0V 时,几乎没有助听器可以正常工作。在助听器电池接近耗尽时,有一些助听器开始变得不稳定,助听器会产生低频噪声。目前大多数助听器在电池电压下降时会发出低电压报警,提示用户及时更换电池。

除了盒式助听器使用普通的5号或7号电池外,其他助听器均使用纽扣电池。电池最重要的技术指标是电池容量,电池容量的单位是毫安时(mAh)。电池容量与其体积相关,相同的材料,电池尺寸越大,容量也越大。助听器常用的锌空电池的型号、尺寸和容量见表9-2-1。

表 9-2-1　各种锌空电池型号的尺寸、容量及常用的助听器类型

型号	直径 /mm	厚度 /mm	容量 /mAh	助听器类型
675	11.4	5.2	600	BTE
13	7.7	5.2	300	BTE、ITE
312	7.7	3.5	175	BTE、ITE、ITC
A10	5.7	3.5	90	BTE、CIC、IIC
A5	5.7	2.0	35	CIC、IIC

助听器电池的实际使用时间因线路不同而有所不同,模拟线路助听器电池使用寿命可参考公式:使用时间≈电池容量/电池电流。如果一粒电池的容量是300mA,而助听器的电池电流是1mA,那么它可以使用300h。而数字线路助听器的电池寿命受运算速度、数字智能处理和增益,电池寿命不尽相同。一般说来,听力损失越重,助听器增益和输出越大,助听器电池寿命就越短。

锌空电池的正极上有进空气的小孔,出厂时这个小孔是用胶纸密封起来。使用时要将胶纸撕下来,等待60s左右,让足够的氧气进入电池内部。一旦空气进入电池,化学反应开始,电池开始工作。这时,即使胶纸贴回去也不能长时间保存,要尽快使用。此外,如果长时间不使用助听器,要将电池取出,避免电池膨胀漏液而损坏助听器。

（二）可充电电池

很多老年人认为更换助听器电池十分麻烦且困难,特别是手脚活动能力有限的老年人。针对这样的需求,已经有少部分助听器厂商提供可充电的助听器,其主要优势是不用更换电池,更加方便,还可以避免电池放反而导致的电池舱门损坏。

较早助听器厂商的可充电电池材料采用的是镍氢(NiMH)电池。镍氢氧化物作为正极,一种金属合金氢化物作为负极。这种电池可以产生1.2V的工作电压。随着数码产品的普及,锂电池技术越来越常见,最新助听器可充电电池也出现了锂电池。锂电池可以提供电压较高,达到3.7V或3.2V。相比镍氢电池,锂电池没有记忆效应,可以随充随用。而镍氢电池记忆效应明显,多次充放电后要求进行一次全充全放,否则会影响电池使用寿命。此外,锂电池内阻低,更能适应大电流的放电,并且锂电池更加轻巧。而且锂电池更加绿色环保,无论生产、使用和报废,都不会产生重金属污染。因此,锂电池将是助听器可充电电池的发展方向。目前,某助听器厂商提供的助听器锂电池充满电之后,可以实现24h持续使用。随着锂电池的应用,助听器也实现了无线充电(图9-2-14),因此,助听器可以做得更加密封,防水效果也会更好。

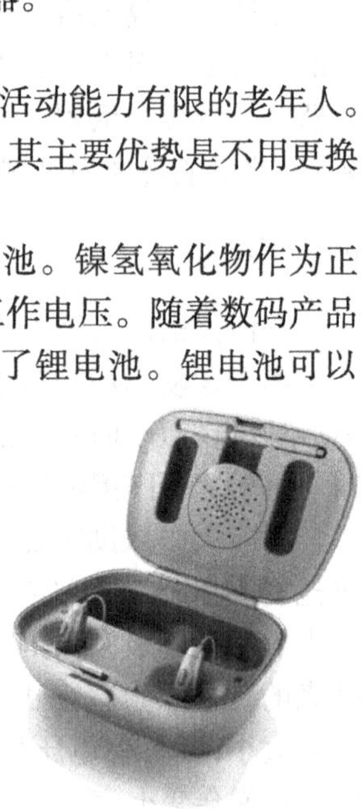

图 9-2-14　可充电助听器及其充电器

五、助听器的其他配置

除前述主体结构外,许多助听器还配备了其他装置,如电感、直接音频输入接口、无线传输装置、电源开关、程序转换钮、音量调节钮、遥控器等。由于智能化和无线技术的应用,一些功能装置有被取代的趋势,如直接音频输入接口、音量调节、开关、程序转换按钮等,现已有智能终端设备可直接与助听器对接,实现对助听器的调节。

(一)电感线圈

电感是一个细铜丝包绕的线圈(图9-2-15,见文末彩插)。当位于变化的磁场中,电感会感应磁场,产生与原音频信号一致的电流。当助听器进入电感程序时,电感就取代传声器的拾取声音的作用。这个磁场可能由某些设备产生,比如扬声器、电话以及围绕房间或区域的环路系统。并不是所有助听器都配备电感线圈。

(二)直接音频输入接口

有些助听器上设有音频直接输入(direct audio input, DAI)信号接口(图9-2-16)。通过这个接口,音频信号可以通过导线直接输入到助听器。这些音频信号源可以来自于 MP3 播放器、手持式传声器和 FM/Roger 无线接收机。对于耳背式助听器,音频输入接口位于助听器下端的数个金属接触点。连接接口还需要使用专门的音靴。通过音靴,将接口转接为可以连接音频线的接口。使用时,将音靴安装在助听器下方,然后再连接音频线。来自各种设备的音频信号就可以通过音靴直接输入助听器里了。

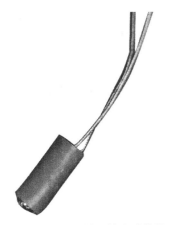

图9-2-15 显微镜下的电感线圈

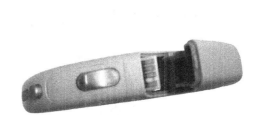

图9-2-16 直接音频输入接口

(三)无线天线

部分具备无线功能的助听器内部具有无线天线(图9-2-17),用以实现双耳无线功能并通过蓝牙与多媒体娱乐设备兼容。

(四)音量控制器

助听器使用者控制助听器声音大小的元器件称之为音量控制器(volume control, VC)(图9-2-18)。目前,为了减少耳背机损坏率,增强耳背机的防水性能,耳背机上的音量多采用按钮式,按 ITC 和 ITE 则可以选择旋钮式的音量控制器,助听器通过提示音来提示音量位置。

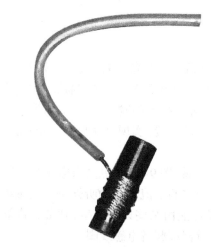

图 9-2-17　显微镜下的无线天线

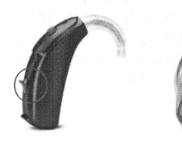

图 9-2-18　耳背式和耳内式助听器的音量控制器

（五）按钮

多数助听器上配备一个按钮（图 9-2-19），主要用于切换程序。助听器可以根据助听器使用者的生活需求而设置不同的程序。

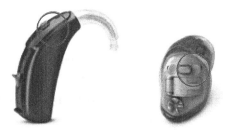

图 9-2-19　耳背式和耳内式助听器的按钮

（六）遥控器

与电视机的遥控器类似，助听器的遥控器可以在不碰触助听器的情况下调节音量或切换程序。遥控器上通常有音量控制器和程序按钮，允许使用者调节助听器音量和选择合适的程序。遥控器的工作方式有：红外线、超声波或电磁感应。

（七）电源开关

早期的助听器采用 MTO 开关，M 代表传声器，T 代表电感，O 代表关闭。当使用者使用助听器的时候，将助听器开关放在"M"档；如果不使用助听器，则将助听器开关放置在"O"

档；如果要用电感进行接听电话或收集环路系统的磁场，则将助听器开放拨至"T"档。由于这个开关要经常拨动，非常容易损坏，因此，现今的助听器则采用电池仓门开关（图9-2-20）。将电池仓合紧，则是打开助听器；当电池仓打开一部分，则关闭助听器；如需要更换电池，就完全打开电池仓门。

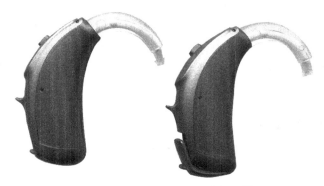

图9-2-20　电池仓门作为电源开关

第三节　助听器验配流程

助听器验配开始之前，听力师首先需要考虑助听器是否能够帮助听损患者达到听力康复的目的。听力师还需要考虑听损患者当前是否能够接受和坚持使用助听器。在选择助听器时，一定要充分考虑听力受损的状况，根据评估的结果来进行合理地选配。现在绝大部分听损患者面临的状况是，从听力上来看适合佩戴助听器，但心理上当前还不能接受佩戴助听器，此时听力师应该首先考虑对他们进行充分的咨询，进行听力保健的宣教，使其意识到听损对自己和家人的影响，并在初期咨询请家人参与咨询以及鼓励他们提出所担心的问题并与听力师进行讨论，听障人士和听力师在助听器选择上达成一致后，才可以开始进行常规的助听器选配过程。

一、助听器的选配原则

（一）基于准确的组合听力测试

在助听器选配时，一系列听力检查结果是助听器给出最佳电声放大的基础，特别是纯音听阈和不舒适响度级（uncomfortable loudness，UCL）。言语测试可以有效评估患者目前的言语分辨情况，例如裸耳状态下的最大言语识别率测试（phonetically balanced max，PB Max），该测试可以用来预估患者现阶段佩戴助听器后的效果。测试不同言语声级下的言语识别率，绘制P-I曲线，也有利于判断患者是否有蜗后病变，结合其他影像学检查进行必要的转诊。此外，言语识别测试对于在考虑单耳还是双耳使用助听器时，或者是在选择使用助听器还是人工耳蜗方面有一定的参考和指导作用。

（二）选择适合的处方公式

处方公式是针对不同类型、程度的听力损失所给出的助听器放大参数计算方法。目的是使助听器的输出能达到最佳的听力补偿，产生最好的交流效果。常见的处方公式有两类。以听阈为基础的选配公式：NAL、NAL-R、NAL-RP、NAL-NL1、Berger、POGO、POGO Ⅱ、FIG6、MSU、DSL［i/o］、Libby 等；以响度（MCL，不适阈，响度尺度）为基础的选配公式，包括：Shapiro、LGOB、IHAFF、ScalAdapt。目前，国际上广泛应用的是 NAL 公式以及 DSL 公式。

（三）单侧还是双侧选配助听器

关于双耳佩戴助听器相关优势的讨论，可以追溯到 20 世纪 50 年代，特别是耳背式助听器普及后，双耳佩戴助听器更为合理。目前绝大部分助听器制造商的验配软件或者验证设备的软件里都提供了针对双耳聆听的补偿修正，因此双耳验配请务必输入双耳听力图。

二、成人助听器选配流程

成人配合度较好，在选配助听器时较儿童容易。

（一）预约与咨询

助听器验配步骤较多，对于每一个不同背景、听损状况、自身需求的患者来说，需要花费的时间也不尽相同。另外，专业的听力师也需要了解患者的生活方式，尤其挖掘出那些被患者排在高优先级的聆听与交流问题，以便为患者选择合适功能、型号的助听器。同时，也应该充分掌握患者对助听器的了解程度，征询其对助听器外形的偏好，最后得到患者愿意尝试佩戴的承诺。

（二）病史采集

在临床中，一些患者来到听力中心咨询时，已经在医院测试过听力，并且也得到了医生的一些关于听力状况的解读以及对于听力康复的建议。对于此类患者，听力师应当拿到患者在医院做的检查报告，以及询问医生的诊断与建议。拿到这些信息后并不意味着不再需要采集病史或者测试听力了，首先，患者就诊的时间不同，结果可能发生变化。其次，我们也应当用与听力学更相关的专业方法来进行采集信息与测试，医院的报告做为重要的参考。也有一些患者是没有去过医院，直接来到听力中心做测听以及咨询的。此时听力师更应详细采集病史资料并进行全面的听力学测试，这对诊断及进一步的处理非常关键。这里为大家分享美国听力语言学会发布的病史采集问题列表（表 9-3-1）。

表 9-3-1　美国听力语言学会发布的病史采集问题列表

成人病史采集问题列表
1.你今天为什么来这里？
2.你有注意到你听力方面的问题吗？这个问题持续多久了？
3.你的听力问题存在于一只耳朵还是两只耳朵？
4.你的听力损失是突然发生的吗？或者，随着时间会越来越严重吗？
5.你有耳鸣吗？
6.你有多种耳部疾病吗？
7.你的耳部有疼痛感吗？是否有过耳部引流？

8. 你会觉得头晕吗？

9. 你家里其他人有听力损失吗？

10. 你听女性的声音会更困难吗？ 男性声音呢？ 小孩的声音呢？

11. 有人和你说过你看电视的声音太吵吗？

12. 有人说过你讲话的声音太大吗？

13. 你会让别人重复很多次他们说的话吗？

14. 你有能听到别人讲话但不能理解语句意思的情况吗？

15. 你是在很大声、嘈杂的环境中工作吗？ 你在军队服兵役过吗？ 你有使用枪支或做过其他很大声的活动吗？ 你会很大声放音乐吗？

16. 当你在汽车、餐厅、剧院或者大型团队中时，你是否会感到聆听困难？

1. 病史采集的方式　采集听力学病史同临床医生的问诊类似，听力师需要在测试前有针对性地问一些与测试相关的问题，提问应该简洁扼要、语音清晰，这样才能够在最短的时间内获得尽可能多的信息。例如当病人坐下来，进行耳镜检查时可以询问"主诉"，主诉应该是病人所说的原话，听力师应当仔细聆听并记录关键信息。在询问病史的过程中，听力师通过与病人的交谈还可以了解其聆听和交流能力。对于一般患者，有经验的听力师不一定需要使用问卷，可以一边有重点地询问病史，一边与受试者建立融洽的关系。但对一些症状特殊的患者，例如眩晕等，以问卷方式采集病史十分重要，这样可以避免造成暗示。如果病人述及眩晕、失衡感、头晕、步态紊乱、晕车、晕船或头部转动时产生视觉错觉等症状，应考虑进行进一步的前庭功能评估。

2. 助听器选配的转诊指征　如果在采集病史时遇到以下情况之一者，应停止助听器选配并及时转诊到临床医师处：①短期内发生的听力损失，尤其是发生在半年以内；②快速进行性听力下降；③耳痛；④最近发生的或仅一侧耳鸣；⑤不明原因的单侧或双侧明显不对称的听力损失；⑥伴有眩晕者；⑦伴有头痛者；⑧任何原因的传导性耳聋；⑨外耳、中耳炎症，无论有无溢液（流水或流脓）；⑩外耳道有耵聍或异物；⑪外耳畸形（如外耳道闭锁、小耳等）。

以上患者是否在治疗以后选配助听器，取决于其医学诊断、预期治疗效果和患者的愿望。

（三）耳部与听力评估

1. 外耳检查　观察患者的耳郭有无异常，用电耳镜或耳内窥镜检查患者的外耳道以及鼓膜有无异常。如果观察鼓膜发现有液泡或浑浊，进一步做中耳检查。

2. 中耳检查　部分听力中心备有声导抗仪，该设备可以用来辅助检查中耳是否有异常，例如中耳积液、听骨链中断或固定、鼓膜穿孔、咽鼓管功能障碍等，以便于及时转诊。如果没有声导抗仪，则应仔细观察鼓膜，结合病史与纯音气骨导测试的结果进行判断。

3. 听力评估　对于成人，纯音气骨导测试是常规的听力测试项目，可达到评估听力的目的。如遇特殊情况，例如言语分辨力较差的患者，可选择加做言语测试或电生理检查及影像学检查，对于听觉过敏的患者来说，可选择加做不舒适阈测试，这样才能为患者选择适合的放大线路、所需输出、所需增益。对于有耳鸣的患者，可选择加做耳鸣匹配测试。测试完听力之后,需要向患者及家属解释听力结果,包括:患者听力损失的程度(轻度、中度、重度、极重度),听力损失性质(传导性、感音神经性、混合性或是 ANSD 听神经谱系性),听力损失的形状(平坦型、下降型、陡降型、上升型、岛型、咬饼干型,中频差、低高频好)以及可能对应哪些声音听不清楚,并结合病史向患者解释听力损失可能的原因以及后续需要注意的听力保健事项。让患者及家属充分了解听力损失现状,从而推进后续的流程。

4. 听力设备的预选 结合患者的病史,选择合适的听力设备。

(四)助听器预选

经过前面的流程,在患者已经愿意接受助听器时,就要选择适合的解决方案。从以下几个方面来选择合适的助听器:

1. 助听器的外形与佩戴 对于还不了解助听器的新患者来说,需在预选阶段说明助听器有哪些外形,然后给出患者听力适配的几种外形让其选择,也可以请患者尝试佩戴不同外形的助听器,让患者判断佩戴是否方便且能够接受。当然,定制式助听器需要定做,听力师可以自己佩戴样壳为患者展示佩戴取下的过程。这样的好处是给患者选择权,增强其在日后生活中使用助听器的能动性(见第九章第二节)。

2. 助听器的声学功能 为患者选择带有什么功能的助听器取决于患者的生活方式和需求。例如患者是退休老人,主要的生活方式是在家看电视、外出参加老年大学以及朋友聚会,并且患者也希望优先解决这几个场景中的听力与交流问题。那么在选择功能时,除了基本的增益输出能够达标外,还需要为其选择能够匹配电视的助听器。

3. 助听器的硬件性能 一些热爱运动或者经常出汗的患者会非常关心助听器是否具备良好的防水性能,可以为其选择通过相关防水测试的助听器。值得注意的是,即便是防水的助听器,听力师也需要指导患者进行必要的干燥处理。有些年纪大的患者由于手指的灵活度下降,或伴有视力衰退,在更换电池等方面会有困难,需要容易操作的助听器,对此类患者应尽量选择电池大一些、方便装卸、不需频繁更换的助听器。近几年可充电是助听器技术的一大突破,无论是银锌可充电技术还是锂离子可充电技术,都非常适合这类患者。甚至有时候,专业的听力师还需要帮患者考虑到他没有提及的一些潜在需求,也将是未来更加考验听力师的一个方面。

4. 助听器声学耦合与参数 声学耦合系统主要是指连接助听器出声孔与患者耳道部分的装置,例如耳背式助听器的声管和耳模/耳塞、RIC 机的导线与受话器、耳塞等,定制式助听器的气孔等。

(1)耳模:是连接耳背式气导助听器和耳朵之间至关重要的部件。一个合适的耳模可以充分发挥和加强助听器的康复效果。相反,一个劣质的或不适合的耳模抵消一个好的助听器的所有优势。助听器耳模的作用如下。

1)传导作用:将助听器放大的声音传送到外耳道中;

2)固定作用:通过耳模与外耳道及耳甲腔的嵌合进一步帮助固定助听器;

3)密闭作用:通过耳模与外耳道及耳甲腔在一定程度上的嵌合密闭,减少放大的声音从外耳道泄漏,防止声反馈造成啸叫;

4)声学耦合作用:通过耳模与外耳道及耳甲腔的嵌合,在一定程度上改变了外耳道的声学特性。

另外,耳模的材质、款式以及对耳模的修饰加工(如声孔、通气管等)在一定程度上也会影响声音的传导。耳模的选择主要取决于听障人士的听力损失情况。一般来讲,对于听力损失很严重的患者以及婴幼儿,听力师会首先考虑软耳模、全封闭的款式。这样的选择主要是从佩戴的安全性和防止声反馈的角度考量。因为当听力损失很严重时,听障人士需要佩戴大功率的助听器,如果耳模不能与外耳道及耳甲腔密闭嵌合,很容易造成放大声音从外耳道泄漏,从而造成声反馈。对于听力损失相对轻的听障人士,从舒适度的角度考量,听力师会首先考虑较开放型的耳模款式。因为较开放型的耳模可以相对减少耳模插入外耳道后对外耳道声学特性的改变,从而减少声音的失真、改善音质,也减少了堵塞带来的影响,使得佩戴更舒适、更自然。对于中、重度听力损失的患者,由于同样助听器的组成与原理从防止声反馈的角度考量,听力师主要会选择硬耳模、全封闭的款式。但是,为了改善听障人士的舒适度,听力师可以根据具体情况,在耳模上设置通气管以保证耳道内空气流通,减少了堵塞对听觉感知的影响,这样也可以减轻全封闭耳模可能造成的感染和耳压问题。另外,还有一些其他的因素会影响到耳模的选择,例如有听障人士的易感染倾向、对耳模材料有过敏反应。对于前者的耳模的选择方式,听力师则需要更多地考虑可能出现的感染对听力康复(配戴助听器)的影响。因此,听力师可以通过选择较开放型的耳模款式或是设置通气管以保证耳道内空气流通,从而减少全封闭耳模可能造成的感染。对耳模材料有过敏反应的听障人士,常见的是对树脂材料的过敏反应,用硅胶材料或是其他低过敏性的材料作为代替材料来制作耳模。

(2)开放耳:临床中常常见到低频听力较好的患者,此类患者建议选用耳背式助听器连接细声管,放置开放式耳塞,或者 RIC 耳道受话器式助听器放置开放式耳塞。这样才能确保低频能量的充分泄露,降低堵耳效应。

(3)定制机的通气孔:对隐蔽要求较高的患者常常会选择定制机。在定制机的选配中,气孔是起关键性影响的声学参数。对于低频气导听阈在 40dB 以内或者新配助听器的患者,非常容易产生堵耳效应,此时就需要选择正确的通气孔(表9-3-2)。

表9-3-2 通气孔大小选择标准

Hearing loss/Db(＜1kHz)	类别	Vening(thoery)	ITE	ITC	CIC
≤ 30	开放	Open	3.5	3.0	2.5
30～40	大/Styled	3	2.8	2.5	2.4
40～50	中/Styled	2.5	2.2	2.0	1.8
50～60	小/Styled	2	1.6	1.5	1.4
60～70	微/Styled	1.5	1.2	1.0	0.8
70～80	(更)微/Styled	1	1.0	0.8	×
≥ 80	无/Unvented	×	×	×	×

需要注意的是,气孔开的越大,对定制机的内部空间要求就越高,因此一些隐蔽型的助听器无法将通气孔开到很大,这需要告知患者。另外,高频听损超过 70dB 的患者,需要注意气孔不能选的过大,这样容易造成外部啸叫。目前一些助听器生产厂商的提供声学优化通气孔,在制造车间的电脑系统会专门有一套通气孔声学运算软件用于精确计算气孔大小,平衡啸叫与堵耳之间的矛盾。

(五)助听器信号处理方式的选择

1. 线性与压缩 压缩放大又称为非线性放大,这个名字主要来源于输入/输出曲线。线性放大,其输入/输出曲线为斜率为1的直线,可以算出,无论输入声为50dB、60dB还是70dB,其增益均为20dB。而输入/输出曲线为非线性,曲线拐弯的点称之为拐点。拐点定义为两种放大策略的分界点,低于拐点的输入声采用线性或扩展放大,高于拐点的输入声采用压缩放大。压缩放大另一个重要的参数为压缩比。压缩比定义为输入变化量除以输出变化量。当压缩比为2:1,对于50dB输入声,增益为20dB,而70dB输入声的时候,增益为10dB。此时,助听器对大输入声的放大量就小于小输入声。通常,压缩比越大,压缩程度越深,压缩比越小,越接近线性放大。

2. 宽动态范围压缩(wide-dynamic-range compression,WDRC) 感音神经性听力损失不仅仅会造成听觉敏感度下降,还会造成听觉动态范围变窄。很多用户在临床上会主诉"小声听不见,大声又难受",称之为"重振"现象。正常人能听到轻声、中等声和大声。感音神经性听力损失之后,小声听不见,但是大声与正常人一样,听着大声。甚至,有些患者的不舒适阈值比正常人更低。实行线性放大策略,小声、中等声和大声放大量一致。这种放大策略会造成小声听得见,大声却太响、吵、震耳。实行压缩放大策略,对小声多放大,大声少放大,甚至不放大或衰减。

对于患者,通常建议采用多通道宽动态范围压缩,其好处包含:①改善可听度;②防止响度不舒适;③改善声音理解度;④改善声音舒适度;⑤保存音质;⑥减少重要言语信号失真。

在非常极端的情况下,部分目标是相互排斥的。例如,在极重度听力损失伴有非常狭窄听觉动态范围的情况下,高压缩比会改善可听度并防止响度不舒适,但同时也可能使重要言语信息失真。

3. 压缩通道 目前,压缩通道最多可达20个。更多的通道使压缩参数调节更有弹性,能适应不同频率之间听觉动态范围的差异。Woods提出:对于大多数听力损失,5个压缩通道就可以使言语可听度最大化。换句话,只要压缩比不大,超过5通道并不会降低言语识别,并且更多的通道可能对减少反馈和噪音有所帮助。

4. 快压缩与慢压缩 目前,关于如何设置压缩时间常数没有统一的结论。理论上,短时间常数的快压缩能够提供最佳的可听度,因为它使助听器对词汇的轻辅音的增益最大化。更好的辅音可听度带来更好的清晰度。当然,遇到大的声音时,它启动压缩也更快,将大声压低到患者的舒适响度范围内,对于一些高输出的助听器有可能会导致有用的言语信号失真。而较长时间常数的慢压缩,由于起效和释放时间较慢,其言语包络被更好地还原,声音质量和舒适度,以及元音的识别会更好。

最新研究报道表明,认知能力较差或重度到极重度听损的成人建议采用更长的释放时间,言语理解会更好。认知能力较差通常是老年人以及重度到极重度听损的患者。

(六)双耳选配

一般建议为双侧听损患者双耳选配助听器。双耳选配助听器的优势如下:

1. 声源定向 双耳使用助听器可以增加患者的定向能力。

2. 改善噪声环境中言语辨别力 无论患者的双耳听力损失是否对称,同时使用两个助听器在安静和噪声环境中均比仅单耳使用一个助听器明显提高言语辨别率。

3. 消除头影效应 当声源到达两耳时会遇到头颅的阻挡,使得到达两耳后的强度不一致。言语中的高频成分由于波长短不易绕射过头颅，所以到达另一侧耳时其强度比低频成分衰减得要多。听力正常和使用双耳助听器者正是利用这个特点将一个耳朵朝向自己想听的那一侧。

4. 累加作用　对于重度或极重度听损，双耳选配大增益助听器可以利用这种累加作用达到更大的响度。

5. 避免听觉剥夺　Begs 和 Foreman(1980 年)研究发现，双耳刺激形成的关键期为 4～8 岁，这再次强调了为聋儿早期选配助听器的重要性。对成人的研究则发现双耳使用助听器 4～5 年后，其两耳的言语辨别率保持稳定；而若单耳使用，4～5 年后无助侧的言语辨别率下降。

6. 音质　尽管有些患者使用双耳助听器言语辨别率提高不明显，但大多数患者感到音质改善。首次使用助听器者，调试双耳助听器远比使用单耳助听器容易使患者满意。

7. 静噪作用　双耳使用助听器，静噪作用帮助患者选择听信号，抑制背景噪声。

8. 双耳掩蔽级差　研究表明，当两耳间言语声不同相，而噪声同相时(言语和噪声反相位)，言语辨别率最好。这在低信噪比的干扰情况下更加明显。双耳助听器适用者在类似情形中也会改善言语听觉，但不如听力正常者明显。

9. 缩短老年聋患者的助听器适应期　初次使用或更换助听器时，由于放大的声音与以前听到的声音不一样，患者需要一段适应期。这是听觉系统已经存在的声编码与新的编码不匹配所致。听力损失后未使用助听器的时间越长，适应期也就越长。双耳助听器使用显然使得这个再学习过程变得容易，并且缩短适应期。

10. 减弱耳鸣感受　多数学者赞同最好的耳鸣掩蔽器是助听器，尤其是双耳使用。双侧耳鸣若仅一侧使用助听器，可能使用一侧耳鸣减轻(对侧交叉抑制)，而另一侧仍有耳鸣。

11. 降低回声　听力损失者比常人更容易受到回声的干扰，双侧使用助听器比单耳使用在减低回响方面有优势。

12. 融合作用　双耳对失真信号的融合作用远比单耳有效。

（七）助听器调试

虽然目前各大助听器生产厂商的默认验配做得更好了，但是每个患者仍然有不同的调试需求。因此在首次为患者调试助听器时，可以通过以下几步来询问患者的感受，找到需要调试的地方。①您觉得声音整体大小怎样？通过整体增益的调节来将音量调整到患者的舒适级。②左右耳声音大小一样吗？对于大部分的患者，可以通过这个问题来调试左右耳的增益，达到响度平衡。但对于非对称性听损，往往觉得轻的那侧声音敏感，重的那侧总要调大，此时需要确保患者轻的那侧声音不会不舒适，重的那侧可以告诉患者随着佩戴时间的加长，会渐渐适应。之前是单耳佩戴的患者属于双耳助听经验不同步，总会认为长期佩戴的那边声音不够大，新佩戴的声音太大，也是需要首先确保轻的一侧声音舒适度可以接受。对于这两类患者，无法做到当下的响度平衡。③您觉得有没有什么声音听的不舒服？如果患者不理解或无法主诉，可以加以引导。例如近距离大声拍手，或者大声说话，询问患者是否感觉震耳或头晕，如有，则需要参考不舒适阈对最大声输出进行降低。或者询问患者对当前环境中听到的一些新的尤其是细小的环境声音是否能够接受，是不是会感觉太杂乱而不想长期佩戴，如有，可以降低小声或非常小声的增益来达到目的。或者询问患者听自己说话的声音有没有过大或发闷的感觉，如有，可以通过降低低频大声的增益或选用开放耳来解决。④近距离一对一安静环境中的对谈是否能够听清楚？建议在该环节让患者的家属与其交谈,因为患者的大脑更容易分析熟人的语音、语句、语调。在这个阶段我们的目的是找出当前最需要调整的点。

(八)耳印模制取

对于一些耳背机需要制作耳模或者需要制作定制机的患者,需要制取耳印。耳印制取也是助听器验配流程中比较考验听力师技能的一项工作。

包括以下步骤:①准备取样设备并消毒,回顾病史,尤其是耳部手术史;②电耳镜观察外耳道(测听时做过无需重复观察),排除耳道内有异物堵塞或禁忌证;③放置棉障,注意IIC 对深度要求较高,需要过二弯 3~5mm;④按比例混合耳印膏;⑤按压棉线,开始注射耳印膏;⑥等待 3min 左右,待耳印膏成型后可向前旋转取出;⑦再次检查外耳道有无耳印膏残留;⑧根据患者需求填写定制订单,包装印模,邮寄或进行 3D 扫描。

(九)培训患者如何使用助听器以及如何度过适应期

在首次验配结束后,患者将助听器带回家前,也应当教会患者使用助听器的音量控制以及程序切换,更换电池的时机,以及如何佩戴、日常保养以及预约随访的时间。

要特别告知助听器防水的常识,同时要向他们介绍助听辅助装置的性能和使用方法,包括磁感线圈装置(目前使用较少),无线调频系统或蓝牙传输技术等。另外,需要向患者交待清楚售后服务,包括所购产品的原厂保修期,以及今后如何续保,需要定期回到中心复查听力,保养与调试助听器。

(十)效果评估与精细调试

通常,在患者首次验配后的 3~4 天,需要回访其效果,解答疑问。在首次验配后的 1个月左右,需要预约其重新回到听力中心进行助听器效果的评估和可能的调试。

对于一些有客观评估设备的听力中心,能够为患者提供这项服务。听力师通过它可以检查选配助听器的精确性。也可以通过验证结果,结合患者的主诉进行精确地调试。常见的验证方法有:声场测听和功能性增益、言语测听、真耳分析、主观效果评定问卷评估等。

(十一)随访

助听器验配结束后,验配人员的工作并没有结束,还要定期对他们进行随访了解他们听力的变化、耳模的作用、助听器的效果以及辅助装置的使用情况等,以便于及时的指导,并制订好随访流程,随访可以预约他们到机构,也可以上门服务,随访间隔时间一般是第一年三个月一次,以后每半年一次,对于偏远地区的患者,也可以采用电话咨询或问卷调查的方式。

第四节　儿童助听器验配流程

儿童的听觉系统、耳部解剖、声学放大需求以及聆听环境都与成人不同,由于处在言语语言发展的关键时期,需要早发现、早诊断、早干预,以免错过黄金康复时间。幼龄儿童由于无法准确地反馈聆听效果,做主观效果评估的配合度不如成人,因此需要辅助客观效果验证,例如真耳分析等。其次,幼龄儿童的耳道也在不断长大,对应的声学特性也会有所变化,怎样确保所补偿的声音一直在处方建议的范围内,给儿童足够的补偿量是儿童听力师必须要一直关注的事情。另外还需要在定期的随访中,通过专业的评估问卷获取家长或老师的反馈,结合孩子客观评估的结果,来及时解决孩子在各种聆听环境中的困难。由此可见,儿童与成人验配流程有诸多不同,下面详细解读儿童助听器验配的独特之处。

(一)听损儿童患者的病史采集

病史采集属于听力学组合检查当中的一部分,对于儿童尤其重要,在验配流程中至少需要采集以下病史:①家长对孩子听力表现的观察与评价;②家族听力损失病史;③中耳感染史;④怀孕以及出生史;⑤孩子的整体发展;⑥疾病以及损伤。

当病史采集时,应找出听损的危险因子,需要重视家长的评价,因为家长是陪伴孩子最多时间的人,有最多观察孩子行为的机会。听力损失的危险因子包括:①有听力损失家族史;②听力损失相关的综合征(例如,唐氏综合征、瓦登伯格综合征等);③在出生后使用呼吸器;④细菌脑膜炎;⑤出生时严重缺氧;⑥颅颜异常;⑦高胆红素血程度过高(有严重黄疸);⑧感染(弓形体病,麻疹,巨细胞病毒,疱疹,梅毒)。

(二)儿童听力评估

由于年幼的儿童无法配合测试者,因此与大人的评估方式不同。婴幼儿以客观测听为主,主观行为测听为辅,若孩子可以配合主观行为测听,就以主观测试为主。以下为儿童的主客观听力检查项目:

1. 听力测试前的耳镜检查　在测试前需要使用耳镜检查耳道以及鼓膜。对于听力师来说,这项检查重要的两个原因是确保无需医疗干预,确保使用探头或是插入式耳机时的安全。如果耳道被耳垢堵住了,可能无法得到准确的听力全貌。此时,若要测量鼓室图,建议以头戴式耳机代替插入式耳机。如果鼓膜状况良好,记录为正常情况,并且与听力检查和鼓室图结果进行比较。

2. 儿童客观听力评估　客观听检几乎不需要或是只需一点孩子的配合所进行的听力评估。包括:①声导抗,当测试年龄少于 6 个月,建议采用 1 000Hz 的高频探头音来取代226Hz。这是因为儿童的耳道大小,听小骨坚韧度,鼓膜朝向与成人不同;②听觉诱发电位,听性脑干反应 / 多频稳态诱发电位 / 皮质诱发反应 / 耳蜗微音电位;③耳声发射。

3. 儿童主观听力评估　包括:①行为观察检查(behavioural observation audiometry,BOA);②视觉强化测听(visual reforcement audiometry,VRA);③游戏测听(play audiometry,PA);④纯音听力检查;⑤言语测听,具体测试内容见第十二章。

(三)儿童助听器的选择

1. 外形　儿童应首选耳背式助听器,主要原因是:

(1)儿童的耳道在 10 岁之前还在不断成长变化,每当儿童耳道长大只需要更换新耳模即可,不耽误康复时间。

(2)耳背式助听器的耐用性较好,更加防水以及坚固耐用,可以保证儿童的长期使用。

(3)耳背式助听器的声音输出更大,听力较重的儿童也可以使用。

(4)耳背式助听器功能较多。

(5)绝大部分耳背式助听器都兼容 FM/Roger 等远程麦克风设备。

2. 放大线路　全数字助听器具有声音分析能力,分辨率高、佩戴舒适并且能有效地保护残余听力,因此儿童应首选此类助听器。

3. 功能　儿童助听器需要具备很好的高频补偿、高信噪比、降低混响 / 回声的助听器,并且应选择可以兼容 FM 或 Roger 系统的助听器。另外从硬件上来说,儿童应选择带有防水、儿童安全装置的助听器(建议为 3 岁以内的儿童患者安装耳钩固定锁与电池门锁,避免误吞)。

4. 助听器的最大声输出　应与听力损失相适应,一般听损稳定的情况下,轻度选择最大声输出小于 105dB SPL 的助听器,中重度听力损失选择最大声输出 124dB SPL 的助听器;重度听力损失选择最大声输出为 125～135dB SPL 的助听器,而极重度听力损失选择最大声输出为 135dB SPL 以上的助听器,但对于听力损失进行性下降的儿童,如前庭水管扩大综合征,应尽量预留一些功率或验配范围。对于重度极重度听损患儿,如果其佩戴助听器 6 个月后评估效果未达标,建议考虑人工耳蜗。

5. 助听器的佩戴耳　为防止"听力剥夺"现象的发生,儿童应坚持双耳同时佩戴。

（四）儿童助听器的验配

儿童助听器验配的合理性和有效性在很大程度上取决于听力测试的准确性和对听力测试结果的正确分析,儿童行为测听的听阈往往比实际听阈要好,特别是对于初次接受纯音测听的儿童,此点应引起充分注意。而现实的各种客观测听方法均有局限性,绝不能单独使用任何一种方法作为助听器验配的依据。正确的选择是综合分析多种测听的结果,行为测听的结果尤为重要。

（五）助听器的效果评估

大部分初次佩戴助听器的儿童,很难像成人那样与验配师默契配合,更不能准确描述助听器佩戴后的感觉。因此,儿童的助听器效果评估需要多种方法和多次测试才能准确,常用的方法有行为观察法数量评估(声场下的功能增益)、林氏六音法、言语测试法、功能评估法、真耳分析等多种方法,应根据儿童的年龄和配合程度自由组合。在验配助听器时就应用真耳分析来验证所给的增益达到处方的目标,输出在安全范围以内。并且在儿童每次更换耳模时都需要重新验证,因为随着儿童的耳道长大,其外耳道的共振也会发生变化。临床中最常用的真耳测试是真耳耦合腔差(real-ear coupler difference, RECD),由于它所用到孩子的耳朵的时间最短,只需要 3～5s,并且将 RECD 结合助听器在耦合器中的测试,可以与处方目标进行匹配,非常方便。无论选用何种方法,均应先对双耳分别评估,再对双耳同时进行评估,部分儿童会出现双耳助听效果与单耳助听效果不一致的现象,应根据其主诉进行调整,直至满意为止。

另外,对于儿童来说,有一些全面评估助听器综合效果的问卷。听力师应在后续的随访中培训监护人或老师使用问卷记录孩子的听说表现,用于助听器调试(见第十二章)。

（六）儿童耳模的更换

由于儿童的耳郭和外耳道的不断发育,一段时间后,密封性降低,对于听力损失较重者,会出现反馈啸叫,影响助听效果,因此需定期更换耳模。对于听力损失较重,佩戴的助听器声输出较大的儿童,更是如此。一般 3 岁以内儿童,每 2～3 个月换一次;3～5 岁儿童,每 3～6 个月换一次;5 岁以上儿童,每 6～12 个月换一次;成人每年更换一次。

（七）儿童适应性训练

对助听器的效果进行初步评价后,要在成人的陪同下让儿童进行适应性训练。这期间注意观察儿童的躯体行为有无异常、耳模对软组织有无损伤、儿童对各种不同声音的反应等。

几乎所有儿童在佩戴初期,均对助听器或多或少的不适应,比如拒戴。此时不能采取强制措施,应设法转移他们对助听器的注意力,或将音量降低甚至将其关闭,或者让孩子自己选择他们喜欢的颜色的助听器,这样可以培养孩子对助听器的好感。在进行听觉练习时,应先在相对安静的环境中听取节奏明快但韵律柔和的声音,以增加"听"的兴趣。为防止产生听觉疲劳,开始练习时,声音应由小到大,佩戴时间应由短到长,声音环境应由简单到复杂,在进行适应性训练的时候,还要让儿童练习听取并分辨听力测试和助听器效果评估时使用的声音信号,例如纯音、啭音、窄带噪声、言语噪声、音响器具声等,以备再次检查。

(八)语言言语康复训练辅导

国际上提倡"三早康复",即早发现,早诊断,早康复。康复除了第一步的听力康复外,随即开展语言与言语训练。听力师应当帮助家长联络专业的语训机构。

(九)随访

在使用过程中,助听器的工作状态会发生变化,儿童的听力状况也可能会发生变化,都会影响助听器的使用效果,因此应定期对其进行随访。随访主要项目是:①重新测试听力;② RECD 真耳数据(当耳道变化时);③助听器保养;④检查助听器电声性能;⑤助听后效果评估;⑥与家长面谈查看问卷记录(孩子日常聆听的问题);⑦可能的调试;⑧评估耳模的适配性;⑨制订下一步训练计划。

佩戴助听器的第一年,应每 3 个月复查一次,以后每半年一次。随访也可以通过问卷的方式进行。

第五节 助听器效果评估

助听效果评估是助听验配流程中不可或缺的一环,目的是了解助听器选配后的实际放大效果。评估方式可分为主观评估和客观评估。主观评估是指根据日常生活表现评估实际放大效果,如问卷、日记、林氏六音等,见第十二章。而客观评估则是指在实验室或隔声室,利用各种设备测试评估实际放大效果,如真耳分析、声场评估。

一、真耳分析

真耳测试(real ear measurement, REM)主要是利用置入于外耳道的探管麦克风(probe microphone)进行一系列的声音测量,是验证助听器的声音输出是否达到增益目标或是声输出目标的客观验证工具。最早于 1953 年由 Ayers 首次提出,现今越来越多的听力师及验配师将真耳测试运用在临床上。一般针对助听器的声学特性测量大多是在耦合器上进行测试,依测试标准的不同,所使用的耦合器也有所差异。使用美国国家标准学会(American National Standards Institute, ANSI)标准进行测试时,所使用的是 2c.c. 耦合器,而若是使用 IEC 的测试标准时,则是使用耳仿真器(ear simulator)或是 IEC711 耦合器。临床大多使用的是 2c.c.耦合器,因此大部分对照的参数以 ANSI 的标准为主。

针对婴幼儿的助听器验配,因为婴幼儿无法表达助听器配戴的效果,也无法运用言语测听测试是否能听得到或者是否能够听得清楚,因此只能运用真耳测试来确保助听器输出到耳道内的音量是否适当。

使用 REM 做为验配流程的其中一部分原因包含:①消除耦合器与真耳之间的落差;②当助听器设置与验配公式目标匹配时,能接近预期效果;③真耳测试可以呈现并记录微调的结果;④真耳测试可将增益曲线记录起来,在更换新机时可以做为参考,当更换不同助听器时参考价值更高;⑤真耳测试以图形呈现的方式,帮助验配师更了解整体过程;⑥真耳测试可以做为咨商工具,让使用者及家属了解哪些声音听得到,哪些声音听不到;⑦真耳测试可以用来验证助听器功能的效益,例如方向性麦克风及噪音降低等功能。

在探讨真耳测试时,有许多专有名词会造成混淆,由其是这些专有名词的缩写。大致这些专有名词缩写多以 G 或 R 结尾,通常以 G 结尾的缩写是描述助听前后的分贝差异,而以 R 结尾的缩写则是描述所测得到的声压响应。这些测试大多是在耳道特定位置(近鼓膜处)且助听器开启的状态下测得。

1. 真耳未助听反应(real-ear unaided response,REUR) 在外耳道未被堵塞的状态下,探管麦克风在近鼓膜处所测得的声压响应。横轴为频率(Hz),纵轴为声压级(dB SPL)。

2. 真耳未助听增益(real-ear unaided gain,REUG) 在外耳道未被堵塞的状态下,探管麦克风在近鼓膜处所测得外耳道空腔共振所产生的增益。横轴为频率(Hz),纵轴为增益(dB)。

3. 真耳堵塞反应(real-ear occluded response,REOR) 在配戴上未开机助听器的状态下,探管麦克风在近鼓膜处所测得的声压响应。横轴为频率(Hz),纵轴为声压级(dB SPL)。

4. 真耳助听反应(real-ear aided response,REAR) 在配戴上开机助听器的状态下,探管麦克风在近鼓膜处所测得的声压响应。横轴为频率(Hz),纵轴为声压级(dB SPL)。

5. 真耳助听增益(real-ear aided gain,REAG) 在配戴上开机助听器的状态下,探管麦克风在近鼓膜处所测得的声压,减去测试讯号声压所得的增益,即为助听器所提供的总体增益。横轴为频率(Hz),纵轴为增益(dB)。

6. 真耳插入增益(real-ear insertion gain,REIG) 在扣除外耳道共振增益的情况下,助听器所提供的增益,即为 REAR 与 REUR 之间的差异,或者 REAG 跟 REUG 之间的差异。横轴为频率(Hz),纵轴为增益(dB)。REIG=REAR−REUR 或 REIG=REAG−REUG。

7. 真耳饱合反应(Real-ear saturation response,RESR) 在配戴开机助听器的状态下,利用大声刺激音(一般常用 90dB SPL 的纯音)让助听器达到饱和时在近鼓膜处所测得的声压响应。横轴为频率(Hz),纵轴为声压级(dB SPL)。

8. 真耳耦合器差值 真耳耦合器差值,指的是助听器在近鼓膜处所测得的响应与在 2c.c. 耦合器中的响应差别,RECD 反应了 2c.c. 耦合器与真耳配戴上助听器后,由耳道、头颅、耳郭、助听器位置等所产生对助听器输出改变的差异值。

除了实时的语音输入外,目前常用调制的语音频谱噪声(modulated speech-shaped noise)来进行 REIG 或 REAR 的测试音,使用这些噪声进行真耳测试有以下原因:①宽带的噪声对助听器的处理较不容易失真;②言语频谱噪声比起纯音信号更接近实际处理声音的状况;③言语频谱噪声中的调变不会让助听器启动噪声抑制功能,否则验配师在真耳测试前必须先关闭降噪功能;④帮助验配师在学习的过程中更容易了解真耳测试的意义。

常规真耳测试不一定要在隔声室中进行,但是要选择相对安静的房间才有办法执行正确的测试,测试过程中,测试音在各个频率至少要比背景噪声高出 10dB 才不会影响测试结果(如果要使用 50dB SPL 的测试音进行测试,则背景噪声需要被控制在 40dB SPL 以内),而测试喇叭给声的准确度也必须在 ±3dB 以内(ISO 12124:2001)。测试喇叭应该摆放在受试者前方的桌子上,如果空间允许的话,喇叭跟测试参考麦克风距离周围的反射平面最少 1m,以免回声干扰测试结果。测试喇叭可以固定在墙壁上,但要距离角落 1m 以上。

真耳测试仪器每 12 个月要进行校正,如果设备是可以移动的,且经常更换测试环境,则建议每 3~6 个月进行校正,如果测试麦克风在搬动过程中掉落,校正的周期要更缩短。

二、成人受试者验证流程

首先确认真耳测试设备所选择的验配公式(NAL-NL1 或 NAL-NL2),并确保所输入的参数设置都正确(压缩频道数、助听器压缩阈值、单/双耳配戴、年龄、气孔大小等),受试者面对喇叭的角度建议 45° 或 0°。

(一)探管麦克风校正

每次更换新探管时都要重新进行校正,也就是每测试一个受试者就需要重新校正,即使在测试进行到一半时更换探管,也必须重新进行校正。将探管的开口尽可能放置在参考麦克风前,避免阻塞参考或探管麦克风。将参考麦克风置于测试喇叭前 0.5m 进行测试,测试时避免有物体阻挡在喇叭与参考麦克风之间。

(二)耳镜检查

真耳测试前一定要先用耳镜检查外耳道。如果发现有下列情况时,测试过程要特别注意:鼓膜穿孔、手术放置通气管、开刀后的乳突空腔、耳漏、耳垢过多等。如前所述,这样的个案适合使用 REAR 测试,避免使用忽略外耳道共振因素的 REIG 进行测试。

(三)受试者准备

受试者应该以 45° 或 0° 角坐在喇叭前方,距离喇叭 0.5m(所有受试者都坐在相同的位置及角度),且耳朵与喇叭维持在相同的水平高度,避免过高或过低。可以在墙壁上贴上标记,当受试者注视标记时自然可以达到正确的摆位角度。建议使用 0° 的摆位,因为只要面向喇叭,大致上就可以达到,但是 45° 摆位并非每一次都能够正确,摆位的角度误差可能会造成 REUR 测试结果的差异。测试过程中,受试者必须保持不动,维持固定的头部位置。

(四)放置探管麦克风

每测试一位个案,记得更换新的探管,建议使用较细的探管(1.1mm)以免在误触耳道壁或鼓膜时过于不适。探管麦克风放置的位置相当重要,会影响测试的结果,建议探管麦克风的开口置于鼓膜前 6mm 以内,并距离助听器受话器开口 5mm 以上。在此建议两种放置探管麦克风位置的方法,分别为表示法及声学测量法。

表示法是在放置探管麦克风之前,先在探管上先测量长度并标记,对成年人,男性建议标记在探管开口后 30mm,而女性建议将标记设置在探管开口后 28mm,然后对比一下助听器,看探管麦克风的开口是否可以超出助听器喇叭开口 5mm,如果可以的话,就可以将探管置入外耳道直至标记位置介于耳珠间切迹,如果没超过助听器 5mm,则再稍微延长标记的位置让探管可以超出助听器 5mm 以上。但在延长时要特别注意避免延长过多,以免放置太深触及鼓膜造成受试者不适。可以将量尺贴在真耳测试仪器上方便进行测量。最后使用耳镜检查,看探管开口前端是不是已经放置到距离鼓膜 5mm 的范围内。

声学测量法则是利用真耳测试的设备,检测探管麦克风是否放置到位的方法,将探管置入外耳道后,使用真耳测试仪给予 6 000Hz 或宽带的噪声(如粉红噪声)65dB SPL,观察6 000Hz 处的增益是否高于 −5dB 以上,如果增益没有超过 −5dB 以上,慢慢将探管往耳道内推送直到增益超过 −5dB,此时探管麦克风开口的位置就会在鼓膜前 5mm 的范围内。

(五)测量真耳未助听响应

当探管放置到耳朵后,在没有配戴助听器的状态下,给予 65dB SPL 的宽带噪声(例如粉红噪声)进行外耳道共振频率的测试,测得的频响曲线即为测量真耳未助听响应(REUR)。

（六）测量真耳堵塞反应（REOR）

在探管麦克风置入在耳道的状况下，配戴上未开机的助听器然后给予 65dB SPL 的宽带噪声进行测试。可以预期的是，测试曲线在 2 000 ~ 3 000Hz 会有凹陷，因为外耳道被助听器堵塞后所丧失的外耳道共振响应。检查测试结果低频部分的增益是否过低，有可能是因为探管被耳垢阻塞所造成，建议重置探管及助听器并重新测试。

（七）测量真耳插入增益（REIG）

开启助听器并让助听器设置在最常使用的聆听程序，并且启动所有助听器的功能例如降噪、回馈声阻断、方向性麦克风等，进行测试。选择使用 65dB SPL 的调制言语噪声进行测试并记录测试结果，如果真耳测试设备没有内建调制言语频谱噪声，只能选择稳定噪声进行测试时，则在测试前必须先关闭助听器的降噪功能以免影响测试结果。如果受试者有中耳异常（如中耳积水）或 REUR 测试结果有异常时，建议改用 REAR 进行测试。

（八）调试并设置助听器

将所测得的 REIG 或 REAR 结果与验配公式目标值做比较，使用调适软件调节助听器的放大增益直到接近目标，如果真耳测试设备可以持续播放测试音，便可以一边测试一边调适，效率更高。如果用户是第一次配戴助听器，许多助听器具有配戴适应功能使得增益给得比较低，建议将适应阶段调到最高，进行目标验证后再调回当前的适应阶段。

使用 65dB SPL 进行验证，可以呈现对一般说话语音的可听度，也可以使用 50dB SPL 或 80dB SPL 的测试音来验证小声说话声音及大声说话声音的可听度。借由这些测试结果可以让验配师了解目前助听器调试状态与使用者听力之间的关系。

（九）测试最大音量输出在舒适范围之内

饱和声压测试是真耳测试中相当重要的一个步骤，由其是在目标匹配时调试过增益后，部分大声可能会造成受试者的不适，甚至可能伤害残余听力，因此，在真耳测试调试完成后一定要执行饱和声压测试，以确保配戴助听器的安全。

真耳饱和响应（RESR）使用 90dB SPL 的给声来测试助听器所给的声压是否达到使用者的不舒适响度，另一个测试的方式是借由测试 RECD，将 2c.c. 耦合器模拟为使用者配戴后的声学状况，便可以在耦合器中测试饱和声压并调试 MPO 让饱和声压低于用户的不舒适音量。

调试 MPO 后，可以利用环境中实际的噪声让使用者试戴是否造成不舒服，例如用汤匙敲杯子产生比较高频刺耳的声音，或是让使用者到嘈杂的马路旁感受是否会有不适感。

三、儿童受试者验证流程

儿童的真耳测试流程建议使用 REAR 做为测试的方式，REAR 可以分别执行在实际耳朵上或在耦合器上。

在测试儿童听阈时，所使用的换能器是相当重要的，为将听力阈值 HL 转换为鼓膜前 SPL，不同的换能器会影响所使用的转换参数。儿童测听时最好是使用插入式耳机做为换能器，在测试裸耳听阈时，将插入式耳机连接到儿童的耳模，而在进行 RECD 测试时，也是将给声声管连接到耳模，如此可以将转换误差降低到最小程度。执行测试前也必须确认软件内的参数选择（助听器类形、通道数、压缩阈值、单双耳等）。

（一）探管麦克风校正

每次更换新探管时都要重新进行校正，也就是每测试一个受试者就需要重新校正，即使在测试进行到一半时更换探管，也必须重新进行校正。将探管的开口尽可能的放置在参考麦克风前，避免阻塞参考或探管麦克风。将参考麦克风置于测试喇叭前 0.5m 进行测试，测试时避免有物体阻挡在喇叭与参考麦克风之间。

（二）确认校正结果

将参考麦克风及探管麦克风放置在实际测量的位置，始用 65dB SPL 的宽带测试音进行测试，测试结果应该是一条水平的线（250Hz 以下允许 5dB 的误差）。如果不是，请重新进行麦克风校正。

（三）耳镜检查

真耳测试前一定要先用耳镜检查外耳道。如果发现有下列情况时，测试过程要特别注意：鼓膜穿孔、手术放置通气管、开刀后的乳突空腔、耳漏、耳垢过多等。如前所述，这样的个案适合使用 REAR 测试，避免使用忽略外耳道共振因素的 REIG 进行测试。

（四）选择是要测试 RECD 或是在真耳上（in situ）进行测试

接下来的阶段，验配师必须选择是要进行 RECD 的测试还是直接在儿童的耳朵上进行 REAR 的测试。参考受试儿童的配合度，如果受试儿童年龄小，无法配合测试流程，建议使用 RECD 测试以免儿童的状态影响测试流程；若受试儿童年龄比较大，可以依循指示在测试过程中维持不动，可以考虑直接在耳朵上进行 REAR 测试。研究指出，即使是使用 RECD 在耦合器上进行助听器的调试，其结果也相当准确可靠，而且测试过程只需要儿童配合一次测试，可以节省临床工作。

（五）调试并设置助听器

助听器的调试不受测试方式（耦合器/真耳）影响，只是在调试测试时需注意真耳测试设备有选择到正确的测试选项上，可以将先前测得的 RECD 数值输入到助听器验配软件中，让助听器的初始调试能够更准确，接下来依照不同输入音强进行目标匹配，一般先从小声给声（50～65dB SPL）开始调试，然后才是大声给声（80dB SPL）。在真耳测试设备允许下，建议一边给声一边调试，让调试更加快速，且所有调试的过程都能实时显示在测试结果中。

如果在目标匹配时无法让所有的音量都完美匹配目标，建议针对小声给声的目标值进行匹配，在儿童言语发展中，小声语音是相对重要的。如果助听器在中大声音量都可以很好的匹配目标值，但在小声给声（50dB SPL）的目标一直匹配不上，可能需要考虑是否开启了扩展功能（expansion）而降低小声增益。

（六）测试最大音量输出在舒适范围之内

饱和声压测试是真耳测试里面相当重要的一个步骤，由其是在目标匹配时调试过增益后，部分大声的声音可能会造成受试者的不适，甚至可能伤害残余听力，因此，在真耳测试调试完成后一定要执行饱和声压测试，以确保配戴助听器的安全。

第六节　助听辅助装置

助听辅助装置是指帮助听障人士觉察声音或理解语言，但不需要整个都佩戴在头上或身体上的设备。助听器系统里的许多无线系统都属于助听辅助装置的范畴。此外，还有一些设备有某种类型的传感器（如烟雾、闹钟、门铃按钮或电话铃声），并将这些信号转换成听障人士容易感知到的信号输出（如灯光、震动或更低频声音），从而帮助听障人士更好地进行日常生活。

一、无线技术

听障患者，特别是听障儿童就非常需要助听辅助装置，来帮助更好地在噪音环境和混响环境里识别声音信号。此类助听辅助装置可以拾取讲话者的最强最清晰的信号，转换成电磁波或磁场信号，直接传输至助听器里，而不是采用声信号传播。助听器佩戴者像坐在讲话者嘴边，言语清晰度是最佳的。通过信号传输类型不同，通常分为四类。

（一）环路系统

电流与磁场存在十分亲密的关系。当电流通过导线时，导线周围会产生磁场。而磁场又可以被线圈生成电流。环路系统就是应用这个原理（图 9-6-1）。环路系统主要由麦克风、放大器、环路线圈和接收器（助听器里的电感程序）组成。音频信号被麦克风拾取，由放大器放大，并通过环路线圈产生磁场。接收器（助听器里的电感程序）接收磁场信号，转换为电信号，并进一步放大，通过助听器的受话器转换为声音，让患者听到麦克风处的声音。该系统通常用于影院、教堂等听众多的公共场合。助听器佩戴者进入线圈范围有效之内，将助听器切换至电感程序，就可以接收发言者的声音。

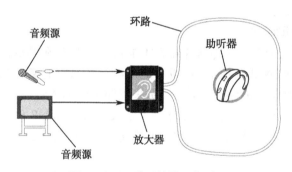

图 9-6-1 环路系统的工作原理

当然，环路系统也可以是家庭或个人使用。如下图，我们在房间内布上环路系统，就可以将电视机的音频信号转换为磁场信号，助听器就可以通过电感程序直接拾取电视机的信号，减少距离、噪声和混响的影响，提升电视的收听效果（图 9-6-2）。如果觉得布线繁琐，也可以采用坐垫式的电视伴侣（图 9-6-3），这种更小巧便捷。

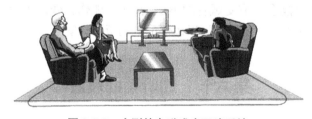

图 9-6-2 小型的电磁感应环路系统

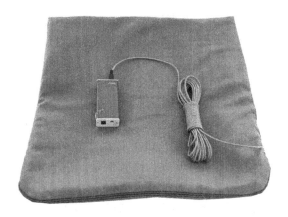

图 9-6-3　电视伴侣

此外，大多数座机电话听筒本身就带有线圈，会产生磁场，当助听器切换至电感程序，将电话听筒靠近助听器，电话听筒内的线圈产生的磁场就可以被助听器电感拾取，并转换为放大的电信号，由于此时麦克风停止工作，大大降低了环境噪声的干扰并且不会产生啸叫，从而有效地提升了电话接听效果。由于手机的听筒线圈产生的磁场非常弱，常常无法直接用助听器的电感程序去接听手机，因此手机伴侣应运而生（图 9-6-4），它可以将手机的音频信号转换为磁场信号，再由助听器的电感接收，减少反馈与环境噪声干扰，提升手机接听效果。

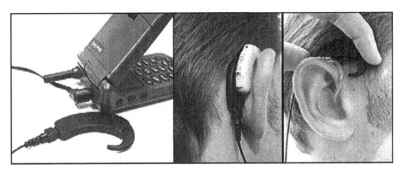

图 9-6-4　手机伴侣

环路系统是最古老、使用最为普及的助听辅助装置，几乎所有的助听器都具备电感功能。然而，在中国使用率却并不高，这与公共场所没有安装环路系统有非常大的关系，基础设施对听障人士的关注程度还远远不足。事实上，环路系统的花费相对较低，在装修或建造时布置好，就可以为听障人士带来便利。

环路系统也有缺点：①助听器的电感线圈要足够灵敏；②少部分助听器无法兼容该系统；③存在信号溢出的问题，一个房间里产生的磁场，邻近的房间也可以接收到。因此，多个房间均有环路会产生互相干扰，如教室；④磁场信号容易受到其他强磁场干扰，例如电源线、日光灯等，可能会听到嗡嗡的声音。

（二）无线频率传输系统

无线频率传输通过无线电波的形式，将讲话者信号直接发射至聆听者，从而解决噪音或混响对信号的影响。更加容易携带，讲话者携带一个小型发射机，通常挂在脖子上或放在口袋里。发射机上有一个麦克风,麦克风夹在领子上或佩戴在嘴边,通过导线与发射机相连,这根导线通常是发射机的天线。听力损失患者则佩戴接收机,连接方式有:①直接通过导线连接至助听器(如直接音频输入);②挂在脖子上的线圈,采用电磁感应,通过助听器里的电感接收;③接收机通过音靴转接安装在助听器上;④接收机直接整合进助听器里(一体化接收机)。

1. 无线调频(frequency modulation,FM) 在无线调频里,音频信号通过正弦高频载波进行频率调制。我们平常使用的车载收音机上转盘对应的就是载波频率(图 9-6-5)。中间的是音频信号,上面是载波,调制后就成为调频信号。在不同的国家,FM 的通信频段有37MHz、43MHz、72~76MHz、73MHz、183MHz、216MHz。每一个频段里会分成一系列不同的通信频率,每一个频率附近的窄频区域称之为频道。例如,相邻的教室常常使用不同的频道,防止产生干扰。

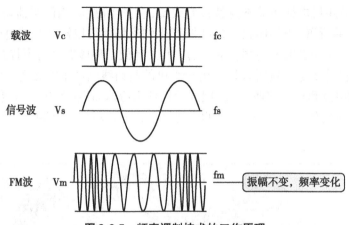

图 9-6-5 频率调制技术的工作原理

2. 数字调制技术 数字信号处理的好处已经得到广泛印证。在助听器科技领域里,与模拟信号相比,数字信号处理可以引入更复杂更精准的分析与操作。通过对音频信号进行采样转换为"0"和"1"组成的数字信号。数字调制技术采用的有多种方法,例如,高斯频移键控(Gaussian frequency-shift keying,GFSK)(图 9-6-6),数字"1"代表载波频率的密集部分,数字"0"代表载波频率的稀疏部分,其载波频率也是 2.4GHz。这种调制方法很好地解决了耗电和延迟的问题,并且频宽非常宽。

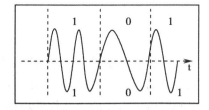

图 9-6-6 数字调制技术的工作原理

数字调制方法的优势有很多。首先,与模拟信号相比,数字信号调制和传输更加精准和复杂,可以有效地提升言语信号,并减少背景噪声。其次,干扰更少。第三,频宽更宽,研究显示听力障碍儿童需要更多的高频放大,对于儿童言语康复更有益处。

3. 络 +Roger/FM 发射机与接收机使用 讲话者(如老师)佩戴麦克风和发射器,麦克风距离老师的嘴巴 10~15cm。发射器将电信号转换为络 +Roger/FM 信号,并发射出去。聆听者(如学生)的接收机接收络 +Roger/FM 信号。由于老师的嘴巴离麦克风非常近,背景噪音非常小,信噪比非常高(图 9-6-7)。

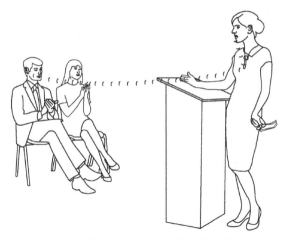

图 9-6-7　络 +Roger/FM 发射机的佩戴方法

此外，由于采用助听器聆听电视或多媒体声信号存在较大问题，多数络 +Roger/FM 系统可以与音频视频设备兼容（图 9-6-8），提供清晰的音频信号，利于助听器使用者娱乐与工作。

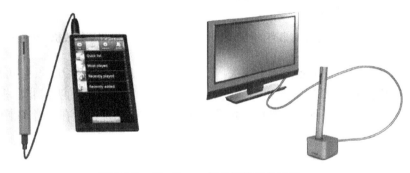

图 9-6-8　络 +Roger 与多媒体设备兼容

对于助听器使用者，按佩戴助听器的外型不同，接收机的选择与链接方式有所不同。常规耳背式助听器采用直接音频输入（DAI），FM 接收机通过音靴连接在耳背式助听器上（图 9-6-9），助听器程序切换至"直接音频输入或 FM"程序。有些助听器具备"自动 FM"功能，可以自动探测 FM 信号，切换至 FM 程序。也有一些先进的助听器可以采用语音启动 FM 程序，当 FM 发射机接收到语音信号，自动启动 FM 程序。某些厂家提供一体化 FM 接收器（图 9-6-10），外观更加美观且防水效果更好。

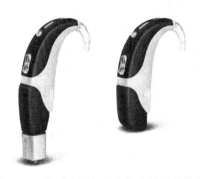

图 9-6-9　通过音靴与耳背机连接的接收机

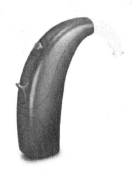

图 9-6-10　一体化接收机

对于定制式助听器则可以采用电感兼容的 FM 接收机(图 9-6-11),接收器接收到 FM 信号之后,经环路转换为磁场,再通过助听器的电感线圈接收。这需要患者手动切换至电感程序,并且接收机需要挂在脖子上,操作没有耳背式那样便捷。但是其优势是,一个接收机可以传输至双耳助听器,价格更加低廉。

络 +Roger/FM 系统也可以很好地兼容骨锚式助听器(图 9-6-12)及人工耳蜗(图 9-6-13)。特别是一侧人工耳蜗,另一侧助听器也可以采用同一套 FM 系统,这能很好地改善双模式使用者在噪音和混响环境的聆听效果。不同厂家不同型号的人工耳蜗外机与接收机的连接方式都各有不同,因此需要参考相关人工耳蜗的使用说明书。

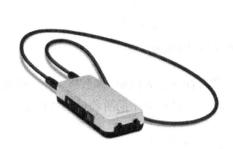 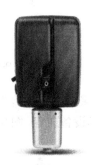

图 9-6-11　与助听器电感兼容的接收机　　　图 9-6-12　通用型接收机与骨锚式助听器连接

对于轻度听力损失、单侧性听力损失、听觉处理障碍以及自闭症患者,还可以使用无需连接助听器的络 +Roger/FM 接收机。接收机(图 9-6-14)与开放式助听器非常相似,但是只具备接收机的功能,不具备放大功能。能很好地改善上述几种患者在噪音和混响环境的言语清晰度,从而提升其康复效果。

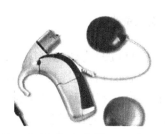 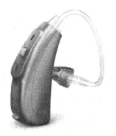

图 9-6-13　通用型接收机与人工耳蜗连接　　　图 9-6-14　无需连接助听器的接收机

4. 无线频率传输系统的优势与劣势　无论 FM 系统,还是 Roger 系统,不仅仅适用于一对一交流,也适用于一对多交流,非常适合随班就读、聋校、听力康复中心的听力损失儿童。当然,该系统也适合成年人在开会、聚会等嘈杂环境里使用。目前,这些系统是助听辅助装置的主流产品。由于采用无线频率传输,信号传输非常稳定和隐私。此外,发射机与接收机都非常小巧,便于携带,安装简单。但目前在国内售价较为昂贵,使用普及性不如国外。

(三)无线蓝牙系统

从 2008 年开始,各个助听器厂商陆续引入无线蓝牙技术(图 9-6-15),主要解决患者接听电话、看电视、听音乐和远程交流的问题。无线蓝牙技术解决了现代生活中患者与多媒体设备之间的障碍。无线蓝牙系统通常需要蓝牙发射器。蓝牙发射器将音频信号转换为蓝牙信号并发射出去,有些设备本身就带有,如蓝牙手机,如果没有,则额外连接的蓝牙发射器,如电视机。此外,对于远距离的语音信号,可通过蓝牙麦克风进行转换并发射。以前,无线蓝牙系统还需要中转设备,才能与助听器连接。2014年起,各个助听器厂商开始推出蓝牙直连助听器,助听器可以直接接收蓝牙设备的音频信号,用户使用更加便捷。

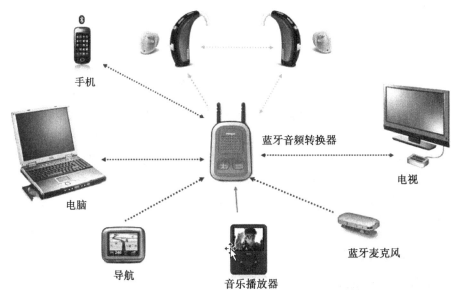

图9-6-15 助听器经无线蓝牙系统与手机、电视、音乐播放器等多媒体设备无线连接

无线蓝牙系统采用蓝牙技术,蓝牙只传输至经配对的设备,通讯比较安全,不存在电磁干扰;与FM/Roger系统相比,蓝牙接收器直接安装在助听器内部,助听器无需连接额外的设备;几乎所有外型的助听器都可以兼容蓝牙系统,包括深耳道式的助听器。然而,与FM/Roger系统兼容所有品牌助听器和人工耳蜗相比,各个助听器厂商采用的无线蓝牙系统互不兼容。此外,无线蓝牙系统没有对信号进行额外的自适应处理,因此,采用蓝牙麦克风进行远距离和嘈杂环境里沟通时,效果不如FM/Roger系统。

(四)教室声场放大系统

与上面提到的几种系统不同,教室声场放大系统采用声波传播至聆听者。如上文提到,声波会随着距离传播而衰减,导致信噪比降低。通过放大讲话者的声音,并将扬声器放在聆听者附近,从而解决这两个问题。典型的教室声场放大系统由吸顶扬声器、教师佩戴的小型轻便的无线麦克风、接收器和放大器组成。一些系统还包括学生们共享的第二个麦克风,用于演讲或朗读。该系统不仅仅把老师说话的声音放大,并均匀地传播至整个教室,使之高于环境噪声,使得每一个学生能清楚地听到教室的声音(图9-6-16)。

与其他系统相比,教室声场放大系统有以下优势:①学生不需要佩戴任何设备,减少学生不小心损坏系统的风险;②佩戴助听器或人工耳蜗的孩子能改善聆听清晰度,听力正常学生也可以获益于这个系统;③暂时性的传导性听力损失儿童会受益于这个系统。幼小的儿童容易感冒,存在分泌性中耳炎概率较高,这会导致听力存在波动,很难选配并佩戴助听器。此外,研究也发现,使用教室声场放大系统之后,教师的声音疲劳会减少,患声带息肉的几率降低。

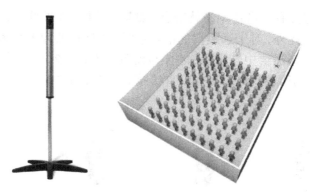

图 9-6-16　教室声场放大系统

　　教室声场放大系统有以下缺点,声场放大系统的放大能力有限,通常只能放大 10~15dB,再大就会发生啸叫,即信噪比也能改善几乎相似的量。当背景噪声不断升高的时候,信噪比改善会有所减少,从而影响言语清晰度。而对于听力损失儿童来说,这个增益有可能是不够的。因此,有一种教室声场放大系统可以通过 FM/Roger 系统与助听器或人工耳蜗兼容,老师的声信号不仅仅可以被发射至教室声场放大系统的扬声器,也可以发射至听力损失儿童的助听器或人工耳蜗里。

二、其他助听辅助装置

(一)电话辅助听觉技术

　　当今社会,人们越来越离不开电话。听力损失人士可以借助助听器的感应线圈(T档)、无线蓝牙技术和 Roger/FM 技术改善接听电话效果。但是,针对部分有听力损失但未选配助听器,或者极重度听力损失且言语分辨能力差的患者,这些技术就无能为力了。因此,我们还需要额外的电话辅助技术(图9-6-17)来解决听力损失人士打电话的问题。最直接的方法就是电话机引入声音放大技术,如助听电话。助听电话提供音量和音调调节。当然,此种助听电话也可用于电感接听。

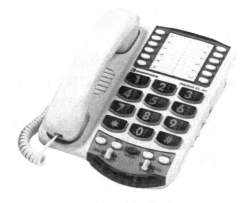

图 9-6-17　具有音量和音调调节的助听电话

(二)信号警觉系统

　　针对极重度听力损失人士,通过声放大的方式效果不佳的时候,可以选择将声音转换成其他信号,帮助患者感知。信号警觉系统就是最好的例子。在日常生活中,警觉音包括电话/传真铃声、门铃声、闹钟声、婴儿哭闹声、烟雾探测器等。耳聋患者需要及时分辨出这些警觉音,让其在社会环境中更有安全感。信号警觉系统通常具备多种探测器或传感器和多种输出传感器组成。输出信号最常见的有:低频大声或音调可调、闪光灯、振动器(位于枕头下或患者口袋里),让聋人感知到。例如,振动闹钟(图9-6-18)由闹钟和振动器两部分组成,当闹钟时间到的时候,放在枕头底下的振动器就会振动,提醒聋人起床。也有一些先进的警觉系统,可以通过无线技术与助听器直接兼容,让助听器使用者更便利地生活(图9-6-19)。

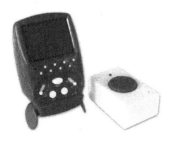

图9-6-18　振动闹钟

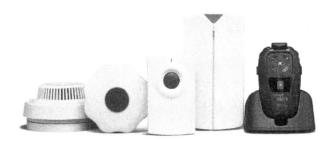

图9-6-19　与助听器兼容的警觉系统

（杨欣怡）

参 考 文 献

[1] 孙雯,张华,李爱军,等.普通话版"林氏六音"频率范围的确立[J].听力学及言语疾病杂志,2018,26(2):120-125.

[2] 卜行宽,乔明哲.真耳测量和助听器选配[J].听力学及言语疾病杂志,1993,2(2):21-24.

[3] 徐仁宗,吴琍雯.NAL公式法选配助听器的效果观察[J].听力学及言语疾病杂志,1995,3(3):141.

[4] 李鹏,王力红,李劲松.全数字助听器的验配和真耳测量[J].华西医学,2003,18(1):71.

[5] 李炬,胡苟,陈振声.常用的助听器验配公式[J].听力学及言语疾病杂志,1998,6(2):108-111.

[6] 卜行宽.怎样选配助听器[J].听力学及言语疾病杂志,1994,2(3):156-157.

[7] 李敏,姜学钧,高颖.助听器与临床选配[J].现代康复,1997,1(4):252-253.

[8] 王永华.实用助听器学[M].杭州:浙江科学技术出版社,2005.

[9] 胡旭君,赵坚,王永华.全数字与模拟放大线路助听器助听效果比较[J].中国临床康复杂志,2003,7(5):824-825.

[10] 许时昂.助听器的基本知识及应用(下)[J].听力学机及言语疾病杂志,1997,5(1):48-52.

[11] 李鹏,王力红,蒋涛.听觉剥夺效应及对听力康复的影响[J].听力学及言语疾病杂志,2003,1(11):61-63.

[12] DILLON H.Hearing Aids[M].New York:Thieme Medical Publishers,Thieme,Stutttgart,Boomerang Press,2001.

[13] ILES J,WANG J.Effects of Late-Onset Auditory Deprivation-Implications for Hearing Aid Fittings[J].听力学及言语疾病杂志,2003,1(11):56-60.

[14] Hear Me now,Ling Six-Sound Test[EB/OL].http://hear-me-now.org/ling-six-sound-test.

[15] BERTOLI S,STAEHELIN K,ZEMP E,et al.Survey on hearing-aid use and satisfaction in Switzerland and

their determinants[J].Int J audiol, 2009, 48(4): 183-195.

[16] DILLON H, KEIDSER G.Is probe-mic measurement of HA gain-frequency response best practice? [J]. Hearing Journal, 2003, 56, 28-30.

[17] MARRIAGE J E, MOORE B C, STONE M A, et al.Effects of three amplification strategies on speech perception by children with severe and profound hearing loss[J].Ear Hear, 2005, 26(1): 35-47.

[18] MOORE B C, ALCANTARA J I, MARRIAGE J.Comparison of three procedures for initial fitting of compression hearing aids.I.Experienced users, fitted bilaterally[J].Br J Addiol, 2001, 35(6): 339-353.

[19] YANZ J, PISA F D, OLSON L.Integrated REM: real-ear measurement from a hearing aid[J].Hear Rev, 2007, 14(5): 44-51.

第十章　听力康复手术技术

第一节　耳 成 形 术

　　耳郭不仅有收集声波到外耳道的作用,还对声压有增益效应,耳甲(耳甲艇和耳甲腔)可使频带峰压点在 5.5kHz 的纯音提高 10dB 的增益效应,耳郭边缘部亦对较广频谱范围的声波产生 1 ~ 3dB 的增益效应。也就是说只要患者的外耳道正常,有耳郭畸形与缺损的患者,耳郭收集声波的作用就会丧失或者减弱,听力损失可达 10dB 以上。耳郭畸形矫正或者耳郭再造后,恢复了耳郭的全部或部分生理功能,听力就会有不同程度的提高。

一、先天性耳形态畸形无创矫正

　　先天性耳形态畸形不仅是面部五官美学意义上的缺陷,还影响着患儿的生理及心理发育。当大多数人发现新生儿外耳形态畸形时,往往采取“等待 + 观望”的态度,寄希望于外耳郭的自行改善,而错过最佳矫治时间。据统计,我国新生儿外耳形态畸形发病率高达45%,欧美地区发病率 29%,日本 55%,其中仅 30% 的畸形耳可自行改善,而剩余 70% 会维持原样甚至进展,不得不在 4 ~ 6 岁时(学龄前)以外科手术的方式进行矫正。而此前,玩伴的嬉笑、嘲弄早已在幼儿的成长过程中留下不可磨灭的阴影。

　　(一)耳郭形态畸形无创矫正的适应证

　　先天性耳郭形态畸形无创矫正,可用于治疗耳轮畸形、杯状耳、垂耳、环缩耳、招风耳、Stahl's 耳、Conchal Crus 耳、隐耳等。新生儿早期的耳郭延展性好,耳软骨易塑形,随时间增长,其硬度逐渐增加,利用新生儿早期耳软骨弹性小、可塑性强的特点,及早应用非手术矫正耳形态畸形是可行的,越早治疗效果越好。

　　(二)耳郭形态畸形的病因

　　耳郭形态畸形病因并不明确,可能与多种因素有关。如胚胎发育异常、遗传因素、产程挤压、脐带绕颈、环境因素等耳郭。

　　(三)耳郭形态畸形无创矫正的机制

　　一般新生儿出生 6 周内其母原雌激素和耳郭软骨内的透明质酸水平较高,其软骨还未定型;而且这段时间幼儿生长发育快速,通过物理牵拉的方式使耳郭向正常形态生长。这两个生理因素决定了可以使用耳郭矫形器,通过无创的物理方式矫正。

　　(四)耳郭形态畸形无创矫正最佳时机

　　耳郭形态畸形无创矫正越早越好。一般在新生儿出生 7 天内佩戴矫正器,14 天后其矫形率能达到 90% 以上;满月后就要佩戴 6 ~ 8 周;出生 6 个月以上佩戴无效,只能等 6 岁以后通过手术矫形(目前国内建议在新生儿出生后 5 ~ 7 天开始佩戴矫正器,不超过 1 个月为宜)。

　　(五)耳郭形态畸形矫正的治疗

　　新生儿耳形态畸形传统的治疗为学龄前手术治疗,1984 年日本学者 Matsuoka 等首次提出非手术治疗矫正先天性耳形态畸形。之后日本及欧美国家竞相开展关于新生儿先天性耳形态畸形非手术治疗的实验研究。2010 年，美国 Steve Byrd 等使用耳模矫正新生儿耳郭畸形，对其早期进行干预，疗效良好，有效率达 90%。美国应用耳模矫正先天性耳郭畸形的基础是测量大量新生儿的耳形态，得出耳郭畸形发生的解剖部位及耳长、宽及角度等相关数据，通过统计汇总，制作适合新生儿的不同型号的耳模矫正器。手术治疗存在软骨变形、复发率高、创伤大等缺点，综合评价风险较高。先天性耳郭形态畸形无创矫正，首选儿童耳郭矫形器，儿童耳郭矫形器包括耳托、牵引器、耳盖、附件，适用于 0~6 个月新生儿耳郭形态自主矫正。使用方法：先选定矫形器型号，将耳郭周围的毛发剔除干净，将耳朵从耳托中拉出，固定在合适的位置，调节牵引器的弯曲度，固定牵引器，使耳朵轮廓朝向期望的角度，盖上耳盖，定期观察耳郭的血运、皮肤有无红肿及破损情况。图示为应用婴儿耳郭矫正器取得的效果（图 10-1-1，见文末彩插）。

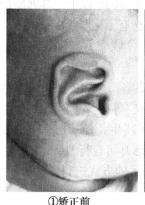 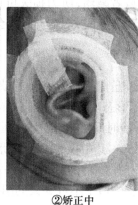 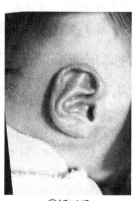

①矫正前　　　　　　　②矫正中　　　　　　　③矫正后

图 10-1-1　外耳轮畸形矫正

二、耳郭畸形手术

（一）招风耳矫正术

招风耳是一种常见的先天性耳郭畸形，表现为耳郭上端与颅侧间距过长，耳舟耳甲的角度明显大于正常，耳郭显著向外突出、直立，又称外耳横突畸形。主要是由于胚胎时期耳甲软骨过度发育和对耳轮及其后脚折叠、曲卷不全，或者未发生折叠与卷曲所致。招风耳的耳郭与颅侧间夹角接近垂直，耳郭上部与颅侧间距常超过 2cm。畸形多为两侧，程度可有相同，有的也只见于一侧。

1. 临床特征

（1）以双侧为多见，但两侧程度可不一致，有遗传倾向。

（2）耳甲与颅侧壁的角度＞90°。

（3）舟甲角过大至接近 180°时，对耳轮消失。

（4）耳舟失去正常解剖形态，对耳轮和三角窝消失，耳郭上部呈扁平状态，故又有扁平耳之称。

2. 适应证

（1）耳甲与颅侧壁的角度＞90°。

（2）对耳轮上脚扁平较严重。

（3）患儿年龄一般在6周岁以上，体健、精神正常。无瘢痕增生倾向及局部无感染灶。

3. 手术康复原则

（1）术前分析畸形构成的因素，有针对性地进行矫正。

（2）舟甲角过大所致畸形，采取形成对耳轮及其对耳轮上脚的方法；若耳甲后壁过高，可在耳后切除梭形皮肤和条形软骨，以降低耳甲后壁的高度。根据畸形的程度和部位，采用不同的手术方法进行矫正。图示为应用软骨条切开法取得的效果（图10-1-2，见文末彩插）。

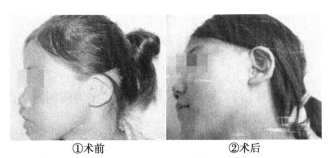

①术前　　　　　②术后

图 10-1-2　招风耳术

4. 术后康复处理

（1）严密观察包扎及术区情况，睡眠时避免受压。

（2）使用抗生素5天，一般7~9天拆线，良好的外固定不少于2周。

（3）若患者术后主诉剧痛，应高度重视有无血肿形成，正确处理，防止皮肤缺血坏死。

（二）杯状耳手术

1. 定义　杯状耳是一种先天性耳郭畸形，表现为耳郭上部的耳轮和耳舟向前下方卷曲，呈帘幕状垂落，倒过来看像一个杯子，故名杯状耳。

2. 分类

（1）轻度：局部耳轮较宽，耳郭上部组织缺损少，向前下方呈锐角弯曲。

（2）中度：耳郭形状像口杯状，耳郭上部组织缺损较多，缺乏软骨支撑，耳轮及耳轮脚发育不良，耳郭边缘弯向耳甲腔。

（3）重度：耳郭弯曲成管状，耳郭组织缺损过多，需要耳郭再造术进行矫正。

3. 临床表现与诊断　耳郭上部的外耳轮和耳舟向前下方垂落、卷曲，呈帘幕状，致耳郭高度降低。轻度畸形，耳郭上部耳轮较宽，向前下方呈锐角弯曲；中度畸形，耳郭像杯形，故称杯状耳，对耳轮及其上脚发育不良或不存在，耳轮缘弯向耳甲艇；重度畸形，耳郭卷缩成管状。杯状耳的形成主要是耳郭外耳轮边缘的长度缩小，限制了耳郭上部结构的正常发育，造成不同程度的耳郭畸形，又称为环缩耳（constricted ear）。根据杯状耳畸形的程度可确定诊断。

4. 康复治疗　治疗的原则是设法增加外耳轮和耳舟的长度，使卷曲环缩的耳郭复位。手术治疗一般在6岁后可实施。常用的方法有耳轮脚 V-Y 推进法，软骨放射状切开复位（Musgrave）法，耳轮"旗"状软骨瓣复位（Tanzer）法，外耳轮成形加耳后舌形皮瓣 V-Y 皮瓣移行修补法。图 10-1-3 为应用外耳轮成形加耳后舌形皮瓣 V-Y 皮瓣移行修补法取得的效果（图 10-1-3，见文末彩插）。

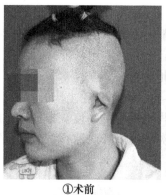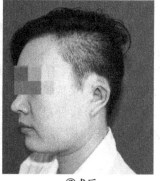

①术前 ②术后

图 10-1-3　杯状耳矫正术

（三）隐耳手术

1. 定义　隐耳又称袋状耳，是一种先天性耳郭畸形，多为两侧发病，因其上端耳郭软骨隐入颞部头皮下，无法正常显露而得名。

2. 临床表现与诊断　患耳上半部埋入颞部头皮皮下，紧贴颅侧，颅耳沟消失。用手提起埋入颞部头皮皮下部分，可见正常的耳郭外形，但松开后，上半部耳郭又回缩复位到原来的位置。轻度隐耳耳软骨的发育正常，仅耳郭上部皮肤短缺；重度隐耳，除皮肤严重短缺外，耳郭上部的软骨明显发育不良，表现为耳郭上半部宽度不足，上部耳轮呈锐角卷折，舟状窝发育不良等畸形。

3. 康复治疗

（1）治疗原则：6 个月以内的婴儿可应用非手术疗法，佩戴儿童耳郭矫正器，0～3 个月婴儿的治疗效果最佳。即按患儿耳郭上部的形状佩戴耳郭矫正器，将其固定于耳郭上部，保持牵拉紧张的皮肤使其逐渐松弛，显露出耳郭外形。6 个月以上的患者非手术疗法常难以奏效，多通过手术矫正。

（2）手术方法：隐耳主要表现为耳郭上部皮肤不足，手术原则是将隐入颅侧皮下的耳郭软骨上端解脱出来，出现有稳定的耳郭后沟和牢固竖立的耳郭形状。常用方法有推进三角皮瓣法，连续 V-Y 推进皮瓣法，植皮加隐耳下面肋软骨或硅胶块垫高法等。图 10-1-4 为应用植皮加隐耳下面肋软骨或硅胶块垫高法取得的效果（图 10-1-4，见文末彩插）。

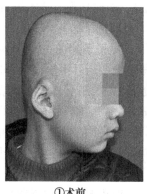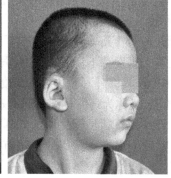

①术前 ②术后

图 10-1-4　隐耳矫正术

（四）耳郭部分缺损修复术

耳郭部分缺损大多数是外伤、咬伤、烧伤或感染等原因所致，与先天性小耳畸形相比，组织的缺损有其特点，局部皮肤常有疤痕，弹性差。耳郭部分缺损的修复，可以参照耳郭再造术的基本原则，并结合缺损的大小、部位和局部组织情况，选用合适的手术方法进行修复。

1. 临床表现

（1）耳郭部分缺损。

（2）缺损部位及其周围皮肤常有较多的疤痕，局部皮肤弹性、松弛程度都较差。

（3）常残存部分耳郭、耳甲和外耳道。

2. 治疗康复原则

（1）手术治疗：施行耳郭部分再造术。

（2）再造部分耳郭的皮肤来源，首先充分利用耳后乳突区皮肤，不足时可行皮肤软组织扩张法行耳郭部分再造术。

（3）耳郭软骨支架，可用自体肋软骨或其他材料，雕刻成具有耳郭外形的支架，是耳郭部分缺损成功的关键。

图 10-1-5 为利用乳突区皮肤修复耳郭部分缺损取得的效果（图 10-1-5，见文末彩插）。

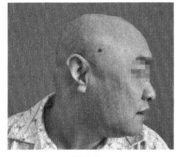 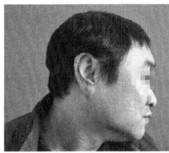 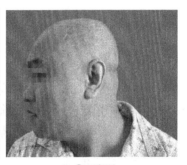

①术前　　　　　　　　　　②术后　　　　　　　　　　③正常耳

图 10-1-5　耳郭部分缺损矫正术

（五）全耳郭再造术

1. 适应证　先天性小耳畸形；外伤、烧伤或手术切除导致绝大部分耳郭或全部耳郭缺损；年龄在 6 周岁以上；耳郭周围皮肤或筋膜完好，有一定的面积可供耳郭再造用；重度杯状耳上部缺损患者。

2. 禁忌证　年龄大，肋软骨钙化，雕刻困难可用非手术方法；年龄不满 6 周岁；缺损周围瘢痕增生，缺乏用于耳郭再造的正常皮肤和筋膜。

3. 再造耳郭位置的定位　健耳耳轮脚前缘、耳屏前缘、耳垂前缘三点直线的冠状切面与患侧耳郭相对应的位置即为再造耳郭的前缘，健耳耳垂下缘的轴位切面（横断位）与再造耳前缘线的交点即为再造耳耳垂的最下缘。

4. 术前准备

（1）按健侧耳郭大小及形状制作耳郭胶片模型，消毒以备术中参照雕刻软骨。

（2）耳郭局部备皮，剪除部分毛发。

（3）颞骨 CT，肋软骨三维重建 CT，了解颞骨、耳道及肋软骨发育情况。

5. 手术康复方法

（1）Tanzer 法全耳郭再造术：Ⅰ期手术，耳垂转位软骨支架植入；Ⅱ期手术，Ⅰ期术后三个月掀起再造耳郭、耳后植皮；Ⅲ期手术，Ⅱ期手术半年后加深耳甲腔，耳屏成形。

（2）颞浅筋膜植皮法耳郭再造术。

（3）皮肤扩张法耳郭再造术：Ⅰ期手术，耳后乳头区皮肤软组织扩张器植入术；Ⅱ期手术，取自体肋软骨雕刻耳郭支架行耳郭再造术；Ⅲ期手术，耳屏及耳甲腔成形术。图 10-1-6 示为应用皮肤软组织扩张法自体肋软骨支架行全耳郭再造术取得的效果（图 10-1-6，见文末彩插）。

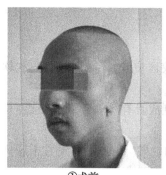 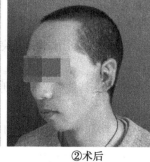 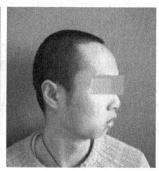

①术前　　　　　　　②术后　　　　　　　③正常耳

图 10-1-6　全耳郭再造术

6. 手术康复要点

（1）先天性小耳畸形无外耳道者，埋扩张器，其纵向轴线与耳郭纵轴一致，外伤性耳缺损患者埋置扩张器应以残耳为前缘，埋在耳后无发乳突区，切口在耳后发际内。

（2）全扩张耳郭再造，扩张器注水量可达 130～140ml，得到足够皮肤，无需植皮。

三、外耳道成形术

（一）手术适应证

先天性或后天性外耳道狭窄或闭锁的手术康复治疗。

（二）外耳道畸形或闭锁对听力的影响

外耳道闭锁常为合并发生，可伴有第一咽囊发育不全所引起的咽鼓管、鼓室或乳突畸形。外耳道闭锁会阻碍声音的气传导，因此，外耳道闭锁对患者听力有一定影响，会导致患侧耳的传导性聋。

（三）手术禁忌证

术区皮肤有急性炎症；出血性疾病；严重高血压、心脏病、糖尿病等。

（四）麻醉

成人单纯外耳道狭窄或软组织闭锁可选择局部麻醉，儿童或骨性闭锁及伴有中耳畸形患者宜选择全身麻醉。

（五）手术时机选择

1. 单侧外耳道狭窄或闭锁，另一侧耳听力正常者可选择 6 岁以后手术，双侧外耳道狭窄或闭锁、双耳听力差的患者，手术应在学龄前进行，以利其正常语言发育。需要耳郭再造的患者尽量在耳郭再造完成后再行外耳道成形术。

2. 部分患者外耳道成形术后因各种原因出现外耳道再闭锁,听力提高不明显,再行手术并发症多,部分患者不能接受,建议此类患者 6 岁以前佩戴软带 BAHA 或者软带骨桥提高听力,6 岁以后可手术植入 BAHA 或者骨桥。

（六）手术康复原则

尽量小切口,注意寻找解剖标志,避免损伤重要结构。

（七）手术步骤

单纯外耳道狭窄可行耳内切口,分离皮瓣,切除瘢痕,磨除部分外耳道骨壁,扩大外耳道,创面植皮。其他情况可参考以下步骤进行:

1. 切口　先天性外耳道闭锁常伴有耳郭及中耳畸形,如果外耳道成形术在耳郭再造之前进行,切口可选择在残耳前、颞颌关节后,切口尽量小,耳郭再造术后的患者切口在再造耳耳甲腔、颞颌关节后。

2. 寻找鼓窦　切口至骨面,剥离子分离暴露筛区,电钻由外向内去除骨质及气房,寻找鼓窦,找到鼓窦。

3. 再造外耳道　找到鼓窦后向上去除上鼓室外侧骨壁骨质,向前修薄外耳道前壁骨质,注意勿损伤前面的颞颌关节,向后磨除乳突气房及骨质,使再造的外耳道足够大。根据鼓室发育情况,行鼓室成形重建听力。

4. 外耳道植皮　外耳道成形后,如无鼓膜,可用筋膜、耳屏软骨膜或骨膜覆盖鼓室,然后在外耳道植皮,移植皮片可取自腹部或大腿内侧,将移植皮肤形成环形袖筒状覆盖在已成形的全长外耳道内。

5. 外耳道内填塞碘纺纱条,使移植皮肤与周围骨面紧密贴合,术耳加压包扎。

（八）术中注意事项

1. 先天性外耳道闭锁常伴有中耳畸形、面神经畸形,正常标志不清,术中要仔细找寻解剖标志如鼓窦、外半规管,避免损伤面神经及内耳结构。

2. 扩大外耳道时向前不能损伤颞颌关节囊,如有损伤应立即修复。

3. 注意勿损伤再造耳郭的供应血管。

（九）术后康复处理

1. 应用抗生素,预防及控制感染。感染可引起外耳道重新狭窄或闭锁。

2. 术后 7 ~ 9 天拆除外部缝线,外耳道碘仿纱条填塞 3 周以上,保持外耳道口干燥。

（十）术后并发症

1. 切口感染。

2. 移植皮片坏死。

3. 面神经损伤导致周围性面瘫。

4. 迷路损伤致术后头晕、感音神经性聋。

（苏法仁）

第二节　中耳成形术

中耳炎是我国常见疾病之一,表现为耳流脓伴听力下降。检查患者耳部时发现鼓膜穿孔、鼓室黏膜炎性肿胀、骨质增生,有时可以发现肉芽和胆脂瘤形成。中耳炎一经发现,应及时干预,通过局部和全身应用抗生素治疗,对于鼓膜穿孔迁延不愈,超过 3 个月者应及时手术修复,这种手术称为中耳成形术。

正常中耳鼓室是一个相对密闭的空间,内含空气,通过咽鼓管的开放与外界进行气体交换。声音振动鼓膜,通过听骨链经前庭窗传入内耳。

中耳成形术总的原则是:清除中耳病变,重建中耳含气腔的完整性,修复鼓膜与内耳前庭窗的听小骨连接并保持其活动性。因为疾病多种多样,手术范围也不尽相同,现代医学又有详细的划分。本章仅介绍常见的几种。

一、鼓膜修补术

(一) 手术目的

通过手术修补鼓膜穿孔。适合于干性鼓膜穿孔,颞骨 CT 没有发现其他异常者。文献报道修补成功率约为 80% ~ 95%。

(二) 手术方法

1. 显微镜下手术

(1) 单纯内置筋膜法:鼓膜穿孔直径小于 3mm,可以不用做耳道内切口,显微镜下用尖针挑去穿孔边缘的皮肤,形成环形新鲜创面。经穿孔向鼓室内填入明胶海绵颗粒,使其略凸出于穿孔缘。在耳郭附着处上端之上 2cm 处,横行切开颞部皮肤及皮下组织,根据穿孔大小,切取适当大小面积的颞肌筋膜。用钩针将筋膜片经穿孔直接塞入穿孔并铺平,因内侧有明胶海绵的支撑,筋膜可与鼓膜内侧面完好地贴合,检查穿孔被完整覆盖,鼓膜外侧可再填塞明胶海绵直至外耳道软骨部,手术结束。术后 2 周复查,正常情况下,可见穿孔被血供丰富的筋膜修复愈合。

(2) 辅助切口的内置法:当患者外耳道狭窄或者外耳道曲度异常时,术者在显微镜下不能看清穿孔的全部,此时需要做辅助切口。可作耳后切口或者耳轮脚与耳屏间切口,暴露并扩大骨性外耳道,常用电钻磨去影响视野的外耳道骨质,沿外耳道长轴纵行切开皮肤,可以获得对穿孔的良好暴露。后续修补步骤同上,最后用缝合和填塞的方式修复辅助切口。

(3) 夹层法鼓膜修补术:当穿孔直径大于 3mm,或者穿孔位于鼓膜边缘时,单纯制备鼓膜内侧的创面,不足以保证移植物的成活。为提高手术的成功率,常需要制备较大的创面,将鼓膜上皮层与纤维层分开,并将移植筋膜放入两者之间的间隙,称为夹层法鼓膜修补术。这种技术可以让移植物获得更广泛的支撑和血供支持。一般也需做耳道辅助切口,根据穿孔的位置,做外耳道鼓膜皮瓣,在贴近鼓环处钝性分离起鼓膜的上皮层,直至穿孔边缘,务将环绕穿孔的上皮层完整分开。然后把颞肌筋膜修剪成适当大小,将其放在鼓膜纤维层的外侧,将鼓膜上皮层复位,外侧填明胶海绵颗粒和抗生素油纱条,缝合伤口,结束手术。除了少数简单的病例可施行局部麻醉外,多数需全身麻醉。手术时间平均约需 1h。

2. 耳内窥镜下手术

耳内窥镜适用于几乎所有的鼓膜穿孔手术,除非患者有严重的外耳道狭窄畸形。术前用颞骨 CT 测量外耳道峡部直径,只要大于 4.5mm,即可完成耳内窥镜手术。直径 2.7mm、0° 的耳内窥镜可提供良好的照明和清晰的视野。

与显微镜下手术相比,耳内窥镜手术步骤更加简单微创,所有操作都可以在外耳道内完成。一般在耳屏内侧切口皮肤,取耳屏软骨的软骨膜作为移植物修补穿孔。耳内窥镜在辨别移植物与穿孔的契合度方面比显微镜更加准确,在处理锤骨柄周围病变、术后鼓膜椎体形成方面更加有优势。

由于没有耳道以外的切口,术后患耳无需包扎,患者当天即可出院,也节省了住院费用。直径小于 2mm 的穿孔,也可切取小块耳垂脂肪,将其直接塞在穿孔创缘处,成功率也可达到 90% 以上。

二、镫骨手术

(一)手术目的

主要适合于耳硬化症的患者,也适合于一些先天性听骨链畸形的患者。目的是再造活动的镫骨,恢复听骨链的声音传导。

成功率为 80% ~ 95%,多数患者术后即刻听力明显提高。但因为开放了内耳,有 1% ~ 5% 的患者术后会有感音性听力损失。

(二)手术方法

目前最常用的术式是镫骨底板开窗术。手术常在局麻下进行,也可采取全身麻醉。一般采取耳内切口,在鼓膜 1 点到 5 点之间做三角形皮瓣,掀起鼓膜,暴露中鼓室,分离并保护鼓索,用刮匙或电钻切掉后上骨环的骨质,调整患者头位,暴露出镫骨及其底板。探查无其他听骨链病变存在,用直针轻触镫骨确认其已经固定。明确诊断后,分离砧镫关节,剪断镫骨肌腱和镫骨后脚,用钩针向鼓岬方向推断镫骨前脚,取下镫骨板上结构。测试底板到砧骨长脚的距离,据此制备 piston 假体的长度。用三棱针在镫骨底板钻出一个直径 0.5mm 孔,将直径 0.4mm 的 piston 一端植入底板小孔,一端卡于砧骨长脚上,还纳复位鼓膜,此时局麻的患者会感觉到听力明显好转。鼓膜外填塞明胶海绵,外耳道再填塞抗生素纱条,结束手术。手术时间一般在 1h 内。

可用激光完成切除镫骨板上结构及底板开窗,可以减少器械操作对内耳的骚扰。手术也可以在耳内窥镜下完成。

三、鼓室成形术

(一)手术目的

在完全清除中耳病变的基础上,修补鼓膜并同时行听骨链的重建。

根据笔者经验,60% 的患者术后听力提高,约 24% 的患者觉得术后听力和术前一样,16% 的患者认为术后听力下降。鼓室成形术手术越早,需要去除的病变组织越少,术后听力也越好。

(二)手术方法

显微镜下手术

1. 完壁式鼓室成形术　耳后切口,做蒂在前方的肌骨膜瓣,横行切开外耳道,暴露鼓膜及乳突皮质骨,电钻和器械切除乳突、鼓窦乃至上鼓室的病变,开放面隐窝处理后鼓室病变,清理损坏的听骨。经耳道切开外耳道后壁皮肤,进入中耳,疏通咽鼓管,处理中上鼓室病变。视听骨损伤的类型与程度,选择不同型号的钛质听小骨,修复听骨链,切取适当大小颞肌筋膜,前内置后夹层的方法修补鼓膜穿孔,鼓膜外侧填塞明胶海绵颗粒与抗生素纱条,因外耳道后壁较完整,乳突腔无需处理,缝合耳后伤口,结束手术。

一般需全身麻醉。手术时间平均约 2h,适用于后下鼓室病变较轻的患者。

耳内窥镜在处理后鼓室、咽鼓管、下鼓室病变时,能提供更好的视野,可在术中穿插使用。

2. 开放式鼓室成形术　耳后切口,暴露乳突皮质骨,电钻和器械切除乳突内和中耳腔内的病变,不保留外耳道后壁,将中耳鼓室与乳突腔融合成一个大术腔,疏通咽鼓管,视听骨损伤的类型与程度,选择不同型号的钛质听小骨,修复听骨链,取大片颞肌筋膜,前下方内置法修补鼓膜穿孔,后上方覆盖上鼓室与乳突术腔。用健康碎骨或肌肉软组织瓣填塞乳突术腔。如术腔太大,需行耳道口成形术。外耳道以抗生素油纱条填塞,缝合伤口,结束手术。

一般需全身麻醉。手术时间平均约 2h。适用于绝大多数胆脂瘤患者,便于清理后、下鼓室及咽鼓管周围的病变。

完壁式手术有相对较高的胆脂瘤复发率,我们对无法保证术后按时随访的患者,也多建议采取开放式鼓室成形术。

四、乳突根治术

(一)手术目的

适用于鼓室黏膜上皮化生、咽鼓管病变严重的中耳炎患者。目的是封闭咽鼓管,完全去除耳部病变,再造一个干燥的耳部术腔。为佩戴助听器或者做听觉植入手术提供基本条件。

(二)手术方法

耳内或耳后切口,用电钻将乳突的气房完全切除,清除乳突和鼓室内病变,将鼓室内黏膜完全去除,用骨蜡和游离肌肉块封闭咽鼓管口,耳甲腔成形扩大外耳道口,使外耳道、乳突和鼓室形成一个大术腔。

这种手术将损失所有的中耳结构。术后患者可以佩戴助听器,或者选择二期植入骨传导装置或人工耳蜗。某些术腔条件好的患者可以在根治术的基础上切断并缝合外耳道,以期同时植入人工耳蜗以获得听力。

五、手术后康复

(一)围手术期康复与护理

1. 每一个患者的病情都有其特殊性,手术前,术者与患者的沟通十分必要,根据病史、临床检查、听力检测、影像学检查,可让患者对手术及术后听力恢复有预期。责任护士负责术前宣教。

2. 全麻患者手术后,麻醉清醒,送回病房,一般卧床休息 6h,床头抬高约 30°。6h 后病人可先喝水,没有恶心呕吐等不适,再开始进食软流食,少量多餐,下地活动。听骨链修复术后,最好能卧床 2 天以上,避免咳嗽、打喷嚏、屏气用力。

术后术者当日常规查房一次,责任护士完成术后宣教。手术结束后可能出现伤口疼痛,手术当晚有咽喉疼痛不适、轻度头晕、偶尔的恶心呕吐,有眩晕的患者不宜过早下床运动。有时绷带包扎过紧,会引发头疼和受压部位淤血,应告知医护人员适当松解。敷料渗血出来应当及时更换。有些中耳炎病变较重侵犯内耳,出现半规管瘘,术后有可能持续眩晕 1～2 周。

(二)出院后康复

出院时,患者将拿到手术记录与术后需知,预约好第一次随访门诊。出院后应避免感冒,避免擤鼻,经常洗手,保持自身的卫生。洗澡时佩戴塑料防水浴帽,加强对耳部的防护,避免脏水流入外耳道或者伤口,造成感染。医生交待伤口护理的细节。拆线3天后即可洗头。做听骨链修复的患者,3个月内避免跳动或从事震动性的工作。如果耳道内出现疼痛加重或伤口化脓应及时复查。

鼓膜修补一般术后2~4周可愈合,一般术后3个月即可在医生确认后开始游泳等水上运动,但不建议潜水及跳水。术后2个月,可以检查声导抗测听,鼓室压图,及时发现咽鼓管功能有无异常,术后3个月可以复查纯音测听,作为术后听力的评估。

(李健东)

第三节　振动声桥

一、概述

振动声桥(vibrant sound bridge,VSB)是一种半植入式的中耳植入体,1994年问世,最早是为中耳结构良好但有双耳中度到重度感音神经性耳聋的成人患者设计的,逐渐用于中耳受损造成听力下降的传导性耳聋患者和无法佩戴助听器的听障人群,后来发现它对混合性聋患者也有效。适用范围越来越广,从轻度听力损失到重度听力损失,其有效的听力损失上限可达80~85dB。成人和儿童都可植入,是目前国际上最成功的一种中耳植入设备,于2010年引入中国。

临床上部分感音神经性聋的患者,纯音听力图是陡降型,即低频听力好,2kHz以上高频区听阈较差,振动声桥对这类患者也有帮助,而且没有普通助听器常有的啸叫声(图10-3-1)。

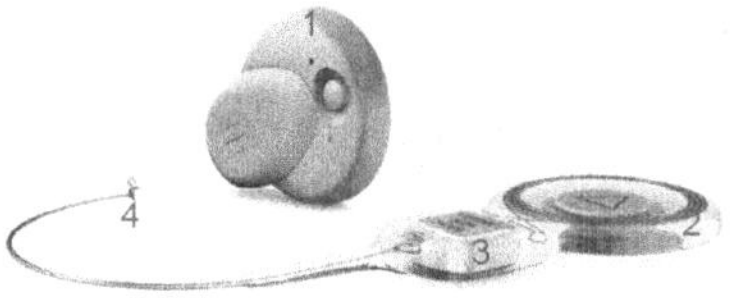

二、工作原理

听觉处理器的麦克风收集声音,将声音转换为电信号。通过电磁感应把信号透过皮肤传递到植入体的线圈,经过调制解调器进一步传递至漂浮质量换能器FMT,后者通过手术,固定在砧骨长脚上或者鼓岬圆窗膜附近,直接产生振动并传导至内耳并被大脑感知为声音。

图10-3-1　振动声桥的构造图

1.听觉处理器;2.接受线圈;

3.调制解调器;4.漂浮质量换能器

(floating mass transducer,FMT)

三、手术技术

振动声桥植入手术方法与人工耳蜗植入术基本相同,但不做耳蜗开窗。具体步骤:全身麻醉,耳后切口,暴露乳突皮质,筛区入路电钻开放乳突,开放面隐窝,暴露砧镫关节及圆窗龛。自外耳道45°向后上延长线距乳突后缘1cm处磨出约1.5cm类圆形骨槽,槽底不暴露硬脑膜,骨槽前后磨出4个小孔供固定穿线用。先将振动声桥植入体主体和线圈以2-0尼龙线固定。将漂浮换能器经面隐窝固定于砧骨长脚,间断缝合切口,加压包扎,结束手术。

(一)优点

振动声桥手术是并发症很少的手术。植入后8周可以开机使用。手术范围不涉及外耳道,这一点尤其适合那些因外耳道疾病而不能佩戴助听器的患者,如慢性外耳道炎,外耳道湿疹,耳郭畸形,外耳道狭窄或闭锁等。

研究发现,振动声桥对患者残余听力几乎没有损伤,是一个安全的、听力补偿效果较好的植入式中耳助听装置。对于配戴传统助听器效果不满意,又不适合人工耳蜗植入的患者,是一种很好的选择。

(二)缺点

振动声桥价格比较昂贵,而且声桥 FMT 固定在砧骨上,是否导致砧骨长脚的缺血坏死还没有定论。植入体会影响核磁共振成像。振动声桥手术引起面神经、听骨链及内耳损伤、持续性耳鸣、眩晕、迷路炎,偶有报道。早期的振动声桥无法编辑植入体的声学信息,当患者听力进一步恶化时,无法随之进行调整。这些不足也将随着科技的进步逐渐得到改善。

（李健东）

第四节　骨传导装置

在人类听觉的产生过程中,存在两种主要的传导途径,起主要作用的途径是气导,声音从耳郭、外耳道、鼓膜、听骨链传至内耳;另一个起辅助作用的途径是骨导。

骨导助听器就是一种运用头骨传递声音原理来补偿听力的装置。佩戴的方式可分为普通佩戴和植入式佩戴。普通佩戴主要是骨导助听器,本节只介绍两种植入性佩戴的设备。

一、骨锚式助听器

骨锚式助听器(bone anchored aearing aid, BAHA)的结构图见图 10-4-1。

(一)BAHA 工作原理

通过手术让钛钉先和颅骨长在一起,起到"锚"的作用。钛钉外端露在皮肤外,再拧上一个叫邻接器的结构,它的外端形状像一个子母扣,子母扣的另一半被做在声音处理器的外壳上,需要使用助听器时,将两者扣搭成为一体,不用时,拉开搭扣,取下声音处理器。也有骨锚式助听器是用磁铁直接吸附的。

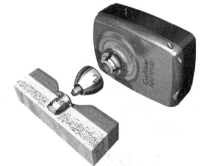

图 10-4-1　BAHA 的结构图
1. 声音处理器；2. 邻接器；3. 钛钉

(二)适应证

BAHA 只适用于骨导较好的患者,骨导听阈值必须在 45dB 以内,内耳功能越好,BAHA 效果越好。这种情况常见于各种中耳炎、先天性的外耳中耳发育不全、轻度的听骨链畸形、先天性外耳道闭锁、耳硬化症等。声音可通过 BAHA 绕过有病变的外耳、中耳到达内耳。也适用于双耳都有畸形或都有传导聋的患者。

有些患者一侧听力完全正常,另一侧患有单侧完全性耳聋。此时患耳也可以做 BAHA 手术,虽然 BAHA 的补偿是通过头颅传导到健侧内耳产生的,但患者能获得立体的听力觉,能辨别声音的来源,80% 的患者对手术效果满意。

（三）手术过程

全身麻醉，耳后切口，暴露乳突后部皮质，在颞线下方预定位置，用特制的电钻打孔，垂直地将钛钉固定的骨头上，安装邻接器，修薄穿透钛钉处皮肤，缝合切口，结束手术。钛钉和颅骨融合在一起一般约需 2～3 个月的时间。术后 3 个月，可将声音处理器挂在邻接器上，开机使用。

（四）并发症

BAHA 手术比较安全，出现脑膜炎和脑脊液漏的可能性很小。临床上最主要的并发症是钛钉裸露在头皮中，容易导致局部软组织炎症。另一个问题是骨融合不良，成人很少出现，多发生在皮质较薄的幼儿颅骨。有研究报道植入点颅骨厚度为 4mm 时，骨融合不良的发生率是 13%，而厚度仅为 3mm 时，骨融合不良率高达 78%。笔者认为，应该根据患者颅骨影像学检查严格筛选手术适应证，不宜强求。

BAHA 问世已经 40 多年，全球已有超过 10 万人使用，在中国的应用并不多。主要的原因是，佩戴者需要有良好的卫生条件，否则植入的钛钉周围长期存在炎症和皮肤刺激反应存在；头部皮肤金属暴露也会让一些中国患者心理上无法接受；在儿童，由于乳突骨质仍处于发育期，钛钉的角度可能会发生改变，造成佩戴者远期的不适。

（五）优点

近年来随着技术的进步，国外已有完全植入的 BAHA 问世，手术只是将一个磁性的金属片固定在耳后骨头上，切口完全缝合，术后耳后皮肤是完整的，杜绝继发感染。声音处理器靠磁铁吸附在皮肤上发挥作用。

有的公司推出了 Stick 型 BAHA，无需手术，用廉价的双面胶技术，把声音处理器粘在耳后颞骨表面的皮肤上，一样能达到助听效果。

因年龄太小无法手术的儿童，为了促进听觉的发育，人们用一个软带，把 BAHA 临时绑在孩子的头上，也能发挥助听效果。参考美国 FDA 标准，年龄 < 5 岁的听障儿不宜植入，建议佩戴软带 BAHA。有研究表明佩戴 BAHA 软带的听障儿，言语发展与听力正常的同龄人一样。低龄听障儿对 BAHA 软带有很好的耐受性，是一种很好的康复手段，可以在出生后 6 周使用，以此来刺激听觉通路的发育。等孩子长大以后，颞骨发育基本完成时，再依据情况，做 BAHA 手术。

和传统助听器相比，骨锚式助听器的优势在于更加美观，没有堵耳效应和啸叫，在噪音环境下有更好的言语识别能力。

在所有听觉植入技术里，BAHA 是对核磁共振成像干扰最小的，主要是因为它的植入体最小。应用最新科技的 BAHA 植入者可进行 3.0 特斯拉（T）的核磁共振检查，而振动声桥与骨桥只能选择最多 1.5T 场强的核磁共振设备。

二、骨桥

（一）概述

骨桥（bonebridge，BB）是一种没有皮肤瘘口的半植入骨导助听装置。与 BAHA 的植入体相比，骨桥要复杂得多，有一个可以主动产生振动的装置，声音可以得到更有效的放大。与振动声桥相比，骨桥的振动部分体积更大，但是离内耳较远，只是固定在颅骨内，手术相对简单，患者的手术风险也较小（图 10-4-2）。

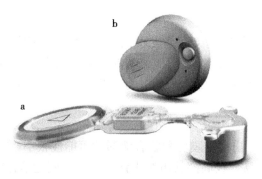

图10-4-2　骨桥的构造

a.骨桥植入装置；b.声音处理器

骨桥的诞生比较晚，最初就是为了解决BAHA钛钉周围的皮肤感染问题而开发出的骨传导植入体（bone conduction implant，BCI），BCI由接受线圈、调制解调器、换能器三部分组成。外界声音经声音处理器获得后，转化为电信号，经过电磁场的透皮转化，传给BCI的线圈，后者产生电流，经过调制解调器到达换能器，后者将声能转化成振动。这样声信号被耳蜗捕获。

（二）适应证

2018年7月，美国FDA批准骨桥可以用于12岁及以上的人群，适合传导聋、混合聋和单侧神经性聋。欧洲的大多数国家则批准用于5岁及以上的人群。

植入者的骨导PTA应该在45dB以内，术前必须做CT检查，以确定患者的乳突是否适合做骨桥。

（三）优点

骨桥的手术位置表浅，不需要进入中耳，避免了砧骨损伤、面神经损伤等并发症，手术时间短。植入体完全埋于皮下，没有局部皮肤感染的可能。振动器主动振动，能获得比BAHA更多的声音补偿。声音处理器更加先进，融合了更多数字降噪等技术，而且外观时尚靓丽。另外，BAHA有3个月的骨融合期，骨桥术后2周即可开机使用（图10-4-3）。

（四）缺点

骨桥的振动器太大，当患者乳突气房发育较小时，有可能需要磨掉乙状窦和硬脑膜的骨壳，但现有的文献研究并没有发现，这种接触会给患者带来疼痛的感觉。

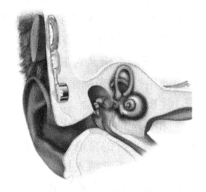

图10-4-3　骨桥植入示意图

术后患者无法做核磁共振检查。由于植入体较大，即使采取了无磁处理，能够做低场强的核磁共振检查，患侧的大脑半球基本上也会被植入体产生的伪影所遮蔽。

（五）小结

1. 现有的听觉假体设备大致可分为两类：第一类可增加传递到内耳的声音能量，一般适合中重度的耳聋，包括助听器（HA），骨锚式助听器（BAHA）和振动声桥（VSB）、骨桥（BB）等设备；第二类是用电信号来刺激听觉系统，通常适合更严重的耳聋，包括电子耳蜗（cochlear implant，CI），听觉脑干植入物（auditory brain stem implant，ABI）和听觉中脑植入物

（auditory midbrain implant, AMI）。所有这些装置都可以显著改善传递到听觉皮层的听觉信息。每个技术都有它的优缺点，需要根据患者的自身条件来决定使用哪一种，早发现早干预是听力康复最重要原则。

2. 在听力康复的手术技术中，人们永远追求的是价格便宜，手术风险最低，获得的声音能长久保持。在实际临床工作中，医生们更倾向手术技术的改进和新设备的更新，而忽略了患者本人和康复技术在术后听觉中的作用。患者本人积极的态度非常重要，可以在提高听力的同时，获得提升生活质量。

3. 植入后的言语康复工作非常重要，在术前医生就需要与患者及家属充分沟通，告知人工听觉植入后还需要进行术后复查、调试、康复、心理指导和评估，需要多学科共同协作，涉及医学、心理学、教育学、生物医学工程等领域。

一个训练有素的多学科团队能够提高每一个案例的成功率，术后护理团队能帮助患者度过围手术期，避免伤口的感染，给予患者必要的心理护理。术后开机调试，这一工作重要而且耗时，需要听力学家与患者共同努力来完成。言语康复师将陪伴患者经历后续的语音训练过程。

（李健东）

第五节　人 工 耳 蜗

人工耳蜗是仿生学"替代"耳蜗感音器官的一种电子装置，将外界声波转换成对人体安全的类生物电的电脉冲信号，并将此电脉冲信号传到内耳（耳蜗）中，刺激耳蜗中不同位置、不同频率的听神经纤维。听神经纤维受到电脉冲的刺激后产生神经冲动，并将神经冲动传到大脑，在大脑中形成听觉。由于受到电脉冲刺激的听神经纤维的位置与频率相关，因此产生的听觉具有良好的频率特性。经过近40年的发展，人工耳蜗植入技术取得了极大的成功，并且从设备技术进步、适应证的拓展和干预理念几方面有了长足的发展。人工耳蜗涉及到医学、听力学、生物医学工程学、教育学、心理学和社会学等诸多领域，需要医师、听力学家、语言病理学家、言语治疗师、康复教师、工程技术人员及家长等共同组成人工耳蜗植入小组，协同开展工作。

下面将从人工耳蜗的适应证选择、术前评估、人工耳蜗手术、听觉康复等方面逐一论述。

一、适应证的选择

（一）患者的选择标准

人工耳蜗植入主要用于治疗双耳重度或极重度感音神经性聋。

1. 语前聋患者的选择标准

（1）植入年龄通常为12个月～6岁。植入年龄越小效果越佳，但要特别预防麻醉意外、失血过多、颞骨内外面神经损伤等并发症。目前不建议为6个月以下的患儿植入人工耳蜗，但脑膜炎导致的耳聋因面临耳蜗骨化的风险，建议在手术条件完备的情况下尽早手术。6岁以上的儿童或青少年需要有一定的听力言语基础，自幼有助听器配戴史和听觉言语康复训练史。

（2）双耳重度或极重度感音神经性聋。经综合听力学评估，重度聋患儿配戴助听器 3～6 个月无效或者效果不理想，应行人工耳蜗植入；极重度聋患儿可考虑直接行人工耳蜗植入。

（3）无手术禁忌证。

（4）监护人和／或植入者本人对人工耳蜗植入有正确的认识和适当的期望值。

（5）具备听觉言语康复教育的条件。

2. 语后聋患者的选择标准

（1）各年龄段的语后聋患者。

（2）双耳重度或极重度感音神经性聋，依靠助听器不能进行正常听觉言语交流。

（3）无手术禁忌证。

（4）植入者本人和／或监护人对人工耳蜗植入有正确的认识和适当的期望值。

（二）手术禁忌证

1. 绝对禁忌证　内耳严重畸形，例如 Michel 畸形；听神经缺如或中断；中耳乳突急性化脓性炎症。

2. 相对禁忌证　癫痫频繁发作不能控制；严重精神、智力、行为及心理障碍，无法配合听觉言语训练。

（三）特殊情况人工耳蜗植入临床实践的指导性建议

1. 脑白质病变　又称脑白质营养不良，是一组主要累及中枢神经系统白质的病变，其特点为中枢白质的髓鞘发育异常或弥漫性损害。

如果 MRI 发现有脑白质病变，需进行智力、神经系统体征及 MRI 复查。如果智力、运动发育无减退，听力、言语外其他系统功能基本正常，神经系统检查无阳性锥体束征或者体征无变化，MRI 脑白质病变区无高信号（DWI 像）；动态观察（间隔大于 6 个月）病变无扩大，可考虑人工耳蜗植入。

2. 听神经病（听神经病谱系障碍）　是一种特殊的神经性耳聋，为内毛细胞、听神经突触和／或听神经本身功能不良所导致的听力障碍。听力学检测有其典型特征，表现为耳声发射（OAE）和／或耳蜗微音电位（CM）正常而听性脑干反应（ABR）缺失或严重异常。目前，人工耳蜗植入对多数听神经病患者改善听觉有效，但部分患者可能无效或者效果较差，因此术前必须告知患者和／或监护人相关风险。

3. 双侧人工耳蜗植入　双侧植入可以改善声源定位功能、安静和背景噪声下的言语理解能力，有助于获得更自然的声音感受，促进听觉言语和音乐欣赏能力的发展。可以选择双侧同时植入或顺序植入，顺序植入两次手术间隔越短，越有利于术后言语康复。

4. 具有残余听力者的人工耳蜗植入　具有残余听力者，尤其是高频陡降型听力损失者适合采取保留残余听力的电极植入方式，术后可以选择声电联合刺激模式，但术前须告知患者和／或监护人术后残余听力有下降或丧失的风险。

5. 内耳结构异常者的人工耳蜗植入　与人工耳蜗植入相关的内耳结构异常包括共同腔畸形、耳蜗发育不良、耳蜗骨化、内听道狭窄等，多数患者可施行人工耳蜗植入，但术前应组织病例讨论，术中谨慎处理，推荐使用面神经监测。术后效果个体差异较大。

6. 慢性中耳炎伴有鼓膜穿孔者的人工耳蜗植入　慢性中耳炎伴有鼓膜穿孔者如果炎性反应得到控制，可选择一期或分期手术。一期手术是指在根治中耳乳突病灶、鼓膜修补（或乳突腔自体组织填塞和外耳道封闭）的同时行人工耳蜗植入；分期手术是指先行病灶清除、修复鼓膜穿孔或封闭外耳道,3~6个月后再行人工耳蜗植入。

二、术前评估

(一)病史采集

病史重点放在听力损失的病因和发病过程,应了解患者的听力史、耳鸣与眩晕史、耳毒性药物接触史、噪声暴露史、全身急慢性感染史、耳科既往史、听力损失家族史、助听器配戴史、发育因素(全身或局部的发育畸形、智力发育等)和其他病因(如癫痫、精神状况等)。

听力损失患儿还应包括母亲妊娠史、生产史、儿童生长史、言语发育史等。此外还应了解患者的言语 - 语言能力(如发音清晰度、理解能力、表达能力等),以及改善交流的愿望。

(二)耳部检查

包括耳郭、外耳道和鼓膜等。

(三)听力学及前庭功能检查

1. 检查项目

(1)纯音测听:包括气导和骨导阈值;6岁及以下儿童可采用儿童行为测听法,包括行为观察、视觉强化测听和游戏测听。

(2)声导抗:包括鼓室图和镫骨肌反射。

(3)听觉诱发电位:包括 ABR、40Hz 听觉事件相关电位或 ASSR,以及耳蜗微音电位检查。

(4)耳声发射:畸变产物耳声发射(DPOAE)或瞬态诱发耳声发射(TEOAE)。

(5)言语测听:可分为言语识别率和言语识别阈测试,根据患者的年龄和言语认知水平选用适宜的开放式和 / 或闭合式言语测试材料(表 10-5-1)。

(6)助听效果评估:助听器优化选配后的助听听阈测试和 / 或言语识别测试。

(7)前庭功能检查(有眩晕病史且能配合检查者)。

(8)鼓岬电刺激试验(必要时)。

2. 听力学入选标准

(1)语前聋患者:需进行主观和客观综合听力学评估。客观听力学评估,短声 ABR V 波反应阈值 > 90dB nHL;40Hz 听觉事件相关电位 1kHz 以下反应阈值 > 100dB nHL;ASSR 2kHz 及以上频率阈值 > 90dB nHL;耳声发射双耳均未通过(听神经病患者除外)。主观听力学评估,行为测听裸耳平均阈值 > 80dB HL;助听听阈 2kHz 以上频率 > 50dB HL;助听后言语识别率(闭合式双音节词)得分 ≤ 70%,对于不能配合言语测听者,经行为观察确认其不能从助听器中获益。

(2)语后聋患者:为双耳纯音气导平均听阈 > 80dB HL 的极重度听力损失;助听后听力较佳耳的开放短句识别率 < 70% 的重度听力损失。

(3)残余听力:低频听力较好,但 2kHz 及以上频率听阈 > 80dB HL,配戴助听器不能满足交流需要者,可行人工耳蜗植入;对于检测不到任何残余听力的患者,应向本人或监护人说明术后听觉康复效果欠佳的风险。

(四)影像学评估

常规行颞骨薄层 CT 扫描、内耳及颅脑 MRI,必要时行耳蜗三维重建。

（五）言语、语言能力评估

对有一定语言经验或能力的患者，可做言语 - 语言能力评估，包括言语清晰度、理解能力、语法能力、表达能力和交往能力；对于小于 3 岁、无法配合的婴幼儿可采用"亲子游戏"录像观察及问卷调查的方法。

（六）儿童心理、智力及学习能力评估

3 岁以上儿童可选用希 - 内学习能力测验（中国聋人常模修订版），3 岁以下儿童可选用格雷费斯心理发育行为测查量表（中国婴幼儿精神发育量表，MDSCI）。对疑有精神智力发育迟缓（希 - 内学习能力评估智商＜ 67 分，格雷费斯测验精神发育商＜ 70 分）或有异常心理行为表现的患儿，建议到专业机构行进一步观察、诊断和鉴定。

社会文化型智力低下者可考虑人工耳蜗植入；而非社会文化型智力低下，或多动症、自闭症（孤独症）以及其他精神智力发育障碍的患儿，应向家长讲明此类疾病可能会给术后康复带来的困难，帮助家长建立客观合理的心理期望值。

（七）儿科学或内科学评估

全身体格检查和相关的辅助检查。

（八）家庭和康复条件评估

术前应该使患者本人和 / 或监护人以及教师了解人工耳蜗植入后听觉言语康复训练的重要性，帮助患者本人和 / 或监护人树立正确的期望值，并对语前聋患儿术后康复训练及康复地点的选择做好准备，进行科学的康复安置。

表 10-5-1 人工耳蜗植入者术前听觉言语发育及术后康复效果评估中涉及的相关测试材料

材料名称	内容	形式	测试平台	适合人群
听力障碍儿童听觉能力评估标准及方法	环境声、声调、声母、韵母双音节词识别	闭合式卡片或开放式	计算机导航听觉言语评估系统	2 岁以上
听力障碍儿童听觉能力评估标准及方法	言语发音水平、语法能力、理解能力、表达能力、交往能力	言语清晰度测试、模仿长句、听话识图、看图说话、语言功能评估问卷	计算机导航听觉言语评估系统	1 ~ 6 岁
普通话儿童早期言语感知（MESP）	言语声觉察、音节范式、双音节、声母、韵母声调感知	闭合式卡片	MAPP 软件	2 ~ 3 岁
普通话言语识别（MPSI）	短句识别	闭合式卡片	MAPP 软件	3 岁
普通话小儿听音识图（MAPPID）	数字、双音节词及声调（安静及噪声下）	闭合式（触摸屏图片）	MAPPID-N 软件	3 ~ 9 岁
普通话词汇相邻性测试（LNT-M）	单音节词、双音节词识别	开放式	LNT-M 软件	4 ~ 6 岁
普通话儿童短句（MBKB）	儿童短句识别（安静及噪声下）	开放式	心爱飞扬普通话言语测听平台	4.5 岁以上

续表

材料名称	内容	形式	测试平台	适合人群
普通话言语测听材料（MSTMs）	单音节、双音节、语句	开放式	MSTMs软件	成人
希翼（HOPE）言语测听材料	单音节、双音节、安静及噪声下短句（提供听、视、听+视三种模式）	开放式	心爱飞扬普通话言语测听平台	成人
普通话噪声下言语测试（MHINT）	噪声下语句	开放式	HINT Pro软件成人版	成人
普通话噪声下言语测试（儿童版）（MHINT-C）	安静及噪声下长语句	开放式	HINT Pro软件儿童版	6~14岁
普通话噪声下短句测试（BKB-SIN）	噪声下儿童短句	开放式	心爱飞扬普通话言语测听平台	学龄儿童及成人
噪声下声调测试（TINT）	噪声下声调	闭合式	TINT软件	学龄儿童及成人

三、人工耳蜗植入手术

（一）对手术医师的要求

手术医师应该具备较丰富的中耳乳突显微手术经验，参加过系统的人工耳蜗手术专业培训，且在有经验的医师指导下独立完成20例以上人工耳蜗植入手术。

（二）对手术室及基本设备的要求

手术室应具备良好的无菌手术条件，具备手术显微镜、耳科电钻等相关设备。

（三）术前准备

术前谈话由手术医师和听力师进行，需使患者和/或监护人充分了解手术中可能发生的危险和并发症，了解人工耳蜗植入带来的收益和风险，签署手术知情同意书。

人工耳蜗植入手术属Ⅱ类切口，围手术期应常规使用抗生素，手术准备、全身麻醉准备和术前用药同其他手术。

（四）手术操作步骤和方法

常规采用耳后切口、经乳突面隐窝入路、耳蜗开窗或圆窗进路，具体操作可按照各类型人工耳蜗装置的相关要求执行。

（五）术中监测

根据所使用的人工耳蜗装置进行电极阻抗测试和电诱发神经反应测试，以了解电极的完整性和听神经对电刺激的反应。

（六）手术后的处理

手术后行影像学检查判断电极位置，余同一般耳科手术。

（七）手术并发症

常见并发症有鼓膜穿孔、外耳道损伤、味觉异常、眩晕、耳鸣、面肌抽搐或疼痛、感染、头皮血肿、脑脊液漏、面神经麻痹、脑膜炎、颅内血肿、植入体移位或脱出、皮瓣坏死等，应根据相应情况积极处理。

（八）开机和调试

通常术后 1~4 周开机，一般开机后的第 1 个月内调机 1~2 次，之后根据患者情况安排时间，待听力稳定后适当延长调试间隔，最终 1 年调机 1 次。开机和调试方法及步骤可按照各产品的技术要求执行。如果对侧耳可从助听器获益，建议尽早验配助听器。

对调机听力师的要求：应具备良好的听力学和人工耳蜗基础知识，并经过专业培训。婴幼儿的调试应由有经验的听力师完成。

（九）手术效果评估

手术成功应包括以下几个方面：切口愈合良好；影像学检查，电极植入位置正确；开机和调试后患者有主观或客观的听性反应。

四、康复训练

人工耳蜗植入者手术前后必须进行科学的听觉言语康复训练。通过科学有效的听觉言语康复训练，培养建立和完善其感知性倾听、辨析性倾听、理解性倾听的能力，促进其言语理解、言语表达和语言运用能力的发展。

语前聋患者需要制定系统的听觉言语康复方案，在注重听语技能培建的同时，养成良好的听语习惯，提高听觉言语交流能力，促进身心全面发展。语后聋患者则着重进行听觉适应性及言语识别训练。人工耳蜗术前的训练是非常重要的，对语前聋（即发展语言能力前已经患有重度或极重度听力损失）的儿童尤为重要。通过术前训练可帮助患者建立初步的聆听习惯，对声音做出适当的动作反应，对可形成具体语言概念的感官经验等。术前训练可为术后开机，顺利进行言语处理器程序的调试打下基础，为术后患者对声音的理解，言语的建立等也有帮助。

（一）康复原则

1. 提倡新生儿、婴儿、幼儿和儿童听力障碍的早期诊断，早期进行听力学管理和听觉口语治疗，这样孩子可以通过聆听来发展言语和语言能力。

2. 推荐立即接受评估并使用适当的、最先进的听力技术以获得听觉刺激所带来的最大程度的收益。针对孩子的听力损失选择最合适的助听设备意味着他们运用最佳的途径获得声音，这些声音可以给他们提供发展口语能力的机会。

3. 指导家长在帮助孩子发展口语能力时主要使用听力感官模式，不使用手语，不强调读唇。

4. 指导和培训家长将听力和口语结合到孩子生活中的各个方面。希望家长养成习惯，时刻告诉孩子他们正在做的事情。

5. 指导和培训家长运用"听觉、言语、语言、认识和交流"的自然发展模式。

6. 指导和培训家长在孩子语言学习过程中，通过聆听对口语实行自我监控，使孩子能够监控自己的言语和语言，这样他们可以自己纠正错误并加以矫治，以提高语音清晰度。

7. 制订个性化听觉口语治疗方案，不断监控，评估方案对孩子和家庭的有效程度；遵循儿童语言习得规律，从言语理解入手，努力结合日常生活情景，注重培养语言运用能力。

8. 鼓励家长积极持续地参与个性化听觉口语治疗，成为孩子听力和口语开发的主要推动者。听力师与每个家庭一对一地工作，帮助家长掌握所需的技巧，这样家长就可以教孩子通过聆听开发口语能力。

9. 在日常生活中创造有利于聆听的环境，帮助孩子通过聆听获得口语。使用一些方法使背景噪音降至最低,让孩子会更容易听清楚。

10. 从幼儿时期开始,提倡通过适当的支持和帮助,使孩子与听力正常的孩子一样接受常规教育。

（二）康复模式

儿童人工耳蜗植入者的家长或监护人应在康复机构的专业指导之下掌握必备的听觉言语康复知识与技能,主动实践,努力成为听障儿童康复教育全过程的支持者、引导者、伴随者,实现康复效果最大化。成人人工耳蜗植入者可依据医生建议到指定康复机构接受听觉适应性训练和言语识别训练指导（见第十一章）。

1. 机构康复　人工耳蜗植入儿童可在康复机构接受全日制学前康复教育、听能管理及听觉言语康复个别强化训练。

2. 社区家庭康复　低龄人工耳蜗植入儿童可选择以机构为指导,采用亲子同训、预约单训及家庭指导计时服务等形式,实施听觉言语康复训练。

3. 随班就读　鼓励有一定听觉语言能力的人工耳蜗植入儿童进入普通幼儿园、普通学校随班就读。

（三）康复评估

1. 植入耳声场评估　通过听力重建后听阈测试,了解每一频率听力重建后的听敏度。测试频率包括0.5kHz、1kHz、2kHz及4kHz。

2. 言语听觉能力评估　通过人工耳蜗植入者的听觉言语识别来评价其听觉能力,以了解听中枢处理和听觉径路全过程,评估结果可用于指导听觉训练方案的制订。内容包括声调识别、声母识别、韵母识别、双音节词识别、短句识别等测试。

3. 语言能力评估　通过对人工耳蜗植入儿童言语发音水平、理解能力、表达能力、使用能力、语法能力的评估,获知其语言发展水平及对应的语言年龄,以此为据了解康复效果,确定语言学习起点,明确语言发展目标,制订康复计划。

4. 调查问卷评估　对于言语-语言能力尚不足以完成上述听觉、言语及语言能力评估的人工耳蜗植入儿童,可采访密切接触该儿童的家长或教师,完成调查问卷评估。

推荐问卷:有意义听觉整合量表（meaningful auditory integration scale, MAIS）,婴幼儿有意义听觉整合量表（infant-toddler meaningful auditory integration scale, IT-MAIS）;父母评估孩子听说能力表现（parents' evaluation of aural/oral performance of children PEACH）、教师评估孩子听说能力表现（teachers' evaluation of aural/oral performance of children TEACH）;有意义使用言语量表（meaningful use of speech scale, MUSS）;普通话儿童词汇发展量表（macArthur communicative develop-ment inventory, MCDI）。对于大样本的长期疗效观察,可以分别采用听觉能力分级问卷（categories of auditory performance, CAP）和言语可懂度分级问卷（speech intelligibility rating, SIR）对植入者的听觉感知和言语表达能力作出评估（见第十三章）。

对于人工耳蜗植入前后生活质量的评估,推荐使用Nijmegen人工耳蜗植入量表（Nijmegen cochlear implantation questionnaire, NCIQ）。

（杨　东）

参 考 文 献

[1] 黄选兆,汪吉宝,孔维佳.实用耳鼻咽喉头颈外科学[M].2版.北京:人民卫生出版社,2008.

［2］姜泗长.耳鼻咽喉-头颈外科手术学［M］.北京：人民军医出版社，2005.

［3］苏法仁，安丰伟，赵忠芳，等.整形外科手术学［M］.西安：西安交通大学出版社，2015.

［4］苏法仁.先天形小耳畸形的耳郭再造［J］.中华耳科学杂志，2014,12（1）：90-92.

［5］BRENT B.Auricular repair with rib cartilage grafts：a review of personal experience with 1000 cases［J］.Clin Plast Surg, 2002, 29（2）：257-271.

［6］MANRIQUE M, SANHUEZA I, MANRIQUE R, et al.A New Bone Conduction Implant：Surgical Technique and Results［J］.Otol Neurotol, 2014, 35（2）：216-220.

［7］TSANG W S, YU J K, BHATIA K S, et al.The bonebridge semi-implantable bone conduction hearing device：experience in an Asian patient［J］.J Laryngol Otol, 2013, 127（12）：1214-1121.

［8］余家燕，高晗，苏明顺.骨锚式助听器的进展［J］.中华耳鼻咽喉头颈外科杂志，2010,45（10）：803-806.

［9］邹艺辉，王青森，汤丽川.四种助听装置对双侧先天性中外耳畸形患者效果的比较［J］.中华耳科学杂志，2018,16（1）：5-8.

［10］赵守琴.振动声桥植入装置及其临床应用［J］.中国医学前沿杂志（电子版），2016,8（10）：14-16.

［11］赵丹珩，孙建军.分期鼓室成形手术［J］.中华耳鼻咽喉头颈外科杂志，2016,51（5）：397-399.

［12］杨仕明，宇雅苹，韩东一.人工听骨在鼓室成形术中的应用［J］.中华耳科学杂志，2007,5（2）：141-144.

［13］中华医学会耳鼻咽喉科学分会，中华医学会耳鼻咽喉科杂志编辑委员会.人工耳蜗植入工作指南（2013年）［J］.中华耳鼻咽喉科杂志，2014,49（2）：89-95.

［14］韩朝，戴春富，迟放鲁，等.2010年全国人工听觉专家论坛会议纪要［J］.中华耳鼻咽喉头颈外科杂志，2010,45（10）：870-871.

［15］SAMPAIO A L, ARATLJO M F, OLIVEIRA C A.New criteria of indication and selection of patients to cochlear implant［J］.Int J Otolaryngol, 2011：573968.

［16］毛弈韬，伍伟景，谢鼎华，等.225例人工耳蜗植入儿童术后康复效果评估［J］.中华耳科学杂志，2013,11（2）：185-191.

［17］GAYLOR J M, RAMAN G, CHUNG M, et al.Cochlear implantation in adults：a systematic review and meta-analysis［J］.JAMA Otolaryngol Head Neck Surg, 2013, 139（3）：265-272.

［18］ILLG A, GIOURGAS A, KRAL A, et al.Speech comprehension in children and adolescents after sequential bilateral cochlear implantation with long interimplant interval［J］.Otol Neurotol, 2013, 34（4）：682-689.

［19］SOLEYMANI Z, AMIDFAR M, DADGAR H, et al.Working memory in Farsi-speaking children with normal development and cochlear implant［J］.Int J Pediatr Otorhinolaryngol, 2014, 78（4）：674-678.

［20］郗昕.人工耳蜗植入后听力言语康复研究进展［J］.中华耳科学杂志，2015,13（4）：562-567.

［21］赵航，陶仁霞，孙喜斌，等.听障儿童双耳双模式配戴的听觉能力发展跟踪研究［J］.中国听力语言康复科学杂志，2017,15（5）：359-361.

［22］马忠良，董耀东，刘东亮，等.学龄前不同年龄段语前聋人工耳蜗植入患儿康复效果比较［J］.听力学及言语疾病杂志，2016,24（3）：269-272.

［23］易海燕，刘巧云.人工耳蜗植入儿童与健听儿童音位对比式听觉识别能力的比较研究［J］.中国听力语言康复科学杂志，2017,15（4）：278-281.

［24］郗昕.人工耳蜗植入后听力言语康复研究进展［J］中华耳科学杂志，2015,13（4）：562-567.

［25］崔婧，王斌全，于文永.人工耳蜗植入患者听觉言语康复疗效评估及影响因素［J］.中华耳科学杂志，2017,15（1）：117-121.

［26］龚树生,王梦.影响人工耳蜗植入术后效果的相关因素［J］.中国听力语言康复科学杂志,2015,13(4):241-244.

［27］王素芳,任红波,刘志印.语前聋儿童人工耳蜗植入后听觉言语康复效果相关因素分析［J］.听力学及言语疾病杂志,2015,23(4):394-396.

［28］中国聋儿康复研究中心.听障儿童听能管理手册［M］.北京:中国文联出版社,2011.

［29］徐天秋,陈雪清,王红.使用普通话听力正常婴幼儿听觉能力发育规律的研究［J］.中华耳鼻咽喉头颈外科杂志,2013,48(11):908-912.

［30］刘博,亓贝尔,ANDREAS KRENMAYR,等.噪声下汉语普通话声调测试系统的开发［J］.中华耳鼻咽喉头颈外科杂志,2014,49,(9):734-737.

听障儿童康复教育

第一节　听障儿童康复教育内容

听障儿童佩戴助听器或者植入人工耳蜗后不是自然地就能听懂声音并开口说话的，一定要经过专业、系统的康复教育。听障儿童康复教育的主要内容包括听觉康复、言语矫治、语言康复、认知康复四个方面，这四个方面的内容是相辅相成、互相促进的。其中听觉康复主要是解决听障儿童"听得明白"的问题，言语矫治主要是解决听障儿童"说得清楚"的问题，而语言认知康复的主要目的是解决听障儿童"交流自如"的问题。

关于听障儿童康复教育的目标，我们可以概括为：听得明白讲得清，交流自如算成功。

关于听障儿童康复教育四个方面内容之间的关系，可以概括为：聋儿康复要成功，听觉康复要先行；言语矫治是桥梁，语言认知莫放松。

一、听觉康复

听觉康复主要是解决听障儿童"听得明白"的问题，是听障儿童康复教育的重要环节，在听障儿童康复教育中起决定性作用。

（一）听觉发展的四阶段理论

听觉能力发展阶段有各种不同的提法，其中 Erber（1982 年）及 Ling（1988 年）提出的听觉能力发展四阶段理论在国内外听觉康复领域较为通行。这四个阶段分别是听觉察知、听觉分辨、听觉识别和听觉理解（图 11-1-1）。

其中，听觉察知能力是指判断声音有或没有的能力；听觉分辨能力是指判断声音是否相同的能力；听觉识别是指把握声音主要特性（如时长、频率、强度等）的能力；听觉理解是指将语音和语义结合的能力。听觉发展的四个阶段是循序渐进、环环相扣、相辅相成的。

听觉训练四个阶段之间的关系，可以概括为：听觉康复四阶段，各个阶段紧相连；认真做好每一步，效果将在最后显现。

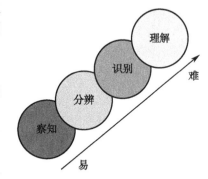

图 11-1-1　听觉发展的四个阶段

（二）听觉能力的训练

听觉察知能力训练包括无意察知和有意察知训练，其目标是帮助患者感知声音的有无，培养有意识的聆听习惯。具体包括：激发患儿对声音产生兴趣；培养患儿对各种频率和强度声音的有无做出适当反应的能力；培养患儿良好的聆听习惯；促进患儿将听觉察知能力逐步向分辨、识别和理解过度。

（1）无意察知训练：无意察知是聆听意识形成的前期阶段，这一阶段主要通过新颖、节奏感强的声音激发患者对声音产生兴趣，训练内容主要包括音乐声、环境声和言语声等。

无意察知训练内容选择应注意以下两点：①材料的新颖性；②材料的节奏感（表11-1-1）。

表11-1-1 无意察知训练的主要内容及举例

目标	内容	内容举例
音乐声	低频	长号、大提琴、单簧管
	中频	长笛、圆号
	高频	短号、双簧管
环境声	动物声	猫叫声、牛叫声、青蛙叫声
	自然环境声	下雨声、流水声、打雷声、海浪声、风声
	日常生活声	汽车声、笛声、炒菜声、电话声
言语声	儿童歌曲	《数鸭子》《泥娃娃》《老鹰捉小鸡》
	童谣	《刷牙》《花儿开》《划船》
	其他	患者的名字

无意察知训练主要考虑利用视觉、动作等调动患者对声音的兴趣，主要活动类型为听觉刺激类，主要训练方法有视听诱导法、随意敲打法、物体碰撞法、声源探索法、动画诱导法、触觉感知法等。

训练方法举例——随意敲打法：

随意敲打法是听觉刺激类活动的一种。该方法借助工具随意敲打可以发出声音的物体，诱导患者建立起动作和声音的对应关系，从而达到聆听不同声音的目的。

应用举例：康复师准备了打击乐器，如鼓、木鱼、三角铁等。康复师带领患者随意敲打其中一个，例如先敲打鼓，然后告诉患者"小鼓，咚咚咚！"再敲打木鱼，并告诉患者"小木鱼，笃笃笃"，再敲打三角铁，并告诉患者"三角铁，铛铛铛"。两至三遍后，引导患者从随意敲打转成有意敲打，例如康复师先给拟声词"小木鱼，笃笃笃"，然后再带领患者一起敲打小木鱼。

（2）有意察知训练：有意察知是聆听意识形成的重要阶段，这一阶段的核心是让患者能够对不同频率、不同强度的声音做出有意识的反应。遵循强度由大到小，频率由组合到分解，长短由长到短，快慢由快到慢，循序渐进地进行训练。（表11-1-2）

表11-1-2 有意察知训练的主要内容及举例

目标	内容	内容举例
滤波音乐声	低频（250～750Hz）	长号、大提琴、单簧管
	中频（1～2kHz）	长笛、小提琴、圆号
	高频（3～4kHz）	短号、双簧管
滤波环境声	低频（250～750Hz）	钟声
	中频（1～2kHz）	蛙鸣
	高频（3～4kHz）	鸟叫

续表

目标	内容	内容举例
言语声	低频	n、m、l
	中低频	p、m、b、u、o、e、ao、ang
	中频	k、h、f、t、g、j、c、zh、r、er、ai、ei、ou、en、ang、eng、an
	中高频	b、d、q、ch、r、z、a、e、eng
	高频	x、sh、s、i、ü

训练方法举例——听声举手法：

听声举手法是听声反应类活动的一种，该方法借助发声玩具、乐器或多媒体设备等工具给出不同频率及强度的声音，要求患者根据声音的有无举手或者不举手。

应用举例：康复师准备好沙锤，和助手示范听声举手。康复师拿沙锤给声，助手举手；不给声，助手不举手。示范 2～3 次后，如果患者能够理解，康复师则让患者听沙锤声，并练习听声举手动作，最后患者根据声音的有无举手或不举手。声音音量可逐步减小。

关于听觉察知训练的内容、方法和重要性，可以概括为：听觉察知很重要，刺激丰富莫忘掉；音乐环境和语言，音段与否都要好。

（三）听觉分辨能力训练

听觉分辨能力训练包括综合分辨与精细分辨，其总体目标是提高患者区分不同维度差异声音的能力，为后续听觉识别能力的训练奠定基础。具体目标为巩固患者关注声音有无的意识和能力；提高患者区分多维度差异声音的能力；提高患者区分单维度差异声音的能力。

1. 综合分辨训练　综合分辨能力的训练是指对多维度差异语音分辨的训练。该阶段选择的材料在时长、强度、频率方面差异都较大，患者只要能抓住其中一个维度的差异即可区分两者的不同。两个声音之间差异的维度越多、每个维度的差异越大，则分辨越容易；反之则越难（表 11-1-3）。

表 11-1-3　综合分辨训练内容

目标	内容	内容举例
环境声	动物声	蜜蜂、绵羊、猪、猫
	人体声	吹口哨、唱歌、打喷嚏、打呼噜
	活动声	打网球、骑马、游泳、弹钢琴
	物体声	卡车、警车、手机、电话
言语声	叠字短句	小狗汪汪汪、大雨哗哗哗、鞭炮啪啪啪
	童谣	《刷牙》《庆中秋》《雪娃娃》《秋天到》
	儿童歌曲	《数鸭子》《找朋友》《泥娃娃》《哈巴狗》

训练方法举例——分辨图文版训练法：

分辨图文版训练法是听话选择类活动的一种。特指通过"听觉康复训练仪"中"听觉分辨"模块的图文版让患者分辨声音相同与不同的一种方法。

应用举例：在言语声"叠字短句"的分辨中，康复师进入"听觉康复训练仪"中的"综合分辨"图文版。系统按顺序播放"小狗汪 - 汪 - 汪""小鸭嘎 - 嘎 - 嘎"，然后提问"一样吗？"

（图 11-1-2A），康复师指导患者选择代表"不一样"的图片。再播放"小狗汪 - 汪 - 汪""小狗汪 - 汪 - 汪"两个声音，然后提问"一样吗？"康复师指导患者选择代表"一样"的图片。经过几组训练后，若患者能根据图片提示做出正确选择，则点击"隐藏图文"（图 11-1-2B），让患者仅通过听觉完成"一样"或"不一样"的选择。若患者不能正确选择，则点击"显示图片"，再次通过视觉提示进行。

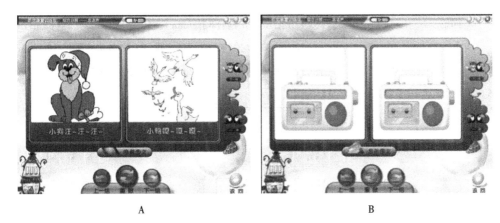

图 11-1-2　分辨图文版训练法举例

A. 图文提示界面；B. 隐藏图文界面

（听觉康复训练仪，Dr.Hearing™，美国泰亿格电子有限公司授权使用）

2. 精细分辨训练　精细分辨能力训练是指对时长、强度、频率、语速等方面仅存在一个主要维度差异的语音进行分辨的训练。对听障者而言，一般来说，时长比较容易分辨，其次是语速分辨，最后是强度和频率分辨（表 11-1-4）。该阶段的训练材料主要选用单元音和日常生活中常见常用词语进行。

表 11-1-4　精细分辨能力的训练目标及内容

目标	内容		内容举例
时长分辨	单元音	长 / 短	a（500ms）/a（250ms）、o（500ms）/o（250ms）
		中 / 短	a（300ms）/a（250ms）、o（300ms）/o（250ms）
		长 / 中	a（500ms）/a（300ms）、o（500ms）/o（300ms）
	词语	三音节 / 单音节	西红柿 / 吸、马铃薯 / 马
		双音节 / 单音节	斑马 / 马、飞机 / 飞、葡萄 / 桃
		三音节 / 双音节	西红柿 / 斑马、马铃薯 / 飞机、小汽车 / 葡萄
强度分辨	单元音	强 / 弱	e（80dB）/e（60dB）、i（80dB）/i（60dB）
		中 / 弱	e（70dB）/e（60dB）、i（70dB）/i（60dB）
		强 / 中	e（70dB）/e（60dB）、i（70dB）/i（60dB）
	词语	强 / 弱	布（80dB）/ 布（60dB）、爸爸（80dB）/ 爸爸（60dB）
		中 / 弱	米（70dB）/ 米（60dB）、行李箱（70dB）/ 行李箱（60dB）
		强 / 中	蛇（80dB）/ 蛇（70dB）、篮球架（80dB）/ 篮球架（70dB）

续表

目标	内容		内容举例
语速分辨	单元音	快/慢	a(120拍/min)/a(36拍/min)、u(120拍/min)/u(36拍/min)
		中/慢	a(88拍/min)/a(36拍/min)、u(88拍/min)/u(36拍/min)
		快/中	a(120拍/min)/a(88拍/min)、u(120拍/min)/u(88拍/min)
	词语	快/慢	跑(120拍/min)/跑(88拍/min)、跳(120拍/min)/跳(88拍/min)
		中/慢	拍(88拍/min)/拍(36拍/min)、跳(88拍/min)/跳(36拍/min)
		快/中	弹(120拍/min)/弹(88拍/min)、踩(120拍/min)/踩(88拍/min)
频率分辨	语调	平调/升调	a a a（平调），a a a 升调示意图
		平调/降调	a a a（平调），a a a 降调示意图
		平调/升降调	a a a a a（平调），a a a a a 升降调示意图
	声调	一声/四声	ā/à、ī/ì、ū/ù
		一声/三声	ā/ǎ、ī/ǐ、ū/ǔ
		二声/四声	á/à、í/ì、ú/ù
		一声/二声	ā/á、ī/í、ū/ú
		二声/三声	á/ǎ、í/ǐ、ú/ǔ
		三声/四声	ǎ/à、ǐ/ì、ǔ/ù

训练方法举例——乐器演奏法:

乐器演奏法是配声动作类活动的一种,该方法借助乐器要求患者在聆听后演奏出相同或不同频率、节奏的声音,以达到强化分辨的目的。

应用举例:在频率的分辨中,康复师准备了电子琴,并用小贴纸标示出了c1和a1键。首先康复师让患者认识c1 c1和a1 a1键对应的声音。示范后,若患者能够理解,则让患者背对电子琴,仔细听康复师演奏。听完后,患者自己演奏。若能正确完成,则康复师再给c1和a1两个不一样的音,首先示范,然后要求患者演奏。最后,康复师口头模仿c1 a1、c1 c1、a1 a1、a1 c1等让患者演奏。

关于听觉分辨训练的内容、方法和重要性,可以概括为:听觉分辨莫放松,重点区分异与同;大小长短和快慢,高低频率都分清。

(四)听觉识别能力训练

听觉识别能力要求患者能分析声音的差异,并整合为整体的特征,其训练目标主要是巩固听觉分辨能力;提高对日常生活中常见语音的识别能力;增强识别细微差异语音的能力;逐渐过渡到听觉理解阶段。以上目标主要通过词语识别和音位识别的训练实现。

1. 词语识别训练　听清词语是听懂的前提和基础。词语识别能力训练将帮助患者利用残余听力、助听(重建)听力,尽可能清晰地聆听日常生活中的词语。语音出现频率可分为最常用、次常用、常用。以往研究发现,在汉语普通话系统中,21个声母中最常用的音包括b、m、l、sh、h、x等6个,常用的音包括q、ch、d、p、g、n、f、j、t、z等10个,次常用的包括s、zh、c、k、r等5个,训练时由最常用到次常用的顺序选择训练的音及词语。除考虑出现频率外,还应考虑词的结构,一般先安排三音节或双音节词语,再安排单音节词语(表11-1-5)。

表11-1-5　词语识别训练内容

目标	内容	内容举例
最常用 (d、sh、zh、j、l、g、b)	三音节	玻璃杯、办公室、售货员
	双音节	爸爸、巴士、报纸
	单音节	读、六、梨
常用 (x、h、m、t、q)	三音节	小花猫、好天气、小馒头
	双音节	妈妈、同学、河马
	单音节	鞋、火、兔
次常用 (z、ch、n、f、r、k、c、s、p)	三音节	早餐奶、出风口、开水瓶
	双音节	早晨、飞鸟、卡片
	单音节	差、方、三

2. 音位识别训练　听清细微差异的音位对有利于提高听觉识别的速度和准确度,该训练在患者具备初步的词语识别能力后进行。音位识别能力训练将帮助患者利用残余听力、助听(重建)听力,清晰地识别含音位对的词语。音位识别主要包括韵母音位对比识别和声母音位对比识别两个部分。其中韵母音位对包含相同结构不同开口、相同开口不同结构、相同结构相同开口、前鼻音与后鼻音韵母四组,共92对;声母音位对包含擦音与无擦音、浊辅音与清辅音、送气音与不送气音、相同方式不同部位、相同部位不同方式、卷舌音与非卷舌音六组,共87对(表11-1-6)。3~5岁听障儿童(助听或重建效果最适或适合)听觉识别能力的研究发现,音位对根据难易层次可分为容易、稍难、较难、很难四个级别。

表11-1-6　音位识别阶段训练目标及内容

目标	内容	内容举例
韵母识别	相同结构,不同开口	容易和稍难:e/ü(鹅/鱼、蛾/渔)
		较难:ia/ua(鸭/挖、鸦/蛙)
		很难:an/uan(寒/环、汗/换)
	相同开口,不同结构	容易和稍难:i/ia(鸡/家、击/加)
		较难:ia/iao(家/教、加/胶)
		很难:uai/uan(怀/环、槐/环)

续表

目标	内容	内容举例
韵母识别	相同结构,相同开口	容易和稍难:a/e(蜡/乐、辣/乐)
		较难:ing/iong(晴/穷、情/穷)
		很难:ang/eng(钢/耕、航/衡)
	前鼻音与后鼻音韵母	容易和稍难:an/ang(蓝/狼、竿/钢)
		较难:ian/iang,uan/uang(仙/香、船/床)
		很难:uen/ueng,en/eng(温/翁、痕/横)
声母识别	擦音与无擦音	容易和稍难:h/无擦音(河/鹅、喝/e)
		较难:s/无擦音(色/饿、酥/屋)
	清辅音与浊辅音	容易和稍难:ch/r(臭/肉、绸/柔)
		较难:n/s(怒/塑、怒/素)
		很难:m/f(母/斧、木/父)
	送气与不送气	容易和稍难:d/t(稻/套、打/塔)
		较难:z/ch(栽/拆、走/丑)
		很难:j/q(鸡/七、江/枪)
	相同部位不同方式	容易和稍难:d/c(肚/醋、搭/擦)
		较难:z/sh(走/手、揍/瘦)
		很难:t/c(兔/醋、塌/擦)
	相同方式不同部位	容易和稍难:sh/h(鼠/虎、蛇/河)
		较难:p/k(炮/靠、跑/烤)
		很难:f/s(父/塑、风/僧)
	卷舌音与非卷舌音	很难:ch/c(出/粗、触/醋)

训练方法举例——识别图文版训练法:

识别图文版训练法是听话选择类活动的一种,特指通过"听觉康复训练仪"中"听觉识别"模块的图文版,让患者将目标音与图片进行匹配。

应用举例:在"擦音/无擦音"的音位对比识别中(图11-1-3),康复师通过内容选择菜单选择"荷/蛾""鹤/饿",进入图文版。系统先按顺序播放"荷""蛾",然后给出目标音,康复师指导患者选择目标音对应的图片。接着,康复师点击下一组,系统播放"鹤""饿"的声音,由患者进行选择。待患者习得后,可点击"参数设置"增加难度。

关于听觉识别训练的内容、方法和重要性,可以概括为:听觉识别要用心,听清各种言语音;语音均衡和对比,评估训练相统一。

(五)听觉理解能力训练

听觉理解能力训练包括词语理解和短文理解,其目标是提高患者将音和义结合的能力,使其听懂声音的意义。具体包括以下方面:巩固听觉识别能力;提高对日常生活中常见词语、短语的理解能力;培养整体把握短文内容,理解短文意义的能力;提高对话交流中的聆听能力。

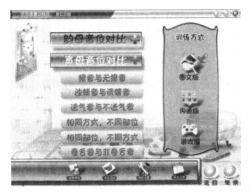 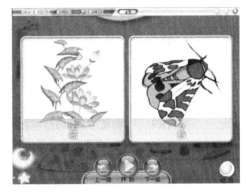

A   B

图 11-1-3　识别图文版训练法举例

A. 主界面；B. 训练界面

（听觉康复训练仪，Dr.Hearing™美国泰亿格电子有限公司授权使用）

1. 词语理解训练　词语是语言的基本单位，词语与语法的关系密不可分。本文中的词语是词和短语的统称。词语理解训练分为三部分：单条件词语理解、双条件词语理解和三条件词语理解。单条件词语理解的训练内容为日常生活中常见的名词、动词和形容词，主要帮助患者积累词汇量、理解声音并为语言训练打下基础；双条件和三条件词语理解要求患者同时把握两到三个关键条件，主要包括以下结构，如并列、偏正、动宾、主谓、介宾等（表 11-1-7）。

表 11-1-7　词语理解训练内容

目标	内容	内容举例
单条件词语理解	名词	猪、肥皂、裙子、饼干、苹果、蜡笔、飞机
	动词	吃、喝、穿、脱、画、擦
	形容词	红色的、黄色的、长长的、短短的、胖胖的、瘦瘦的
双条件词语理解	介宾短语	天鹅在湖旁边、鸭子在湖面上、鸭子在湖旁边、天鹅在湖面上
		婴儿在床上、婴儿在地上、小猫在床上、小猫在地上
	主谓短语	小狗在钓鱼、小猫在吃鱼、小猫在钓鱼、小狗在吃鱼
		女孩在看书、男孩在看画、女孩在看画、男孩在看书
	并列短语	鼻子和眼睛、耳朵和眼睛、鼻子和嘴巴、眼睛和嘴巴
		围巾和帽子、围巾和袜子、手套和袜子、手套和帽子
	偏正短语	蓝色的衣服、绿色的衣服、绿色的裤子、蓝色的裤子
		大大的帽子、小小的帽子、大大的手套、小小的手套
	动宾短语	吃香蕉、看苹果、看香蕉、吃苹果
		擦汽车、画皮鞋、擦皮鞋、画汽车
三条件词语理解	介宾短语	白色的天鹅在湖旁边、白色的鸭子在湖面上、灰色的天鹅在湖旁边、灰色的天鹅在湖面上、白色的鸭子在湖旁边、白色的天鹅在湖面上、灰色的鸭子在湖旁边、灰色的鸭子在湖面上

目标	内容	内容举例
三条件词语理解	主谓短语	奶奶在椅子上看报纸、爷爷在椅子上看报纸、爷爷在椅子上看书、奶奶在板凳上看书、爷爷在板凳上看报纸、奶奶在板凳上看报纸、奶奶在椅子上看书、爷爷在板凳上看书
	并列短语	西瓜、草莓和桔子、葡萄、苹果和香蕉；西瓜、苹果和橘子；西瓜、草莓和香蕉；葡萄、草莓和橘子；西瓜、苹果和香蕉；葡萄、草莓和香蕉；葡萄、草莓和桔子
	偏正短语	两件粉色的背心、一件黄色的背心、一件黄色的衬衫、两件粉色的衬衫、两件黄色的背心、一件粉色的背心、一件粉色的衬衫、两件黄色的衬衫
	动宾短语	晒蓝色的手绢、洗蓝色的衣服、洗蓝色的手绢、晒蓝色的衣服、晒黄色的手绢、洗黄色的衣服、洗黄色的手绢、晒黄色的衣服

训练方法举例——手带手选择法：

手带手选择法利用患者和康复师的手部互动进行训练，辅助患者了解聆听内容，使其逐渐掌握聆听技巧，最终达到独立、快速选择正确答案的一种方法。适用于自信心较弱的患者。

应用举例：在学习"西瓜、苹果、梨、香蕉"的过程中，首先让患者一只手抓住康复师的食指，当给出"西瓜"的目标音时，康复师的手带动患者的手指向"西瓜"。当患者较有自信时，再由患者带动康复师的手进行选择。

2. 短文理解训练　旨在训练患者理解篇章内容的能力，主要包括情景对话、故事问答和故事复述。情景对话是根据设定的情境，激发患者产生符合情境内容的对话，以提高患者在情景对话中的听觉理解和言语表达能力，继而使患者能在真实情境中展开拓展性对话，锻炼患者的口语沟通能力；故事问答是通过提问故事的细节，训练患者把握和理解短文关键信息的能力，以此检验患者的听觉理解能力；还可以提一些开放性问题，促进患者想像力的发展；故事复述是训练患者通过听觉理解、记忆故事并能进行流利清晰复述的能力，有助于增强患者自觉的有意记忆，提高其连续性语言的表达能力（表 11-1-8）。

表 11-1-8　短文理解训练内容

目标	内容	内容举例
情景对话	日常生活	日常生活——《菜市场》 A：你这里有什么蔬菜？ B：我这里有黄瓜、西红柿、萝卜、大白菜
	公共场所	A：我想要三个西红柿 B：好的，还需要什么吗？
	休闲娱乐	A：萝卜多少钱一斤？ B：萝卜 2 块一斤
	快乐节日	A：好的，我还要两个萝卜，一共多少钱？ B：一共 12 块

目标	内容	内容举例
故事问答	家庭篇	家庭篇——《妈妈的生日》 今天是妈妈的生日。洋洋想为妈妈做点特别的事情。她在花园里摘了红色和黄色的郁金香。然后把花插在花瓶中,送给妈妈。妈妈看到后非常高兴,还表扬了洋洋! T1.什么时候是妈妈的生日? A.明天 <u>B.今天</u> C.昨天
	学校篇	T2.洋洋摘了什么颜色的郁金香? A.蓝色的 B.紫色的 <u>C.红色和黄色的</u>
	户外篇	T3.妈妈看到郁金香后的心情怎么样? A.开心极了 B.有点失望 C.非常气愤 T4.这个故事主要告诉了我们什么?
	动物篇	A.妈妈喜欢花 B.妈妈过生日 <u>C.洋洋送花给妈妈庆祝生日</u> K1.说一说你是如何庆祝父母的生日的 K2.画一画或写一写你庆祝父母的生日的情况
故事复述	三步曲	《小鳄鱼出生了》
	四步曲	草地上有一只很大的蛋,"咯吱"一声,蛋裂开了 裂缝越来越大,露出了两只小眼睛
	六步曲	啊!小鳄鱼出生了

训练方法举例——虚拟对话法:

虚拟对话法是对话交流类活动的一种,特指通过"听觉康复训练仪"设置虚拟场景,诱导患者与康复师或同伴进行对话。可结合角色扮演法使用。

应用举例:在对话"菜市场"的学习中,康复师打开"听觉康复训练仪"通过内容选择菜单选择"菜市场"进入情景对话训练(图 11-1-4)。康复师首先提问患者关于场景的一些问题,为正式训练做铺垫。接着康复师点击一组对话的示范音后发起对话,"你这里有什么蔬菜?"诱导患者说出下一句,"我这里有黄瓜、西红柿、萝卜、大白

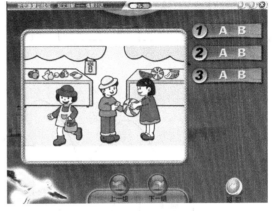

图 11-1-4 "菜市场"界面
(听觉康复训练仪,Dr.Hearing™)

菜"。然后康复师播放下一组对话的示范音发起对话,"萝卜多少钱一斤?"请患者回答,"两块钱一斤"。各组对话均训练完毕后,康复师播放完整的示范音,与患者进行连续对话。

关于听觉理解训练的内容、方法和重要性,我们可以概括为:词语理解易到难,条件分为单双三;短文理解有难度,复述对话本领大。

二、言语矫治

言语矫治是在解决了听障儿童"听得明白"的基础上,进一步解决其"说得清楚"的问题,在听障儿童康复教育中有非常重要的作用。听障儿童因为听力障碍导致发音发不出来,或者说话不清楚、不好听,这些言语问题严重影响听障儿童的康复质量和教学安置形式。对听障儿童进行专业、系统的言语矫治,可以使绝大多数听障儿童获得清晰、流畅的口语交流能力,使他们最终回归主流社会,良好地适应普通幼儿园、小学、中学的融合教育。

言语矫治和听觉康复的关系,可以概括为:说得不清先看听,听清才能说得清;建立听说反馈链,发音清晰难不倒。听得明白说不清,要把原因分析明;先看器官畸形否,再看运动行不行。

(一)言语产生的三大系统及五大功能模块

言语产生的三大系统是指呼吸系统、发声系统和共鸣系统,这三大系统具有言语的五大功能,即呼吸功能、发声功能、共鸣功能、构音功能和语音功能(图 11-1-5、图 11-1-6)。

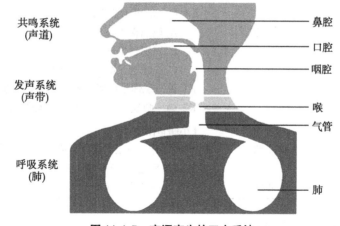

图 11-1-5　言语产生的三大系统

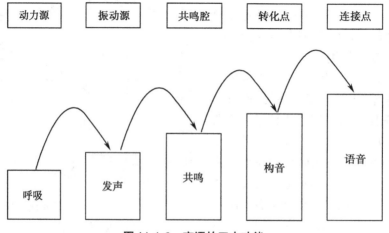

图 11-1-6　言语的五大功能

　　呼吸系统是言语产生的动力源,主要器官是肺。呼吸功能训练主要是提高患者呼气与吸气运动的协同与拮抗能力,为言语产生奠定良好的基础。发声系统是言语产生的振动源,主要器官是声带。发声功能训练主要是改善患者的基频、音调、响度、音质,提高其发声功能。共鸣系统是言语产生的共鸣腔,主要包括咽腔、口腔和鼻腔。共鸣功能训练主要是改善患者的共鸣功能,提高其发音质量。构音功能训练主要是促进构音器官(下颌、唇、舌、软腭)灵活及协调运动,为产生清晰言语语音提供必要条件。语音功能训练主要是在确保说话者能够清楚地发出单个音节之后,进一步提高患者语音协调及连续发音的能力,最终提高其说句子时的流畅度、韵律感和语言可懂度,对听障儿童的言语矫治主要包括呼吸功能训练、发声功能训练、共鸣功能训练、构音功能训练、语音功能训练。

(二)言语障碍的训练

　　听障儿童经常会在呼吸方式、呼吸功能、呼吸与发声的协调性等方面出现异常。因此,需对听障儿童进行呼吸功能训练。呼吸功能训练主要包括呼吸方式异常的矫治、呼吸支持不足的矫治和呼吸与发声不协调的矫治(图 11-1-7)。

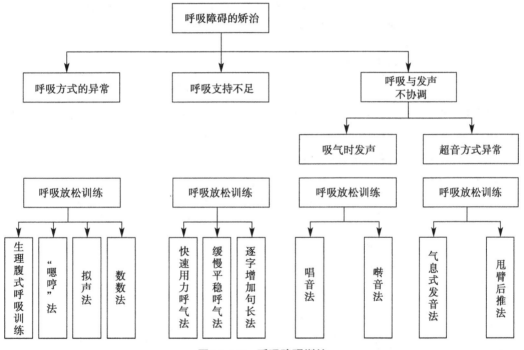

图 11-1-7　呼吸障碍训练

　　下面以听障儿童常见的呼吸方式异常的针对性训练为例,介绍一种常用的呼吸训练方法。生理腹式呼吸训练:呼吸有两种方式,即胸式呼吸与腹式呼吸。许多听障儿童习惯于胸式呼吸,而不会正确的腹式呼吸,由此造成肺活量不足,说话急促,断断续续,语言不流畅。

　　生理腹式呼吸训练要在一种舒适的状态下进行。让听障儿童仰卧在一张诊疗台上,在其颈部和膝部的下方各垫一个小枕头,以增加其舒适感。训练时,言语治疗师可以通过亲切随意的谈话来取得听障儿童的信赖,帮助其完全放松,柔和的背景音乐也有助于营造轻松的氛围(图 11-1-8)。

第一步　闭目静心	第二步　腹部感觉
仰躺在诊疗台或床上,双手臂自然地平放于身体两侧,全身放松,闭眼,保持该姿势数分钟。	观察呼吸情况,将一只手放在腹部感觉这只手是如何随着呼吸而上下起伏的,保持该姿势数分钟。
第三步　胸腹同感	第四步　口腹同感
将一只手放在腹部,另一只手放在胸部。只有放在腹部的手随着呼吸上下运动。如果双手都在上下运动,应重新进行第一步的训练。	收紧双唇发/p/音,放在口前的手能感觉气流喷出,同时应能听见一种如同噪声的气流声。此时,腹肌应该主动参与呼吸运动。
第五步　侧位训练	第六步　坐位训练
取侧卧位,一只手放在腹部,感觉呼吸时是否只有膈肌或腹肌在运动。如果没有,应重新进行第二步训练。	挺直腰板坐在小凳上,一手放于腹部,感觉呼吸时的腹部运动。

第七步　站位训练
取站立位,双脚左右稍许分开,前后分开10厘米,深呼吸,感觉到腹壁向前运动。通过腹肌运动将空气挤出肺部,试着想象在吹一朵"蒲公英"。在吸气与呼气之间没有停顿,这一点很重要。照镜子观察身体运动:吸气时身体应稍许向前运动,呼气时身体应稍许向后运动。

图 11-1-8　生理腹式呼吸训练流程示意图

呼吸功能训练的重要性,呼吸训练的方法,可以概括为:呼吸问题是关键,出了问题全部完,说话难听音难辨,清晰度呀更莫谈。呼吸功能是动力,支持言语不费力;方式正确是前提,方式错误效率低,最佳呼吸是腹式,胸式呼吸要不得。

(三)发声功能训练

听障儿童经常会在音调、响度、音质等方面出现异常,因此,对听障儿童的发声训练主要包括音调异常的训练、响度异常的训练和音质异常的训练,如图 11-1-9 所示。

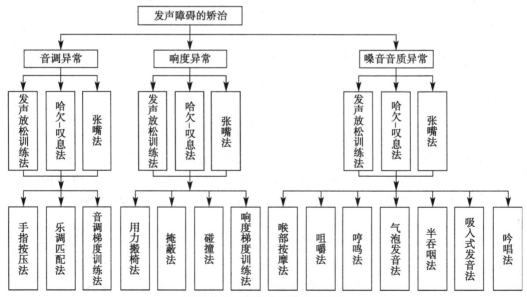

图 11-1-9　发声障碍的促进治疗

下面以音调异常的针对性训练为例对介绍 1 种发声训练方法。

手指按压法："手指按压法"涉及一些简单的喉部解剖知识,喉部的基本结构如图 11-1-10 所示。

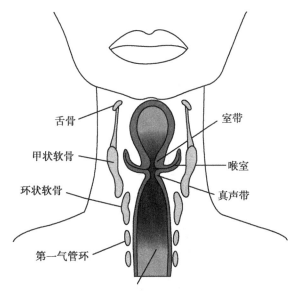

图 11-1-10　喉的冠状面

"手指按压法"是指治疗师以手指按压于患者喉部某处,改变喉软骨的位置,以提高或降低患者音调的一种治疗方法,主要适用于音调障碍的患者,不同的音调异常类型,有不同的按压手法:

1. 对于音调过高的手指按压步骤　下压甲状软骨时发元音:患者面对治疗师坐于凳子上,要求患者发一个拉长的元音 /ɑ/ 或 /i/,同时治疗师以右手食指放于患者甲状软骨切迹上,拇指和中指分别固定于两侧的甲状软骨板,食指用力,将甲状软骨向后向下推,同时让患者发 /ɑ/ 或 /i/,此时患者的音调会立刻降低。保持低音调后过渡到发其他音。

2. 对于音调过低的手指按压步骤　上推甲状软骨时发元音:患者面对治疗师坐于凳子上,要求患者发一个拉长的元音 /ɑ/ 或 /i/,治疗师以右手食指放于患者甲状软骨切迹上,拇指和中指分别固定于两侧的甲状软骨板,拇指和中指用力,将甲状软骨向上推,同时让患者发 /ɑ/ 或 /i/,此时患者的音调会立刻升高。保持高音调后过渡到发其他音。

发声功能训练的重要性,发声训练的方法可以概括为:言语基频要记清,基频异常音难听;成年男声 130,成年女声 230,儿童大约 330,请你一定要记清。音调音质要提升,声音发清音好听。

（四）共鸣功能训练

听障儿童经常在口腔、鼻腔共鸣等方面出现异常,从而严重影响发音的质量。对听障儿童的共鸣障碍训练包括口腔共鸣异常的训练、鼻腔共鸣异常的矫治和共鸣音质异常的矫治(图 11-1-11)。

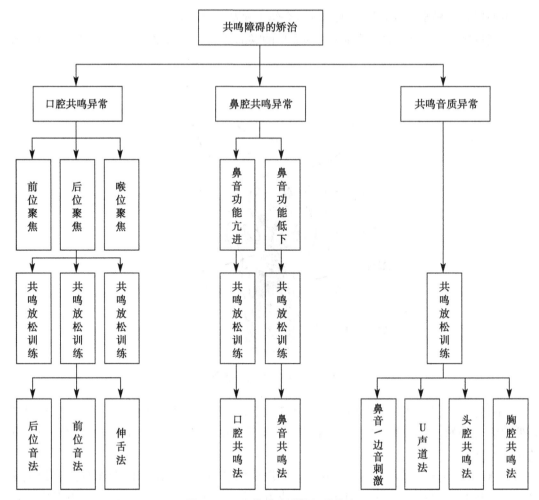

图 11-1-11　共鸣障碍的促进治疗

下面以口腔共鸣异常为例介绍一种共鸣训练方法。

伸舌法：通过将舌伸出口外用高音调发前位音，扩张口咽腔，体会发音时口咽腔放松的感觉，从而治疗因咽腔和喉部过于紧张而导致的喉位聚焦和后位聚焦。其训练步骤为：

伸舌发音：让患者伸出舌头发元音 /i/，如患者不能自己完成，治疗师可用食指抵住患者的下颌，帮其微微张开嘴，伸出舌头。

训练时，可通过让患者用不同的音调进行发音，并保持最佳音质，再进行后续的训练。

1. 回缩舌体时发音　要求患者伸舌后慢慢将舌体回缩，同时发 /iiiiii/ 或 /mimimimimimi/，舌缩回至口腔后，过渡到发以声母 /y/ 或 /m，b，p/ 开头的单音节词。舌回缩至口腔后，可换气后再发音，注意保持发 /i/ 时的发音状态。

2. 正常发前位音　先用正常嗓音发 /i---/ 或 /mi---/，逐渐过渡到发以 /y/ 或 /m，b，p/ 开头的单音节词，注意保持发 /i/ 或 /mi---/ 时的发音状态。

3. 与慢板节奏结合训练　结合重读治疗法中的慢板节奏进行步骤 3 中词的发音训练。

共鸣训练的重要性，共鸣训练的方法可以概括为：共鸣恰当，说话响亮；共鸣异常，发音走样。

（五）构音功能训练

听障儿童的下颌、唇、舌等构音器官的运动异常是构音不清的主要原因，所以听障儿童的构音训练主要包括口部运动治疗、构音运动治疗和构音语音训练三个部分（图11-1-12）。

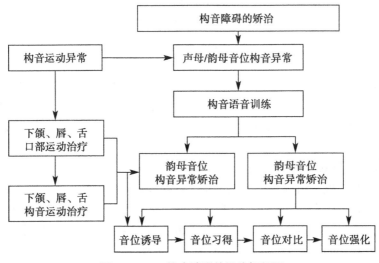

图11-1-12　构音障碍的矫治框架图

1. 口部运动治疗　口部运动治疗是构音功能训练的起点，其主要目的是下颌、唇、舌等构音器官的运动障碍，为掌握准确音位奠定生理基础。具体的训练方法有：

（1）建立正常的下颌运动模式：即增强下颌感知力、提高咬肌肌力、提高下颌运动能力。

（2）建立正常的唇部运动模式：即增加唇的感知觉、提高唇肌肌力、促进唇的各种运动能力。

（3）建立正常的舌部运动模式：即提高舌的感知觉、提高舌肌肌力、促进舌后侧缘的稳定。

2. 构音运动治疗　构音运动治疗是在口部运动治疗的基础上，促进已经建立的口部运动准确地应用于构音，进一步强化下颌、唇、舌的各种构音运动模式，促进口部运动与构音运动的统一，为准确的构音奠定良好基础。具体训练方法有：

（1）下颌构音运动训练：下颌构音运动主要体现在发不同的下颌韵母的过程中，如：下颌上位运动（发 /i/、/u/ 音）、下颌下位运动（发 /a/ 音）和下颌转换运动（发 /ia/、/ei/ 音）。

（2）唇构音运动训练：唇构音运动主要体现在发各种不同唇韵母和唇声母的过程中，如：圆唇运动（发 /o/、/u/ 音）、展唇运动（发 /i/、/e/ 音）、圆展转换运动（发 /i/-/u/、/iu/ 音）等。

（3）舌构音运动训练：舌构音运动主要体现在发各种不同舌韵母和舌声母的过程中，如：舌前位构音运动（发 /i/、/ü/ 音）、舌后位构音运动（发 /u/、/e/ 音）、舌前后转换构音运动（发 /ie/、/üe/ 音）等。

（4）构音语音训练：构音语音训练是在口部运动治疗和构音运动治疗的基础上，进一步聚焦在形成有意义语音的训练，让患者掌握韵母音位和声母音位的正确构音。构音语音训练主要包括声母音位构音异常的矫治和韵母音位构音异常的矫治。下面简要介绍听障儿童言语矫治中难度更大的声母音位构音异常的矫治，包括音位诱导、音位习得、音位对比和音位强化四个主要环节。

音位诱导训练是声母构音语音训练中最为重要的一个阶段,其主要目的是帮助患者诱导出本被遗漏、替代或者歪曲的目标声母音位,是一个从无到有的过程。音位习得训练在音位诱导训练的基础上,通过大量的练习来巩固发音,将诱导出的音位进行类化,使患者不仅能发出目标音位的呼读音,或者一至两个含有该目标音位的单音节音,而且能够发出更多有意义的声韵组合,使目标音位在位于任意位置时,患者都能够正确发出。音位对比训练是将容易混淆的一对声母提取出来进行的专门的训练,用来进一步强化与巩固新习得的声母音位。音位强化训练是通过模拟各种日常情景,加强患者对于相关音位的灵活运用。

关于构音训练的重要性,构音训练的方法,我们可以概括为:口部运动奠基础,构音运动来帮助;诱导习得很重要,对比强化更巩固。清晰度要提高,元音一定要发好;6个元音发得好,发音器官灵活高。清晰度很关键,辅音个个加紧练。大部分辅音发得好,清晰度基本能达到。

(六)语音功能训练

听障儿童经常出现的情况是能够清楚地发出单个音节,但在说句子需要协同构音时则发生困难,通常表现为说话断续或不清晰,严重影响其语言的可懂度。对听障儿童的语音功能训练主要包括:语音巩固、语音重复、语音切换和语音轮替。语音巩固以声母习得的五阶段理论(即普通儿童声母音位习得顺序)为主体框架,包含了以21个声母为词首或词尾的大量词语。

语音重复训练同样以声母习得五阶段理论为框架,训练体现了从词语到句子的过渡,既包含了重复同一声母的大量词语,又涵盖了丰富的经过专门设计的句子。

语音切换训练以23对最小声母音位对为主体框架,该部分的训练也包括词语和句子两部分。词语部分每个词语都包含了一对音位对,与构音语音训练中的音位对比训练密切配合,而在句子部分,每句话中的目标声母音位对至少出现一次,专门训练患者的连续语音切换能力。

语音轮替训练包含大量句子,旨在训练患者说出句中轮替出现的同一发音部位、不同发声方式声母(如唇声母 b/p/m/f)或同一发声方式、不同发音部位的声母(如鼻音 m/n)的能力。

语音训练的重要性,语音训练的方法,可以概括为:语音习得分阶段,循序渐进切莫乱;习得顺序要记牢,有序教学效率高。语音巩固和重复、提高语音流畅度;语音切换和轮替,拓展运用更丰富。

三、语言康复

听障儿童语言能力低下,其语言障碍主要有如下特点:①语音,语音感知和产生能力差;②词语,词汇量少,理解和表达抽象概念能力差;③句子,经常出现语法错误,理解和表达复合句的能力较差;④综合运用,沟通交往困难,难以完整地讲述事件或故事。听障儿童语言训练的质量在很大程度上依赖其听觉康复和言语矫治的康复水平。

(一)儿童语言能力发展的规律

要对听障儿童进行语言能力训练,必须了解正常儿童语言发展的一般规律。以下依据普通儿童语言能力的发展阶段,对相应发展阶段的语言特点予以简要介绍。

1. 无意识交流阶段(0~4个月)　该阶段婴儿用哭声表达自己的不适或需求。该阶段婴儿能辨别男声和女声,对熟悉的声音敏感,还能发出一些无意义的简单音节,如 a、e 等。

2. 有意识交流阶段（4~9个月） 4个月的婴儿能盯着父母所指的事物，能与父母的眼光共同落在同一事物上；9个月的婴儿可有交流性的目光注视，他们不但注视着事物，还会将目光转向父母，注意父母的反应；能辨别一些语调、语气和音色的变化，可理解一些简单的词（如"球、狗"等）与手势；为引起他人的关注，常会发出一些连续的音节，如：da-da-da 等。

3. 单词句阶段（9~18个月） 该阶段儿童语言理解能力大为增强，能发出 50 个左右的单音节词或双音节叠词。此时，儿童往往用一个单词表示多种意思，如"妈妈"既可表示"妈妈抱"，也可表示"妈妈我要吃"或"妈妈我要玩"等。

4. 双词句阶段（1岁半~2岁） 该阶段儿童出现"词语爆炸"现象，能表达 300 左右的单词，并能说出由两个单词组成的句子，即双词句，如："爸爸班班""苹果削"等。

5. 早期造句阶段（2~3岁） 该阶段儿童初步掌握了简单的句子结构，如用名词加上动词进行表达，也能用 3~5 个词的句子进行日常交流。至 3 岁左右，儿童已掌握了基本的语法，能完整地造句，开始形成语感。

6. 句子掌握阶段（3~5岁） 该阶段儿童掌握了大部分的语法结构，可以使用简单句和较复杂的句子，而且能够在一定程度上理解词语之间的抽象关系。

7. 完整语法阶段（5岁后~成人） 5岁是儿童语言发育的一个分水岭，在建立了基本语法体系之后，儿童不断扩充自己的词汇量，并在各种环境中应用完善，逐步向更高级的水平发展。同时，读写能力也在此基础上逐步完善与提高（图 11-1-13）。

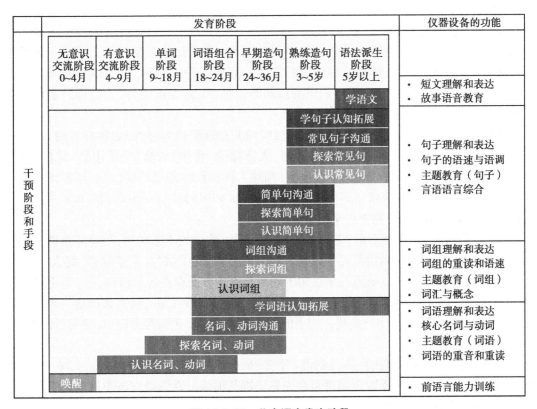

图 11-1-13 儿童语言发育阶段

听障儿童的语言康复要遵循由易到难的顺序，提高其沟通交流的积极性，不断丰富其词汇量,提高其词语质量,最终使其能够形成用句子、短文进行良好的沟通交流能力。

（二）语言能力训练的内容及方法

根据听障儿童语言发展过程及语言的要素,语言训练内容及方法主要包括:基本沟通技能、词语理解和表达能力、句子理解和表达能力、语言综合运用能力。以下予以简要介绍。

1. **基本沟通技能训练内容及方法** 基本沟通技能训练的主要目的是激发沟通动机、丰富沟通形式和增加沟通频率。

（1）激发沟通动机:语言是一种行为活动,语言的产生来源于动机,而动机就是某种需求或愿望。在听障儿童语言康复训练过程中,可首先从听障儿童最基本的生理需要出发,如当儿童对食物、玩具、游戏等表现出兴趣或愿望时,应激发儿童主动沟通动机。

（2）丰富沟通形式:沟通的主要形式包括语言和非语言。语言是人类沟通的主要形式,但在儿童习得语言之前,往往采用非语言沟通的形式,如用肢体动作、眼神、表情等来表示意愿。要根据儿童语言的发展阶段及特点,逐步将沟通形式从非语言过渡到语言。

（3）增加沟通频率:沟通频率是指单位时间内沟通的次数。在康复中,训练人员可根据儿童语言发展的具体情况,设置沟通次数的要求,通过强化手段提高儿童沟通动机,从而增加儿童的沟通频率,并通过监控儿童沟通次数来检验训练结果。

2. **词语理解与表达能力训练** 随着听障儿童沟通能力的增强,儿童开始学习并掌握一些常用词汇。但他们往往对学习过的词汇容易混淆、遗忘、提取困难等。因此,要加强对听障儿童的训练,不断提高其词语理解与表达能力。

（1）词语理解与表达训练:词语理解与表达训练的目标是,①学习新词汇,增加词汇量,帮助听障儿童认识理解常见常用物品及其名称,在生活中反复练习与使用;②采用各种教学手段,加深儿童对已习得词语的理解;③建立语义网络,建立相关语词之间的意义联系,帮助儿童加深对已习得词语的理解与记忆,提高表达能力,为后续的学句打下基础。

（2）词语教学:词语教学的主要内容应以听障儿童常用词为起点,如核心名词、核心动词和核心形容词。核心名词主要包括,称谓、人体部位、食物、衣物、生活用品、玩具、常见动物、交通工具等名词;核心动词主要包括,描述人体动作的常见动词;核心形容词主要包括,描述物体外部特征、情绪情感体验等形容词。常采用的教学方法有:描述法、列举法、实物展示法、动作表演法、建立语义网络等。

（3）句子理解与表达能力的训练:随着词语和词组数量的不断增加,听障儿童进入造句阶段,听障儿童会依据生活情景连词成句,并不断地增加句子成分,扩展句长,将人、事、物通过句子表达出来。当然,听障儿童在句子理解与表达方面存在各种困难,如,常出现词序颠倒、关键词遗漏、句子结构不完整等错误。因此,根据听障儿童的特点选择适当的内容以及针对性的方法进行训练十分必要。句子的理解和表达主要包括两方面,一是句子的内容,二是句子结构。

一些简单句子的内容往往涉及到谁、什么、做什么、哪里、什么时候、怎么样、为什么等。在训练中,一般可选择常用词语组合成句子进行训练。在沟通交流中最重要的是句子的内容即句义要明确,不能产生歧义。

句子的结构是对句子内容的组织形式,它是在听障儿童发展中不断完善起来的。句子结构的常用训练方法有:①成分替换法;②完形填空法;③句式仿说法等。

3. 谈话能力的训练　谈话是最常用的语言交流形式之一。谈话能力可分为三项基本能力,即:倾听能力、谈话规则以及谈话策略。

(1)倾听能力:倾听是沟通的基础,注意听并能听懂是谈话的第一步。注意听表现在以下方面,①安静倾听康复师、教师或同学的讲话;②眼睛注视谈话对象,注意力跟随谈话对象的指示而发生变化;③听懂他人的意思并采用目光、面部表情或口头语言回应他人。

(2)谈话规则:谈话规则主要包括,①不随意插话、不抢话,发言时先示意;②注意对话双方的轮流;③使用文明礼貌用语;④及时给予应答和反馈。

在谈话训练中,教师要注意以下三点:一是要选择适合听障儿童语言发展水平的内容进行谈话,并增强听障儿童语言理解能力;二是让听障儿童理解谈话的基本规则,如要等对方将其思想表达清楚了,再发表自己的观点或意见;三是学习掌握基本的谈话策略。

(3)谈话能力:谈话能力的训练可使用脚本训练法。根据儿童语言水平的不同,可选择不同难度的脚本进行训练(如初级、中级、高级),见表11-1-9。

表11-1-9　儿童谈话能力训练——脚本训练法举例

买巧克力脚本1(初级)	买巧克力脚本2(中级)	买巧克力脚本3(高级)
儿童:阿姨,我买巧克力 售货:等一下……给你 儿童:多少钱?(儿童拿着奇趣蛋问) 售货员:10块 儿童:给你 售货员:请走好。欢迎下次再来	儿童:阿姨,巧克力在哪里? 售货员:巧克力在那里(手指着巧克力的方向)。看到了吗? 儿童:看到了。多少钱?(儿童拿着巧克力问) 售货员:10块 儿童:给你10块 售货员:请走好,欢迎下次再来	儿童:阿姨,我想买巧克力。请告诉我巧克力在哪里? 售货员:巧克力在第三排的最下面。看到了吗? 儿童:看到了。多少钱?(儿童拿着巧克力问) 售货员:10块 儿童:给你20块,你找我10块 售货员:找你10元。还要什么吗? 儿童:不要了。谢谢 售货员:请走好。欢迎下次再来

在脚本训练中,要让听障儿童充分体验到目光、语气、语调在谈话中辅助作用;加强听障儿童对脚本中相关语词的理解。如“这里”“那里”“第几排”“最下面”等。

4. 叙事能力的训练　叙事,又称说故事。叙事可分为口语叙事和书面语叙事。口语叙事是指用口头语言把人物的经历、行为或事件发生、发展、变化讲述出来,要说清楚人物、时间、地点、事件和事情发生的原因,并且要说明事情发生、发展的先后顺序。由于口语叙事是书面语叙事能力发展的基础,因而在语言康复过程中以口语叙事能力训练为主。

口语叙事能力训练需经过几个阶段:①仅对事件中的相关人、事、物进行命名;②使用常见的动词讲述人、事、物之间的简单关系;③使用一些修饰词和连词,使讲述的内容更加生动、连贯;④有条理且细致地叙述整个事情发生、发展过程,使内容更加丰富、生动形象。叙事能力训练的形式可以是故事讲述,也可以是故事续编或故事联想。以下以“小猴掰玉米”的故事为例,说明如何采用故事讲述法对儿童进行口语能力的训练。根据上述口语叙事的四个阶段,将事分为4个级别(表11-1-10)。

表 11-1-10　儿童叙事能力训练——故事讲述法举例

叙事 1 级	叙事 2 级	叙事 3 级	叙事 4 级
小猴子 玉米 桃子 西瓜 小兔	小猴下山。小猴走到玉米地 小猴掰玉米。小猴扛玉米 小猴摘桃子。小猴捧桃子 小猴摘西瓜。小猴抱西瓜 小猴追兔子，兔子不见了 小猴回家了，手里什么也没有	小猴走到玉米地，看到很多玉米，就掰了一个。小猴扛着玉米，走到一棵桃树下，看到桃子又大又红，猴子扔了玉米摘桃子。小猴捧着桃子来到西瓜地，看到又大又圆的西瓜，又扔了桃子摘西瓜。小猴抱着西瓜走回家的路上，又看到了一只小兔子。小猴扔了西瓜去追兔子，小兔子跑进树林里，不见了。小猴子空着手回家了	有一天，一只小猴子下山来。它走到一块玉米地里，看见玉米结得又大又多，非常高兴，就掰了一个，扛着往前走。小猴子扛着玉米，走到一棵桃树下。它看见满树的桃子又大又红，非常高兴，就扔了玉米去摘桃。小猴子捧着几个桃子，走到一片瓜地里。它看见满地的西瓜又大又圆，非常高兴，就扔了桃子去摘西瓜。小猴子抱着一个大西瓜往回走。走着走着，看见一只小兔蹦蹦跳跳的，真可爱。它非常高兴，就扔了西瓜去追小兔。小兔跑进树林里，不见了。小猴子只好空着手回家去

在叙事能力的训练中，由于儿童的语言理解先于语言表达，所以先要以故事理解为主要训练内容；如果某儿童的叙事能力还处于基本词语阶段，则故事讲述可从语词（叙事 1 级）开始，其他情况，可以此类推。

语言康复的重要性、语言康复的方法，可以概括为：要建语言大厦，先备字词"砖瓦"；只有"砖瓦"，也不成大厦；句子短文做框架，口语交流效果佳。对话是个宝，沟通很重要；聋儿语言康复好，短文交流是目标；生活对话时时教，持之以恒效率高。

四、认知康复

研究表明，人从听觉通道接受的信息量大约占总信息接受量的 25%。由于听觉通道不同程度的受损，听觉障碍儿童的认知能力发展水会受到不同程度的影响。必须根据听障儿童认知发展的规律与特点，进行及时、科学及系统的认知能力训练。

（一）认知康复的内容

对学前听障儿童的认知训练主要依据学前儿童五项认知能力评估的结果进行八项训练（图 11-1-14）。

对学龄听障儿童的认知训练主要依据学前儿童五项认知能力评估的结果进行十项训练（图 11-1-15）。

（二）认知康复训练方法

听障儿童认知能力训练主要包括两部分，第一部分为基础训练，具体包括：视听感知觉训练、认知颜色、认知图形、认识数字、认识时间、认识空间、认识物体量；第二部分是在基础训练的基础上，进行注意力、观察力、记忆力、推理能力、分类能力训练。本节将对具体的训练内容及方法进行简要介绍。

1. 基础训练　基础训练是顺利进行认知能力训练的重要铺垫。在对特殊儿童进行认知训练之前或训练过程中，必须通过观察、评估了解训练对象有关认知能力基础知识的掌握情况。

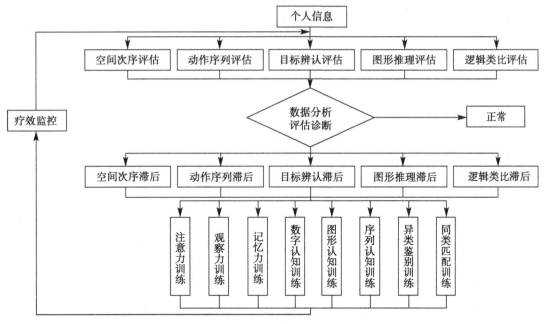

图 11-1-14　学前儿童五项认知能力评估及八项训练

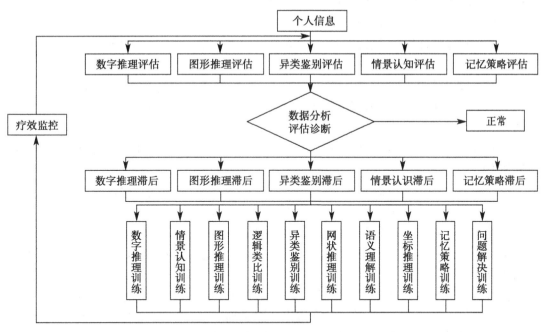

图 11-1-15　学龄儿童五项认知能力评估及十项训练

（1）视听感知觉训练：听障儿童感知觉的发展相对滞后。因此，对其进行感知觉的训练既是缺陷补偿的需要，也是进行后续各项能力训练的基础。视感知训练包括，视觉注视、视觉追踪与视时间辨别，这里主要介绍视时间辨别。视时间辨别包括视时距辨别与视时序辨别。视时距辨别是让儿童感知或判断如果移动相同的距离，谁的用时多？谁的用时少？视时序辨别是让儿童感知或判断物体依次出现的顺序或时间等。听感知训练包括，听觉察知、听觉辨别与听时间辨别，这里主要介绍听时间辨别。听时间辨别包括，听时距辨别与听时序辨别。听时距辨别是要求儿童感知声音延续时间的长短,哪一种时间短等;听时序辨别要求儿童感知或判断这些声音先后发出的顺序等。

（2）认识颜色:对于听障儿童来说,颜色感知能力的正常发展,对他们学习与颜色相关的知识,积累与颜色相关的生活经验,培养艺术兴趣与审美感,促进其个性全面发展有着重要的意义。因此,在开始进行听障儿童认知训练前,要求他们能正确认识一些基本颜色。

对听障儿童进行认识颜色的具体的训练内容可包括:认识基本颜色（红、黄、蓝）、认识部分混合色（如绿色、紫色、橙色等）;在此基础上,训练部分听障儿童能区分同一种颜色的不同鲜明程度（饱和度）。训练过程应由易到难分三个步骤,即,颜色的配对、颜色的指认和颜色的命名。

（3）认识基本图形:认识几何图形,不仅有助于听障儿童辨别和区分日常生活中的物体,发展初步的空间知觉和想像能力,而且有利于其理解和掌握抽象概念,促进其思维发展。

听障儿童认识基本图形的训练也应按普通儿童相应的发展规律进行,即:平面图形的认知训练按圆形、正方形、三角形、长方形、梯形、图形的分割与拼合、图形对称依次进行;立体图形的认知训练按球体、正方体、长方体与圆柱体依次进行。由于听障儿童认识图形的过程较为迟缓,因此,在训练中注意调动多感官的参与。

（4）认识数字:认识数字是听障儿童早期教育的一项重要内容,进行数字训练能引导听障儿童感受和体验日常生活和游戏中事物的数量及其关系,学会用简单的计算方法来解答日常生活中的某些问题。

根据听障儿童认识数字能力发展的特点,对听障儿童进行认识数字训练的主要内容包括:认识简单的数和数运算两部分。在对特殊儿童的训练过程中,要采用更直观的方法。

（5）认识时间:认识时间对听障儿童良好生活习惯的养成与认知能力的全面发展有着重要的作用。

对听障儿童来说,认识时间的训练内容可包括:对昼夜、星期与时钟的认识。认识时间是一个难点,训练要遵循从特殊到一般,从具体到抽象的原则进行。

（6）认识空间:空间是客观世界运动着的物质存在的基本形式,与听障儿童日常生活紧密联系。听障儿童学会辨认空间方位,有利于其空间知觉的发展和增进处理日常生活中问题的能力。

在对听障儿童的训练中,应根据儿童空间能力发展的特点,训练内容可包括:以自身为参照辨别上下、前后和左右;以客体为参照辨别上下、前后、左右和里外。认识空间的相对性是训练中的一个重点与难点,应采用各种方式来帮助儿童逐步建立正确的空间概念。

（7）认识物体的量:物体的量是事物所具有的可作比较或测定其异同的一种属性,如测定和比较两物体或多物体的大小、长短、轻重等。

根据儿童认识物体量的发展特点,对特殊儿童进行认识物体量的训练主要包括:认识大小、认识长短、认识粗细、认识轻重。在进度上,从比较两个物体的量,过渡到比较三个或更多物体的量。

2. 注意力训练　注意具有注意稳定性、注意广度、注意分配和注意转移四个特征。从有无意志参与的角度上分,心理学将注意分为无意注意、有意注意和有意后注意三种。

在日常学习与生活中,我们会发现,听障儿童的注意水平个体差异很大。我们对听障儿童的注意力训练分为:视注意训练、听注意训练以及视听结合的注意训练。训练的主要目的是发展听障儿童的有意注意,提高儿童注意的稳定性以及分配与转移能力,从而促进其认知能力的全面发展。现对三类注意力训练方法简介如下。

(1)视注意力训练:视注意力训练是指采用事先选定的材料,在利用视觉通道获取信息的过程中,提高儿童注意力。

(2)听注意力训练:听注意力训练是指采用事先选定的材料,在利用听觉通道获取信息的过程中,提高儿童注意力。

(3)视听结合的注意力训练:视听结合注意力训练是指采用事先选定的材料,在同时利用视觉与听觉通道获取信息的过程中,提高儿童注意力。

3. 观察力训练　观察是一种有目的、有计划、较持久的知觉过程,是知觉的高级形态。观察力是指个体在一组信息中发现关键信息的能力,它与注意力、记忆力、想象力、思维能力密切相关,是构成智力的要素之一。

我们对听障儿童观察力的训练主要包括:特征观察法、顺序观察法与视觉分割观察法。以下对三种观察方法进行简要介绍。

(1)特征观察法:特征观察法是指当观察对象呈现时间较短而且具有某些典型特征时,迅速抓住观察对象主要特征的一种观察方法。如,当要求儿童在众多的动物图片中迅速找出相应的小动物时,就可利用特征观察法进行观察。

(2)顺序观察法:顺序观察法是指当几种观察对象外形特征不十分明显,而又要求找出它们之间的细微差别时,按一定顺序进行观察的一种方法。如在观察"哪两个小朋友互换了衣服"的练习中,可引导儿童将左右两组中穿同样衣服的小朋友用线连起来,最后,将互换衣服的小朋友圈出来。

(3)视觉分割观察法:视觉分割观察法是指在观察对象较复杂又无序的情况下,利用想像的纵横线条将观察对象分割成几个部分(如四个象限),然后分别对各部分进行观察比较的一种观察方法。不同的观察任务可选用不同的观察方法;对于某些特定的观察任务,可将特征观察法、顺序观察法与视觉分割观察法结合起来使用。

4. 记忆力训练　记忆是人脑对过去经验的保持和再现。记忆过程包括三个基本环节,即识记、保持、再认或回忆。认知心理学将记忆分成感觉记忆、短时记忆与长时记忆。记忆策略训练的内容包括:复述策略、排序策略与联想策略。现对复述策略、排序策略与联想策略简述如下。

(1)复述策略:复述是一种最常用也很重要的记忆策略,它能加深信息在大脑中的痕迹,促使信息从短时记忆转入长时记忆。复述策略分为两种,一是无保留复述,即将故事内容完整无误地复述出来;二是保留复述,即在对故事内容进行整理与提炼后,将故事的主要内容复述出来。

(2)排序策略:事物的发生与发展有一定的规律性,排序策略是指根据刺激呈现的规律进行信息编码,并能按此编码提取信息的方法。在记忆力训练中,要引导儿童努力发现事物排列的规律,并有意识地按照这种规律进行记忆。

(3)联想策略:联想策略是指将一些看似杂乱无章和无意义的刺激进行疏理,通过联想赋予其意义后进行记忆。通过训练，要让儿童逐步意识到，在进行联想时，应尽可能赋予句子之间意义上的联系，如果没有联系或联系松散，记忆负荷将增加，再认或回忆就会产生困难。

5. 推理能力训练　推理是一种高级思维活动，即在已有知识的基础上，由一个或几个已知条件推出一个新的判断的科学思维过程。听障儿童的推理能力较正常儿童明显落后。我们对听障儿童推理能力的训练主要包括：传递性推理能力、序列推理能力以及类比推理能力的训练，现简述如下。

（1）传递性推理能力训练：传递性推理是指由两个以上具有传递关系的判断构成的推理，比如，由 A＞B，B＞C，推出 A＞C，这是最基本的推理能力。对于听障儿童来说，序列传递性推理训练是一个难点。可利用各种活动来帮助他们完成传递性推理任务。引导儿童形成表象，利用表象来进行推理。

（2）序列推理能力训练：序列是客体按某种规律的排列。序列推理是个体依据序列所蕴含的时间、空间、类别、数量、因果等关系做出相应位置排列的推论。序列推理能力与个体的知识与生活经验密切相关。根据训练材料的种类，对特殊儿童训练的主要内容包括，数字序列推理、图形序列推理、符号序列推理和情景序列推理。

（3）类比推理能力训练：类比推理是根据两个或两类事物之间的某种关系，推出另外两个或两类事物之间也可能具有类似关系的一种逻辑思维的方法。在类比推理训练中，根据材料的不同，将类比推理能力训练分为，实物图片类比推理、图形类比推理与数字类比推理训练。特殊儿童类比推理能力较差，应尽量从具体、简单的材料开始。

6. 分类能力训练　属性相同的事物可共同组成一个群集，称为类。分类就是将具有相同或相似属性的事物归并在一起。分类的过程要求个体对拟分类的材料进行比较、抽象和概括。

对特殊儿童分类能力的训练主要包括：按物体的外部特征、功用及内部属性进行分类；类相乘分类及异类鉴别。现简述如下。

（1）按物体外部特征、功用及内部属性进行分类：物体的外部特征是物体最直观的物理属性。例如，物体的大小、形状、颜色等。物体的另一属性是功用。物体的内部属性是指物体所属的类别。儿童分类能力的一般发展规律是，先认识物体外部的物理特征，再认识物体的功能，然后认识物体的内部属性并按其内部属性构建概念网络。对特殊儿童的训练主要按其分类能力的一般发展规律进行。

（2）类相乘分类：类相乘分类是指同时从两个维度出发，对对象进行分类，如，一是从行的维度去寻找对象之间的排列规律，二是从列的维度去寻找对象之间的排列规律，正确答案必须从行与列两个维度均满足这两个规律。根据类相乘的界定以及训练材料的不同，对听障儿童的训练内容分为图形类相乘、符号类相乘和数字类相乘三类。

（3）异类鉴别：异类鉴别是一种特殊的分类形式，即要求儿童在目标对象中找出不同于其他项目的一个对象。从某种意义上说，异类鉴别可以从更高水平上考察儿童分类的能力。根据训练材料的不同，对特殊儿童进行异类鉴别训练的主要内容包括：图形异类鉴别、符号异类鉴别、物体异类鉴别和情景异类鉴别四类。

认知康复的重要性、认知康复的方法可以概括为：认知训练很重要，学前学龄都需要。学前认知八大块，学龄认知共十条；学会学习和思考，回归主流适应好。注意记忆和观察，三种能力不能差。数形序列和分类，五大领域不分家。

第二节　听障儿童康复教育模式及课程设置

在听障儿童（0～18岁）不同的康复教育阶段，家长会根据听障儿童的年龄、听觉言语发展水平和康复教育效果、家庭及社区康复教育资源等因素为听障儿童选择适合其发展的康复教育模式和课程。目前比较常见的康复教育模式有机构康复模式、社区家庭康复模式、智慧康复模式、融合教育模式、聋校教育模式五种。不同的康复教育模式将采取不同的康复教育课程体系对听障儿童进行康复教育。下面我们分别进行简要的介绍。

一、机构康复模式及其课程设置

0～6岁是听障儿童康复教育的关键期，把这个年龄段的听障儿童送到专业的康复教育机构进行科学、系统的康复教育，可以使听障儿童的听觉言语发展潜能得到最大限度地挖掘，从而达到最好的康复教育效果。这些听障儿童的家长也可以在该机构接受专业的培训和指导，以确保听障儿童康复的更快、更好、更稳定。目前机构康复模式依据儿童及其家长参与康复的时间及课程安排可以分为早教康复模式、全日制康复模式、半日制康复模式和门诊康复模式四种。

（一）早教康复模式及其课程设置

随着我国康复教育事业的发展和家长康复教育理念的提高，越来越多的家长意识到早期干预的重要性，会迫不及待地、更早地把听障儿童送到康复教育机构接受专业的康复教育，家长也同步得到培训和指导。0～3岁听障儿童的早教康复模式一般都是家长同步参与康复教育活动，采取亲子康复教育模式。

1. 亲子课堂　亲子课堂是针对3岁以下或生活不能自理、不能适应集体康复的聋儿所采用的小组康复形式。这也是对家长进行集中培训的一种重要形式。通过亲子课堂的教学示范和指导，家长能够基本掌握聋儿的性格特点和学习规律，初步掌握根据聋儿的兴趣、特点和发展水平设计游戏和教学活动的技能，从而使得家庭康复更科学、更有效。

亲子课堂通常由2名康复教师对4～8名听障儿童及其家长进行以游戏康复法为主的康复指导。每次的亲子课堂，治疗师通过3～4个康复活动（听觉、言语、语言、认知、体育、音乐、美工等），带动家长和听障儿童一起学习，向家长示范如何根据听障儿童爱玩的天性为其设计康复教育游戏，如何在家庭、在生活中、在游戏中融入康复教育内容，有目的、有计划地对听障儿童进行早期康复教育。

亲子课堂的内容可以根据听障儿童的具体情况和其阶段训练计划而定，主要选用"新概念学说话"教材、自编园本教材、普通幼儿园和小学教材以及幼儿读物。具体包括以下内容：

（1）听觉康复：利用自然环境声、可视音乐刺激、超音段音位、音段音位等培养听障儿童听觉察知、听觉分辨、听觉识别和听觉理解能力。

（2）言语矫治：通过呼吸训练、发声训练、共鸣训练、构音训练和语音训练等言语康复游戏，提高听障儿童言语功能，为后续的语言教育打下基础。

（3）语言认知教育：主要进行语言理解和表达、认知训练两个方面的内容。

2. 亲子同训　亲子同训是根据家长要求和听障儿童情况，由一名康复教师或治疗师对一名听障儿童及其家长进行的个别化康复训练、示范和指导。也是对家长进行个别培训的一种重要形式。亲子同训前半段是以康复教师和聋儿之间的师生互动为主的康复教育活动。通过观摩康复教师的康复教育活动,家长可以学习康复教育技巧和方法。亲子同训后半段是以家长和聋儿之间的亲子互动为主的教学活动。通过康复教师及治疗师的点评和指导,家长可以清楚地认识自己是否掌握了正确的康复教育知识和技能,从而学会根据自己孩子的特点制订相应的康复教育方案,使家庭康复更加系统、更加有效。低龄听障儿童以游戏康复法为主,大龄听障儿童的康复形式更丰富多样。

亲子同训的训练时间每次在 0.5~2h。授课形式以面授为主,同时通过函授或电话教学进行随机的跟踪指导。训练内容根据听障儿童个别化康复的进程决定。训练形式主要通过游戏来进行。家长可以在幼儿园、家里或其他的环境中进行亲子游戏的训练,让听障儿童在游戏的过程中学到知识,有效地得到康复。

例如,在个别化训练中,通过"学小动物走路"的游戏进行康复训练。这个游戏的目的是让听障儿童了解不同动物走路的姿势,学说"跑""跳""爬"等词语,同时进行听觉康复和言语训练。在游戏过程中,家长和听障儿童讨论不同动物走路的姿势,例如:小兔走路蹦蹦跳,小鸭走路摇呀摇,小乌龟走路慢吞吞,小花猫走路静悄悄等。针对听障儿童听觉分辨能力较差的特点,让听障儿童猜一猜是什么动物,并让其模仿动作。在言语训练方面,如听障儿童的最长声时较短,可以让听障儿童一边做动作一边说。例如"学小兔走路","跳"(动作为跳一步),"跳跳"(动作为跳两步),"跳跳跳"(动作为跳三步)等。另外,家长还可以准备一些动物卡片,让听障儿童摸卡片、做动作。通过说、做、玩,使听障儿童轻松又牢固地学会表示动作的动词,并记住不同动物走路的特征。

(二)全日康复教育模式及其课程设置

全日制康复教育模式服务的听障儿童年龄一般在 2~6 岁。采取全日制康复教育模式的机构,其一日活动安排一般包括集体康复教育、个别化康复教育和家庭康复指导。其课程设置以实现听障儿童"学说话、听得明白、讲得清楚、交流自如"为康复教育目标,对处于不同康复教育阶段的听障儿童(启聪、启音、启慧)选取不同的康复教育内容、难度、方法进行针对性的康复教育。

1. 全日制康复教育模式一日活动安排:在聋儿康复中,目前主要采用 1+X+Y 康复模式。这种模式主要由三部分组成,集体康复教育(1)、个别化康复教育(X)和家庭康复(Y)。

(1)集体康复教育(1):此处谈到的集体康复教育是指,在康复机构中,由教师在课堂或区角之中,对听障儿童进行有目的、有组织、有计划康复的过程。它主要有主题教育、康复活动、生成课程三种形式。

1)主题教育是集体康复教育的基本形式:由若干个教学单元组成,每一单元有一个教学主题,各单元的内容由易到难,循序渐进地实施。通过主题教育活动,可以强化听障儿童的口语、扩大词汇和句子量、提高语言的应用能力。

2)康复活动是集体康复教育的重要形式:康复活动包括区角活动、生活活动、运动活动。是一种有组织、有计划的游戏教学活动。区角包括语言角、认知角、操作角与音乐角。区角活动是主题教育的拓展与补充,其中也渗透了听觉康复与言语矫治的内容。通过各"区角"活动,听障儿童能在玩中学、做中学、乐中学。在听障儿童语言发展的同时,其语言能力、认知能力、动手能力、音乐能力、交往能力、听觉感知能力、言语发音能力等也得到了全面发展。生活及运动活动主要是对听障儿童的起居饮食进行训练,帮助听障儿童养成良好的行为习惯。同时,在实际生活中培养听障儿童的社会交往能力。另外,笔者还尝试将听觉康复、言语矫治、语言康复教育、认知训练的内容渗透在一日生活和运动活动中，创编了很多趣味化的听觉康复、言语矫治游戏，创造性设计了通过"食物疗法"对听障儿童进行言语矫治的系列方法。

3）生成课程是集体康复教育的辅助：生成课程的目标是创设一种能够让聋儿自主、自由学习的课程，寻求一种能适应听障儿童康复的最佳方式，把现行的以视觉、听觉为主的灌输式学习拓展为以探究、体验为主的自主式学习，并且要强调生成的指向性，特别是有意识地指向听觉功能、言语功能，以及认知能力的提高。

（2）个别化康复教育（X）：个别化康复教育是指在康复机构中，由治疗师利用现代化的听觉康复、言语矫治、语言康复和认知训练设备，对听障儿童的听觉功能、言语功能、语言能力和认知能力进行系统评估，并结合其在集体康复教育、家庭康复中的有关问题，制订相应的听觉康复、言语矫治、语言康复和认知训练的计划，对其进行个别化的、有针对性的康复训练的过程。听觉、言语、语言、认知训练的内容及方法参见本章第一节。

集体康复教育和个别化康复教育的关系，可以概括为：集体个别腿两条，缺少一条走不好；集体教学重在教，个别康复重在矫。

（3）家庭康复（Y）：家庭康复作为1+X+Y模式的有机组成部分，指在教师和治疗师的指导下家长实施康复教育的过程。家庭康复的内容与机构康复的内容是一致的，它们都涉及听觉康复、言语矫治、语言认知康复四个方面。同步式家长培训模式是家庭与机构互动的有效形式。该培训模式，在理念上将机构康复与家庭康复紧密结合；在目标上重视听障儿童家长在康复态度、知识、技能上的同步提高；在操作上将集中培训、个别培训及网络培训三者进行了有机整合。家庭康复是机构康复的拓展与补充，在聋儿康复教育中必将发挥越来越重要的作用。

家庭康复指导的内容、目标、方法等详细内容参见本章第三节。

2. 全日制康复教育模式康复教育课程设置与实施。

全日制康复教育课程设置与实施如图11-2-1所示。

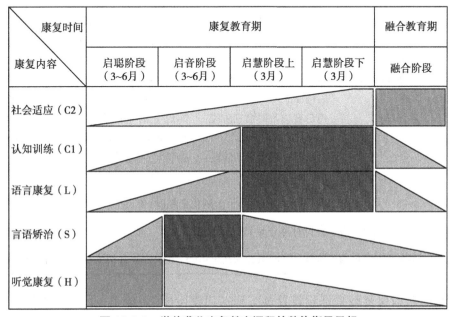

图11-2-1　学前聋儿康复教育课程的整体指导思想

（1）启聪阶段康复教育课程设置及实施："启聪阶段"是以听觉康复为显性目标的康复教育课程，在该阶段以"听觉康复"为主要康复内容，伴有言语、语言、认知的康复内容（表11-2-1）。

表11-2-1 启聪阶段康复课程设置表

	听觉	言语	语言	认知
目标	无意察知 有意察知 综合分辨 精细分辨 词语识别 音位识别 单条件词语理解	呼吸、发声、共鸣、口部等基本能力训练 韵母音位习得：单韵母、前响、后响韵母	最常见名词、动词组成的简单句（单词句，1~2个音节） 较常见动词、名词、动宾词语、主谓词组组成的简单句（2~3个音节）	认知常见颜色：知道白天黑夜，早上晚上；认识圆形、三角形、正方形、长方形；知道上下、里外
形式	3~6个月：集体化教学（师生比2：6）、个别化康复（师生比1：1）、家庭康复			
标准r	听力重建或补偿达较适以上，听觉发展水平处于听觉察知、听觉分辨或听觉识别初级阶段			
标准c	听觉识别声母最小音位对得分＞75%			

（2）启音阶段康复教育课程设置及实施："启音阶段"是以言语矫治为显性目标的康复教育课程，在该阶段以"言语矫治"为主要康复内容，伴有听觉、语言、认知的康复内容（表11-2-2）。

表11-2-2 启音阶段康复课程设置表

	听觉	言语	语言	认知
目标	音位识别 双、三条件词语理解 短文理解（4~6句）	韵母音位习得：中响韵母 声母音位习得第一阶段：/b m d h/ 声母音位习得第二阶段：/p t g k n/ 声母音位习得第三阶段：/f j q x/ 声母音位习得第四阶段：/l z c r/	较抽象的名词、动词动宾、主谓、偏正词组组成的简单句、主谓宾句式（5~6个音节） 较复杂单句（有简单修饰成分的主谓宾句）、复杂谓语句-陈述句、感叹句、祈使句和疑问句（8个音节左右）	知道前后、高低、远近；知道今天、明天和昨天；认识半圆形、椭圆形和梯形；能感知事物典型特征；能根据事物的典型特征分类
形式	3~6个月：集体化教学（师生比2：6）、个别化康复（师生比1：1）、家庭康复			
标准r	听觉识别声母最小音位对得分＞75%，言语发展水平主要处于声母构音的第二、三阶段			
标准c	牢固掌握声母前三阶段厂声韵组合及其短句（5~6个音节），初步掌握第四阶段声母构音			

（3）启慧阶段康复教育课程设置及实施："启慧阶段"分成上、下两个阶段。"启慧阶段·上"是以语言认知为显性目标的康复教育课程，该阶段以"语言认知"为主要康复内容，

伴有听觉、言语的康复内容。"启慧阶段·下"注重从康复教育向融合教育的过渡，不再以任何一块康复内容为主体，而是适当降低普通幼儿园教材难度，在巩固听觉、言语、语言认知训练基础上，围绕普幼目标促进聋儿全面发展，使聋儿能够适应正常儿童的学习方式（表 11-2-3）。

表 11-2-3 启慧阶段康复课程设置表

		听觉	言语	语言	认知
启慧阶段（上）	目标	短文理解（6~10 句）理解与交流	韵母音位习得：前鼻音、后鼻音 声母音位习得第五阶段：/c zh ch sh/ 语音重复、切换和轮替 韵律训练	较复杂单句（有较复杂的修饰成分）简单复句（10 个音节左右） 简单复句、2~3 个句子组成的简单句群、短文（10 个以上音节） 短文的理解与表达	能感知事物某些细致特征；能根据物品的功用分类；简单推理能力训练；掌握 10 以内数的实际意义；5 以内数的守恒
	形式	3 个月：集体化教学（师生比 2∶10）、个别化康复（师生比 1∶1）、家庭康复			
	标准 c	听觉识别声母最小音位对得分＞75%，无明显呼吸、发生、共鸣问题牢固掌握常见声韵组合及短句（5~6 个音节），能表达 8 个音节左右字长的句子			
	标准 r	能够进行基本的日常交流			
启慧阶段（下）	目标	适当降低普通幼儿园教材难度，在巩固听觉、言语、语言认知训练基础上，围绕普幼目标促进聋儿全面发展			
	形式	3 个月：集体化教学（师生比 2∶15）、分层次辅导（ABC 层次，师生比 1∶5）、家庭康复			
	标准 r	听觉、言语、语言认知康复教育基本完成，个别化监控			
	标准 c	能够很好达成编改教材的发展目标，达到进入普通幼儿园的标准			

（三）半日制康复教育模式及其课程设置

半日制康复教育模式和全日制康复教育模式的服务对象一致，其一日活动安排及课程设置在内容、难度、方法上基本一致。不同的是半日制康复教育模式的集体康复教育活动的比重要小很多、时间要短很多，特别是康复活动中的区角活动、生活活动、运动活动。

（四）门诊康复教育模式及课程设置

采用门诊康复教育模式的康复机构，一日活动安排主要包括小组康复教育、个别化康复教育和家庭康复指导。

其中小组康复是 1~2 名康复师对 2~8 名听障儿童进行听觉功能、言语功能、语言能力和认知能力系统康复训练的活动。训练内容、方法和亲子课堂类似，但小组康复一般没有家长参与。

门诊制康复机构的个别化康复教育、家庭康复指导和全日制康复机构、半日制康复机构的内容和形式基本一致。

二、社区家庭康复模式及其课程设置

受听障儿童自身、家庭及社区各种条件的限制，我国有不少听障儿童是通过社区家庭康复模式接受康复教育的。特别是 0~3 岁婴幼儿。这种模式由全国聋儿康复工作协调组办公室会同各省残联及残疾人康复工作办公室，共同组织协调建立健全聋儿社区家庭康复网络体系，保证社区康复和早期干预工作的开展。具体做法为：

1. 发挥政府职能部门作用，积极开展社会化工作 政府出面组织卫生、民政、残联及各有关部门统一思想，提高认识，制定有关法规，明确各自责任，确定验收标准，并成立相应领导小组把实施方案落到实处。

2. 从新生儿听力筛查抓起，摸清特殊需要帮助儿童底数 由卫生部门建立残疾儿童申报制度，组织所属医院、保健院（所）、卫生站、接生站有关人员研究筛查路线，学习筛查方法，把新生儿听力筛查纳入日常工作。

3. 发挥医疗、保健、康复工作网络体系作用，共享社会资源 在全国聋儿康复工作协调组办公室的领导下，中国聋儿康复研究中心承担了指导全国各地聋儿康复工作的业务建设与发展聋儿康复技术资源中心的作用。各省聋儿康复中心是指导本地聋儿康复工作的技术资源中心，直接承担听力筛查指导和诊断工作，培训专业人员，使社区聋儿及其家庭直接受益。另外，还根据本地聋儿康复的实际需求，有计划地建立聋儿家庭学校，并加强业务指导，定期考核和评估家庭学校为家长服务的质量及早期干预的效果。

4. 就地就近培训听障儿童家长，使家长成为合格的康复教育者 在培训中结合家长及聋儿的实际情况制订教学目标，培训教材要重点突出，简单明了，便于掌握。家长阶段性学习目标明确，理论与实践结合，做到少而精。

5. 机构指导与家庭训练相结合，确保聋儿康复质量。

（1）社区家庭康复模式的前 1~3 个月，家长与聋儿一块在机构接受训练。家长经过培训应主要掌握康复的基本知识和技能技巧。孩子经过训练及评估应明确助听效果，养成聆听和语言学习习惯。

（2）学习结束后，机构依据的评估结果，协助家长制定近 3 个月康复目标及学习计划，开始以函授为主、巡回为辅的方式指导家庭康复训练。家长也可以依据实际需求采取不定期来机构复诊的方式接受机构指导。3 个月家庭康复训练目标完成后，家长与要共同来机构接受指导，时间一般 1~3 天。主要任务是对进行评估，判断康复目标与教育目标完成情况，家长与教师共同制订下一阶段（3 个月）康复目标及学习计划。

三、智慧康复教育模式及其课程设置

随着我国"互联网＋康复教育"技术的发展，越来越多的听障儿童家长开始选择智慧康复教育模式（线下康复教育＋线上康复教育）对听障儿童进行专业的康复评估和训练，自己也通过这种模式得到及时的康复教育技能培训和指导,更便捷地获得康复教育资源和相关技术支持。这种模式主要满足 0～18 岁不能长期在机构接受系统的康复训练的听障儿童及其家长。使他们通过康复云平台的帮助确保其康复教育评估、训练的专业性、系统性(图 11-2-2)。

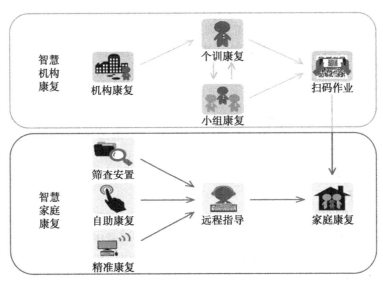

图 11-2-2　智慧康复教育模式示意图

四、融合教育模式及其课程设置

随着康复教育技术的不断发展和完善,大批听障儿童得到了良好的康复教育,能够通过听为主的方式接受信息,可以用清晰、流畅的口语进行交流。他们中的佼佼者甚至在朗诵、主持、音乐、舞蹈领域与健听儿童不相上下。对于这样的儿童,目前国际上比较热门的随班就读模式进行融合教育应该是最好的安置方式。他们可以在普通幼儿园、小学、中学和健听儿童一起接受学科教育,深度参与艺术、体育活动。

如何正确地处理听障儿童回归主流的问题,概括起来有两点:一是认清回归主流是一种方向,是让听障儿童最大范围地适应社会、掌握口语的有效途径;二是根据听障儿童听力损失和恢复的具体情况来考虑他们回归主流的问题,不能一刀切。不能为了片面追求融合率拔苗助长,把没有达到融合教育要求的听障儿童提前送到相关融合教育机构;也不能过分强调听障儿童在融合教育中可能遇到的困难和问题,延迟甚至不敢把已达到融合教育要求的听障儿童送到相关的融合教育机构。

必须强调的是,为确保融合教育质量,通过融合教育模式安置的听障儿童在幼儿园、小学、中学接受五大领域课程或者学科课程教学的同时,要根据其听觉、言语、语言、认知康复水平及融合教育中发现的问题,定期到资源教室接受评估、训练及相关支持,其家长也需定期到相应的资源中心接受培训和指导。

五、聋校教育模式及其课程设置

现阶段,还有大量的听障儿童不能在康复教育的关键期接受到良好的康复教育,他们的听觉、言语、语言、认知发展水平还不能满足他们到普通幼儿园、小学、中学去随班就读。对于这样的听障儿童,到聋校接受"学科课程 + 康复课程 + 发展类课程"是最适合他们的。

6岁是听障儿童由口语向书面语过渡的分界点,从一年级开始,以学科知识学习为主的国家课程教育将成为学龄段听障儿童康复教育的主要内容。在2017《基础教育课程改革纲要(试行)》思想指导下的聋校课程设置原则指出:"聋校课程设置要按照听障学生身心发展规律,积极开发潜能,补偿缺陷,增设具有教育特点的课程,注重发展听障学生的语言和交往能力"。针对听障学生的不同需求和特点,将康复融入各类各科课程中。

（一）学科课程

聋校的学科类课程主要包括思想品德、语文、数学、英语、美术、律动、体育与运动、信息技术等,课程内容以各门学科的基本结构为中心,主要通过集体课来完成。课程设置坚持分科课程和综合课程相结合,各门课程都重视学科知识、社会生活和听障学生自身经验的整合,加强学科渗透。

（二）康复课程

康复类课程是在学科课程的基础上,将集体课中存在的听、说问题通过个别化康复、小组康复及家庭康复的形式进行康复训练,主要内容包括"听觉康复、言语矫治、语言康复、认知康复"。听觉康复课程的重点在于解决听障学生"听得明白"的问题,言语康复课程的重点在于解决听障学生"说得清楚"的问题,语言、认知康复课程的重点在于解决听障学生"交流自如"的问题(见本章第一节)。

（三）发展类课程

发展类课程即学科课程的发展与延伸,如:沟通与交往、数学实践课、特色课程等。发展类课程主要通过集体课、家庭教育课、特色课来完成,旨在帮助听障学生掌握多元的沟通交往技能与方式,促进听障学生语言和交往能力的发展。

第三节　听障儿童康复教育支持系统

一、听力技术支持系统

决定听障儿童康复教育质量的最重要的听力支持系统有两个,一个是助听器及耳膜,另外一个就是人工耳蜗。

（一）助听器及耳膜

听障儿童的轻、中、重度听力损失(甚至部分的极重度听力损失),助听器都可以很好地解决其听力补偿的问题。但是必须明确的一点是,助听器不是商品,不是直接卖给听障儿童,而是要科学地验配,同时要定期调试,以确保助听器的补偿效果达到最佳。耳背式助听器的耳膜要特别定制,而且要进行定期的检查、更换,确保不会出现漏音、啸叫等影响听障儿童助听效果的现象。

（二）人工耳蜗

如果听障儿童的听力属于重度、极重度耳聋,或者其佩戴的助听器补偿效果一直处于看话水平,选择人工耳蜗可以更好地通过听觉重建解决听障儿童的听觉康复问题。当然人工耳蜗植入要经过科学评估再选择,科学地植入人工耳蜗后要定期进行调试,以确保其重建听力的效果(见第九章、第十章)。

二、康复评估及训练技术支持系统

(一)听觉康复评估及训练设备

听觉康复评估及训练设备可用于实现听觉功能的定量评估、听觉训练过程中的实时反馈监控,提供在线康复指导、在线培训和远程康复,为集体教学和个别化训练方案提供建议和推荐,提高听觉的评估与训练的科学性,使训练效果及效率得到显著提升。现介绍几种主要的听觉康复评估及训练设备。

1. 听觉评估仪　该仪器可用于听力检测、听力残疾分级评定、人工耳蜗术后听觉言语功能和康复效果评估、重建听阈测试以及助听器验配后患者听觉言语功能和康复效果评估、助听听阈测试。通过对声信号主频模拟调整和电声门图信号进行基频、谐波、FFT、LPC、语谱图的实时检测处理,可对听觉障碍的程度进行评估以及错误走向予以记录与分析。

2. 听觉康复训练仪　该仪器通过对声信号、音位矩阵对比和电声门图信号进行基频、谐波、FFT、LPC、语谱图的实时检测处理,为听觉言语障碍的诊断和康复提供相关信息。其主要功能有:为人工耳蜗植入术后开机或助听器验配的优化调试提供技术参数及康复指导;提供音位对比式听觉识别训练,帮助听觉言语障碍患者建立言语听觉链。

(二)言语评估训练技术支持系统

随着电子计算机技术的飞速发展,将计算机语音信号数字处理技术运用到言语评估与矫治中已成为现实。由于实现了言语功能的定量评估、言语矫治过程中的实时反馈监控,提供在线康复指导、在线培训和远程康复,为言语康复训练提供个别化训练方案与建议,从而使言语功能评估与训练的科学性、操作性以及有效性有了明显的提高。现介绍几种主要的言语评估训练技术支持系统。

1. 言语障碍测量仪　该仪器可通过对言语呼吸、发声、共鸣、构音、语音和电声门图信号的实时测量、言语感知过程中语音自反馈的实时测量、声门波动态显示及其测量、喉镜图像信号的声带振动动态显示及其定量分析,对言语语言障碍、言语听觉障碍等患者进行诊断评估。

2. 言语障碍矫治仪　该仪器可通过对言语呼吸、发声、共鸣和电声门图信号的实时测量、言语感知过程中语音自反馈的实时测量、声门波动态显示及其测量、喉镜图像信号的声带振动动态显示及其定量分析,对言语障碍患者进行诊断评估。

3. 构音障碍测量训练仪　该仪器可通过电声门图信号测量、实时鼻音功能测量、语音类型动态显示及定量分析以及声道形状动态显示及定量分析,对口部运动功能、构音运动功能、构音语音能力、构音清晰度等进行定量评估与诊断与康复训练。

4. 语音障碍测量训练仪　该仪器可通过电声门图信号测量、实时鼻音功能测量,对语音障碍、超音段音位(根据音高、音强、音长特征归纳出来的功能差别单位,主要指声调、轻重音、长短元音)障碍、音段音位(从音质辩义的角度归纳出来的音位,主要指元音音位、辅音音位)障碍、言语听觉障碍、失语症等患者进行诊断及评估;对语音清晰度及语音流畅性进行评估与康复训练。

5. 言语重读干预仪　该仪器可通过言语语言韵律多维功能测量,进行慢板、行板、快板和电声门图信号以及词、句、段重读实时视听反馈训练,对言语韵律障碍、言语语言韵律障碍、言语听觉障碍等患者进行康复训练。

（三）语言评估训练技术支持系统

1. 主题教育系统　该系统通过对实时语言信号进行基频、谐波、FFT、LPC、语谱图的检测与处理,为语言障碍患者提供主题教育康复训练。系统包括言语、听觉、认知、语音、语言、语言韵律功能训练以及听诱导式主题教育干预。具体分为:启蒙篇（上、下）、基础篇（上、下）和提高篇（上、下）,每篇含若干主题,共6篇,18个单元。

2. 早期语言障碍评估与干预仪　该仪器通过对实时语言（构音、语音、鼻音）、电声门图信号进行基频、谐波、FFT、LPC、语谱图的检测与处理,为早期语言障碍患者提供评估诊断和康复训练。主要功能有:非言语功能测量与评估、前语言能力测量与评估、语言理解与表达能力测量评估、语言韵律能力的测量评估;非语言沟通能力训练、前语言阶段的辅助沟通能力的训练、语言理解与表达能力训练、早期语言能力与言语语言综合能力实时视听自反馈康复训练。

3. 语言康复训练仪　该仪器通过对实时语言（构音、语音、鼻音、失语）、电声门图信号进行基频、谐波、FFT、LPC、语谱图的检测与处理,为语言障碍患者提供评估诊断和康复训练。主要功能有:口部运动能力评估、构音运动能力评估、构音语音功能测量、实时口鼻分离式鼻音功能测量、声道形状动态测量及显示、超音段音位和音段音位评估与测量、言语语言综合能力评估;主题教育式康复训练、非语言与前语言能力实时视听自反馈康复训练、语言理解与表达能力训练、言语语言综合能力实时视听自反馈康复训练。

（四）认知评估训练技术支持系统

1. 认知能力测试与训练仪　该仪器包括认知能力评估与训练两部分。评估内容包括:空间次序、动作序列、目标辨认、图形推理、逻辑类比;训练内容主要包括:视听感知训练、启蒙训练（认识颜色、图形、数字、时间、空间、基本物理量等）、注意力训练、观察力训练、记忆力训练。该仪器可提供及时的评估结果,并对训练过程进行动态评估与监控。

2. 语言认知能力测试与训练仪　该仪器包括语言认知能力的评估与训练。评估内容包括:数字推理、图形推理、异类鉴别、情景认知、记忆策略。训练内容主要包括:注意力训练、观察力训练、记忆力训练、推理能力训练、分类能力训练以及语言理解与表达能力训练等。该仪器可提供及时的评估结果,并对训练过程进行动态评估与监控。

三、康复教育技能培训课程支持系统

（一）康复技能培训的对象及需求分析

随着我国听障儿童教育康复事业的发展,我们越来越清楚地看到:在听障儿童接受康复教育的不同阶段,参与听障儿童康复教育的家长、康复教师、资源教师所具备的康复教育知识、技能水平是决定听障儿童教育康复效果的决定因素。因此,建构良好的康复教育技能培训课程支持系统是我们迫切要解决的问题。

（二）康复技能培训课程体系的建立及实施

1. 家长培训课程体系的建立　听障儿童家长是听障儿童康复中的核心力量。康复机构的指导是实现家庭康复科学、高效的关键。我们经过长期的实践与研究,构建了一套"同步式聋儿家长培训模式"。该培训模式是一种在理念上将机构康复与家庭康复紧密结合，在目标上重视聋儿家长康复态度、知识、技能的同步提高，在操作上将集中培训、个别培训及网络培训三者有机整合的家长培训模式。实现了机构康复与家庭康复的同步，知识、态度、技能的同步，集中培训、个别培训及网络培训的同步。实践证明，该模式是行之有效的，它极大地提高了聋儿康复的效率，缩短了聋儿康复的进程（图 11-3-1）。

（1）集中培训：是针对家长和存在的共性问题进行的培训，主要包括以下六种实现形式，见表 11-3-1。

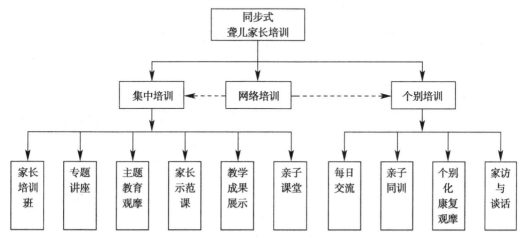

图 11-3-1　同步式聋儿家长培训模式框架图

表 11-3-1　集中培训实现形式

主要形式	适用对象	主要目标	课程名称	时间安排
家长培训班	所有聋儿家长	态度★★★ 知识★★ 技能★	聋儿康复中家长正确态度确立 耳聋、助听器、人工耳蜗的基本知识 聋儿康复中医教结合的理念 听觉、言语和语言发展的特点与规律 听觉康复、言语矫治、语言教育的理论 聋儿康复中家庭与机构配合的技巧与艺术	与新生入学时间同步，每阶段（三个月）1 次，每期3～5 天
专题讲座	所有聋儿家长	态度★ 知识★★★ 技能★★	听觉康复的理论与方法 言语矫治的理论与方法 语言康复教育的理论与方法 聋儿认知能力的评估与训练 聋儿家庭康复计划的制订	与聋儿存在的共性问题同步，每周1 次，每次2h
主题教育观摩	在康复机构的聋儿家长	态度★ 知识★ 技能★★	激发聋儿沟通交流的技巧与方法 发起提问与诱导回答的技巧与方法 聋儿游戏、活动的技巧与方法	与主题教育同步，每周1 次，每次1h
家长示范课	在康复机构的聋儿家长	态度★ 知识★★ 技能★★	家庭康复活动的指导与实践 家长巩固机构康复内容的方法与策略 户外环境中家长进行康复活动的技巧与方法	与家庭康复同步，每学期1～2 次，每次1～2 天

续表

主要形式	适用对象	主要目标	课程名称	时间安排
教学成果展示	在康复机构的聋儿家长	态度★★ 知识★ 技能★★	聋儿康复中阶段性成果的汇总与问题答疑 家庭康复训练趣味性方法与策略 家庭康复科学性评估	与聋儿教学进度同步，每月 1 次，每次 2h
亲子课堂	不适应集体康复的聋儿家长	态度★ 知识★★ 技能★★★	康复方法选择的艺术 聋儿生活教学技巧与指导 聋儿游戏教学方法与技巧 聋儿家庭康复计划的制定	与聋儿的进步及其存在的问题同步，每周 2 次，每次 1h

注：1. ★代表培训目标的重要程度，★越多，该目标越重要；2. 家长培训班、专题讲座、主题教学观摩和亲子课堂的培训均分为启聪阶段、启音阶段和启慧阶段三个层次

（2）个别培训：主要是针对聋儿个体差异和家长在家庭康复中存在的问题进行针对性的培训，主要包括以下四种形式。其适用对象、主要目标、主要内容和时间安排，见表11-3-2。

表 11-3-2　个别培训实现形式

主要形式	适用对象	主要目标	主要内容	时间安排
每日交流	在机构的聋儿家长	态度★ 知识★★ 技能★★★	聋儿在园情绪、课堂参与、配合情况 机构康复内容、要求、掌握情况及方法 家庭康复内容、要求及方法	与聋儿的进步、问题及机构康复进度同步，每天早晚各 10min
亲子同训	有需要的聋儿家长	态度★ 知识★★ 技能★★★	聋儿游戏教学现场指导 聋儿生活教学现场指导 聋儿的进步和问题分析	与聋儿存在的问题同步，根据要求每周 1~2 次，每次 0.5~2h
个别化康复观摩	有需要的聋儿家长	态度★ 知识★★★ 技能★★	康复内容、要求和方法示范 康复方案的制定和调整 聋儿心理及行为改变技术	与聋儿的康复同步，根据要求，每周 1~2 次，每次 1h
家访和谈话	在机构的聋儿家长	态度★★ 知识★★ 技能★★	家庭康复游戏教学示范 聋儿生活教学的指导 聋儿家庭康复方案的制定和调整	与聋儿存在的问题和家长心理同步，每学期 1~2 次，每次 30min

注：★代表培训目标的重要程度，★越多，该目标越重要

（3）网络培训：以计算机和互联网为基础的信息网络具有实时互动性，既可用于集体培训，解答聋儿存在的共性问题；也可针对某个聋儿的特殊问题，提出有针对性的方案。家长在线提出问题，康复教师、治疗师或其他家长看到问题后回复，这种形式随时可以实现，为不方便全程参与面授式家长培训的聋儿家长享受同步式的培训提供了极为便利的条件（表11-3-3）。

表 11-3-3　网络培训实现形式

主要形式	适用对象	主要目标	主要内容	时间安排
实时信息互动	所有聋儿家长	态度 ★★ 知识 ★★ 技能 ★★	涉及聋儿康复与教育的所有内容,包括共性的和个性的	根据需要随时进行,与家长需要同步,与聋儿问题同步

注:★代表培训目标的重要程度,★越多,该目标越重要

家庭康复的重要性,家长培训的形式、内容和目标,可以概括为:

聋儿康复时间紧,家长必须下决心;聋儿康复问题多,家庭机构要结合;聋儿康复效果好,家长参与少不了;康复效果要巩固,长期监控要记住;聋儿康复路很长,掌握技能心不慌。家长培训很重要,技能掌握才算好;共性问题集体学,个性问题个别教。家庭康复分三条,态度知识技能好。态度正确是先导,积极参与莫忘掉;知识习得很重要,科学系统才叫好;掌握技能是个宝,技能娴熟才有效;培训形式有多种,重点突出最重要。

2. 康复教师、资源教师培训课程体系的建立　对康复教师、资源教师的培训主要是掌握对听障儿童进行听觉康复、言语矫治、语言康复、认知康复的评估、训练技术。使其能够对听障儿童进行专业、系统的集体康复教育、个别化康复教育、家庭康复指导。

(1)培训内容及要求

1)理论培训:主要内容包括集体康复教育的知识、方法及案例,个别化康复教育的知识、方法及案例。

2)实践与考察:参观较为完善的听障儿童康复教育机构,并结合参访单位的实际条件,进行实践应用培训。

(2)培训形式:采取线上与线下相结合的培训模式,进行听障儿童康复教育相关理论知识与实践技能的培训。线上网络教育采用引导式教学模式,以"在线视频教学+在线实时教学"的形式开展听障儿童康复教育理论知识的学习。线下学习采用现场集中研讨和分散练习的形式进行实践操作。

(周红省)

参 考 文 献

[1] ERBER N P.Use of the auditory numbers test to evaluate speech perception abilities of hearing-impaired children[J].Journal of Speech & Hearing Disorders, 1982, 45(4): 527-532.

[2] LINGWALL J B.Evaluation of the requirements for the Certificates of Clinical Competence in Speech-Language Pathology and Audiology[J].Asha, 1988, 30(9): 75-78.

[3] 刘巧云, 黄昭鸣, 孙喜斌. 汉语言分解式听觉技能训练模式的构建[J].临床耳鼻咽喉科杂志, 2006, 20(12): 574-576.

[4] 刘巧云. 听觉康复的原理与方法[M].上海: 华东师范大学出版社, 2011.

[5] 刘巧云, 赵航, 陈丽, 等. 3~5岁健听儿童音位对比识别习得过程研究[J].听力学及言语疾病杂志, 2011, 19(2): 116-119.

[6] 万勤, 张蕾, 黄昭鸣, 等.特殊儿童言语干预的理论与实践[J].中国特殊教育, 2007(10): 41-47.

[7] 刘巧云, 范顺娟, 段弘艳. 儿童语言习得的基础理论及其对语言康复的启示[J].中国听力语言康复科

学杂志, 2015, 13 (5): 387-389.

［ 8 ］陈彦, 杜晓新, 黄昭鸣 . 听障儿童五项认知能力评估与训练的个案研究［ J ］. 听力学及言语疾病杂志, 2009, 17 (2): 183-184.

［ 9 ］黄昭鸣, 周红省 . 聋儿康复教育的原理与方法, HSL 理论与 1+X+Y 模式的构建与实践［ M ］. 上海：华东师范大学出版社, 2006.

［ 10 ］张玉红, 黄昭鸣, 刘巧云 . 特殊教育专业康复实践教学的运行困境与突围路径 - 基于智慧康复云服务的视角［ J ］. 中国特殊教育, 2015 (11): 49-55.

［ 11 ］周红省, 徐少妹, 黄昭鸣, 等 . 同步式聋儿家长培训模式的构建与实践［ J ］. 中国听力语言康复科学杂志, 2006 (1): 47-49.

第十二章

成人听力康复

在解决听障患者的听力问题过程中，助听器验配师经常感到仅依靠助听器的选择以及按照放大公式调整助听器难以达到令听障患者满意的效果，其实这种现象在听力学发达的欧美国家也不少见，这是由于成人听力障碍影响因素的多面性以及成人听力康复工作的复杂性造成的。"通过哪些方法能有效提高成人听障患者的满意度，促进他们改善生活质量"这个问题只有在全面理解了成人听力康复的目标、方法和主要内容，并通过长期实践才能找到答案。

本章参考了国外先进理念和实践经验，重点是英美等成人听力康复工作相对成熟国家的成人听力康复指南，以及国内相关学术期刊发表的与成人听力康复相关的学术文章，并结合长期的临床工作经验，介绍成人听力康复的相关内容。

第一节　成人听力康复概述

一、现状及需求

世界卫生组织官方网站的数据显示，2018年全球约有4.66亿人（占世界总人口数6.1%）具有不同程度的听力损失，按此比例推断，我国2018年成人不同程度听力损失的总人数约为7千万，由于成人听力损失存在的广泛性以及对听力损失者本人和家庭造成的负面影响，积极推进符合国情、科学有效的成人听力康复事业具有巨大的社会意义。

我国听力学起步晚、起点较低，在成人听力康复领域与听力学发达国家具有明显的理念和技术上的差距。可以说，我国大部分的成人听力康复工作内容是伴随着国际国内助听器公司的产品销售发展而逐步发展的，相当数量正在从业的助听器验配师对于成人听力康复工作的理解主要是根据听力损失人士不同的听力损失程度，依据助听器放大公式而进行的助听器选配，以及助听器验配后的效果评估和使用指导等内容上，而不是按照国际成人听力康复的原则、内容、方法等惯例进行落实，这造成很多已经佩戴了助听器的听力障碍人士对于助听器效果存在负面印象。

我国成人听力障碍人口数巨大，现有的成人"助听器验配"与国际先进的成人听力康复理念、内容之间的差异，以及健康和谐的社会发展方向都促使听力工作从业者学习和开展专业，全面、现代的成人听力康复工作。

二、什么是成人听力康复

世界卫生组织对于康复的定义指出，广义的康复是指通过一整套的干预方法帮助由于疾病或外伤等原因造成残障的个体达到或保持与外部环境互动的最大限度恢复。其目的是使功能受限人士重返家庭和社会，生活自理，可以参与教育、社会劳动以及其他社会生活。

现代成人听力康复归属于现代康复医学,可以从康复的目标、内容以及康复管理的方式等多个角度进行描述,此处引用两例。Arthur Boothroyd 在"什么是成人听力康复,怎么开展?"一文中强调了成人听力康复的原则和内容,指出现代成人听力康复是依据 ICF 框架,以生物 - 社会 - 心理模式认识听力损失及其对听力障碍人士造成的影响,通过听觉感觉管理、康复指导、感知训练和咨询的综合应用来减轻由听力损失导致的机能、活动、参与和生活质量的缺陷,提高生活质量。而 2016 年发表的英国听力康复指南则从强调听力康复管理方式的角度讲解了成人听力康复:即成人听力康复应以听障者为中心,包含确认听障人士个体需求;共同制定康复目标;听障人士、关键家属、听力学家共同理解具体康复策略以及支持听障人士自我管理来实现听力康复。综上,首先,现代的成人听力康复是以听障者为中心,而不是以听力损失的疾病为中心,其次,所包含的内容远大于助听器选择和验配调试。

三、国际功能,残疾和健康分类框架(ICF)与成人听力康复

由于近年成人听力康复发展较好的国家在制定成人听力康复的相关指南和临床实践中,多以 2001 年世界卫生组织发布的《国际功能、残疾和健康分类》(International Classification of Functioning, Disability and Health, ICF)框架作为理论依据,因此,有必要对 ICF 理论框架及其与现代成人听力康复的关系进行介绍(图 12-1-1)。

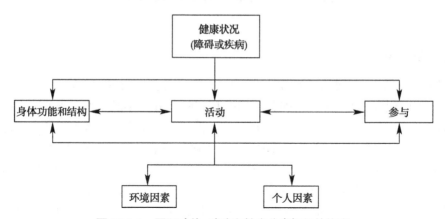

图 12-1-1　国际功能,残疾和健康分类框架的构成

(一)ICF 框架说明

2001 年世界卫生组织发布了《国际功能、残疾和健康分类框架》(ICF)。ICF 理论的核心是"个体在特定领域(如听觉)的功能是健康状况和情景性因素(即环境和个人因素)间交互作用和复杂联系的结果"。依据该理论核心,判断个体某一机能(如听觉)是否处于健康状态应按照生物 - 社会 - 心理模式分别从两个路径进行分析:一个路径是通过功能和残疾进行分析,另一路径则应分析与个体有关的情景性因素。其中功能和残疾描述了身体功能、结构,活动和参与三个部分,与之对应的健康状态的负面情况可以描述为残损(如听力损失)、活动受限(如交流障碍)和参与受限(如无法参与老年大学等社交活动)。情景性因素包括环境因素(自然环境、人为环境、朋友和家人的态度以及政策法规等)以及个人因素(包括年龄、性别、社会地位、生活经历等)。

ICF 分类框架发布以来,已经被广泛应用于不同的康复领域,世界卫生组织为了保持对

ICF 框架中文字意义理解的统一性和准确性，主要成员国都对其核心概念作了相应的翻译工作（附录 1）。同时，ICF 理论还运用了一种字母数字编码系统（表 12-1-1），用字母 b、s、d 和 e 代表身体功能、身体结构、活动和参与以及环境因素（实际应用中也可以用 a 或 p 代替首字母 d 以分别代表活动和参与）。每个分类又用数字编码为 3 个或 4 个层次。因而可以对广泛的有关健康的信息进行编码，这样就为临床工作提供了统一和标准的语言和框架来描述患者的健康状况和与健康有关的状况；同时，运用这种标准化的通用语言也可以使全世界不同学科和领域能够相互进行交流。

表 12-1-1　以听觉功能举例 ICF 的编码系统

身体功能（b）		
第一层	b2	感官功能
第二层	b230	感官功能 - 听觉功能
第三层	b2300	声音探测（感知声音存在的感觉功能）
	b2301	声音分辨（与单双耳感知声音存在相关的感觉功能）
	b2302	声音定位（判断声源方向的感觉功能）
	b2304	言语分辨（分辨口语并将其与其他声音区分开的感觉功能）

（二）ICF 框架与成人听力康复

ICF 作为一个多维度的理论框架，可以对个体的健康和残疾状况从身体、个人、社会三个层次以及环境因素进行综合分析，并指导和评估康复内容及效果，非常适用于以"患者为中心"的现代康复医学的管理，因而也成为了多个国家听力康复理论和实践的重要组成，经过多年实践应用，2012 年在丹麦由听力学、言语 / 语言病理学、康复医学、心理学、头颈外科医生以及听力设备技术人员、听障人士共同确定了 117 个 ICF 条例的综合版 ICF 听力损失分类组合，用于对听力损失进行全面、多学科分析。同时为简便临床实际工作，又确立了包含 27 个 ICF 条例的简明版 ICF 听力损失核心分类组合，对听障人士的听力问题和活动参与受限进行简单评估（附录 2）。另外，读者可通过 WHO 官方网站（链接 https://www.icf-research-branch.org/icf-core-sets/category/10-otherhealthconditions）搜索中文版本的听力损失简明版和听力损失综合版 ICF 核心分类组合的详细内容。

（三）应用 ICF 听力损失分类框架对听力康复的积极影响

1. 在 ICF 听力损失分类框架之下看待成人听力康复问题会更全面更切合实际，同时对于判断具体康复方法的有效性以及对康复效果的评估也具有了相对统一的原则和标准，这得益于框架内容的详细编码系统。如在框架中听觉功能（b230）是指声音探测、声音分辨、声音定位、声音辨向、言语分辨五种功能，因此在验证助听器效果时，应就以上功能是否改善来初步判断有效性。具体到听力损失导致的活动和参与度受限，框架中也有不同的编码，如接受言语信息困难（d310）、无法有效参与讨论（d350）就业方面困难（d850），此外，框架中还有与听力损失相关情境因素的不同编码，如伴侣、子女等相关亲属的态度（e410），社会制度、道德观念对听力障碍的态度（e460）。听力师或助听器验配师可以依据框架中的项目详细完整地询问、评估成人听障人士的具体问题，制定听力康复方案和康复内容，并最终判断康复的有效性，这样也可以在国际范围内寻找通用有效的康复方法。

2. ICF 分类框架强调"以听障人士为中心"的康复原则,在此之前,听力康复是一种生物—医学模式,是以听力障碍疾病为中心的康复原则。由于绝大部分听力损失的不可治愈性,期望治愈听力障碍或者期望通过听力辅助设备完全达到听力损失之前的听觉状态在目前而言都无法实现。因此,以听力障碍疾病为中心的康复会遇到无法解决的问题,当我们以"听障人士"为中心开展听力康复时,则可综合分析听障者作为个体实际遭遇的问题,从多角度进行解决。

3. ICF 分类框架以生物 - 社会 - 心理的角度对健康或与之相关的状态进行描述分析,为听力康复提供了一个有效的沟通工具。听障者可以针对听力障碍对自己的活动、参与等方面的受限情况进行仔细的描述,听力工作者也可将这些信息按照对应的 ICF 编码进行归类。从而制订出听力工作者与听障者本人、家属都认可的评估和康复计划,显著提高康复的依从性。

4. ICF 分类框架关注了环境因素和个人因素这两类情境因素与听力障碍的关系。将这些显而易见却未被重视的与听力康复相关的重要内容考虑在内,为听障者建立了更具体更全面的听力康复目标,也提高了实现康复目标的可操作性。

四、成人听力康复的特点

临床工作中,我们常发现尽管绝大部分的成人听障人士可通过配戴助听器不同程度改善交流,但佩戴助听器的听障人士比例却非常低,这与听力障碍儿童进行听力康复的比例相差很大,这个现象反映出成人与儿童听力康复存在着较大的区别。总体而言,听障成人的听力康复与听障儿童的听力康复相比更为复杂,听障成人是否选择佩戴助听器进行听力康复,以及选择听力康复的时机、康复效果与其生理性、心理性和社会性等多种因素相关。曾有一种观点是助听器的价格限制了听障人士使用助听器,然而英国的一项研究发现,得益于英国国家健康系统,听障人士只需很少的花费就可以得到助听器和听力服务,但在足以影响生活质量的听损程度的人群中仍然只有 38% 的听障人士佩戴助听器,这说明,支付费用并不是唯一和主要的影响听障人士进行听力康复的因素。下文列举了主要的成人听力康复特点。

(一)成人听力障碍人士对于听力损失的认知特征

与听障儿童不同,对于听障成人的听力障碍评判不能只依据医学诊断,尤其是当听力损失程度的医学诊断与听障人士自我感觉的活动和参与受限之间不一致时,听障成人往往根据自己感受的活动和参与度受限来决定是否采取听力康复干预(表 12-1-2)。

表 12-1-2　影响成人听障人士判断听力损失的相关因素

生物性因素 (病理性因素)	环境因素 (主要指与听障人士相关的具体物理性或声学环境)
■ 听力损失类型	■ 背景噪声
■ 听力损失程度	■ 与言语噪声的方向性
■ 基因相关因素	■ 交流空间特征(是否存在回音)
■ 病理特征	■ 交流场合中的人数
■ 认知功能(如工作记忆能力)	

续表

生物性因素 （病理性因素）	环境因素 （主要指与听障人士相关的具体物理性或声学环境）
社会因素	个人因素
■ 交流对象	■ 年龄
■ 工作性质	■ 性别
■ 社会经济地位	■ 个性
■ 文化程度	■ 家族史
■ 社会法规对听障者是否有利	■ 对于听力损失的接受程度
	■ 意志力
	■ 生活方式

（二）听障人士心理和个性因素对听力康复的影响

与听障儿童不同,听障成人生活在现实的社会中,听力损失对其心理的影响是复杂多面的,其中,视"听力障碍"为羞耻是常见的负面心理状态,这种羞耻感可能来源于听力障碍所引起的交流及参与社会活动受限破坏了原有的社会形象,再加上听不到与听不清,听不清与听不懂,听不懂与脑子笨之间的隐含联系,使听障者羞于承认自己的听力问题,而采取了回避和否认的应对方式,由此又引发了一系列其他的心理问题,如孤独感、挫折感、焦虑、多疑等。因此,在进行成人听力康复过程中,一定不能忽视听障人士的心理问题,而应该通过切实可行的方法,如提高全社会对于听力障碍的认识和接受,通过收益与损失分析佩戴助听器的好处,与听障人士重要的家庭成员和亲友共同制订听力康复计划、以群体式咨询方式请听障人士讲述自己的心理问题,纾解压力来帮助听障成人踏上听力康复之旅。

听障人士的个性也是影响其听力康复重要因素,这一点与儿童听力康复有较大区别。个性是指个体特征性的思想、情绪、价值观、信念、感知、行为与态度的总和,具有一定的倾向性、稳定性。著名听力学家 Cox 博士及其团队应用个性五因素模型原理进行听力康复研究,5 种人格特质分别是神经质（neuroticism）,与情绪的稳定有关,用英文 N 表示;外向型（extraversion）,又被称为表现型,用英文 E 表示;开放型（openness）,用英文 O 表示;随和型（agreeableness）,用英文 A 表示;尽责型（conscientiousness）,又叫成功型,用英文 C 表示）。得出结论,对于听力损失为中度到中重度的听障人士,听力测试结果对于最终的听力康复效果主观评估的好坏而言几乎是可以忽略的预判因素,而主要与听障人士的个性等因素有关。Cox 等还发现不同个性的听障人士在寻找听力康复机构时也有所不同,如神经质得分较高的听障人士倾向于选择公立医院等机构而不是私人机构进行听力康复。也有学者持不同观点。

（三）成人听力康复中的家属亲友的重要作用

成人听力损失不仅导致听障人士本人的活动和参与受限,影响其生活质量。同时,由于听力损失主要影响言语沟通和交流等功能,因此也导致了与听障人士密切交流的亲友一定程度的活动和参与受限。依据 ICF 分类框架,对于此类由听障人士活动和参与受限导致的听力障碍者家属及亲朋好友尤其是夫妻、子女的活动和参与受限,称为第三方残疾（the third-party disability）,其中配偶或亲密的朋友被定义为有重要关系的人（significant others）,他们与听力障碍者本人之间存在着情感、行为和自我评价方面的互相影响关系。

听力障碍对于其伴侣或关系密切的人影响是多方面的。Scarinci 等对听障人士生活的听力正常的生活伴侣调查研究发现,听力障碍对他们的影响主要来自于交流无效、对听力损失的负面情感以及对伴侣关系的影响。主要表现为:①不得不重复说话;②不得不提高说话音量;③明显增多的面对面交流需求;④不能小声说话;⑤不能经常交流。同时,由于听障人士及伴侣的具体情况不同,对于第三方残疾的严重程度判读也不一样,这些影响因素包括听障人士伴侣的性别、年龄、是否伴随其他慢性疾病,以及听障人士本人的听力障碍程度、持续时间等。听障人士的家属面对听障人士的问题,通常在不同的阶段采用否认、回避、减少交流以及帮助听力障碍者进行听力康复等行为方式。

由于听障人士伴侣既是除听障人士本人外,对其听力障碍最全面的感受者,又是听障人士关系最密切的人,因此在成人听力康复过程中必须考虑如何针对听障人士伴侣的特点推动康复。如英国成人听力康复指南 2016 版要求听障人士本人和家属一定要同时参加对于听障人士的评估,康复目标的设定。美国成人听力康复指南在康复步骤中要求至少一位与听障人士关系密切的人要了解听障人士的听力问题和活动、参与受限,了解听力康复的过程,并给予听障人士情感和技术方面的支持。

（四）影响成人听障人士是否选择佩戴助听器进行听力康复的主要因素

Janet 等在系统性的综述中分析了决定影响听障成人佩戴助听器进行听力康复意愿的主要因素,从这些影响因素中也可以看出成人听力康复与儿童听力康复显著不同,影响是多方面的,甚至非听力学的影响因素占比更高,这应该引起国家相关政策制定的部门和助听器验配师足够的重视（表 12-1-3）。

表 12-1-3　影响成年听障人士是否持续使用助听器进行听力康复的相关因素

听力学因素	非听力学因素
1. 听力损失严重程度	1. 对于听力问题严重度的自我认识
2. 助听器类型	2. 对于生活质量改善的合理预期
3. 背景噪声接受度	3. 人口学特征以及经济能力
4. 与处方公式相关的助听器放大增益	4. 是否进行集体咨询
	5. 重要家人和朋友的支持
	6. 自我评价的助听器受益度
	7. 对于目前使用助听的满意度

第二节　成人听力康复不同阶段干预策略及效果评估

本节主要讲述成人听力康复不同阶段的干预策略,通常将成人听力康复分为以下四个阶段进行描述:①综合评估和确定康复计划及目标;②听力康复的初始阶段;③听力康复的持续阶段;④效果评估阶段。

这些阶段之间的内容有着密切的递进关系,跨过或忽略一步进入下一步都无法取得满意的康复效果。

一、综合评估和建立听力康复目标

综合评估及确定成人听力康复方案见图12-2-1。

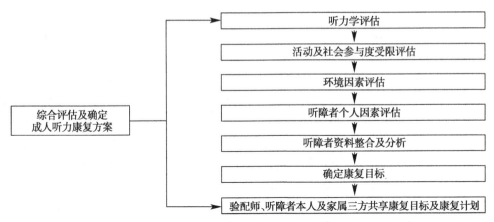

图 12-2-1 综合评估及确定方案阶段

应依据 ICF 框架,以听障人士为中心,通过询问病史和各类检查问卷进行全面综合评估。可将综合评估分为听力学相关评估和非听力学评估。

(一) 听力学评估

1. 目标 ①确诊听力损失的类型和程度;②确定是否需要医学转诊至耳科医生;③为听障人士本人和相关家属讲解其听力损失的原因和听力学检查结果;④根据 ICF 框架,了解听障人士的活动和参与度受限的具体情况;⑤确定听障人士是否可由助听器干预受益,以及是否有特殊的助听器技术特征。

2. 内容 理论上应从听力阈值、听觉动态范围、频率解析能力、时域解析能力以及双耳听觉功能如分辨声源方向能力、在背景噪声下聆听能力来判断听力损失的影响。当前实际可开展的听力学评估项目包括:通过听力学相关病史询问、耳镜检查、纯音测听、中耳功能测试、耳声发射检查、响度重振试验、不舒适阈值测定、安静及噪声下言语识别率测试等检查手段确认听力损失的类型和程度。同时确认是否需要转诊。

以下情况应首选耳鼻喉或其他科室诊治,而不是首选听力康复:①明显可见的先天性或外伤性的耳部畸形;②90 天内耳流脓病史;③急性或慢性的眩晕病史;④单侧突发性聋不超过 90天;⑤纯音测听显示在 500、1 000、2 000Hz 有超过 15dB 的骨气导差;⑥大的耳道耵聍或异物;⑦患者需要进行耳道清洗的,必须在看到耳道和鼓膜后才可进行验配;⑧耳部不舒适或疼痛。

(二) 听障者对于活动和社会参与受限的自我评估

1. 目标 了解听障人士具体的活动和社会参与受限内容,为满足听障人士个性化的交流需求而建立听力康复目标和现实的期望值,同时也为后期个性化选择助听器性能和个性化助听器放大建立基础。如一位双侧中度听力损失的消化科教授,主要希望解决在每周的全科查房病历讨论时听得清楚,要想解决这一复杂问题,需要包括助听器性能选择和提高聆听技巧等多个个性化的听力康复内容。

2. 内容 通过临床问诊和一系列的开放式或封闭式问卷等形式评估由听力损失造成的活动及参与受限。如通过言语、空间和音质的听觉评分表(speech, spatial and qualities of hearing scale)了解听障人士在噪声下言语识别、声源方向判断、音质感受、听配能等方面的感受,通过听障者为导向的听觉改善分级问卷(client oriented scale of improvement,COSI 问卷)询问听障者本人目前最重要的活动和参与受限的具体内容。

(三)非听力学评估

非听力学评估是关系到建立符合现实,符合听力障碍者个人利益的听力康复目标及方案的重要组成部分,也是 ICF 框架的重要组成部分。非听力学评估包括环境因素和听障者的个人因素评估。其中环境因素评估通过病史询问方式进行,既包括自然因素也包括人为因素。如听力障碍人士工作环境对听力干扰情况,患有听力障碍的理发师由于长期需要使用电吹风,电吹风的机械噪声就是不利于听力康复的环境因素。人为因素如听障者的家属非常理解支持听障者本人进行听力康复,这是有利的人为因素。

对于听力障碍人士本人的个人因素评估较为复杂,应通过详细询问病史获得以下信息。如其他感觉和运动功能是否受损,如手的灵活性,视力情况等;一般健康状况,如是否有高血压、糖尿病等;情感和性格因素如期望值,是否有充分的动机,是否有自信和尝试新事物的意愿;之前是否有助听器使用经验等。

通过以上对听障人士听力学和非听力学评估信息的综合分析,助听器验配师可以制订符合听力障碍者利益的个性化听力康复计划及目标。这些计划和目标应包含:①听障人士对于希望改善的听力活动及社会参与受限具体内容,以及合理期望值;②推荐的助听器或其他听力辅助器具说明及试用;③对于开展指导、听觉感知训练和咨询的相关说明。

在建立听力康复计划和目标后,助听器验配师应与听障人士本人及至少一位家属充分沟通,以达成双方的理解,这对于后期的康复效果非常重要。

二、成人听力康复的初期阶段

成人听力康复的初期阶段主要工作见图 12-2-2。

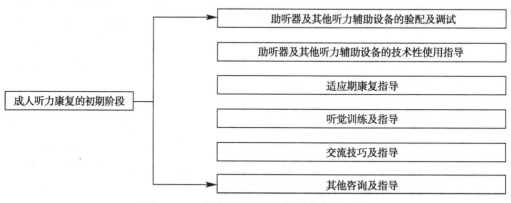

图 12-2-2　成人听力康复初期阶段主要工作

听力康复初期阶段的主要康复内容是根据对评估结果的综合分析,为听力障碍人士选择个性化的助听器等听力辅助设备、进行个性化的助听器放大调整、对使用技巧和听觉训练进行科学有效的指导和培训。

(一)助听器选择及针对性放大

目标为基于听障人士听力学和非听力学评估,选择适当的助听器或和其他听力辅助工具,并进行符合个性化需求的放大(见第九章)。

（二）使用指导及随访

1. 目的 通过详细有效的示范及指导，协助听障人士本人及至少一位家属熟悉听力辅助设备的使用以及对于聆听环境的控制，从而最优化助听效果。

大量的临床实践证明，科学有效的指导和随访与听力障碍人士对康复效果的整体满意度之间有明确的关联性。由于在听力康复的初期阶段，听障人士要接受大量的指导信息，因此建议按照"重复关键信息，提供积极心态，使用通俗易懂语言，提供明确资料，控制沟通时长"的指导原则进行，在口头指导的同时，要辅以实际操作示范和文字指导，并在佩戴助听器的1～3个月内，反复强调，多次随访，直至听障人士和至少一位家属掌握了相关内容。

2. 内容

（1）与助听器使用相关的指导：①助听器的特性（方向性麦克风功能、降噪功能、多程序选择、电话功能、针对特殊听力损失类型的助听器功能如助听器降频技术）；②如何佩戴和取下助听器；③音量调节及程序调节；④助听器电池型号、如何更换、如何购买；⑤保养和清洁；⑥反馈啸叫的原因和处理；⑦打电话注意事项；⑧保修服务。

（2）与助听器初步适应相关的指导

1）助听器初步佩戴时间：根据听障人士的听力损失程度、时间、认知能力，有无基础性疾病等因素进行调节，原则上佩戴助听器的第一个月，每日佩戴时间以4h为宜。

2）助听器初步佩戴环境：建议初次使用助听器的听障人士选择安静或熟悉的环境开始佩戴助听器。

3）堵耳现象及其适应：详细介绍堵耳现象产生的原因，必要时降低低频增益。

4）针对不同环境的助听器使用技巧：在安静或嘈杂环境中，可使用不同的助听器程序以获得舒适度和可听度的最佳平衡。

（3）与听觉感知相关的初步指导

1）日常环境声的识别：应通过实景或声音软件演示佩戴助听器后，对于不同声音的感知变化，建议初次使用助听器的听障人士先熟悉日常环境中的各种声音，如水流声、翻阅报纸的声音等。

2）语感知训练技巧：如通过朗读练习听觉中枢处理言语信号的能力、在安静或噪声环境下进行针对性言语分辨训练。

（三）咨询及随访

1. 目的 通过咨询和随访，帮助听障人士及其关系密切的交流者全面理解听力损失的影响，并帮助他们学习新的聆听策略以减少这些负面影响。

对于成人听障人士而言，助听器验配只是成人听力康复的开始，还需要对听障者和家属进行全面的咨询和指导以帮助他们充分利用助听器等辅助设备，并最大限度获益。这是因为大部分听障人士在佩戴助听器前的漫长听力损失期间已经形成了某些错误的应对听力障碍的方式，如回避社交活动、否认听力障碍等。佩戴助听器并不意味着这些行为马上就可转变，通过个体或集体式咨询，可以帮助他们逐步停止错误的适应行为而采用新的交流策略，另外，情感因素的咨询也包含在咨询的范围内。

2. 咨询内容包括

（1）听觉的基础解剖、听觉产生的生理过程和听力损失的常见原因和部位，如常见的感音神经性听力障碍是听毛细胞受损所致。

（2）理解听力测试的结果，如听障人士本人的听力损失类型和程度。

（3）在噪声中理解语言的相关问题，如噪声环境下对言语信号的掩蔽作用，以及助听器的方向性麦克风系统对于噪声中提高信噪比的作用。

（4）如何控制交流环境：如选择适合观察讲话者的位置，请求重复，放松情绪等。

（5）自信和现实的期望值：如客观看待助听器的收益与不足。

（6）压力管理：如在交流中如何克服紧张情绪。

（7）亲密交流家属的讲话技巧：如匀速、音量适中、重复重要信息等。

三、成人听力康复的持续阶段

成人听力康复的持续阶段主要工作见图12-2-3。

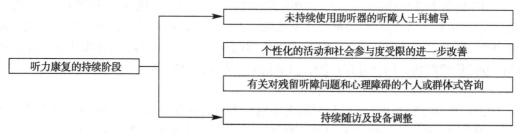

图12-2-3　成人听力康复的持续阶段主要工作

经过听力康复的初期阶段，听障成人已经基本掌握了助听器和其他听力辅助设备的使用方法和一定的聆听技巧，此时，应通过一系列的助听器实验室效果评估和听障人士填写调查问卷来了解整体康复效果，以便在听力康复的持续阶段加强或调整康复内容。在听力康复的持续阶段，康复核心仍然是以听障人士为中心，通过听觉管理提高他们的生活质量。但听力服务的内容有所变化，助听器验配师应重点关注以下几个方面：①未顺利度过听力康复初期阶段的听障人士所提供的听力服务；②个性化的活动和社会参与受限的进一步改善；③听障人士心理问题的个体或群体式咨询工作；④持续随访和康复内容调整。

（一）对于未顺利度过听力康复初期阶段的听障人士所提供的听力服务

有学者提出在已经佩戴助听器进行听力康复的阶段，影响听障人士是否能佩戴助听器的关键因素是对于背景噪声放大的接受程度，其他还包括助听器操作不熟练，缺乏家人支持，以及心理因素等。

针对这些影响因素，在听力康复的持续阶段，应采取以下措施：

由于部分成人听障人士存在响度重振的阈上听功能异常现象，验配初期应进行不舒适阈测定，将助听器的最大声输出设置在不舒适阈值之下，如有声学环境场景模拟条件，可根据听障成人的现场反馈调整助听器增益，在持续期应持续跟踪、调整增益及咨询，最终大部分听障人士可以在舒适度和可听度之间达到平衡。

针对操作不熟练，或无法按照常规适应期佩戴助听器的听障成人，应仔细分析原因，如康复方案中有被忽略的不利于听力康复的细节应做出调整，如老年听障者同时伴有手指灵活度较差，应反复示范，指导助听器佩戴技巧。也可重新调整听障人士适应期的佩戴时间和听觉感知训练强度，以减少因过多的听觉刺激导致的不适感。

总之，相当部分的听障成人在听力康复初期阶段后仍会因为不同原因退出康复之旅，助听器验配师应及早发现潜在问题，及时调整康复策略。

（二）对于听障人士个性化的活动和社会参与度受限寻求进一步改善

佩戴助听器或其他听力辅助设备带来了听觉机能改善并对言语理解产生正面积极的效果，但不能就此认为听障人士的社会参与度和生活质量会自动提高或者恢复到听力损失前的状态。事实上，个体之间的康复效果差异很大。依据 ICF 框架，听障人士的主要活动和社会参与内容包括：①学习知识和应用知识（d1）；②基本责任和基本需求（d2）；③沟通需求（d3）；④各种行为活动（d4）；⑤自理能力（d5）；⑥家庭生活（d6）；⑦人际交往和社会关系（d7）；⑧主要生活领域（d8）；⑨社区和社会生活（d9）。

助听器验配师在听力康复持续阶段，应根据效果评估问卷与听障人士沟通其活动和参与受限改善目标的达成情况，进一步寻找可行方法。如一位中重度听力损失的听障人士通过佩戴助听器及言语训练，在安静环境下言语识别率都有了显著提高，但发现在 3 ~ 5 人的小组讨论时常有跟不上不同讲话者，以至遗漏交流信息的情况，并由此产生了焦虑的不良情绪。针对这个具体的问题，应从增强听力和交流能力的感知训练，提高处理竞争性语境下语句处理能力，助听器设备的进一步调整，增加会议场合程序，提高自信等多方面入手综合解决，并定期对解决方法的实际效果进行随访和评估。

（三）对听障人士的心理问题进行个体或群体式咨询

听力障碍是一种长期性的残疾，对听力障碍者本人会造成一定的负面心理影响，同时由于助听器等辅听设备的技术局限性，听障人士会发现在某些场合下仍然有一定的参与困难，另外听障者本人的个性特征、亲朋好友对听障者的支持程度，社会对听障人士的态度等都影响着听障人士社会参与度和生活质量的改变。在听力康复的持续阶段，助听器验配师应关注听障人士的心理问题和他们对残留的听力问题的接受度，通过个体和群体式咨询的方式加以改善。此处有必要强调群体式咨询的重要性，多个有关听力康复效果的满意度调查都显示群体式咨询与满意度之间有明确的相关性。群体式咨询一般由助听器验配师组织，听力障碍人士在咨询过程可以讨论他们的听力问题，对生活的影响，讨论感受，讨论如何处理实际中遇到的社会、情感问题，在群体式咨询过程中，助听器验配师应达成以下效果：

1. 掌控群体式咨询场面，鼓励听障者表达自己的情感。
2. 展开听力障碍相关问题的开放交流。
3. 鼓励参加者集中讨论有效的应对残留问题的策略。
4. 鼓励参加者互相给予有益于聆听和解决心理问题的建议。
5. 帮助在听障人士之间形成互相支持的社交网络。
6. 让每一位参加咨询的听障人士都能表达如何自强自立地面对听力障碍残留问题和伴随窘境。

咨询的目的是在接受不可改变的残余听力问题的前提下，提高社会参与和生活质量。这一部分的康复内容，需要工作者具有一定的心理咨询专业技巧。

（四）持续随访和康复内容调整

成人听力康复是一项长期工作，在成人听力康复的持续阶段，另一项常规工作是通过持续的随访了解听障人士听力变化和活动及社会参与度受限的动态变化进行康复内容调整，以保持听障人士维持听力康复的状态。具体如下：

1. 定期的听觉功能复查，如纯音听力测试、言语识别率测试。
2. 定期的听力辅助设备检测和维护，以确保助听器等设备正常放大。
3. 针对变化的听力水平，调整助听器放大或增加其他听力辅助设备。

4. 针对变动的活动和社会参与度需求，调整助听器放大或改善聆听技巧。

5. 其他。

（田宏斌）

参 考 文 献

［1］赵非，郑亿庆.成人听力康复学［M］.天津：天津人民出版社，2015.

［2］邱卓英，张爱民.《国际功能、残疾和健康分类》应用指导（一）［J］.中国康复理论与实践，2003，9（1）：21-26.

［4］BOOTHROYD A.Adult Aural Rehabilitation：What Is It and Does It Work？［J］.Trends Amplif，2007，11（2）：63-71.

［5］Comprehensive ICF Core Set for hearing loss［DB/OL］.（2012-01-12）［2020-06-01］https：//www.icf-research-branch.org/icf-core-sets/send/10-otherhealthconditions/172-comprehensive-icf-core-set-for-hearing-loss.

［6］Brief ICF Core Set for hearing loss［DB/OL］.（2012-01-12）［2020-06-01］https：//www.icf-research-branch.org/icf-core-sets/send/10-otherhealthconditions/171-brief-icf-core-set-for-hearing-loss.

［7］MEYER C，GRENNESS C，SCARINCI N，et al.What Is the International Classification of Functioning，Disability and Health and Why Is It Relevant to Audiology？［J］.Semin Hear，2016，37（3）：163-186.

［8］VALENTE M，CHAIR，ABRAMS H，et al.Guidelines for the Audiologic Management of Adult Hearing Impairment［DB/OL］.（2007-01-01）［2020-06-01］https：//www.audiology.org/publications-resources/document-library/adult-rehabilitation-hearing-aids.

［9］NERINA A.Third-Party Disability in Spouses of Older People With Hearing Impairment［DB/OL］.（2011-10-01）［2020-06-01］https：//espace.library.uq.edu.au/view/UQ：271727/UQ271727_OA.pdf.

［10］MANCHAIAH V，STEPHENS D.Perspectives on defining 'hearing loss' and its consequences［J］.Audiological Medicine，2013，11（1）：6-16.［11］NG J H，LOKE A Y.Determinants of hearing-aid adoption and use among the elderly：A systematic review［J］.Int J Audiol，2015，54（5）：291-300.

［12］COX R M，ALEXANDER G C，RAY G A.Who Wants a Hearing Aid？Personality Profiles of Hearing Aid Seekers［J］.Ear Hearing，2005，26（1），12-26.

第十三章	听力康复效果评估

第一节　听障儿童康复效果评估

　　关于听障儿童的康复效果评估,业内专家一直在进行不懈的探索。其中最有代表性的评估标准和方法有两个。一个是 20 世纪 80 年代,中国听力语言康复中心(原中国聋儿康复中心)孙喜斌教授等专家团队的研究成果"听障儿童听觉语言能力评估"标准及方法,其研究成果通过全国残联康复系统的迅速推广而得到广泛应用。另外一个是 2007 年华东师范大学言语听觉科学教育部重点实验室、教育康复学系主任刘巧云博士团队的研究成果"听障儿童听觉言语语言认知综合评估"标准及方法,其研究成果因评估的精准细致,以及评估对康复训练的针对性、系统性指导而受到广大康复教师的热烈欢迎,通过华东师范大学等高等院校的课程建设及教育部医教结合实验校项目的推广,在国内听障儿童康复领域被广泛应用。

一、听障儿童听觉语言能力评估

(一)听觉能力评估

　　1. 评估标准　依据听力补偿或重建效果,将听觉康复评估标准分为以下四级,见表 13-1-1:

表 13-1-1　听觉评估标准

音频感受补偿范围 /Hz	言语最大识别率 /%	助听效果	听觉康复级别
250 ~ 4 000	≥90	最适	一级
250 ~ 3 000	≥80	合适	二级
250 ~ 2 000	≥70	较适	三级
250 ~ 1 000	≥44	看话	四级

　　2. 评估方法

　　(1)数量评估:使用"便携式听觉评估仪"(图 13-1-1)或便携式听力计,以 250 ~ 4 000Hz 的啭音作为刺激声,对初戴助听器或目前无言语能力的听障儿童进行听觉评估,初步确定听障儿童听力损失经过助听补偿或重建后各频率及强度感知范围是否在听力补偿、重建目标区域,对其助听效果做出定量评价。

　　(2)听觉功能评估

　　1)自然环境声识别:本项测试为无语言听力障碍幼儿提供了听觉评估途径,每种音响都有其特定的主频范围。判断听力障碍幼儿佩戴助听器后的听觉功能,助听效果以及对自然环境各种音响的适应能力、辨别能力。本测试内容所选 20 种声响均为听障儿童听力训练教材初期课程。共分 4 组,每组 5 张测试图片(图 13-1-2),其中有 4 张陪衬图片,20 张图片共循环 5 次完成。

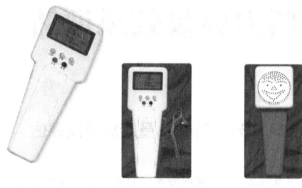

图 13-1-1　便携式听觉评估仪

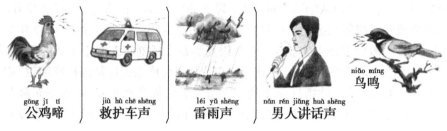

gōng jī tí　　jiù hù chē shēng　　léi yǔ shēng　　nán rén jiǎng huà shēng　　niǎo míng
公鸡啼　　救护车声　　雷雨声　　男人讲话声　　鸟鸣

图 13-1-2　自然环境声响识别

2）语音识别：分为韵母识别和声母识别。

①韵母识别：韵母是汉语的主要语音成分，每个音节都离不开韵母，韵母也可以独立成为音节并在音节长度和语音能量方面占有很大的优势。通过韵母识别评估听障儿童的听觉功能及语音能力，对指导教学实践提供理论依据。

依据"学说话"教材中的韵母出现率，选用了《汉语拼音方案》韵母表中 31 个韵母，按照语音测试词表编制规则组成 75 个词，共分为 3 个测听词表即词表 1、词表 2、词表 3，编成 25组，每组由 3 个词组成，其中有一个测试词，2 个陪衬词，全部配有彩色图片（图 13-1-3）。

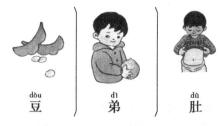

dòu　　dì　　dù
豆　　弟　　肚

图 13-1-3　韵母识别

②声母识别：《汉语拼音方案》中 21 个声母全被选用，按照语音测试词表编制规则组成 75 个词，共分为 3 个测听词表，编成 25 组，每组由 3 个词组成，其中有一个测试词，2 个陪衬词，全部配有彩色图片（图 13-1-4）。声母往往不能离开韵母而单独发出音来，它总是伴随韵母前后与韵母一起作为识别信息的工具。声母频谱范围 3kHz 以上，远较韵母频率高，听障儿童的听力损失高频显著者居多。通过声母识别可以评估听障儿童听觉功能及助听器对听障儿童高频听力损失的补偿效果。

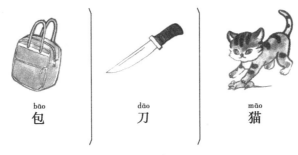

图 13-1-4　声母识别

（3）数字识别：本测试主要了解听力障碍幼儿对数字识别能力，1～10 的数字由计算机随机选出 25 个，编成 5 组，每组 5 个数字，其中有一个为测试词，4 个为陪衬词（图 13-1-5）。

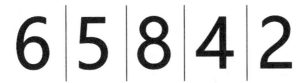

图 13-1-5　数字识别

（4）声调识别：汉语作为声调语言，其声调起到表意的作用。通过同音单音节声调识别，主要了解听力障碍幼儿的声调识别能力（图 13-1-6）；双音节声调识别主要评估听力障碍幼儿对声调的识别及理解能力（图 13-1-7）。

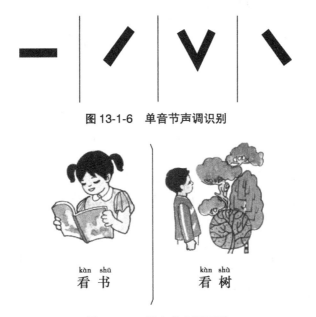

图 13-1-6　单音节声调识别

图 13-1-7　双音节声调识别

（5）单音节词（字）识别：本项测试由同等难易程度的两个词表组成，每个词表有 35 个词（字），包括了《汉语拼音方案》中全部声母及 35 个韵母中的 30 个（图 13-1-8）。本项测试可以判断听力障碍幼儿佩戴助听器后，对韵母、声母、声调在各单词中的综合听辨能力。

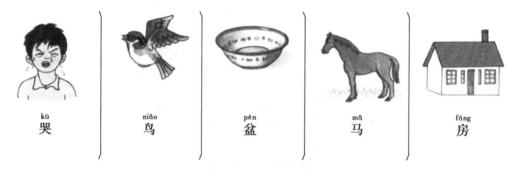

kū 哭　　niǎo 鸟　　pén 盆　　mǎ 马　　fáng 房

图 13-1-8　单音节词识别

（6）双音节词识别：本项测试通过对双音节词识别，了解听障儿童言语可懂度及最大识别得分，评估听觉功能。共选 60 个词，分为词表 1 和词表 2。每个词表 30 个词，共分为 6 组，每组 5 个词。词表 1 考虑了传统的言语测听双音节词编制规则，根据两个音节同等重要的理论，选词时避免轻声出现，选用扬扬格双音节词，并考虑听力障碍幼儿的言语特点。词表 2 与词表 1 的不同点就是不回避轻声，为普通话声调与西方语系不同，具有重要的辨意作用，轻声同属调类，其作用也不例外，况且轻声在汉语声调出现率为 8.63%，故采用词表 2 评估听力障碍幼儿佩戴助听器后的听觉功能更具有实际意义。

（7）三音节词识别：通过三音节词识别，测试听障儿童感知、分辨连续语言的能力（图 13-1-9）。随着听障儿童言语的发展，三音节识别是单音节向多音节的过渡阶段。

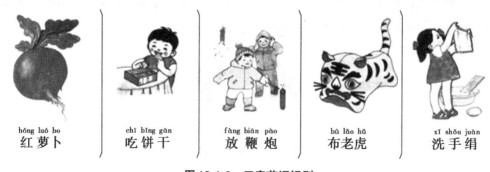

hóng luó bo 红萝卜　　chī bǐng gān 吃饼干　　fàng biān pào 放鞭炮　　bù lǎo hǔ 布老虎　　xǐ shǒu juàn 洗手绢

图 13-1-9　三音节词识别

（8）短句识别：短句识别是评价听障儿童佩戴助听器后，感知和分辨连续语言能力及听觉功能的重要途径。本词表选用"学说话"教材，听障儿童熟知的 20 个句子，分成 4 组，每组由 5 个句子组成，全部配有图片（图 13-1-10）。

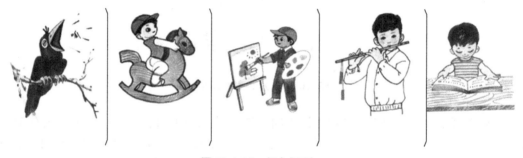

图 13-1-10　短句识别

（二）语言能力评估

1. 评估标准　语言能力评估依据的标准是正常幼儿在各年龄段上的语言发育指标,亦称语言年龄(表 13-1-2)。

表 13-1-2　听障儿语言能力评估标准

康复级别	语音清晰度 /%	词汇量 /个	模仿句长 /字	听话识图	看图说话	主题对话	语言年龄 /岁
四	简音发音	20	1~2	事物的名称	事物名称、简单行动	理解"呢"	1
三	30%	200	3~5	动作、外形、机体感觉	事件中的主要人物和行动	理解"什么""谁""哪个""哪儿"	2
二	65%	1 000	6~7	个性品质、表情、情感	主要人物和主要情节	什么时候、什么地方	3
一	97%	1 600	8~10	事件、情景	百字以内的简单故事	怎么、怎么样、为什么	4

2. 评估方法

（1）语音清晰度:主要对听障儿童的发音状况作出评估。共分四个级别,每个级别的清晰度与相应的语言年龄一致。为了提高客观性,本测验采用三级测试方法,即将主试人员分为三个级别,一级测试人员包括听障儿家长、语训教师;二级测试人员包括其他听障儿家长、其他语训训练者或直接为听障儿服务的人员,三级测试人员包括正常儿家长、不直接为听障儿服务的人员。测试工具是 30 张卡片。

测试方法:5 名测试人员(一级 1 名、二级 2 名、三级 3 名)背对听障儿童,主试者选择 20 张图片依次出示,让听障儿认读,测试人员根据听障儿发音,尽可能分辨其语义并作好记录,然后与主试者对照正确答案,最后将 5 名测试人员记录的正确数累加,即可获得听障儿童的语音清晰度或以下列公式计算。测听词表使用听障儿听觉功能评估双音节词表。

语音清晰度 = 测试人员测出正确词语之和 /(测试人员数 × 卡片数)×100%

（2）词汇量:主要评估听障儿习得的词汇总数。共分四个级别,每个级别与相应的语言年龄对应。它所使用的工具是《词汇等级测试词表》,总共 1 600 个词。

测试方法:由语训教师或听障儿家长将词表中听障儿掌握的部分画出,然后进行统计,计算出该听障儿的词汇量。

（3）模仿句长:本项测验主要是评估听障儿的语法能力。由于句子长度和句子结构的复杂程度成正比例关系,因而句子长度能大致评价听障儿的语法运用能力。本试题分为 4 个等级,每个等级与相应的语言年龄一致(表 13-1-3)。它所使用的工具是 4 组不同长度的句子和用于提示的卡片。

表 13-1-3 模仿句长

级别	模仿句长
一级	马 牛 羊 猪 狗 苹果 葡萄 西瓜 香蕉 菠萝
二级	小朋友 电视机 剪指甲 哥哥画画 公共汽车 弟弟游泳 小朋友做操 奶奶买豆腐 乌鸦哇哇叫 狐狸、狼吃肉
三级	小朋友拍皮球 奶奶喂我吃饭 我和小海挖土 我自己穿衣服 这是狐狸和老虎 小朋友上幼儿园老师教我们折纸 小朋友端来一盆水 我帮阿姨收衣服 我学会了游泳
四级	解放军在岸边跑步 小萍给妈妈搬凳子 红花应该奖给春花 动物园里有很多动物 螃蟹、乌龟和小兔赛跑 小猫钓了一条大鱼 杨杨把废纸丢进果皮箱 小明把手绢晾在绳子上 昨天，爸爸和我去公园玩 桌子上摆着包子、馒头和面包

测试方法：本测试采用应声测试法，由主试者出示一张卡片，并说出用于测试的句子，要求被试者模仿说出，如果能模仿无误则通过该级测试，不能模仿则令其模仿同级题库中的其他句子，连续 3 次不能模仿或模仿有误则停止测试。

（4）听话识图：主要评估听障儿对语言的理解能力。其理解内容依据难度分为 4 个级别，每个级别与正常儿童的语言年龄相一致。它所使用的测试工具是 4 组卡片及描述内容的语句（表 13-1-4）。

测试方法：测试人员与听障儿面对面坐，同时出示同级 4~5 张卡片，并描述其中一张的内容，要求听障儿指出相应的卡片，如能指出则通过本级测验，不能指出则逐一描述其他卡片，连续 3 次不能指出则停止测试。

表 13-1-4 听话识图

组号	一级
1	猫 狼 老虎 狮子 猴子
2	羊 猪 牛 马 狗
3	苹果 葡萄 梨 西瓜 香蕉

组号	二级
1	工人 农民 医生 解放军 训练者
2	红色的蝴蝶 黄色的蝴蝶 蓝色的蝴蝶 绿色的蝴蝶 黑色的蝴蝶
3	救火车 救护车 洒水车 越野车 举重车

组号	三级
1	小朋友笑了 小朋友哭了 小朋友热了 小朋友冷了 小朋友怕了
2	小猫在桌子上面 小猫在桌子下面 小猫在桌子后面 小猫在抽屉外面 小猫在抽屉里面
3	妈妈和于海在花园里看花
	妈妈和于海在山坡上爬山
	妈妈和于海在湖里划船
	妈妈和于海在树林里捡树叶
	妈妈和于海在公园里看猴子

续表

组号	四级
1	小萍给妈妈拿拖鞋让妈妈穿
	小萍给妈妈端来一杯水让妈妈喝
	小萍给妈妈拿扇子让妈妈扇
	小萍给妈妈拿凳子让妈妈坐
2	哥哥把妹妹的玩具弄坏了
	哥哥和妹妹一块儿玩玩具
	哥哥把妹妹的玩具抢走了
	哥哥帮妹妹收拾玩具
3	小时候,妈妈给我穿衣服
	小时候,妈妈给我洗脸
	小时候,妈妈喂我吃饭
	小时候,妈妈帮我剪指甲

（5）看图说话:主要就听障儿的语言表达能力进行测试。依据内容的难易程度,共分 4 个级别,每一级别均与相应的语言年龄相一致。测试工具为 4 组卡片和讲述卡片内容的资料(表 13-1-5)。

测试方法:主试者与听障儿面对而坐,出示一张卡片,并讲述其内容。讲完后要求被试者复述,根据复述内容和语句的完整度、语言的流利度及自然与否评定能否通过该级测试,不能复述则逐一复述另两张卡片内容,连续 3 次不能复述则停止测试。

表 13-1-5　看图说话

级别	看图说话
一级	吃饭 睡觉 拍球 扫地 洗脸
二级	叔叔赶马车 奶奶买豆腐 妹妹洗手帕(绢) 妈妈缝衣服 珍珍擦桌子
三级	训练者打鼓,小朋友们玩抢椅子,我们大家一起玩 小明把老爷爷的书碰掉了,没帮老爷爷捡起来,就跑了 小花和奶奶吃苹果,小花把大的给奶奶,自己吃小的 爸爸在看书,小明抢走了爸爸的眼镜,爸爸生气了 妹妹在玩娃娃,小刚抢走了娃娃,妹妹哭了
四级	1. 搭积木　冬冬搭房子,红红搭桥,红红搭桥少了块积木,冬冬把积木给了红红。红红说: "谢谢。"冬冬说:"不用谢。" 2. 捡帽子　小明和小强在院子里玩,忽然刮来一阵风,把小明的帽子刮掉了。小强帮小明把帽子捡了回来。小明说:"谢谢。"小强说:"不用谢。" 3. 洗手绢　小明端来一盆水,接着把手绢放在水里,然后洗了起来,手绢干净了,小明把手绢晾在绳子上 4. 滑滑梯　小明和小红滑滑梯,一不小心,小明把小红撞倒了。小红哭了起来。小明马上扶起了小红,说:"对不起。"小红说:"没关系。" 5. 是我打碎的　几个小朋友在一块踢球。毛毛飞起一脚,哗啦啦,一块玻璃碎了。这时,老奶奶问:"谁打碎了玻璃?",毛毛低着头说:"是我打碎的。"老奶奶说:"你是个诚实的好孩子。"

（6）主题对话：主要评估听障儿的语言使用和交往能力。根据问句的难易程度分为4个等级，每个等级都与相应的语言年龄相一致。测验工具是4组卡片和与内容相关的疑问句（表13-1-6）。或根据测听词表的难易程度，设计适当的生活场景，与听障儿在游戏中完成测试。

表 13-1-6 主题对话

级别	主题对话
一级	（1）家庭 灯呢？ 床呢？ 爸爸呢？ 妈妈呢？
	（2）教室 桌子呢？ 椅子呢？ 训练者呢？ 小朋友呢？
	（3）动物园 老虎呢？ 猴子呢？ 熊猫呢？ 大象呢？
	（4）副食店 苹果呢？ 香蕉呢？ 白菜呢？ 萝卜呢？
	（5）公园 花呢？ 树呢？ 滑梯呢？ 小船呢？
二级	（1）家庭 这个是什么？ 他（她）是谁？ 哪个是妈妈？ 爸爸在哪里？
	（2）教室 这（那）是什么？ 这（那）是谁？ 哪个是桌子？ 椅子在哪儿？
	（3）动物园 这（那）是什么？ 哪个是老虎？ 这是猴子吗？ 熊猫在哪？
	（4）副食店 这（那）是什么？ 哪些是苹果？ 这些是白菜？ 哪些是萝卜？
	（5）公园 这（那）是什么？ 哪个是滑梯？ 小船在哪儿？ 树在哪儿？
三级	（1）家庭 谁在洗衣服？ 看书的人是谁？ 妈妈在洗衣服，对吗？ 这是不是台灯？
	（2）教室 小朋友在干什么？ 你叫什么名字？ 咱俩玩积木，好吗？ 教室里有没有黑板？
	（3）动物园 你怕老虎吗？ 大象和老鼠哪个大？ 哪个小？ 猴子喜欢吃什么？ 你最喜欢什么动物？
	（4）副食店 谁是营业员？ 他（她）在买什么？ 苹果好吃吗？ 用篮子装水果行不行？
	（5）公园 你去没去过公园？ 上次你和谁一起去公园？ 公园里好玩吗？ 这些都是什么？
四级	（1）家庭 你家住在哪儿？ 你爸爸是干什么的？ 你家有几口人？ 你什么时候回家？
	（2）教室 你们训练者姓什么？ 你们班有几个小朋友？ 训练者教你们什么？ 你长大了要干什么？
	（3）动物园 长颈鹿的脖子怎么那样长？ 那只猴子怎么啦？ 怎么不把老虎和梅花鹿关在一起？ 你喜欢熊猫还是喜欢猴子？
	（4）副食店 1斤苹果1元钱，3斤苹果多少钱？ 这个苹果味道怎么样？ 什么样的辣椒不辣？ 香蕉怎么吃？
	（5）公园 你常去公园吗？ 摘了公园里的花会怎么样？ 说说公园里都有什么？ 什么时候公园里人最多？

测试方法：主试者出示一张卡片，并根据内容依次提出问题要求被测试者回答，如能正确回答3个以上的问题则通过该级测试，如少于3个则停止测试。

二、听障儿童听觉、言语、语言、认知综合能力评估

（一）听觉功能评估

听觉是指人对接收到的声音信息进行综合、分析、理解与记忆的能力。听觉主要包括语音特征提取、语法构造和语义实现等过程。听力使人们听到声音，而听觉则使人们能辨识并理解声音。听觉能力是后天获得的，人的听觉能力具有可塑性，会因为后天因素的改

变而发生变化。听觉能力发展的四个阶段理论在国内外听觉康复训练中较为通行,这四个阶段分别是听觉察知、听觉分辨、听觉识别和听觉理解(图 13-1-11)。

1. 听觉察知能力评估　听觉察知能力评估主要是考察患者关注声音意识的能力。

(1)无意察知能力评估:无意察知是听者聆听意识形成的前期阶段。在听的过程中,听者事先没有目的,也不需要任何意志努力的参与。该阶段评估主要以评估者的观察为主。一般是在患者不经意的状态下给出声音刺激,观察听者是否能察觉到声音。

无意察知能力的评估工具有两类:一是主频明确的乐器,涵盖低、中、高各频段,如鼓(250~500Hz)、双响筒(1 000~2 000Hz)、锣(3 000~4 000Hz)等;二是可以改变

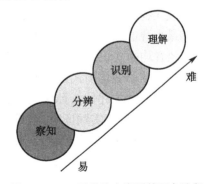

图 13-1-11　听觉能力发展的四个阶段

声音强度的专用工具,如便携式听觉评估仪,该仪器的频响范围涵盖了 0.5、1.0、2.0、4.0kHz,其声音强度范围一般为 20~110dB SPL,可以根据评估要求及听者的反应进行调整。

(2)有意察知能力评估:有意察知是听者初步具有聆听意识的表现。听者事先有预定的目的,并需要一定的意志努力的参与。该阶段评估主要是在听者和评估者的互动中完成。评估者在提醒听者注意的情况下给出声音刺激,观察患者是否能察觉到声音。

有意察知能力的评估工具主要有两类:一是主频特征明确的林氏六音 /m/、/u/、/a/、/i/、/sh/、/s/ 及对应卡片,其中 /m/、/u/ 是低频音,/a/、/i/ 是中频音,/sh/、/s/ 是高频音,它是最基础的听觉测试,用于评估听损患者基本听觉能力、康复效果以及助听装置使用情况等。二是能控制给声强度的专用工具。目前在该部分主要使用的是便携式听力筛查仪和听觉评估导航仪中的数量评估部分,其声音主要包括"啭音""窄带噪声"和"滤波复合音"三种。使用此类评估工具不仅可了解患者是否能听到声音,更可量化患者的察知水平。

2. 听觉分辨能力评估　听觉分辨能力评估主要是考察听者能否分辨不同的声音,即分辨声音声学特性的能力。进行评估时,通常由评估者给出两个具有相同或不同声学特性(如时长、强度、频率、语速等)的声音,要求听者判断声音相同还是不同。一般情况下,对听障者而言,时长最易分辨,其次是语速,最后是强度和频率。

听觉分辨能力的评估工具主要有两类:一是纸质版评估卡片(表示"相同"和"不同",图 13-1-12),由评估者拿着评估卡片并发出两种声音,让听者根据声音指出对应的卡片;二是计算机版软件,由系统给出标准音,然后让听者指出机屏幕上与标准音对应的图片。无论纸质版还是计算机版,都包括听者对时长、语速、强度、频率四方面感知的评估。

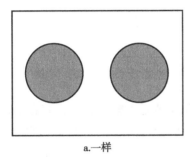
a.一样

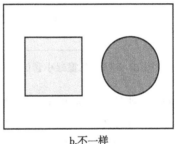
b.不一样

图 13-1-12　表示相同和不同的图片

3. 听觉识别能力评估 听觉识别能力评估主要是考察听者把握声音的整体特征并识别出声音的能力。进行该项评估时，一般是由评估者给出一种声音刺激，要求患者在多个图片或实物选项中挑出与目标音对应的选项。在听觉识别能力评估中，包括语音均衡式识别和最小音位对比识别能力评估两部分。

语音均衡式识别能力评估是考察患者识别日常生活中常用词语的能力。汉语普通话系统中常用的语音均衡式识别能力评估工具是由中国聋儿康复研究中心孙喜斌等研发的《儿童语音识别能力评估》（孙喜斌词表）。该词表中语音出现的概率与日常生活中出现的概率一致，经多年临床实践证明，该词表是一套科学而实用的词表。该评估工具有两种形式：一是纸质版评估卡片，由评估者出示卡片并发音，让听者指出与目标音对应的卡片或复述目标音；二是计算机版软件，由系统给出标准音并让听者指认计算机屏幕上对应的图片或复述（图 13-1-13）。

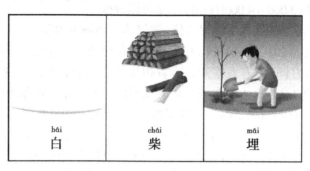

图 13-1-13 《儿童语音均衡式识别能力评估》举例

最小音位对比识别能力是评估听者识别仅有一个维度差异的汉语音位对的能力。汉语普通话系统中常用的最小音位对比识别能力评估工具为华东师范大学刘巧云等研发的《听障儿童音位对比识别能力监控词表》。音位对比识别能力评估工具有两种形式：一是纸质版评估卡片，由评估者出示卡片并发音，让听者指出与目标音对应的卡片或复述目标音；二是计算机版软件，由系统给出标准音并让听者在计算机屏幕上指认与标准音对应的图片或复述标准音（图 13-1-14）。

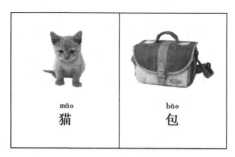

图 13-1-14 儿童最小音位对比式识别能力评估（纸质版）举例

4. 听觉理解能力评估 听觉理解能力评估主要是考察听者将音和意结合起来的能力，即听者是否理解声音的意义。听觉理解能力评估分为词语理解和短文理解两个部分，其中词语理解已有比较成熟的评估工具。由于短文理解的复杂性，目前暂无统一的评估工具，主要采用主题对话或自由对话的方式采集语言样本并分析，从话轮数量、平均句长、句式的丰富与复杂程度上进行考察,可参考语言学相关资料。

词语理解能力的评估主要采用《儿童听觉理解能力评估词表》。该词表包括无条件词语、单条件和双条件短语。无条件词语是指不具有其他修饰或说明意义的单独词语,如:眼睛、苹果等。单条件短语是指在短语中具有一个修饰或说明意义的词语,如:红色的苹果(红苹果)等。双条件词语包含五类不同结构的内容,分别为并列词语、动宾词语、主谓词语、偏正词语和介宾词语。

听觉理解能力评估工具主要有两类:一是纸质版评估卡片,由评估者出示卡片并发音,让听者指出与目标音对应的卡片;二是计算机版软件,由系统给出目标音并让听者在计算机屏幕上指认与目标音对应的图片。单条件词语评估举例如图 13-1-15。

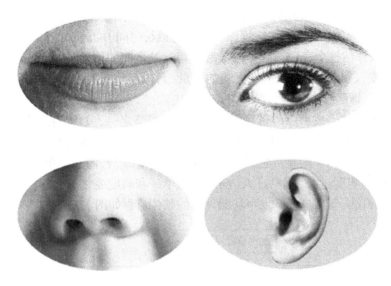

图 13-1-15　听觉理解单条件词语评估举例

(二)言语功能评估

1. 呼吸功能评估　呼吸障碍是言语障碍的主要类型之一,与呼吸系统相关的神经或肌肉的损伤、结构异常、不良呼吸方式与习惯都会导致呼吸障碍,其主要临床表现为:发音或说话时气短、吃力、异常停顿、吸气时发音、硬起音(在声带从不振动到开始稳定振动之前的过程中,声门关闭早于呼气运动而产生的音色效果)和软起音(在声带从不振动到开始稳定振动之前的过程中,声门关闭晚于呼气运动而产生的音色效果)等。

在临床上,呼吸功能评估包括主观评估和客观测量两部分,主观评估需要治疗师通过自身的视觉、触觉、听觉等感官来感受患者呼吸时胸、腹的运动状况、发声时的起音状况等,从而判定患者的呼吸方式,并对其是否存在呼吸功能减弱、起音方式异常等问题及其严重程度作出初步的判断。客观测量是在主观评估的基础上,选择相应的客观测量指标来验证治疗师的主观判断,并能发现一些主观评估不能反映的问题,并可用于监控整个康复效果。呼吸功能评估的整体流程图如图 13-1-16。

该流程图显示:①最长声时测量与手部触摸胸腹部的方法相结合,有助于诊断呼吸方式是否异常;②最长声时和 s/z 比[指一个人在深吸气后,分别持续发 /s/ 音和 /z/ 音(英语发音),并求得两者最长发声时间的比值]的测量能综合反映呼吸功能是否减弱;③最长声时、

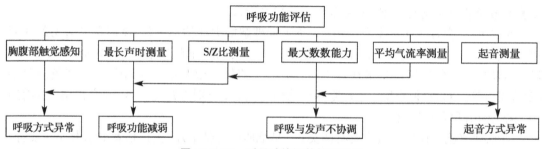

图 13-1-16　呼吸功能评估的流程图

平均气流率(是指发声时每秒通过声门的空气量,单位是 ml/s)和 s/z 比的测量,有助于诊断嗓音功能异常所导致的言语呼吸功能减弱;④如果测得的最长声时值正常,而最大数数能力(指一个人在深吸气后,一口气连续说 1 或 5 的最长时间)的测量值低于参考标准,则应结合起音方式来评估整个言语过程中呼吸和发声运动之间的协调性,以明确协调性异常的类型和严重程度;⑤最长声时与起音方式的测量,可以反映前发声阶段的呼气运动与声门闭合的协调程度,即起音方式是否异常。

　　2. 发声功能评估　发声障碍是言语障碍的主要类型之一,发声系统相关的神经或肌肉损伤、结构异常、不良发声习惯都会导致发声障碍,发声障碍常见的临床表现有音调异常、响度异常和音质异常。音调异常包括音调偏低、音调偏高、音调变化单一和音调变化过大等;响度异常包括响度过小、响度过大、响度变化单一和响度变化过大等;音质异常具体表现为声音嘶哑、粗糙、气息声等。发声功能评估的整体流程如图 13-1-17。

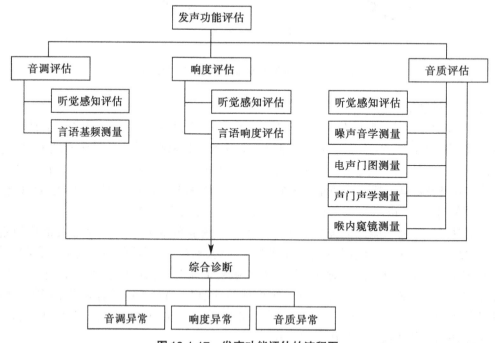

图 13-1-17　发声功能评估的流程图

　　在主观方面,音调、响度和音质均可以通过听觉感知的方法来进行评估。在客观方面,音调、响度和音质的测量均可借助于相应的测量设备来进行。音调主要通过基频相关数据来反映,响度主要通过强度的相关数据来反映,音质主要通过嗓音声学及电声门图的相关数据来反映。

3. 共鸣功能评估　共鸣障碍是言语障碍的主要类型之一,共鸣系统相关的神经或肌肉损伤、结构异常、不良发声习惯都会导致共鸣障碍。共鸣障碍主要包括口腔、鼻腔共鸣障碍。在临床上,口腔共鸣障碍通常表现为前位聚焦、后位聚焦与喉位聚焦;鼻腔共鸣障碍主要表现为鼻音功能亢进、鼻音功能低下等。共鸣功能的评估包括口腔共鸣功能的评估和鼻腔共鸣功能的评估,流程如图 13-1-18。

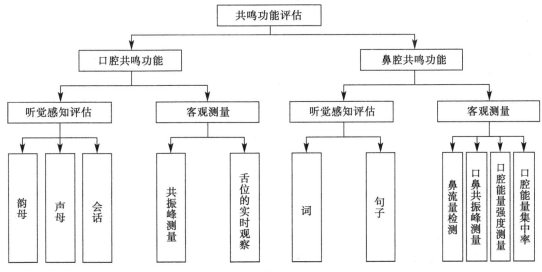

图 13-1-18　共鸣功能评估的流程图

口腔共鸣功能的评估由主观评估和客观测量组成。主观评估是指康复师对患者发音时包括韵母音位、声母音位的主观听觉感知评估;客观测量指利用专门仪器设备对汉语核心单韵母的共振峰进行测量,即对三个核心韵母(/a/、/u/、/i/)的第一共振峰 F1 和第二共振峰 F2 的频率和幅值进行测量(简称 F1-F2 测量)。

鼻腔共鸣功能的评估也包括主观评估和客观测量两部分。主观评估也是通过康复师的听觉感知对患者的鼻音功能进行评价。客观测量包括鼻流量(是指鼻腔声压级(n)和输出声压级的比值,输出声压级是口腔声压级(o)与鼻腔声压级(n)之和)检测、口鼻共振峰(嗓音经过声道时,由于声道的形状和大小不同会对某些频率成分进行加强,由这些被加强的频率所组成的包络就称为共振峰)。

4. 构音功能评估　构音障碍是导致言语清晰度下降的主要原因。解决患者的构音障碍,首先应对患者的构音功能进行评估,评估内容包括口部运动功能评估和构音语音能力评估两部分,评估框架如图 13-1-19。对评估结果进行综合分析,然后进行有针对性的矫治,通过建立下颌、唇、舌、软腭的正确与协调运动,最终形成清晰的言语(语音)。

构音功能评估包括口部运动功能评估和构音语音能力评估两部分,每部分又包括主观评估和客观测量。口部运动功能评估除口部运动功能的主观评估外,其客观测量主要有:下颌距、舌距、舌域图、口腔轮替运动速率和声道形状监测等。构音语音能力评估除了构音语音能力的主观评估,还包括清浊音检测、浊音鉴别、清音鉴别等构音语音的客观测量。

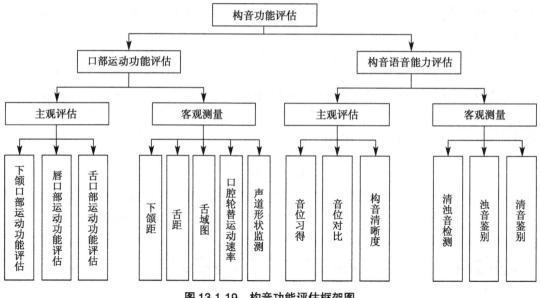

图 13-1-19　构音功能评估框架图

5. 语音功能评估　语音功能的评估一般是指利用特定的材料,对患者发出连续语音的清晰度进行评价。黄昭鸣、刘巧云等综合国内外连续语音评估方面的研究成果,根据汉语语音的特点,研发了一套汉语连续语音能力评估材料,该评估材料由四篇小短文组成。

在评估中,让患者复述短文,治疗师既要录制单个目标音的声音,又要记录每个句子的声音,然后对患者复述的语音进行判分,包括单个目标音和句中目标音两个部分。接着对判分结果进行统计、计算得到三个指标:字清晰度、句清晰度和连续语音清晰度,三者的计算公式分别为:

$$字清晰度 = (单字目标音正确个数 / 目标音总个数) \times 100\%$$
$$句清晰度 = (句中目标音正确个数 / 目标音总个数) \times 100\%$$
$$连续语音清晰度 = (句清晰度 / 字清晰度) \times 100\%$$

6. 基于 ICF 的言语功能评估　功能(functioning)是《国际功能、残疾和健康分类》(简称 ICF)的基础。世界卫生组织根据功能明确了残疾的定义,在每一个领域,残疾是指从功能完全具备到完全缺失范围内的某一个确定临界值之下的功能水平。ICF 言语康复治疗核心分类组合(身体功能部分)在言语功能障碍临床中的应用。确保获得言语诊断和个人健康生活体验的完整信息,以便最大限度地理解言语疾病对健康状况的实际影响。

言语功能的评估是一个标准化过程,有规范的操作流程和客观、量化的常模,其不仅可用于阶段性评估,反映整体言语功能情况,而且可以作为过程性评估来指导言语康复训练,真正落实精准康复的理念。关于 ICF 的言语功能分类的结构和编码,如表 13-1-7。

表 13-1-7　ICF 言语功能编码

第三章　嗓音和言语 voice and speech functions
b310 嗓音功能 voice functions
b3100 嗓音产生 production of voice

第三章 嗓音和言语 voice and speech functions

b3101 嗓音音质 quality of voice

b320 构音功能 articulation functions

b330 言语流利和节律功能 fluency and rhythm of speech functions

b3300 言语流利 fluency of speech

b3301 言语节律 rhythm of speech

b3302 语速 speed of speech

b3303 语调 melody of speech

（三）语言能力评估

语言能力评估的主要内容包括：语音能力、词汇 - 语义能力、语法能力以及语用能力。根据评估内容及儿童语言发展水平，经常从以下四方面进行语言能力评估：

1. 基本沟通能力评估 基本沟通能力评估主要考察儿童对环境中的非言语声、表情、手势动作等有无反应，以及是否会用这些方式表达自己需求、想法等。如当听到有人喊自己的名字时，是否会微笑或转头，会不会跟人挥手等。这些是非常基本的沟通技能，正常儿童在能在学会第一个有意义的词之前，已具备这些基本的沟通技能。而某些语言障碍儿童往往存在基本沟通障碍，例如，自闭症儿童对于他人的语言和行为并无积极反应。基本沟通能力评估主要根据儿童的现场表现或视频录像分析法来完成。

2. 词语理解与表达能力评估 词汇学习是儿童与外界互动的基本需要，也是由实际生活经验所建立的一种符号表征与概念相连接的产物。研究表明，在儿童所掌握的词汇中，实词始终占有绝对优势。在实词中，掌握名词的比例最高，其次是动词，再次为形容词。

目前，在评估词语理解与表达能力时，以对词的理解与表达为主，主要包括常用的核心名词、核心动词和核心形容词的能力。主要评估工具有：

（1）儿童词语理解能力测验（VCTC）：该测验可用于评估 2 ~ 4 岁儿童词语理解能力，适用于智力障碍、听力障碍等特殊儿童，可用于儿童早期语言障碍的辅助筛查。词语理解能力评估例题如图 13-1-20：

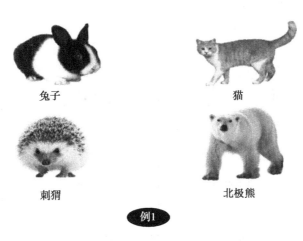

兔子　　　　　　　　猫

刺猬　　　　　　　　北极熊

例1

图 13-1-20　词语理解能力评估举例

（2）汉语儿童实词理解能力评估：该测验以图片与视频结合的方式，评估 3~5 岁儿童的实词理解能力。测验包括名词、动词、形容词三类词汇。该测验题量较大，分类较细，测试形式新颖，符合特殊儿童的认知特点，能为言语教育康复提供更多的信息。

（3）皮博迪图片词汇测验 - 第四版（Peabody Picture Vocabulary Test-Fourth Edition, PPVT-4）：该测验主要用来测试 2 岁 6 个月及以上人群的词汇理解能力，具有标准化的可参照常模。PPVT-4 具有较高的信效度，且施测简便，评分客观快速，但形式较为单一。

3. 句子理解与表达能力评估　句子是语言运用的基本单位，它由词、词组（短语）构成，能表达一个完整的意思。句子的分类很复杂，这里仅作简单说明：①如根据句子的语气分，可分为陈述句、疑问句、祈使句和感叹句；②如根据句子结构的特点分，可分为单句和复句。复句是指由两个或两个以上意义相关，结构上互不作句子成分的分句子组成；③如按照句子的局部特征分，可分为把字句、被字句、双宾句、兼语句、连谓句等。

在句子理解方面，基于句法结构编制了句子理解测试材料。测试方式如图 13-1-21：

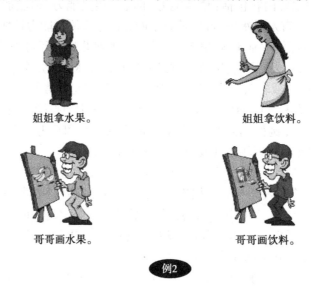

姐姐拿水果。　　　　　　　　姐姐拿饮料。

哥哥画水果。　　　　　　　　哥哥画饮料。

例2

图 13-1-21　句子理解能力评估举例

在句子表达方面，利用句式仿说的方式考察儿童句子的表达能力，如图 13-1-22：

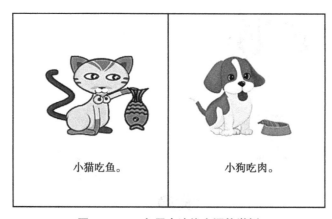

小猫吃鱼。　　　　　　　　小狗吃肉。

图 13-1-22　句子表达能力评估举例

4. 语言综合运用能力评估 一般通过谈话和叙事来评价儿童语言综合运用的能力。谈话是指两个或两个以上的人就某一主题进行的交谈,包括谈话的发起、谈话过程中的应答和轮流、谈话主题的深入与转换、谈话的总结和结束等要素。叙事是一种脱离语境而进行的有组织的语言表达。叙述者需要启动记忆系统中与叙述主题相关的知识、选择适当的词语或句子来表达、关注听者的注意力和感受等。叙事包括口语叙事和书面语叙事,经常采用的形式是口语叙事。

（四）认知能力评估

1. 学前儿童认知能力评估 《学前儿童五项认知能力测验量表》适用于 3~6 岁儿童,已有电子版及全国常模。该量表以 PASS 理论为依据,主要评价儿童继时性和同时性信息编码能力。继时性编码能力测验包括:空间次序与动作系列两项;同时性编码能力测验包括:目标辨认、图形推理、逻辑类比三项。每项分测验除 2 道例题外,有 8 项正式测题,全部测验共 40 题。计分标准为:答对 1 题计 1 分,答错或未答计 0 分。现对各分测验举例说明如下:

（1）继时性编码:①空间次序测验,主要评价儿童对图片空间排列顺序的记忆能力;②动作系列,要求儿童记住动作次序,依次选择,该分测验评价儿童对动作次序的记忆能力。

（2）同时性编码:①目标辨认,要求儿童根据条件辨认目标,该分测验评价儿童对事物与人物空间关系的辨认能力;②图形推理,该分测验评价儿童依据各类图形关系进行逻辑推理的能力;③逻辑类比,该分测验评价儿童依据数字、符号以及事物之间逻辑关系进行类比推理的能力。

评价标准为:标准分在 –1 与 1 之间为发展正常;1 与 2 之间为发展良好;大于 2 为发展超常;标准分在 –1 与 –2 之间为发展不良;低于 –2 为发展迟滞。

2. 学龄儿童认知能力评估 《学龄儿童五项认知能力测验量表》适用于 7~14 岁儿童,已有全国常模(电子版)。该量表主要评估儿童逻辑推理能力,包括五项分测验:数字推理、图形推理、异类鉴别、情景认知、记忆策略。现对各分测验举例说明如下:

（1）数字推理:主要评估儿童对数概念的掌握及数字推理能力,包括数的排列、数的分解等。

（2）图形推理:主要评估儿童对实物或抽象图形进行类比推理的能力。

（3）异类鉴别:主要利用实物图片及抽象图形,评价儿童分类与归纳能力。

（4）情景认知:利用图片所创设的情景内容,评价儿童对情景之间的逻辑关系或事件发展顺序的理解能力。

（5）记忆策略:利用蕴涵一定内在规律的系列图片,评价儿童利用策略进行记忆的能力。

评价标准为:标准分在 –1 与 1 之间为发展正常;1 与 2 之间为发展良好;大于 2 为超常发展;标准分在 –1 与 –2 之间为发展不良;低于 –2 为发展迟滞。

三、听障儿童听觉言语评估问卷

（一）听觉功能评估问卷

1. 有意义听觉整合问卷 有意义听觉整合量表(meaningful auditory integration scale, MAIS),用于评估 3 岁及以上听障儿童在配戴助听器或植入人工耳蜗后早期听能发育情况的工具。婴幼儿有意义听觉整合问卷(infant-toddler meaningful auditory integration scale, IT-MAIS),适用于 3 岁以下听障儿童。MAIS 和 IT-MAIS 拥有相同的结构,都包含 10 个问题,评估内容包括设备使用情况、对声音的觉察能力和理解能力三方面。评估由经过培训的听力学专业人员对患儿家长或监护人采用访谈方式进行。每个问题得分0~4分5个级别,0分为该情况从不发生(0%);1分为该情况很少发生(25%);2分为该情况偶尔发生(50%);3分为该情况经常发生(75%);4分为该情况总是发生(100%)。量表满分为40分。得分越高,表示患儿听觉能力越好。目前,MAIS和IT-MAIS已经被翻译成多种语言版本(包括汉语),成为国际上广泛使用的听觉评估问卷。

2. 小龄儿童听觉发展问卷 小龄儿童听觉发展问卷(LittlEARS auditory questionnaire, LEAQ),用于评估配戴助听设备2年以内听障儿童的听觉发展情况,也可用于筛查2岁以内健听儿童听觉发育是否正常。该问卷共35道题,包括"接受性听觉行为""语义性听觉行为"和"表达性语言行为"3个维度,考察儿童对各种声音(环境声、语言声、音乐声)的察觉、定向、区分、理解能力及咿呀学语、模仿等前语言行为。该问卷由家长自行填写,对每道题描述的听觉能力儿童是否达到进行作答(每道题选择"是"或"否","是"1分、"否"0分)。国内于2009年开发了中文版并建立了中国健听儿童常模。

3. 父母/教师对儿童听觉口语表现的评估问卷 父母/教师对儿童听觉口语表现的评估问卷(parents'/teachers' evaluation of aural/oral performance of children, PEACH/TEACH),是一套用于家长和教师对儿童听觉/口语表现评估的工具。这两种问卷各包括11道题,分别由与听障儿童接触最密切的家长或康复教师以日记的形式,记录儿童助听设备的使用情况、对环境声的察知以及在安静和噪声状况下聆听和交流的能力等,然后根据记录内容计分。完成该调查问卷,家长需要观察孩子至少1个星期,并记录下对11个问题的观察情况。

4. 听觉行为分级问卷 听觉行为分级问卷(categories of auditory performance, CAP),用于评估听障患者各康复阶段听觉能力发育情况。CAP共8条项目,每条项目对应一个听觉级别:级别0最低,表示听障患者对环境声或说话声没有注意到;级别7最高,表示听障患者可以和认识的人打电话。CAP问卷简便易懂,可重复性高,没有语言依赖性,因此国际上使用广泛。该问卷对被评估者的年龄和言语能力没有特别要求,适用年龄跨度较大;但正因为如此,该问卷分级较粗,难以反映短期内听障儿童的听觉变化。该问卷自开发以来陆续在多个国家,包括中国得到广泛应用。

(二)言语功能评估问卷

1. 有意义言语应用问卷(MUSS) 有意义言语应用问卷(meaningful use of speech scale, MUSS),主要用于听障儿童言语产出能力的评估。该问卷包括10个题目,考察听障儿童的发声、语言清晰度、语言表达策略等。每道题根据言语行为出现的概率打分,"从未出现"计0分,"出现概率25%"计1分,"出现概率50%"计2分,"出现概率75%"计3分,"出现概率100%"计4分。问卷满分40分,分数越高,表示言语能力越强。该问卷需采用访谈方式,由受过培训的评估人员逐题向家长解释题意,根据家长的作答及举出的具体实例进行评分。该问卷自开发以来广泛应用于各个国家,我国也在普遍使用。

2. 言语可懂度分级问卷(SIR) 言语可懂度分级问卷(speech intelligibility rating, SIR),可用于评估听障儿童的言语被他人听懂的程度,可长期跟踪评估患儿言语可懂度的发展变化过程。SIR共5个项目,每个项目对应一个言语级别:级别1最低,表示连贯的言语无法被理解、口语中的词汇不能被识别、患者日常交流的主要方式为手势;级别5最高,表示连贯的言语可被所有聆听者理解、在日常环境中患者的语言很容易被理解。和CAP相同,SIR问卷简便易懂,可重复性高,没有语言依赖性,因此同样是一种可由专业人员、家长及没有患儿言语可懂度评估经验的普通人所掌握使用的评估方法;但与此同时,SIR问卷存在分级较粗的不足，难以反映短期内听障儿童的言语变化。该问卷自开发以来陆续在多个国家，包括中国广泛应用。

（周红省）

第二节　听障成人康复效果评估

成人无论接受哪一类康复器具（助听器或人工听觉植入）的干预，其终极目标都是最大可能地获得言语交流能力，自如地应付日常生活中的噪声环境。同时要求康复器具兼顾有效性和舒适性，以保证患者的长期佩戴。

一般而言，对成人康复效果的评价可以从"客观"（患者作为受试者的言语测听数据，又可以拆分成安静及噪声下的言语测听数据）和"主观"（患者自主的问卷调查）两个视角来进行。

一、言语测听

（一）概述

言语测听已成为评估听力损失的一种基本方法。通常结合纯音测听来帮助判断患者听力损失的类型和程度。言语测听还可提供受试者对言语声耐受性和言语识别能力方面的信息。

此外，言语测听获得的信息能帮助听力损失患者为助听器或者其他助听设备选择适当的增益和最大输出；能评估听力损失患者在噪声环境中的聆听能力。言语测听也可用于听力损失患者的听力康复评估。

（二）测试设备、校准

1. 言语测听的设备与场地　言语测听所用设备与场地，与临床常规的纯音测听、声场测听相比，没有本质区别。但需要一个外接音源，如口声麦克风、磁带录音机、CD/MP3 播放器、电脑声卡等将言语信号引入常规听力计的外接输入端子。下文以 CD 光碟为例进行介绍。

（1）CD 播放器：推荐使用具有线路输出（Line OUT）的 CD 播放器。若 CD 播放器不具备线路输出，则须经耳机插孔输出，操作人员应确保在完成了听力计输入电平校准之后不再调节 CD 播放器的音量控制旋钮。如果使用个人电脑（PC）的光驱播放 CD，则须借助转接适配器（图 13-2-1）将电脑声卡转以音频输出，并确定音量控制保持不变，以保证输出电平固定。如不作特殊说明，下文述及的播放方式均指以 CD 播放器为播放载体，经线路输出端口输出至听力计的外接信号输入端口（部分听力计标示为 CD/Tape）。

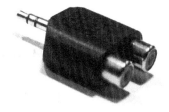

图 13-2-1　从 3.5 英寸立体声插头至 RCA 莲花插头的转接适配器

（2）听力计：目前临床常用的听力计，均具有外接音源输入端子。当进行言语测听时，应首先将听力计的"输入"选定为"外接（ext）"，所用信道（channel）置于持续 / 反转（reverse 或 interrupt）的状态。听力计可采用三种输出方式：压耳式耳机（headphone，图 13-2-2A）、插入式耳机（insert earphone，图 13-2-2B）和声场扬声器（loudspeaker，图 13-2-2C）输出。对于前两种耳机输出方式,分别推荐 TDH 系列 39/49/50 等压耳式耳机和 ER-3A 插入式耳机作为输出换能器。声场测听一般采用由听力计内置功放驱动的扬声器,要求其在 0.5 ~ 8kHz 频率范围内具有平坦的频响曲线。

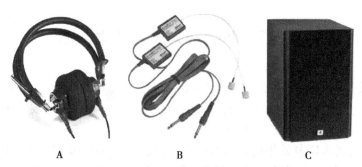

图 13-2-2　临床言语测听常用的三种换能器的外观

A. TDH 系列压耳式耳机;B. ER-3A 插入式耳机;C. 扬声器

（3）测听间的布局:建议临床进行言语测听时,测试者和受试者分处两室(图 13-2-3)。测试者在操作室内,受试者在隔声室内。隔声室本底噪声应低于 30dB A。操作室一侧应具备单向观察窗,以便测试者从中观察受试者的状态。听力计和 CD 播放器置于操作室。耳机 / 扬声器置于隔声室内,经过隔声室墙壁上的转换端口与听力计的输出端相连。隔声室内安置应答(talk back)麦克风,并与受试者保持合适的距离。

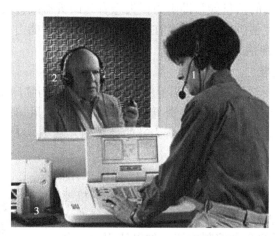

图 13-2-3　测试人员和受试者分处两室进行测试的示意图(选用 GSI 公司图片)

注:1.测试人员头戴的由监听耳机和指令麦克风组成的耳麦;
2.受试者头戴的压耳式耳机;3.随身听式 CD 播放器

测试者应该佩戴由监听(monitor)耳机及指令(talk forward)麦克风两部分组成的耳麦(图 13-2-3),调整听力计监听耳机的强度及应答麦克风的灵敏度,以便于监听传送给受试者的语音信号,并收听受试者的口头应答判断正误。另外,也可开启听力计的内置监听扬声器,完成同样的功能。必要时测试者应按下听力计上的指令(talk forward)键,通过指令麦克风向受试者发出指令或做进一步的解释说明工作。应针对受试者的听力水平,调整听力计上的指令强度设置,使其感觉音量适中。

声场测听时,应请受试者舒适地坐于隔声室参考点处,椅背不宜高过肩部,参考点应距离扬声器1米以上。可采用面向扬声器(0° 入射,图 13-2-4A)、侧向扬声器(90° 入射,图 13-2-4B)或侧前向扬声器(45° 入射,图 13-2-4C)三种入射角。提醒受试者保持头部位置,不要向前倾后仰。使应答麦克风正好位于受试者头部上方,接入言语听力计的应答(talk back)信号插孔。可由单侧扬声器给声(图 13-2-4A、图 13-2-4B),也可使用双侧扬声器同时给声(图 13-2-4C)。

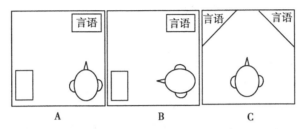

图 13-2-4　声场扬声器的布局模式图

对于儿童或其他不易配合的患者,测试者也可同处在隔声室内。但须控制听力计的监听耳机(此时不宜再使用监听扬声器)的音量,避免在操作 CD 播放器、听力计时发出声响,避免在记录应答结果时带给受试者暗示。

2. 言语信号的校准　良好的校准在听力学检测中至关重要,可以保证信号强度的一致性和测试结果的可比性。

(1)以 dB HL$_{Speech}$ 为标称值的校准:鉴于现阶段我国多数听力诊所,多采用将 CD 播放的言语信号送至听力计的外接输入端。测试前就应使从 CD 播放器输入到听力计的两个通道(channel 1 和 channel 2)的信号电平与各自通道的电平表(VU 表)建立起对应关系。这一校准过程必须在每次测试前或更换不同的 CD 碟片后进行。

1)将 CD 碟片放入 CD 播放器;

2)每次进行言语测听之前,将听力计的输入信号依次置于 "CD/Tape 1" 状态和 "CD/Tape 2" 状态;

3)将听力计的输出模式置于压耳式耳机(phone)、插入式耳机(insert earphone)和扬声器(loudspeaker),按下 "持续/反转(reverse)" 键;

4)由 CD 播放器播放 1kHz 校准啭音(用于压耳式和插入式耳机)或言语噪声(用于扬声器);

5)调整电平微调旋钮,使 VU 表的读数指向 0dB。

此时输入言语信号的电平已完成校准。各测试项的平均强度与校准音强度一致,因此在受试者耳机处或声场参考点处的言语声强可以由听力计表盘的数值来描述,单位为言语听力级 dB HL$_{Speech}$。

(2)声场中以线性声压级(dB SPL)或 A 计权声压级(dB A)标称时的校准:在声场测试中,还可以采用 dB SPL 或 dB A 作为言语给声强度的标称。此时不涉及听力言语零级。举例说明,将在声场中参考点(受试者头颅所处位置)的言语给声强度校准为 65dB SPL 或 65dB A 的过程如下:

1)将听力计的输入信号依次置于 "CD/Tape 1" 状态和 "CD/Tape 2" 状态;

2)听力计的输出选择扬声器模式;

3）将扬声器与参考点的入射角等设置安放到位；

4）按下"持续/反转（reverse）"键；

5）由 CD 播放器播放 CD 碟片上的言语噪音，并调节电平微调旋钮，使输入信号在 VU 表上的示数指向 0dB；

6）使用声级计在宽带线性模式下测量参考点处的声压级，调整相应通道的衰减器旋钮，直至输出声压级为 65dB SPL；或在 A 计权模式下观测参考点处的声压级，调整相应通道的衰减器旋钮，直至输出声压级为 65dB A。

此时参考点声压级已校准。保持听力计衰减器在测试过程中不变。如果需分别使用左、右两个扬声器，则需在参考点对左、右扬声器分别进行校准。

（三）言语测听的中文测试语料

中文言语测听的工作始于 20 世纪 50 年代，但由于我国人口、民族、方言众多，听力学的学科体系尚未完善，标准化的中文言语测听材料寥若晨星，言语测听的工作尚不普及。

1. 用于言语识别率测听的单音节表　为了满足临床快捷的要求，言语识别率测试往往采用单音节表。表内各测试项累计的元音、辅音的出现比例与其在日常生活中的出现率一致（称为"音位平衡"），以保证测试结果确实能体现出患者日常的残障程度。张华等近年来开发了 10 张 50 字的音位平衡表，其中 7 张具有良好的表间等价性，但考虑到 50 字表易使患者出现疲劳效应，又开发了每张 20 字的小词表；郗昕、冀飞等则编撰出版了 22 张 25 字的音位平衡单音节识别率 CD，在正常人、患者及全国主要方言区人口中进行了标准化验证，并给出了这 22 张表的信度指标，对于临床上正确理解治疗前后言语识别率得分的差异有重要价值。

2. 用于言语识别阈测听的扬扬格词表　言语识别阈可与纯音听阈相互验证，为听神经病等蜗后病变的鉴别诊断提供依据，还可用于听觉中枢及语言处理中枢的功能评价。言语识别阈测试多以双重音的双音节词（扬扬格词）作为测试材料。

参照 1987 年美国言语语言听力学会（American Speech-Language Hearing Association，ASHA）推出的言语识别阈测试指南，李剑挥、郗昕等编撰了 6 张 40 词的扬扬格词表。所选的扬扬格词都经过心理声学验证，在可懂度上具有很好的同质性。解放军总医院推出的"心爱飞扬"中文言语测听软件，以每播放 5 个扬扬词之后强度递减 5dB 的方式，将其编排成阶梯式下降的扬扬格词表用于言语接收阈的测试。

3. 用于言语识别率测听的短句表　张华等基于英文 CID 日常生活句表编制了 30 张普通话语句测听表。语句内容适合于成人，不追求严格的音位平衡，语法结构变化自由。对听力正常的年轻受试者的识别率结果进行聚类分析，分别有 13 张及 16 张表各自组成等价的两类等价句表。该句表的测试句长度富于变化：最长不超过 12 个字，最短仅为 2 个字。但临床实践中发现，长短不一的句式易使患者的测试心理状态发生波动。

House 耳研所的华人学者付前杰开发了一套安静环境下中文言语感知（mandarin speech perception，MSP）测试语句表，共 10 张，每张 10 句，每句 7 个汉字音节。在句表编撰过程中强调了音位平衡原则，并在听力正常人群中以模拟 4 通道人工耳蜗编码的方式验证了这 10 张表的等价性。

郗昕等基于英文 BKB（Bamford-Kowel-Bench sentence）语句的编撰原则开发的中文 BKB 短句测试表，共 12 张，每张表 10 句、50 个关键词，每句 6~8 个音节。同样可以适用于成人语句识别率的测试。经正常听力的成人受试者临床验证，12 张表均等价，并具有较高的信度和敏感度。

（四）言语测听的类别及其测试方法

1. 言语识别阈　言语识别阈（speech recognition threshold，SRT）测试是临床常规的言语测听内容之一，考察受试者刚好能听懂 50% 言语测试项时的言语强度，通常以扬扬格词（双重音的双音节词）作为测听内容。

（1）临床意义

1）判别言语识别阈与纯音听阈（PTA）的关系。一般意义上，SRT=PTA（0.5kHz、1kHz、2kHz）阈值，但也与纯音听力图走势有关。因此只有当两者相差＞ ±12dB，差异才有诊断意义。而这种差异对于听神经病 / 听觉失同步（AN/AD）的诊断具有重要意义。

2）确定 SRT 是进行阈上言语功能测试的前提。

3）决定助听器的需求和表现，可用于听力言语康复的评估。

4）用于儿童或一些对纯音测听不合作者的患者。

（2）测听方法：建议采用美国言语听力学会（ASHA）1988 年推荐的言语识别阈测听指南中介绍的方法。

1）摸索初始给声强度：①先以 40dB HL 的强度播放一词；②若听错，升 20dB 播放一词……直至听对；③若听对，降 10dB 播放一词……直至听错；④在刚刚听错的同一声级上再听一词，若听对则降 10dB，直至连续两词均听错；⑤在连续出现两次误判的言语级 +10dB，即为起始级。

2）测试步骤：①在初始给声强度下播放 5 个词，理论上这 5 个词均应能听对。若不能全部听对，则应适当提高初始给声强度；②以 5dB 一档的方式逐渐降低给声强度，每档 5 词，同步记录其正误；③直至同一强度级上 5 个词全部都听不到时，测试完成。

SRT 的计算公式：SRT= 起始级 - 正确数目 +2dB（校正因子）

举例见表 13-2-1：

表 13-2-1　言语识别阈测定举例

言语级 /dB HL	词序				
50	牛奶√	工人√	马路√	西瓜√	蜜蜂√
45	气球√	说话√	眼睛×	老师√	铅笔√
40	毛衣×	板凳√	报纸×	牙刷√	电灯×
35	窗户×	学习×	足球×	睡觉×	蜻蜓×

注：测试起始的言语级为 50dB HL，听对了的词汇标注"√"，听错了的词汇标注"×"。测试完成后，计数一下总共听对了的词汇数目 11 个，套用上述公式，则 SRT=50-11+2=41dB HL

2. 言语识别率　言语识别率测试（speech discrmination score，SDS）是临床常规的言语测听内容之一，考察受试者在某一言语强度或环境条件下对言语的识别能力。言语识别率通常以某一言语强度下受试者对单音节测听表内诸多测试项的正确识别率来表示。

（1）临床测试内容：

1）受试者在特定言语强度下（如代表日常轻声、中等、大声言语水平的 50dB SPL、65dB SPL、80dB SPL）下的言语识别率；

2）受试者的最大言语识别率（一般对应于受试者言语识别阈或纯音平均听阈上

30～40dB 的强度);

3)在不同言语强度下,依次使用相互等价的多张测试表,获得受试者有关言语识别率与强度的函数曲线(Performance-Intensity,简称 P-I 曲线),并推算受试者的言语识别率 20%～80% 所对应的言语强度动态范围(图 13-2-5)。

(2)临床意义:基于上述三种识别率信息,可在临床诊断或康复/治疗成效评估方面有如下应用:

1)根据 P-I 曲线的走向和形态,为临床鉴别诊断传导性、感音性和蜗后性听力损失提供参考;

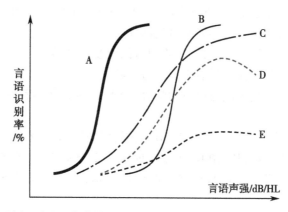

图 13-2-5 言语识别率-声强函数曲线(Performance-Intensity,P-I function)的鉴别诊断价值
A.正常听力;B.传导性听力损失;C.轻-中-重度听力损失;D.蜗后病变;E.极重度听力损失

2)辅助听神经病/听觉失同步化(AN/AD)等疾病的诊断;听神经病诊断的一个重要指标是患者的言语识别率与纯音听阈不成比例地下降,评判的依据可见李剑挥、郗昕等的结论。

3)评估受试者在日常生活中的言语交流能力,评估听力损失对患者的言语识别能力所造成的影响。

4)语后聋人工耳蜗候选者的听力学评估。

5)确定患者是否需要接受助听器等声学放大的装置,并预测助听效果;如果患者的最大言语识别率高于 80%,那么则意味着只要将言语放大到足够高的声级,患者就可以获得不错的言语识别能力。

6)辅助助听器的验配和调试,评估助听器单耳/双耳选配模式以及不同选配侧别之间的差异。

7)比较患者治疗前后在言语识别能力上的差异,作为疗效评价的指标;依据概率论的二项式分布规律以及实际的临床验证,若采用 25 个计分项的测听材料,同一名患者治疗前后的言语识别率得分的差异大于 16%,方可认为治疗显效。

8)随访观察患者在言语交流方面的改善情况,评估助听器或人工耳蜗带来的康复收益。

9)分析比较助听器或者人工耳蜗装置不同的语音处理技术或编码处理策略的效果。

(3)测试前的解说:测试前对受试者讲解测试要领,使其了解言语测听的目的和测试方法。受试者的反应方式为口头复述测试项,并鼓励受试者即使没有听清楚也应大胆地猜。

可按如下内容给受试者进行讲解：

"这套测试的目的是测试您的言语识别能力。测试的内容是单音节字。每一组测试包括 25 个单音节字。在每一组测试开始之前，你会听到一个男声播音员的提示：汉语普通话单音节测试表，（表号），请跟我读……"

"您的任务是复述您所听到的字。这些字的声音可能会比较小，请您仔细倾听。每播放一个字，我们会留给您 4s 的时间复述。请您注意，您应将所听到的内容尽可能地复述出来，可以是一个音节，也可以是一个声母或韵母。即使没有听清楚，您也应尽量去猜测，试着模仿出来……"

"在正式开始测试之前，我会给您播放几组练习表，帮助您熟悉播音员的声音和测试的方法。测试中若有任何问题（疲惫、身体不适、耳机松脱等），都请您立即告知我。"

（4）测试方法：

1）确定受试者两耳各自的言语识别阈（SRT），或者计算两耳各自在 0.5kHz、1kHz、2kHz、4kHz 纯音听阈的平均值（4FA）。

2）应用 CD 播放器的选曲功能，播放 1~2 张练习表，调整听力计的衰减器至受试者舒适的强度，让受试者熟悉测试要求。

3）应用 CD 播放器的选曲功能，任选一张测试表，依次在测试耳 SRT 或 4FA 阈上 0dB、10dB、20dB、30dB、40dB 播放。若测听声强超过非测试耳在 0.5、1kHz、2kHz、4kHz 骨导平均听阈（4FA）40dB 以上，应考虑在非测试耳施加掩蔽。

4）每播放完一个测试项，测试者应认真聆听受试者的口头应答，与文字稿相对照，记录受试者的应答正误。两测试项的静音间隔为 4s，受试者应答和测试者判断、记录均应在 4s 内完成。

5）要求受试者对每一个测试项，都要给出应答。即使没听见或没听清，也要做出"听不清""没听见"之类的回答。当受试者因一时精力不集中而漏听了个别测试项，可利用 CD 播放器的遥控器的"快进"/"快退"等功能键，让受试者补听一次。当受试者的应答含混不清时，可利用 CD 播放器的遥控器的"暂停"功能键，让受试者再复述一遍。

6）一张测试表播毕，计算受试者在此强度下的言语识别率，填写在结果记录单上。通常情况下，阈上 30~40dB 所对应的言语识别率已接近于受试者的最大言语识别率。

二、噪声下的言语识别能力评估

随着助听器技术的进步，人们越来越关心使用者在日常噪声环境下的言语理解能力。常规的纯音测听及助听器的验证环节，均在隔声室中进行，不足以预测或评价使用者在日常生活中的交流能力，因此近年来国际上有关噪声下言语识别测试的研究方兴未艾，中文版的噪声下言语测听材料也陆续问世。

（一）噪声类别的选择

设计一个噪声下言语测试材料，首先要确定采用什么样的言语和噪声，而这往往需要在（理论上的）代表性与（实际中的）可实现性之间进行折中。

在众多的单音节词测试材料中，词都是以相等的强度进行录音和回放，不能代表真实情景中的言语；自然语句有着比单音节词更大的动态范围，可以更有效地反映真实言语，还可以体现出连续语流的协同发音。

就噪声而言，很容易构建或控制一个声级恒定的、频谱特征稳定的噪声，例如言语测听所用的掩蔽噪声,但它却不能代表绝大多数人遇到的日常环境噪声。Fikret-Pasa 测试了日常(如商场、餐馆)所遇到的多种环境噪声,每种环境中噪声变化的标准差为 2.8~8.4dB。因此,常用多人交谈时的言语混叠在一起,构筑嘈杂语(Babble)噪声,来代表日常环境中的言语噪声。发音的人数越多,混叠后的言语噪声偏差越小,8 人交谈时的嘈杂语噪声的声级标准差仅为 1dB 左右;而 Fikret-Pasa 认为 4 人 Babble 噪声更能模拟日常社交聚会的情景,因为在 4 人同时交谈时正常人仍可以自如地实现选择性的听取。4 人 Babble 噪声的波动幅度较大,日常交谈中的短暂间隙也仍能得到体现。这种形式的噪声在比较压缩放大助听器的动态特性时特别有效,压缩电路不会被噪声钳制在某种固定增益上。

(二)中文版噪声下言语测试材料

1. MHINT(Mandarin Hearing in Noise Test)　2004 年,香港大学黄丽娜与美国 HOUSE 耳研所 Soli 教授,联合北京市耳研所刘莎等发展了中文粤语和普通话版的噪声下听觉测试(Hearing in Noise Test, HINT)测试,成为第一个标准化的噪声下中文言语测试材料,目前已实现了商品化。经过一段时间的临床应用,对于老龄及儿童听力障碍患者而言,其所选用的语句(每句 10 个字)显得过难了。

2. HOPE(Homogeneity of Perception Emphasized)　自 2006 年,郗昕等在澳大利亚国家听觉实验室(National Aerospace Laboratory, NAL)的协助下,发展出中文噪声下语句测试材料。该句表的特点是对语句中的每一关键词在噪声中识别的难易程度逐一进行了同质性的调整,从而使得该表对助听器或人工耳蜗降噪技术所带来的患者识别率的提高,具有较高的敏感度。

该表语句选自北京市 4~5 岁儿童的口语语料库,经北京、上海、广东等地的听障患儿老师挑选出普遍适用的语句,由男性播音员以稍缓的语速朗读,数字化录音并进行后期声学处理(频谱、强度、间隔、校准音等),噪声选用 4 人同时交谈下的嘈杂语噪声。基于第一轮 48 名耳科正常人的数据,逐一调整语句中每一关键词的信噪比,使其在噪声下识别的难易程度具有同质性。编排 32 张表,每表 10 句,50 个关键词。经正常成人和 4~5 岁儿童临床验证表明:有 27 张表具有等价性;总体信度指标——临界差值为 27.2%(成人)、24.6%(儿童);50% 言语识别率所对应的信噪比为 -5.9dB(成人)、-2.0dB(儿童);测试的敏感度指标——心理测量函数的斜率为 22.3%/dB(成人)、15.8%/dB(儿童)。

该套句表每张表的测试时间仅为 2min,具有良好的效度、信度指标和很高的敏感度,可为国内助听器及人工耳蜗等临床研究工作提供坚实的研究手段。

随着我国听力言语康复事业的不断推进,会有越来越多的噪声下言语测听材料应用到听力言语康复中,特别是用于比较不同助听策略的优劣、选择适宜的人工耳蜗病例及追踪评估听障患儿的康复成效。

(三)噪声下言语测试在助听器效果评估中的应用

助听器使用者最常见的困扰是在噪声下的言语理解度仍然低下。Kochkin S 在 2010 年的助听器满意度调查中发现,在噪声环境下的满意度仅为 37%。提高听力损失患者在噪声下的言语识别率,或提高放大后语音信号的信噪比(SNR),一直困扰着助听器的研发人员。

一方面,助听器研发者基于高性能的数码芯片,运用时域或频域的降噪技术确能在某些听音环境中改善了信号的 SNR,但在噪声源多变的嘈杂环境中,仍需借助方向性来捕捉并放大特定方向的语声,方向性技术已被证实能在嘈杂环境中提高言语理解能力。另一方面,双耳听觉的优势逐渐被助听器验配师和使用者所接受。双耳同时配戴助听器,在解决声源定位、克服头影效应、利用双侧听觉的静噪效应等方面都有比较好的效果。近年来,随着双侧无线与网络通讯技术在数字助听器的迅速发展运用,使得双侧助听器的相互传输交流成为可能,给双侧佩戴助听器的听障人士带来了更加接近正常的听音环境。

　　为了在实验室或验配店验证这些降噪技术的效果,可以在声场中设置不同方位的扬声器,分别播放言语和噪声信号(图 13-2-6)。

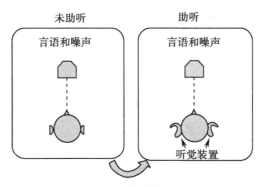

图 13-2-6　降噪效果验证

注:声场中在患者前方 1m 以上的距离设立扬声器,与患者坐姿等高。同时播放言语和噪声,
比较患者在配戴助听器前后的噪声下识别阈(SNR_{50})或在特定 SNR 下的识别率
的改善,作为评价助听器降噪算法的指标

　　1. 验证降噪算法　现实生活中最困难的交流场景就是语句和噪声都来自同一个方向、双耳聆听带来的空间听觉效应都无法发挥作用时。助听器软件工程师需要利用现代数字信号处理技术,纯粹以语音增强或降噪技术算法来改善信噪比。有时候即使 1dB SNR 的提升,都会显著改善患者的实际交流能力。

　　2. 验证双侧助听的优势　双侧助听器能适度发挥双侧听觉神经传导通路的作用,在克服头影效应、实现静噪效应(squelch)和加和效应(summation)方面有一定的意义。图 13-2-7 仅以静噪效应为例,说明噪声下言语测听在助听器效果评价中的应用。双耳听觉能使言语信号更容易从背景噪声中被辨别出来。这种双耳先天的"降噪"能力可以大大提高噪声干扰下的言语清晰度。

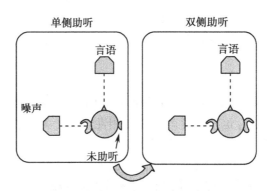

图 13-2-7　双侧助听的优势验证

注:声场中在患者前方和侧方 1m 以上的距离分别设立扬声器,与患者坐姿等高。同时
播放言语和噪声,比较患者在单耳和双耳配戴助听器时的噪声下识别阈(SNR_{50})
或在特定 SNR 下的识别率的改善,作为验证双侧助听的指标

3. 验证单侧听力损失的干预效果　单侧听力损失患者在现实交流的最大困扰是所谓"头影效应"。尤其当噪声来自听力正常耳（优势耳），其对言语信号的掩蔽效应最大（图 13-2-8）。而学界近来开始关注单侧听力损失的社交功能障碍，积极鼓励单侧听力损失患者配戴助听器或植入人工耳蜗。但也须积累大量的循证医学资料，开展单侧听力损失干预疗效的临床评估。

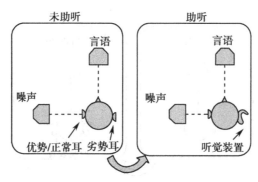

图 13-2-8　单侧听力损失干预效果评估

注：声场中在患者前方和侧方 1m 以上的距离分别设立扬声器，与患者坐姿等高。同时播放言语和噪声，比较患侧配戴助听器前后的噪声下识别阈（SNR_{50}）或在特定 SNR 下的识别率的改善，作为评估单侧听力损失干预效果的指标

三、听障成人助听效果评估问卷

国际上对助听器使用效果的评价，除了有助听听阈、安静及嘈杂环境下的言语识别等声场测试指标外，还应包括患者的主观评定。定期对患者进行问卷调查，可以了解其使用助听器的情况，及时发现问题并精细调整助听器。同时选配师可以针对得分低的问题同患者进行讨论，指导助听器的使用方法和技巧，必要时可以同听力辅助设备联合使用。为患者设定合理期望值，使助听器的效果达到最佳。

在助听器选配平台 NOAH 4.0 以上版本，已自动附带了助听器效果国际评估条目（international outcome items for hearing aids, IOI-HA）、助听器效果缩略简表（abbreviated profile of hearing aid performance, APHAB）、患者自我听觉改善分级（client oriented scale of improvement, COSI）三种评估问卷的电子版。所以患者既可以在纸质问卷上作答，也可以直接在电脑软件中作答。

（一）IOI-HA

一些欧美国家曾先后发展出若干种助听器效果的个人问卷，但各国的人文环境、语言特点、社会发展水平的不同，这些问卷的国际通用性较差。为寻求适用于不同国家的普适性问卷，1999 年专门就此问题在丹麦召开了国际研讨会。

Robyn Cox 等 12 位与会专家，主要针对助听器的使用情况，如每天使用的时间、助听器的帮助程度、对生活质量的改善程度等，列出了有关助听器效果的 7 个基本核心问题，并将其命名为助听器效果国际评估条目（IOI-HA）。这套评估条目并非试图取代已有的成效评估问卷，而是求同存异，希望成为能在各国间进行助听效果横向比较的工具。由于它容易理解，测试时间短，易操作，目前已被翻译成多种语言版本，广泛应用于临床。

IOI-HA 问卷由围绕助听器成效的 7 个核心问题组成：①每天使用时间（use time）；②助听器的收益（benefit）；③使用助听器后仍存在的困难（residual activity limitations）；④满意度（satisfaction）；⑤参与社会活动时仍存在的困难（residual participation restrictions）；⑥使用助听器后对其他人的干扰（impact on others）；⑦生活质量（quality of life）的改变。每个问题有 5 个选项，每个选项对应一个分值，从 1 分到 5 分。

通常在患者使用助听器六周后进行问卷调查。其中一个问题是："综合考虑各个方面，配戴现有的助听器对您的生活质量有无改变"。回答从下面五种情况里选择：变得更差（1 分）、没改变（2 分）、有点变好（3 分）、变好不少（4 分）、变得非常好（5 分）。如果患者选择了"变好不少"，那么此问题的得分计为 4 分。

（二）APHAB

助听器效果缩略简表（APHAB）是由 Cox 等于 1995 年在其原创的助听器效果评估量表（PHAB）的基础上简化而来的。用于评估助听器的效果（鉴定患者在使用中存在的问题），或比较不同助听器的优劣。为避免患者多次使用而对问卷题目存有记忆，故设计了二套排序方式。

APHAB 的题目有 24 项，分为 4 类问题：交流的难易（easy of communication，EC）；混响条件（reverberate conditions，RV）对交流的影响；背景噪声（background noise，BN）对交流的影响；对恼人声音（aversive sounds，AV）（如警报）的耐受。每类 6 个题目，4 类题目交错排列。有的题面是正面描述聆听效果的，如"在嘈杂的杂货（便利）店里，我能与收银员进行交流"；而有的题面则是对聆听效果的负面描述，如"听讲座时我会遗漏很多信息"。

要求患者对多种日常生活场景下的交际状况做出 A ~ G 七个级别的分级，以题目所陈述的内容与现实状况的符合率（百分比）来表示，而千万不能想当然地将 A 对应于聆听效果好、将 G 对应于聆听效果差。

A. 总是（99%）

B. 差不多总是（87%）

C. 大体上（75%）

D. 一半（50%）

E. 偶尔（25%）

F. 很少（12%）

G. 从来没有（1%）

1. 验证助听器的效果　APHAB 量表主要用于验证助听器的效果。在选配助听器前和使用 4 周后，由患者分别作答，选出一个最接近日常实际状况的选项。每一类问题会产生 3 个数据：未助听时的得分、使用助听器后的得分，以及二者相减而得的助听器收益评分。对问卷的结果分析可通过特定软件实现。软件会将题目中的正向和负向描述自动修正，分别归类计算，计算出每一类 6 个问题的平均得分（患者对于未曾体验过的场景，可以选择弃答，但至少要回答每类问题中的 4 个问题，计分才有意义）。由于该量表有四类问题，所以总共会产生 12 个数据。未助听和使用助听器后的得分相差 22% 时才认为助听器有效。

前三类问题（EC，RV 和 BN）反映了助听器的正面收益，即助听器使得言语理解更容易。助听后的百分位数得分可以帮助我们解释助听器收益。患者助听后前三项的得分通常均应超过 50%。第四类问题（AV）代表了放大后的负面作用，可以指导我们评价患者对响声和不舒适声音的反应。由于助听器放大所有的声音，几乎所有的患者都表示：对于烦扰声音，他们配戴后的得分会下降。若患者此项得分下降的数值等于或高于50%，则说明效果非常好。另外，使用和不使用助听器时的得分之差，单项（EC或RV或BN）差值达22%或总体（EC，RV和BN）平均差值达5%，即说明患者可以从使用助听器中受益。

通过APHAB量表中"未使用助听器"一栏的得分结果可以预测助听器效果。若患者EC，RV和BN得分均高于正常对照组得分的第35个百分位值而AV得分低于正常对照组得分的第65个百分位值，则该患者应该是一个成功的线性线路助听器的使用者；反之若患者EC，RV和BN得分均低于正常对照组得分的第35个百分位值而AV得分高于正常对照组得分的第65个百分位值，则该患者可能更适用于压缩线路助听器。若患者仅BN得分特别高，其他项得分低，那么该患者的主要问题是在噪声环境下的交流障碍。选配师要针对患者的不同情况选配合适的助听器。

2. 不同助听器选配效果的比较　　APHAB量表还可用于不同助听器选配效果的比较。在比较两种不同助听器的选配时，若仅考虑EC、RV、BN单项得分，分别相差应≥22%才说明有显著差异；若仅考虑AV单项得分，助听器相差应≥31%才说明有显著差异；若考虑总体效果，则要求EC、RV、BN三项得分至少分别相差5%，上述结果的可靠性高达90%。在考虑总体效果时，如果两种选配之间的EC、RV、BN三项得分分别相差达到了10%，则该结果的可靠性可达98%。得分情况好的选配会更适合患者。

助听器选配师可以通过APHAB量表的得分，同时结合具体情况，了解患者在使用助听器中存在的问题，对助听器的精确调试起到一定的指导作用。使用中也存在着一些问题。首先，患者在回答APHAB问卷中时而正向、时而负向描述的题目时，常出现困惑；其次，APHAB中所描述的有些聆听环境，对于一些患者并不重要，甚至根本接触不到；第三，APHAB不能反映听力损失程度与满意度/受益程度之间的关系。对于轻度或是重度听力损失者，尽管他们的听觉能力和聆听需要不同，但评价选配成功与否的指标却是相同的。为此提出了另外一个目标导向型的评估方法——COSI。

（三）COSI

COSI由澳大利亚国家声学实验室的Dillon在1997年首次提出。可让患者对助听器提出多达5种期望（目标）。例如，"在噪声环境中听得更好""在教堂中听得更好""使用助听器可以更好地打电话""在就餐时，可以更好地与他人交流"，并按照对其生活质量的重要性排序。由于强调的是患者自身的期望，助听器验配师可以在咨询时评价这些期许是否可以实现的，并有针对性地选择相应的助听器技术。

在使用助听器4周后，要求患者回答COSI中"助听器在多大程度上改变了您的期望值"的问题，其备选答案可分为5级：1分为"变差"、2分为"没有区别"、3分为"轻微改善"、4分为"比较好"、5分为"变得很好"。COSI第二个问题是"通过使用助听器，您聆听的满意程度"，备选答案有"几乎没有（10%）""偶尔（25%）""一半时间（50%）""大部分时间（75%）""经常（95%）"。

由于COSI问卷使用方便，而且目标由患者自己来设定，是一个很好的临床工具。

（郁　昕）

参 考 文 献

[1] 张亚梅, 张天宇. 实用小儿耳鼻咽喉头颈外科学[M]. 北京: 人民卫生出版社, 2011.

[2] 黄选兆,汪吉宝.实用耳鼻咽喉科学[M].北京:人民卫生出版社,1998.

[3] 顾瑞,韩东一,翟所强,等.临床听力学[M].2版.北京:中国协和医科大学出版社,2008.

[4] 韩德民,莫玲燕,卢伟,等.临床听力学[M].5版.北京:人民卫生出版社,2006.

[5] 孙喜斌,刘巧云,黄昭鸣.听觉功能评估标准及方法[M].上海:华东师范大学出版社,2007.

[6] 刘巧云,黄昭鸣,张梦超,等.语音能力评估的原理及方法[J].中国听力语言康复科学杂志,2011(5):63-65.

[7] 白银婷,唐文婷.3~5岁听障儿童与健听儿童形容词理解能力的比较研究[J].中国特殊教育,2012(4):32-35.

[8] Dunn L M.Peabody Picture Vocabulary Test(PPVT)[M].4th Ed.New York:Springer,2007.

[9] 王珩超.学前正常儿童与听障儿童陈述句表达能力特征研究及听障儿童干预策略研究[D].华东师范大学,2014.

[10] 陈彦,孙喜斌,杜晓新,等.学龄前听障儿童五项认知能力的研究[J].听力学及言语疾病杂志,2011,19(5):413-416.

[11] 杜晓新,王小慧.《上海市区6至9岁儿童五项认知能力团体测验量表》编制报告[J].心理科学,2001,24(3):348-349.

[12] CHING T Y C,HILL M.The Parents' Evaluation of Aural/Oral Performance of Children(PEACH)Scale:Normative Data.[J].Journal of the American Academy of Audiology,2007,18(3):220-235.

[13] WEICHBOLD V,TSIAKPINI L,CONINX F,et al.Development of a parent questionnaire for assessment of auditory behaviour of infants up to two years of age[J].Laryngorhinootologie,2005,84(5):328-334.

[14] ROBBINS A M,RENSHAW J J,BERRY S W.Evaluating meaningful auditory integration in profoundly hearing-impaired children.[J].American Journal of Otology,1991,12(3):144-150.

[15] COX R M,MCDANIEL D M.Development of the Speech Intelligibility Rating(SIR)test for hearing aid comparisons.[J].J Speech Hear Res,1989,32(2):347-352.

[16] 郗昕.成人言语测听的基本内容及其临床价值[J].临床耳鼻咽喉头颈外科杂志.2013,27(7):337-339.

[17] 李剑挥,郗昕,赵阳,等.单音节最大言语识别率与纯音听力不成比例下降的判定[J].中华耳鼻咽喉头颈外科杂志,2010,45(7):565-569.

[18] 郗昕.噪声下的言语测听——评价助听器效果的重要手段[J].中国听力语言康复科学杂志,2008,6(6):27-29.

[19] 孔颖,张华.助听器自我效果评估问卷及临床应用[J].中国听力语言康复科学杂志.2009,7(3):31-34.

[20] LIU H,ZHANG H,LIU S,et al.International outcome inventory for hearing aids(IOI-HA):results from the Chinese version[J].Int J Audiol,2011,50(10):673-678.

第十四章　耳鸣治疗与康复

第一节　耳 鸣 概 述

一、定义与分类

（一）定义

耳鸣（tinnitus）的定义是指在无外界声刺激或电刺激的情况下耳内或颅内感知到的一种响声，即不与外界客观声音所对应的"错误"的听觉感知。耳鸣不是一个独立的疾病实体，而是与疼痛、发热一样都代表某种病理过程的症状，可以出现于不同的疾病当中。耳鸣应该与幻听（phonism）相区别。耳鸣是无实质内容的声音，如嗡嗡音、蝉鸣音、嘶嘶声等单调或无言语意义的噪声。而幻听是一种精神症状，是有内容、有意义的声音，如一段对话、一首歌曲等，就像有人与患者对话。

（二）耳鸣的分类

耳鸣的分类方法很多，但目前并没有统一标准。耳鸣分类具有重要的临床意义，根据不同病因、病程以及耳鸣对患者的影响等进行适当的分类，有助于耳鸣的临床诊断和干预。近20年来普遍采用的被广大临床工作者和研究者采纳的方式如下。

1. 根据能否被他人客观地检查到来分类　客观性耳鸣和主观性耳鸣。患者体内确实有可以引起噪声感知的振动来源，如血管杂音、异常肌肉活动等，则称之为客观性耳鸣。这类耳鸣不但患者自己能听到，他人也能听到。而外界和患者体内都不存在引起耳鸣感知的客观声音或振动来源，称之为主观性耳鸣，主观性耳鸣只有患者自己能够听到，其他人无法感知。

2. 根据有无继发注意力以及睡眠障碍、烦躁、抑郁等神经精神症状分类　代偿性耳鸣与失代偿耳鸣。代偿性耳鸣患者能够感到耳鸣，但是能够很好的耐受，没有出现继发症状，没有或有轻微干扰，没有明显影响患者的生活；失代偿性耳鸣则是耳鸣对生活影响很大，并引发继发症状（恐惧、睡眠障碍、抑郁等），生活明显受到影响。

3. 根据2014年美国耳鸣临床指南和目前我国耳鸣专家共识，现阶段适合临床采用的分类有以下三种。

（1）根据有无明确的病因分类：原发性耳鸣和继发性耳鸣。原发性耳鸣是伴或不伴感音神经性聋的特发性耳鸣，继发性耳鸣是与某种潜在病因（除感音神经性聋外）或可确诊的生理状态相关的耳鸣，是一系列听觉和非听觉系统功能障碍的表现。

（2）根据耳鸣发生和持续的时间分类：新近发生的耳鸣和持续性耳鸣。新近发生的耳鸣为持续时间短于6个月的耳鸣，持续性耳鸣为持续6个月以上的耳鸣。

（3）根据耳鸣对患者的困扰分类：扰人的耳鸣和非扰人的耳鸣。"扰人的耳鸣"是指使患者痛苦，影响其生活质量和/或健康功能状态，患者积极寻求治疗和干预策略以减轻耳鸣；"非扰人的耳鸣"是指耳鸣对患者的生活质量无明显影响，但可以引起患者对病因的好奇,以及对病情演变和耳鸣是否会进展和改变的担心。

4. 其他 也有一些不常用的分类。①根据耳鸣的感知位置描述分类:单耳、双耳和颅鸣;②根据患者主诉分类:单一耳鸣与复合耳鸣;③根据耳鸣性质分类:持续性、间断性、一过性;④按病变部位分类:外耳、中耳、内耳、听神经、中枢性耳鸣。

二、流行病学

世界各地对人群中耳鸣发病率的统计存在较大差异,过去 40 余年国外有 4 个国家进行了 37 次大规模的流行病学调查,成人耳鸣的患病率为 10.1% ~ 14.5%。2003 年美国和欧洲的调查显示以耳鸣为主诉的患者约占耳鼻喉科门诊的 10% ~ 20%,体验过 5min 以上耳鸣的人有 15% ~ 20%,而严重影响到生活、睡眠、工作能力、精力集中和社交活动的患者占 2% ~ 5%,因严重耳鸣导致其犹似残疾的有 0.5% ~ 1%。在英国,40 ~ 60 岁耳鸣的发生率为 17.5%,超过 60 岁的人群耳鸣发生率是 22.2%。在亚洲国家,耳鸣的患病率高达 18.6%,其中 45 ~ 79 岁成年人耳鸣的患病率在 11.9%。目前中国还没有进行大规模的耳鸣流行病学研究,但就目前的统计分析发现,中国有 10% 的人体验过耳鸣,5% 耳鸣者寻求医药治疗,2% 的患者耳鸣严重影响生活、睡眠、精力集中、工作能力和社交活动,而其中有 0.5% 的患者由于耳鸣致残。

各年龄层次人群都会出现耳鸣,绝大多数研究表明耳鸣的发患病率随年龄增长显著增高,直到 70 岁之后患病率随着年龄增长轻度下降。在美国,研究者抽样调查 2 000 名儿童,耳鸣平均发病率为 15%,其中 13.3% 听力正常,58.6% 听力下降。其他地区也有类似报道,健康儿童中耳鸣的总发病率为 15% ~ 29%,其中大约 50% 有耳科疾病或听力下降。在 5 ~ 16 岁的健康儿童中,29% 患有耳鸣并且 9.6% 受耳鸣困扰。徐霞等在 2005 年对江苏省老年人的一次耳鸣流行病学调查中,60 岁及以上的老人耳鸣患病率是 29.6%,江苏省与全国的标准化患病率分别为 29.8% 和 29.7%。耳鸣患病率的相关因素主要有:听力状况、性别、年龄、社会经济和人口统计学因素、噪声暴露、吸烟和其他健康因素(如高胆固醇、高血压、高血脂等)。

三、病因

耳鸣既可以独立出现,又可以是许多疾病的伴发症状,还可以是一些严重疾病的首发症状(如鼻咽癌、听神经瘤)。引起耳鸣的病因很多而且很复杂,主要由听觉系统病变和/或其他系统病变共同造成,可分为以下两大类:

听觉系统病变:①外耳病变,常见于外耳道耵聍栓塞、异物、真菌感染、疖肿和肿瘤等;②中耳病变,分泌性中耳炎、咽鼓管异常、急慢性化脓性中耳炎、鼓室硬化、鼓室球体瘤、中耳肿瘤等;③内耳病变,梅尼埃病、突发性聋、药物、噪声、感染所致的内耳损伤;④蜗后听觉系统的病变,听神经瘤、脑桥小脑角病变等。

非听觉系统病变:①循环系统疾病,高血压、低血压、动脉硬化等;②内分泌系统疾病,甲状腺功能亢进、糖尿病、更年期激素水平紊乱等;③自主神经功能紊乱;④精神紧张、焦虑、抑郁;⑤睡眠障碍,OSASH 等;⑥药物中毒;⑦颈椎病;⑧颞下颌关节病或咬合不良;⑨消化系统疾病,咽喉反流等;⑩鼻腔鼻窦疾病,急慢性鼻窦炎、鼻腔鼻窦肿瘤等。

四、发生机制

耳鸣的发病原因很多,影响耳传音结构、接收器官、听神经和听觉系统核团中的神经细胞包括大脑听觉皮质的损伤和疾病,均可引起耳鸣症状,因此,机制非常复杂。关于耳鸣的发生机制存在多种理论、模式及相关假说。早期的耳鸣外周理论认为耳鸣是由于耳蜗功能的损伤引起听神经自发性放电的增高引起的。但很多实验发现,当耳蜗受损时,听神经的放电往往是下降的,耳鸣信号并不依赖听神经放电的增高而产生。目前普遍认同的观点是大多数耳鸣是由于大脑内的神经通路功能异常活动引起的。这种神经通路功能的异常不仅发生在听觉通路,同时也存在于和听觉通路相关联的非听觉通路网络系统。耳鸣的产生机制具有代表性的假说有以下几种:

（一）耳蜗机制

主观性耳鸣的产生与听觉系统外周部分的耳蜗病变关系密切。

（1）Zenner 通过对离体的外毛细胞形态的研究发现毛细胞的去极化能解释突发性耳鸣,而毛细胞反向纵向收缩引起耳蜗内异常变化,影响听力,而且导致耳鸣。

（2）内、外毛细胞的非同步性损伤:通过噪声暴露,首先引起耳蜗的外毛细胞静纤毛的损害,随后是内毛细胞受损,随着毛细胞的数量及功能衰减,传入神经在损害区域或其附近的频率出现错误的听觉。

（3）生物化学模式:基于临床观察和耳蜗神经化学的研究,认为内源性强啡肽(与压抑有关)有引发耳蜗内谷氨酸盐兴奋性的作用,其作用类似于水杨酸钠增强自主性神经活动的作用。

（二）Jastreboff神经生理模型

外周听器的病变或损伤产生异常神经电活动,即与耳鸣相关联的神经电信号。皮层下听觉结构可以察觉耳鸣信号并对其进行初级处理,其过程类似于察觉和处理正常听觉信号。皮层下结构将耳鸣信号的处理结果向听觉皮层和大脑边缘系统输出,引起对耳鸣的主观感知和情绪反应。耳鸣信号到达大脑听觉皮层后引起的神经活动产生对耳鸣的最终意识和感知,包括耳鸣的音调和响度。听觉皮层以外的其他大脑皮层活动也可以参与产生对耳鸣的描述(病人可以将耳鸣与其他声音类比)和记忆(病人可以回忆耳鸣的响度或音调变化),并控制分配给耳鸣的注意力。边缘系统通过整合来自各个系统的输入,完成认知、学习、记忆等重要功能,控制和决定情绪反应和行为,对患者对耳鸣的感知和认识产生影响(图 14-1-1)。Jastreboff 的神经生理模型为了解和研究耳鸣病人的非听觉问题的产生机制提供了一定的基础。

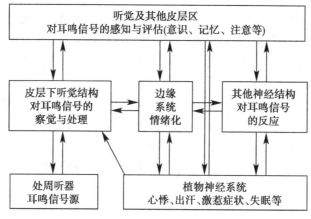

图 14-1-1 Jastreboff 的耳鸣神经心理模式

（三）中枢化机制

当耳蜗功能受到损伤时，声音在耳蜗内的增益控制和调谐过程以及神经电信号转换发生障碍，导致异常神经活动，耳蜗核、下丘和听觉皮层的自发神经放电和神经元同步性增加，中枢为了适应这些改变，可能导致相应的神经元的突触活动异常，最终逐渐引起大脑皮层某些区域（如听觉皮层）突触超微结构的改变并出现功能重组（图14-1-2）。这种可塑性变化可能使耳鸣持续存在，导致耳鸣源于耳蜗而存在于中枢，即耳鸣被逐渐中枢化（耳鸣由外周发展至中枢）。

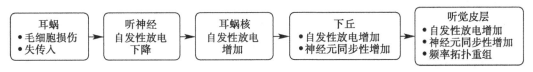

图14-1-2 耳鸣中枢神经机制

（四）中枢门控机制

2015年Rauschecker通过影像学研究证实最活跃的听觉代偿发生在丘脑水平，并提出了和慢性疼痛类似的"中枢门控机制"。在丘脑水平产生的耳鸣信号，只有传递到听觉高级皮层，才被感知为耳鸣。在耳鸣信号向皮层传递的过程中，会经过以腹内侧前额叶皮层与伏隔核为主的门控系统，对所有感觉信息（包括耳鸣信息）进行评价，根据对信息的价值评价，对有价值的信息激活多个功能脑区进行奖赏，对负面信息进行淡化或消除，达到管控耳鸣信号的效果。此系统还包括了丘脑、杏仁核与丘脑网状核的"额叶纹状体回路闸门系统"。

（熊彬彬）

第二节 耳鸣诊断

一、病史采集和体格检查

（一）病史采集

病史是指与疾病发生、发展以及生活习惯健康状况有关的信息，在医学的所有领域，病史对于疾病的诊断都非常重要，尤其对耳鸣这样的自述现象，详细的病史采集及体格检查，是诊断疾病的关键和基础。病史和体格检查有助于区分某些可能治愈的耳鸣或发现潜在病因，从而使这类患者得到及时医治。患者就诊时叙述的病史可能极为简单（仅有耳鸣），也可能非常复杂（除耳鸣外还包含各种主观感受），病史中应包括耳鸣发生细节、持续时间、耳鸣特征（包括侧别和搏动性，应排除幻听）、是否伴有听力下降、平衡障碍或其他神经病学损伤等。同时应了解有无耳毒性药物或可疑药物的潜在接触史，酗酒、摄入咖啡因、有吸烟史以及噪声接触史等。

病史采集的信息应该包括以下关键问题：

1. 耳鸣的感知特点（搏动性或非搏动性）。

2. 病程（近期发生或慢性的）。

3. 耳鸣初次发作的时间和模式（渐进性或突发性），耳鸣初次发作的相关事件（听力改变、声损伤、中耳炎、头外伤、颈部扭伤、牙科治疗、应激等）。

4. 耳鸣存在的模式（持续存在或间歇性、波动性或非波动性）。

5. 耳鸣的位置（单耳、双耳或颅内）。

6. 耳鸣的响度和音调。

7. 听力改变（单侧或不对称的听力下降、渐进性还是突发性、听力下降的程度）。

8. 眩晕或其他平衡障碍。

9. 抑郁和/或焦虑症状。

10. 明显的认知障碍。

11. 影响因素（如环境声音可以降低耳鸣、转头或转颈耳鸣可消失等）。

12. 可能恶化或降低耳鸣严重程度的因素（例如：睡眠、情绪、压力、饮食等）。

13. 以往的耳鸣治疗。

14. 相关的共患病（例如：高血压、糖尿病、偏头痛等）。

15. 药物史患者长期服用的药物（耳毒性药物、氨基糖苷类药物、精神类药物、助眠类药物）、致敏药物。

16. 过去及目前职业、劳动保护情况及工作环境等。

（二）体格检查

1. 全身检查 包括心、肺、血压及局部神经系统检查，排除高血压、甲亢、血管狭窄、动脉瘤和冠心病等。

2. 外耳的检查 检查耳郭和外耳道，排除外耳道有无感染、畸形、狭窄、闭锁、耵聍、异物、霉菌、胆脂瘤、肿瘤、耳郭的不对称和颞下颌关节异常等。

3. 中耳的检查 鼓膜的颜色和亮度，有无感染，排除鼓膜穿孔、钙化、炎症、粘连、中耳积液等。

4. 鼻腔和鼻咽部的检查、咽喉部检查。

5. 心脏杂音、颈部血管杂音、头颈部包块、颈部甲状腺的检查。

6. 按压颈部静脉血管、头位转动或活动：耳鸣声音减少或消失，则提示该耳鸣可能与全身性高血压和颅内压升高、颈静脉球裂和颈静脉球明显膨大（异常的颈静脉球高位）有关。排除客观性耳鸣。

7. 捏鼻鼓气、吞咽动作、改变体位对耳鸣的影响。

（三）实验室检查

血糖、血脂、甲状腺功能、肾上腺功能、垂体功能、更年期激素水平等。

二、听力学检查

由于耳鸣与听力下降之间的密切关系，常规听力学检查对任何耳鸣患者均适用，不论主诉是否伴有听力损失。听力学检查主要针对耳鸣患者的听觉功能进行评估，了解受试者的听力敏感度和言语理解能力，用于评估受试者是否存在听力损伤、损伤程度、损伤的性质、蜗后病变或提示听神经传导异常等。听力学检查应该按照一定的顺序从听觉神经系统外周到中枢进行全面的听觉系统评价，常规的耳鸣听力学检查包括以下测试：

1. 纯音听阈测试和言语识别阈 常规的 PTA 检测频率范围通常在 125Hz 到 8 000Hz 之间，强度范围在 10dB HL 到 120dB HL 之间。然而，耳鸣的发生有可能位于超高频区域，也可能存在于耳蜗精细结构中，因此，有必要增加耳鸣患者的频率测试范围，将高频扩展到

16kHz,甚至更进一步增加125Hz到8 000Hz之间的精细频率测试,以此对耳鸣患者听觉识别敏感度的状态进行精细检测,探测患者听觉功能变化。特定耳言语识别阈测试应使用标准化的扬扬格词表(如CID W-1),最好用录音,现场控制的真人语音测试也可以。PTA和SRT应该一致,确保听力检查的准确性和反应的可靠程度。

2. 中耳声反射测试以及声导抗测试　用于评估中耳状态,可以发现或证实中耳病变,还有助于鉴别耳蜗、蜗后和脑干病变。当病史或鼓室图表明咽鼓管功能不良时,需进行咽鼓管功能测试排除咽鼓管病变。

3. 耳声发射　最有用和最常用的是瞬时诱发耳声发射(TEOAE)和畸变产物耳声发射(DPOAE),用于评估耳蜗外毛细胞的功能状态。

4. 听觉诱发电位　耳蜗电图(electrocochleogram,ECochG)记录到的声诱发电位产生于耳蜗(耳蜗微音和总和电位)以及听神经远端部分(复合动作电位)。用于评价耳蜗核听神经远端部分的电现象。听性脑干电位(auditory brainstem response,ABR)记录高强度click声或短纯音激发的上行听觉通路到中脑水平的诱发电位。用于蜗后听觉神经传导通路状态评估能评估。

常规听力学检查时,需要注意的是:有些耳鸣患者不能忍受响度大的声音,有报道称某些声音反而会加剧其耳鸣,因此在开展阈上听功能测试时,必须谨慎小心。最好使用强度最低的有效掩蔽声(由于内置式耳机可增加耳间衰减,无需多余的掩蔽声);以舒适声强级测试字词识别;由于有些患者对测试所使用声音耐受不良,因此进行反射阈和衰减试验时,须谨慎小心,纯音绝不能超过105dB HL,语音刺激声不应超过100dB HL。除了上述几项常规听力学检查,还有耳鸣的心理声学测试。但是从诊断、治疗或评估疗效的目的来看,这些检查意义不大。典型的测试包括耳鸣响度和音调匹配,最小掩蔽级和残余抑制试验。

(1)音调匹配(pitch matching):音调是心理声学上对声音频率的感受。临床上通过测听仪或专门的耳鸣测试设备发声,让患者与耳鸣声进行比较后,选择与其耳鸣声相似的给声频率。

(2)响度匹配(loudness matching):响度是声学上对声音强度大小的感知量。音调匹配后,在确定的频率上进行耳鸣响度匹配。一般以1dB为步长,上下反复进行测试,确认响度阈值。

(3)最小掩蔽级测试(minimum masking level,MML):指所给刺激声刚好掩蔽患者耳鸣声。测试时以1dB为步长确认掩蔽噪声的阈值。MML可以作为判断耳鸣掩蔽治疗是否有效的指针。

(4)残余抑制测试(residual inhibition,RI):是指一定时间的耳鸣掩蔽后,耳鸣声短暂减小或消失的现象。残余抑制包括3种现象,完全抑制、部分抑制、反跳。根据耳鸣匹配的音调,选择窄带噪声(或白噪声)给耳鸣耳或对侧耳最小掩蔽级上5~10dB的最佳掩蔽音,持续1min后停止,观察并记录患者耳鸣变化的情况。如果耳鸣减轻或消失,则抑制阳性或部分阳性;如果耳鸣声无变化或增大,则无残余抑制现象。

三、耳鸣的感知和心理学评估

耳鸣检查除了以上提到的对耳鸣本身的检查和测量,也应包括对耳鸣严重程度的整体评估。对耳鸣的主观评估最简单和常用的方式是对耳鸣予以评分或在表示程度的标尺上进行标注,如刘蓬方法、王洪田方法以及视觉模拟评分等。然而,严重的耳鸣患者会涉及到耳鸣以外的其他不适,最为常见的包括睡眠和情绪方面的困扰,以及无法正常从事生活和工作。因此,针对耳鸣引起的其他问题的综合评估,常用的一些调查问卷包括:耳鸣残疾量表(tinnitus handicap inventory, THI)、耳鸣反应问卷(tinnitus reaction questionnaire, TRQ)、耳鸣障碍问卷(tinnitus handicap questionnaire, THQ)和耳鸣功能量表(tinnitus handicap inventory, TFI),这类问卷都在耳鸣和听力以外涵盖其他一些与耳鸣有关的领域,包括睡眠、情绪以及对日常工作、生活的影响等,有些还包括听觉过敏的相关问题。THI 是目前临床评估和研究中使用最广泛的耳鸣问卷。

有研究表明,严重的耳鸣患者容易伴发焦虑、抑郁等症状和睡眠障碍,因此,焦虑、抑郁、睡眠质量和心理应激源的评估对耳鸣患者全面、正确的认识具有重要意义,为增加了解耳鸣患者心理状况的确定性和准确性,以及方便跟踪观察,可以使用以下几种具有量化指标的相关心理问卷:症状自评量表(symptom checklist 90, SCL-90)、焦虑自评量表(self-rating anxiety scale, SAS)、抑郁自评量表(self-rating depression scale, SDS)、匹兹堡睡眠质量指数(Pittsburgh sleep quality index, PSQI)、生活事件量表(life event scale, LES)等。

需要指出的是,以上自评量表均不作为诊断使用,仅用于对耳鸣患者的心理影响、有无焦虑、抑郁或其他伴随心理疾患,以及性格评估和为详细了解患者家庭、生活及工作状况提供参考。对伴有复杂心理疾患和性格、情感障碍的患者应当及时请有关专科会诊,及时诊断与治疗。

四、影像学检查

(一)影像学临床意义

2014 年美国耳鸣临床指南强烈不建议任何以检测耳鸣为目的的临床影像学检查,除非出于研究目的。但是为了排除其他可能导致耳鸣的病因,尤其是针对单侧耳鸣、搏动性耳鸣、有局灶性神经系统异常以及不对称听力下降的患者,可以采用 MRI、CT、DSA 等影像学检查。不过此类患者中影像检查的阳性发现通常不高,例如单侧耳鸣患者中,只有 2% 存在听神经瘤。

(二)影像学检查项目

目前针对颞骨、颅底和颅内等部位的肿瘤、血管、炎症和外伤等原因引起的耳鸣,可通过以下几种影像学的方法进行检查和帮助诊断。

1. 计算机断层扫描 CT 已基本成为诊断或排除有可能引起耳鸣的各种病因常规检查,如中耳炎、迷路炎、听神经瘤、鼓室血管瘤、颈静脉球体瘤、内耳畸形、梅尼埃病等,有较高的临床价值。

2. 磁共振成像 MRI 通过获得各种组织中每个体素的 T1 值或 T2 值进行空间编码和 T 值模拟灰度转换获得图像,MRI 也可行造影增强。MRI 的其他技术如三维成像、流空效应等均有助于耳鸣的定位、定性和病因诊断。迷路动脉压迫第Ⅷ对颅神经在增强 CT 上不能显示,MR 水成像序列(3D FIESTA)可显示内耳道内神经和血管之间的关系,是诊断此类情况的首选方法。富血供肿瘤性病变的影像检查应联合应用 CT 及 MRI,CT 可观察骨质破坏情况,增强 MRI 观察肿瘤范围更清楚。MRI 的血管造影(magnetic resonance angiography,MRA)不需穿刺血管和注入造影剂,可用于血管性耳鸣的诊断,还可用于测量血流速度并观察其特征。

3. 血管数字减影(DSA) DSA 利用计算机数字化处理方法,将骨骼和软组织影消减,从而显示血管组织的数字放射成像（digital radiography，DR）技术，在诊断血管搏动性耳鸣上有很高的价值。血管搏动性耳鸣除了与颈静脉球有关，还可见于横窦及乙状窦的硬脑膜动静脉瘘、横窦狭窄、静脉窦憩室。脑血管造影以及直接的静脉导管造影可以证实动静脉瘘或血管内狭窄是否存在。

（熊彬彬　赵远新）

第三节　耳　鸣　治　疗

一、治疗策略

由于导致耳鸣的病因涉及听觉系统和非听觉系统因素，因此耳鸣治疗应不仅仅限于围绕听觉系统和耳鸣本身。2014 年美国耳鼻咽喉头颈外科学会发布了针对 18 岁以上的患有持续扰人的原发性耳鸣的临床应用指南（以下简称"指南"），这是首部基于循证医学、用于评估和治疗慢性耳鸣的临床指南，为临床医生提供了一个合理框架，以改善持续扰人耳鸣患者诊疗以及减轻耳鸣对个人和社会的不利影响（图 14-3-1）。结合美国耳鸣临床指南和我国专家共识，目前采用的耳鸣治疗基本策略如下：

1. 在正确诊断的基础上首先进行病因治疗，尤其是急性耳鸣，需要积极治疗原发疾病，去除耳鸣的启动因素，消除耳鸣，防止其转成慢性耳鸣。而对于启动因素不能去除的耳鸣，增强中枢代偿能力至关重要。中枢代偿能力决定了耳鸣代偿终止于急性期或失代偿转入慢性期。

2. 已经代偿的耳鸣，应向患者提供适当的咨询和建议，为患者提供支持和帮助，建立信任，尽可能避免负面因素转向失代偿。

3. 对于失代偿耳鸣则需要在心理评估的基础上采用更加综合的治疗手段，在最大程度上使得患者的耳鸣及其相关问题得到控制和缓解。

二、耳鸣的药物治疗

耳鸣发病机制复杂多样，患者的主观感受也千差万别，很难有一种药物能够缓解所有形式的耳鸣。循证医学角度已经明确，目前没有一种药物对某一类耳鸣有肯定疗效，但是否给予耳鸣患者一定的药物治疗仍有不同意见。2014 年的美国耳鸣指南不建议药物治疗作为耳鸣的常规治疗，"指南"专家组建议：①不推荐将抗抑郁药、抗惊厥药、抗焦虑药或鼓室内给药作为治疗持续扰人耳鸣的常规疗法；②不推荐将银杏提取物、褪黑素、锌制剂或其他膳食补充剂用于治疗持续扰人的耳鸣。目前美国 FDA 尚未批准任何治疗耳鸣的药物。尚没有研究证明药物能有效地治愈或降低耳鸣感知。"指南"不建议常规性用药物治疗耳鸣的好处是避免未经证实的治疗、避免副反应（包括产生或加重耳鸣）、避免不切实际的期望、避免对特定人群造成的可能伤害（如老年人）、避免潜在的药物滥用和不必要的药品开销。但存在合并症的患者，如焦虑症、癫痫或抑郁症，需要使用药物治疗并且有效。最新的卫生研究和质量机构的疗效比较分析了 13 项使用抗抑郁药、神经递质和其他药物，如：鼓室激素注射，与耳鸣特异性生活质量和主观耳鸣响度关系的研究，发现 6 项研究显示药物治疗组耳鸣特异性生活质量优于对照组，5 项研究结果显示药物治疗组耳鸣主观响度改善优于对照组，但是这些研究存在选择偏倚及其他偏倚、样本量小、效果评估不准确等问题，导致研究结果的证据力度很低或不足。

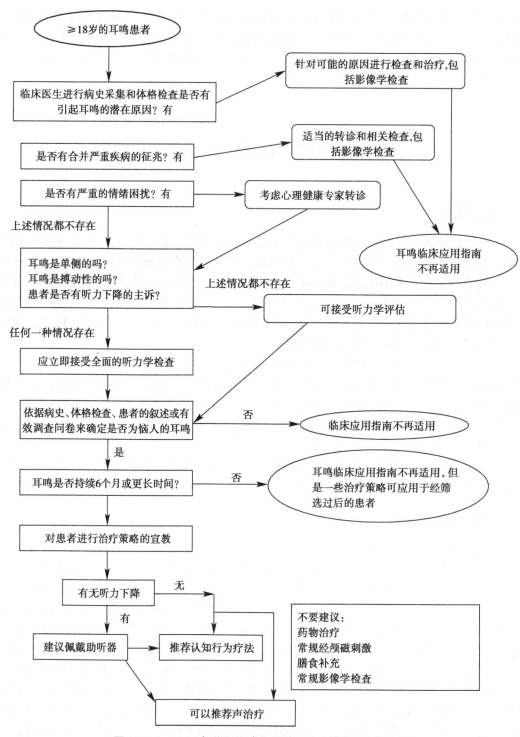

图 14-3-1　2014 年美国耳鸣临床指南治疗策略的实施步骤

在我国,由于文化传统和习惯原因患者往往会主动寻求一些药物帮助,包括传统中药。而西医临床经验上,除了急性期多以激素和改善微循环的治疗方案为主,适当和正确使用助眠、抗焦虑或抑郁的药物,并向患者详细解释药物的使用目的,在充分咨询的前提下通过药物的辅助治疗,缓解因耳鸣诱发的躯体症状,对不少耳鸣患者是有益的。

（一）急性耳鸣的药物治疗

急性耳鸣的发生大部分来自于突发性聋、梅尼埃病发作期、爆震性聋、声创伤等急性耳蜗前庭损伤造成。其药物的治疗可酌情按照突发性聋的治疗用药方案。目前常用的治疗包括全身或鼓室内应用类固醇、改善内耳微循环药物、降低血黏稠度和抗凝药物、营养神经药物、抗病毒药物和高压氧,在发病后1周内接受治疗一般恢复较好。

（二）慢性耳鸣的药物治疗

慢性耳鸣分为代偿和失代偿性耳鸣。代偿性耳鸣患者逐渐耳鸣,并不影响日常的工作和生活。失代偿性耳鸣常有继发症状（恐惧、睡眠障碍、抑郁等）,生活质量明显受到影响。

1. 抗抑郁药物　抗抑郁药物常用于具有明确的抑郁症和耳鸣之间的共患病的慢性耳鸣的治疗,三环类抗抑郁药物是治疗耳鸣的抗抑郁药物中研究最多的。在临床实践中,应该根据患者的共患病和特殊药物的副作用选择抗抑郁药物。例如,在失眠的耳鸣患者中,优先使用有镇静作用的抗抑郁药物如阿米替林。研究和临床经验提示,抗抑郁药物治疗耳鸣的剂量与治疗抑郁所使用的剂量在一个范围内,一般来说,从低剂量开始,缓慢地增加剂量,降低副作用,效果不一定立竿见影,推荐使用有效剂量持续治疗最少6～12周。如果治疗效果不满意,需要停止治疗或改变治疗策略时,剂量应该慢慢地降低。如果患者自觉有效,应该稳定在有效剂量持续大约6个月,然后降低剂量几周到几个月。如果减量期间耳鸣恶化,推荐维持在最小的缓解剂量。但2014年美国耳鸣临床指南指出,7项随机对照试验和一项Cochrane评价的结果并没证明抗抑郁药的受益大于损害,因此没有推荐使用抗抑郁药治疗耳鸣。

2. 抗惊厥药　抗惊厥药具有抑制与耳鸣有关的中枢听觉通路过度兴奋的潜在作用。抗惊厥药通过上调抑制性神经递质的活性和水平,或通过封闭电压依赖性钠离子通道抑制细胞的去极化来减轻耳鸣。但2014美国耳鸣指南指出,8项随机对照试验和Cochrane评价得出的结论并没证明抗惊厥药的受益大于损害,因此没有推荐使用抗惊厥药治疗耳鸣。

3. 抗焦虑药　临床试验并未显示出苯二氮䓬类抗焦虑药物在耳鸣患者中的一致有效性,而且这些药物可导致不良反应,特别是老年人,因此,不推荐此类抗焦虑药应用于耳鸣本身的治疗。

4. 其他药物　还有其他各类的药物,包括HMG-CoA还原酶阿伐他丁、血管扩张剂安脉生、呋塞米。一些中药产品如银杏提取物、褪黑素、前列腺素E1类似物米索前列醇、左旋钙离子阻断剂尼莫地平、磷酸二酯酶V型抑制剂伐地那非和抗氧化物包括锌等。研究表明,部分药物的效果有限,而部分药物需要进一步对照试验。

鼓室内给药:不建议对慢性耳鸣患者鼓室内注射激素或利多卡因。研究发现,耳鸣严重程度量表评分并没有显示鼓室内注射地塞米松和甲强龙比注射盐水安慰剂治疗更有优势。目前也无随机对照试验支持利多卡因鼓室内注射,有报道出现严重的副反应,如严重的眩晕、恶心和呕吐。

三、耳鸣的外科治疗

手术对治疗与特定疾病相关的耳鸣有较好的效果。适合采用手术方式治疗的耳鸣主要有以下方面。

1. 改善听力的手术　慢性中耳炎耳鸣患者可行鼓室成形术;耳硬化症患者行镫骨手

术；传导性听力下降伴随的耳鸣可以通过植入声桥改善；感音神经性听力下降(极重度听力下降或全聋)的耳聋可通过植入人工耳蜗抑制耳鸣。

2. 搏动性耳鸣的手术治疗　肌源性耳鸣：源于中耳肌阵挛的他觉性耳鸣可行鼓膜张肌或镫骨肌的手术切断。动脉源性耳鸣：血管袢接触或压迫第Ⅷ对颅神经可发生搏动性耳鸣，血管袢的微血管减压手术对耳鸣抑制比较有效。静脉源性耳鸣：颈静脉球体瘤、乙状窦憩室等患者的耳鸣，手术治疗效果满意。

3. 部分梅尼埃病的患者，选择手术治疗可能降低耳鸣。例如：内淋巴囊手术、迷路切断或前庭神经切断术等，但手术效果不完全确定。

4. 第Ⅷ对颅神经的肿瘤，像前庭神经鞘膜瘤的治疗，有各种不同的外科和非外科治疗选择，但手术效果不完全确定。

5. 颞下颌关节疾病的患者可伴有他觉性耳鸣，一般采用非手术治疗选择像物理疗法或局部麻醉药和类固醇注射，可以有效恢复关节功能。如果是有严重疾病的个体则可采用手术，外科干预范围从关节镜到部分或全部颞下颌关节植入。

6. 功能性核磁共振(functional magnetic resonance imaging, fMRI)技术逐渐成熟，还有一种有创的直流电刺激方法，如果经颅磁刺激(transcranial magnetic stimulation, TMS)能够一过性抑制耳鸣，可以通过手术植入电极对听觉皮层的电生理信号异常区进行直接的持续电刺激。

总之，手术治疗耳鸣的适应证应该严格掌握。术前应对耳鸣的预后有充分评估，明确已发现的阳性检查结果与耳鸣之间可能的因果关系，从而决定是否建议患者采用手术治疗的方案，还要充分估计手术本身的风险和术后耳鸣可能恶化的风险，如果患者术前对手术疗效期望值过高，则要应充分预估术后耳鸣加重的风险。

四、耳鸣声治疗

声治疗是通过声音来改变对耳鸣的感知和/或对耳鸣的反应，缓解耳鸣所致的压力、降低环境声与耳鸣声之间的对比、转移对耳鸣的注意力，使患者获益。"指南"认为，对有心烦症状的耳鸣，可推荐声治疗。目前声治疗主要采用的方式有两种，即增加环境声和主动聆听。增加环境声能提供更丰富的背景声信息，且不受时间和场所的限制，对听力损失不严重的患者更为适用；主动聆听对各种程度的听力损失都适用，但受时间、场所等条件的限制，主动聆听时患者可自主选择某些频率范围的声音治疗。两种方式结合是最有效的途径。用于声治疗的设备大体分为4类，包括各种丰富环境声的装置、助听器、声音发生器(声掩蔽器)和复合装置(兼有助听和发声功能)，患者适用何种装置依个体不同而异。"指南"明确指出，方法正确的声治疗是安全的，不会对听力造成额外损伤。

(一)耳鸣掩蔽法

1825年，Itard首先提出并应用声掩蔽来缓解耳鸣，认为掩蔽声干扰耳鸣是最有效缓解耳鸣的方法。"掩蔽疗法"是通过外部声音抑制患者对耳鸣的感知，其作用机制是通过选择活动性增强部分毛细胞相对应的窄带噪声以兴奋支配这部分毛细胞的传出神经，从而降低毛细胞的自发性放电，使之恢复正常。当"掩蔽声"结束过后，部分传出神经的兴奋性得到恢复，降低异常自发放电活动或恢复正常的自发放电活动。对该方法疗效的一些研究中，效果从0%~60%不等，对于一些患者而言，"掩蔽"可以使耳鸣立即缓解。目前"掩蔽"所采用的声音信号尚未完全统一，文献报道的"掩蔽疗法"所建议的掩蔽声音为窄带噪声、白噪声、粉红色噪声以及纯音等，这些声音作用于耳鸣耳或双耳，在抑制耳鸣的同时，临床上可出现新的问题，例如：声音刺激过度造成非耳鸣频率部位的听力损伤、刺激不足导致掩蔽无效、掩蔽声导致新的烦躁、对声音耐受度降低导致听觉过敏等。

（二）耳鸣习服疗法

有研究认为，长期严重耳鸣的形成和维持与听觉中枢有关，边缘系统和自主神经系统参与了耳鸣厌烦情绪的产生。据此，美国学者 Jastreboff 等首先提出了一系列治疗耳鸣的原则，被称为耳鸣习服疗法（tinnitus retraining therapy，TRT）或再训练疗法。

TRT 严格基于耳鸣的神经生物学模型，该模型包括了大脑各网络系统及彼此的连接关系。模型认为，边缘系统和自主神经系统是耳鸣诱发负面反应的主要责任系统，听觉系统则扮演一个次要的角色。TRT 就是通过阻断耳鸣信号向大脑其他区尤其是边缘和自主神经系统扩散的可能性，治疗过后，患者还能感受到其耳鸣，但耳鸣不再困扰，治疗就是成功的。TRT 的主要目标是获得耳鸣诱发负面反应的习惯和解除耳鸣对患者生活的影响。

TRT 主要包括：声音治疗和咨询。声音治疗的目的是通过提供增强的声音背景，降低耳鸣信号的强度，所使用的背景声通常要求不完全掩蔽耳鸣声。依据 Jastreboff 的耳鸣神经生物模型，只有当在背景噪声中能够检出不太强的耳鸣信号时，才能产生对耳鸣的适应和习惯。咨询的目的是将耳鸣信号重新归类为神经刺激，医师通过向患者讲解听觉生理和耳鸣发生的可能原因，针对患者最关心的问题进行详细的解答，指导患者对耳鸣的忽略、习惯、遗忘和适应，争取与耳鸣和平共处，避免给予患者任何负面意见，如耳鸣不好治、没有好办法等，让患者努力消除耳鸣引起的心理反应，并积极控制消极情绪以免加重耳鸣。除了声音治疗和咨询，也可以结合松弛训练和转移注意力等方法。有研究显示，TRT 治疗 12 个月后耳鸣可显著改善。

（三）耳鸣复合声治疗

耳鸣复合声治疗（tinnitus multivariate integrated sound therapy，T-MIST）是在耳鸣掩蔽疗法、习服治疗、音乐治疗以及认知行为疗法的基础上发展而来，该方法基于"生物 - 社会 - 心理"的康复模式，根据患者个体听觉生理和心理的基础状态以及个体心理声学感知特征（个体对声音的喜好），包括耳鸣特性、不完全听力损失、听觉过敏、耳闷等等状态，选择三种不同属性的声音通过验配和编码修饰后进行整合，形成复合声音，以"声处方"的形式存储和输出，对听觉通路进行精确刺激调控，实现在抑制耳鸣的同时对大脑皮层进行重塑及边缘系统的调控。复合声包含三种不同类型的声音：①具有频率特性的声音；②具有一定频率特性和感知特征的声音；③不同类型的音乐声。通过患者实时体验反馈进行验配，精确匹配耳鸣患者个体听觉生理与心理功能状态，这种由患者参与验配的"复合声治疗"，符合患者个体特征和喜好，更容易启动主动聆听模式发挥效应。

尽管声治疗对于缓解耳鸣的系统性分析和随机对照试验缺乏有力证据，不过大量文献描述了其理论依据、临床试验方法和不同声治疗方法的成功率。声治疗组和安慰剂对照组均无副作用或致病率的报道。声治疗有成本高、不方便、疗效不满意等种种缺点，鉴于此，必须给寻求声治疗的患者关于治疗效果和成本（包括情感和经济）的现实期望值。如果医生能够提供合适的咨询，声治疗可能是一个合理的治疗选择。

五、助听器选配

大多数耳鸣患者都存在不同程度的听力下降。外周听觉系统的病变引起传入输入降低,可能触发中枢性抑制的减弱而导致耳鸣。通过补偿听力,增加传入,有可能增加中枢性抑制,从而减低或抑制耳鸣。听力补偿最常用的方法是选配助听器,大多数坚持使用助听器的耳鸣患者的耳鸣症状均有所缓解。理论上讲,不论听力损失程度如何,只要助听器测试阳性(指助听器能同时改善听力和缓解耳鸣),佩戴助听器对于耳鸣患者是有益的。助听器测试阳性可能提示耳鸣与听力损失有直接或间接的因果关系,当此类患者通过听觉辅助装置获得足够的外周听觉刺激时,耳鸣本身即得到缓解,这是治疗耳鸣最直接有效的途径。反之,如助听器不能改善耳鸣,或许提示耳鸣病因超出听觉系统相关范畴,可能与边缘系统、自主神经系统等其他中枢异常存在更密切的关联。助听器可通过治疗听力损失和降低对耳鸣的关注来改善患者生活质量。基于长期回顾性研究分析,有听力损失的耳鸣患者佩戴助听器后,耳鸣至少可中度缓解。但目前并不清楚为什么有些耳鸣患者可通过助听器获益,而有些患者不能获益,正如接受人工耳蜗植入的患者,只有部分患者的耳鸣可得到缓解。

(熊彬彬)

第四节 耳 鸣 康 复

一、康复策略

耳鸣是一个渐进性发生发展的过程,病史 6 个月以上的持续性耳鸣,其感知响度可能会随时间推移而不断增强,导致烦躁度增加,形成恶性循环。耳鸣逐步脱离诱发因素而成为独立的症状,同时在日常生活、社会交往和工作上带来负性影响。长期受到耳鸣的困扰,一些耳鸣患者会出现严重的心理问题,例如:情绪障碍、抑郁、甚至有自杀的倾向。而另一个值得重视的是:耳鸣患者常伴有听力损伤、听觉过敏以及各种类型的不良听觉习惯。因此,耳鸣康复的对象更倾向于病史 6 个月以上且影响到其生活质量和/或健康功能状态的耳鸣患者。康复涉及两个方面的内容:耳鸣患者的听力康复和对耳鸣患者的负面影响的康复。以保护和提高耳鸣患者的听力,避免或减少耳鸣的负面影响、控制耳鸣响度持续增强、降低耳鸣响度以及抑制耳鸣达到耳鸣不自觉为目标。

二、耳鸣患者的听力康复

在伴有听力损失的耳鸣患者的康复策略和干预计划中,使用助听器干预治疗耳鸣是一种普遍而且被接受的方法。其作用主要是听力补偿、改善耳聋患者的可听度。据报道,大约 90% 的患者在使用助听器后感觉到耳鸣的响度下降。同时,由于对耳鸣的抑制,有利于进一步提高言语交流。而且助听器对声音的放大降低了听觉困难,减少了与耳鸣相关的总体紧张和焦虑。不过也有极小部分的患者佩戴助听器后感觉耳鸣症状加重。

不管助听器干预耳鸣的确切机制如何,很重要的一点是通过助听器干预耳鸣,使得患者能够理解听力损失和耳鸣之间的关系,懂得听力损失和耳鸣之间的差别。对于同时患有听力损失和耳鸣的患者,应该向患者就以下几个方面说明:

1. 耳鸣并不导致听力下降,然而听力下降可能增加个体患耳鸣的机会。
2. 甚至当耳鸣得到缓解时,听力损失本身仍会引起交流障碍。

3. 助听器并不会放大耳鸣,相反,使用助听器的目的是减轻或缓解耳鸣。

4. 助听器的使用会改善交流状况,帮助个体减少挫折感、孤独感以及回避社会的行为。

人工耳蜗植入后对患者耳鸣的影响国内外都已有报道。总体上,人工耳蜗植入对耳鸣的影响是正面的,耳鸣消失的患者约 15%～78%,缓解的约 25%～50%。人工耳蜗植入主要应用于重度、极重度聋患者,其对耳鸣的影响也局限于这部分人群。专家共识认为人工耳蜗植入可能是重度、极重度感音神经性聋同时伴有耳鸣患者的选择之一。

除了听力损失,听觉过敏与耳鸣常伴随存在,临床医师常忽视听觉过敏症状,导致耳鸣康复治疗效果降低。听觉过敏主要表现为对环境中正常响度的声音耐受度下降,并带有不良情绪反应,听觉过敏对患者的直接影响并不亚于耳鸣或者其他听觉问题。听觉过敏的患者,不宜经常使用耳塞,避免过度保护耳朵。戴上耳塞会筛滤掉低频的周遭环境杂音,促使听觉过敏渐渐恶化。目前,干预听觉过敏最有效的方法是通过 TRT 将声音去敏感化。在干预听觉过敏的过程中最好采用粉红噪声。每天听粉红噪音 6h 左右,音量在患者感到舒服的最大音量为好,6 个月可有明显效果,80% 的患者可在 6 个月到 1 年的时间内得到康复。

三、认知行为疗法

认知行为疗法(cognitive behavioral therapy,CBT)是根据人的认知过程,通过思维和信念认知和行为来改变患者的不合理认知,从而达到消除和矫正不良行为的心理治疗方法。从总体上来讲,CBT 对耳鸣的康复干预有很大帮助,可以明确指出耳鸣患者的一些认知、情感和行为的问题,并为他们提供有效的工具来发现这些问题的根源,即:①在逻辑上修正错误的认知;②承认存在一些不合理的想法(如信念、态度、推理);③发现产生这些想法的不合理的前提假设。在 CBT 过程中,专业人员帮助耳鸣患者挑战或验证他们自己的世界观或认知的有效性及合理性。这种方法注重帮助耳鸣患者确定自己的某些认知扭曲,如以自我为中心的认知(耳鸣患者经常问:"为什么要发生在我身上?");直接下结论的认知("我今早醒来就开始耳鸣,这一天将不会好过。");灾难降临的认知("因为我患有耳鸣,我肯定得了重病")。

CBT 的目标不仅是为确定认知扭曲,而是通过治疗改变耳鸣患者对事物的解读、感知和思考的方法,改变他们的行为,并消除他们不正确的信念、焦虑和恐惧。

认知行为疗法包括两个主要成分:认知重建和行为修正。通过联合两者辅助患者认知和修正对耳鸣的错误适应的行为和促进耳鸣习服。患者和治疗师的合作是获得有效治疗的先决条件,其治疗方案包括:放松训练、认知重建、注意力控制、意想训练和困难环境训练。

(一)放松训练

最常见的是渐进性肌肉放松训练。在该方法中,向患者展示如何降低肌肉张力,如何在察觉到紧张后,在极短的时间内获得放松状态。尽管放松训练在临床实践中流行,也有研究表明单独使用放松治疗似乎对大多数耳鸣患者来说疗效一般,放松训练应作为一个完整治疗方案中的一部分。

(二)认知重建

认知重建帮助患者从不同的角度思考他们的问题,对他们的问题采取不同的态度,引导患者认知并抛弃顽固的、不良的思考模式,从而用建设性的认知和想法代替它们。这不同于简单的"正向思考"或"直接咨询"(耳鸣习服治疗的一个治疗成分),因为在认知重建中,治疗师和患者合作来认知、测试和挑战错误的想法、信念、态度和归因。

（三）注意力控制

注意力控制干预使患者意识到他们实际上可以控制其注意力,并且将注意力转移到其他方面,从而使耳鸣"消失"。通过指导患者把注意力放在耳鸣上或转移到其他事情上,可以说明耳鸣能够被"控制"。例如:改变周围环境的声音,还有扩大使用其他感觉模式(品茶、闻咖啡等)。

（四）意想训练

意想训练用于改变耳鸣的负面影响,在训练中,可以增加一些"掩蔽"环境声,然后要求患者想像耳鸣被瀑布或海浪声所掩盖。也可以不用真实的声音,通过想像来掩蔽耳鸣。指导患者想像的东西多种多样,例如:聆听鸟儿的歌唱,或躺在鲜花盛开的田野和倾听蜜蜂、蝉或其他昆虫的叫声等。在临床实践中,这些方法很少用作单独的治疗,而是结合到放松训练或认知重建干预中。

（五）困难环境训练

很多耳鸣患者习惯避开那些让自己感觉痛苦的环境和场所,困难环境训练就是要鼓励患者将自己置身于这些环境中,目的是使他们意识到自己能够应对这些情况而不产生什么负面后果。

认知行为疗法通常由心理健康专家提供,听力学家或其他卫生专业人士经过训练也可提供该项服务。认知行为疗法的学习观摩由不同程度的训练和专长的治疗师演示,在临床实践中,大多数心理健康专家都有认知行为疗法训练的背景,特别针对心理健康疾病。许多专业人士可以将其技能推广到治疗生理问题,不过以心理疗法治疗生理问题需要具有特殊的专科心理健康专家来进行。近期的一项关于认知行为疗法治疗耳鸣的 Cochrane 评价包括 8 个试验,468 名受试者。尽管认知行为疗法并没有降低主观耳鸣的响度,但是根据问卷分析结果来看,认知行为疗法有助于耳鸣患者幸福感的提升。

利用互联网进行线上认知行为疗法值得关注,因为它提高了这一治疗方法的可行性。有研究将患者随机分为网络认知行为疗法治疗组和等待的对照组,治疗组明显有更多患者的耳鸣反应问卷表(TRQ)评分下降 50%,其中 1/3 完成治疗的患者(占调查结果的 23%)在 1 年的随访期间疗效稳定。网络认知行为疗法和团体认知行为疗法治疗后即刻和 1 年后耳鸣的改善程度相似。网络认知行为疗法成本更低,治疗师的时间安排也更加从容。

四、咨询和心理教育

（一）咨询

对于耳鸣康复而言,咨询(counseling)是通过知情、建议,使患者重获康复信心的过程。为了帮助耳鸣患者理解耳鸣和更好地面对自身疾病,有专家认为,所有针对耳鸣康复的策略都是包含某些形式的咨询的,例如:助听器验配、耳鸣声治疗法、行为认知疗法等。

咨询的环境通常兼顾小组课程和个体课程,其内容在个体课程中,应该针对每一个个体,让患者更容易理解;小组课程应该是基础的,适合大多数患者的。有学者提出,成功的咨询技术包括:改变患者思考耳鸣方式的能力;改变患者对耳鸣的行为或精神反应的能力;理解每一个患者的需求。课程通常涵盖:听觉系统构造、耳鸣的流行病学和病因、治疗策略选择等。咨询向患者传达的重要信息包括:

1. 需要和目标设定　目标设定可以帮助患者专注于治疗方案并贯彻执行,从而减少他们关注耳鸣的负性方面。同时确定患者的需求,也就是他们期望从治疗中获得什么。

2. 耳的解剖 / 神经生理学　基于解剖、神经生理学的咨询，详细地解释听觉系统的原理，目的在于阐释耳鸣的成因，因此可以消除无根据的恐惧或对病因的假定。

3. 听力学评估的结果　听力学评估结果是评估耳鸣的第一步，随后才是治疗康复。心理声学的耳鸣特性评估（音调和响度）和耳鸣严重性的心理测量评估常用于描述耳鸣的特征。

4. 声音和耳鸣的感知　很多患者出现耳鸣强度匹配与其感知的响度不一致——耳鸣可能主观上匹配为一个较小的声音，但患者却感到极响，通过声音和耳鸣感知的描述，让患者理解耳鸣的性质并且尝试使用声音来干预耳鸣。

5. 习服　由于重复声刺激，对声音信号的行为反应下降成为听觉习服。最早由 Hallam 等提出缺乏习服可能在耳鸣持续和引起烦恼中发挥重要作用。习服已经成为大多数咨询和声音疗法实践的共同特征。

6. 注意力　控制注意力可以帮助患者学习从一个事物向另一个事物转换注意力焦点的策略，使得注意力可以被自主控制，引导思想指向和离开耳鸣。

7. 治疗方法　使用通俗易懂的语言向耳鸣患者介绍治疗方法，方便患者理解其耳鸣与不同治疗方法在耳鸣康复中可能扮演的角色。

8. 自我控制 / 应对策略　有学者已经证实易受应激损害的人更可能体验到耳鸣的痛苦，而应激耐受更强或适应性强的人在寻求帮助之前，可以应对更大强度的耳鸣。学会处置应激和学习放松，有助于降低耳鸣带来的影响。包括：改善睡眠、听音乐等。

9. 转诊　有学者提出，当联合教育和自我帮助作用为常规治疗时，可以显著降低耳鸣，可向常规治疗效果不好的患者提供认知行为疗法或其他心理干预。

10. 复发预防　提醒患者注意可能再次触发耳鸣的因素：焦虑情绪、生活烦恼、听力下降、噪声接触等。

11. 听觉过敏　基本的咨询原则同样适用于其他听觉损伤症状，例如：听觉过敏。

12. 家庭作业　医生通过给患者安排家庭作业，让患者有效地利用课间时间来练习干预过程中学习到的技巧。

（二）心理教育

心理教育是一个以患者为中心的方法，患者对疾病的认识越多，治疗效果越好。有学者认为教育方法有助于矫正不良的想法和行为，通过教育患者关于耳鸣和对该疾病的认知，使医生和患者一起探讨康复策略及后续干预的预期效果。在教育课程中，让患者有效地反馈和参与，从而让他们能够表达疑惑并改变可能会阻碍治疗效果的思考模式（如与耳鸣相关的负面情绪）。

五、耳鸣康复效果的评估

（一）调查问卷

耳鸣康复效果的评估涉及到耳鸣严重程度的衡量指标。目前使用较多的是 VAS 法和耳鸣问卷调查法。在治疗或康复结束时所做的效果评估并不是最后结论，而是需要长期随访才能确定该项干预策略是否成功。可以定期通过一些调查问卷来定量耳鸣严重程度的变化情况。调查问卷的主要目的是量化耳鸣治疗和康复后痛苦或障碍的改善程度。表 14-4-1 归纳了国际上常用的一些英语的量化耳鸣调查问卷。目前国内使用最普遍的是汉化版的耳鸣障碍量表（THI）。

表 14-4-1　国际上常用的英文量化耳鸣调查问卷

调查问卷	项目数	每项可选项数	因素	优点/缺点
耳鸣严重程度量表（TSS）	15	4 个选项：项目之间选项用词不同	单因素	优点：对于问题的分析有利于确定耳鸣干预治疗目标 缺点：缺乏有效的测量数据
主观耳鸣严重程度量表（STSS）	16	两个选项：是或否	单因素	优点：操作简单 缺点：缺乏对严重度分类。无重复性测量结果。其有效性需要与临床严重的等级取得显著的相关性
耳鸣调查问卷（TQ）	52	3 个选项：正确、部分正确、不正确	5 因素（1- 情绪困扰；2- 听觉感知困难；3- 侵入性；4- 睡眠絮乱；5- 躯体抱怨）	优点：具有高度的内部一致性信度和重测信度 缺点：对变化的反应性尚未得到评价
耳鸣妨碍/帮助量表（TH/SS）	28	5 个选项：1= 强烈不同意；5= 强烈同意	3 因素（1- 感知的态度；2- 社会帮助；3- 残疾/妨碍）	优点：唯一评估耳鸣患者家属或他人的耳鸣问卷 缺点：缺乏可重复性的实验数据，影响 2 对社会支持的定量分析不够敏感
耳鸣障碍调查问卷（THQ）	27	100 个选项：0- 强烈不同意；100- 强烈同意	3 因素（1- 情感、社会影响；2- 耳鸣对患者听力的干扰作用；3- 患者对耳鸣的看法）	优点：与正常值相比较可以直接确定个体耳鸣引起障碍的严重程度 缺点：影响 3 的重复性较低；100 分的评分方法可能对于有些个体比较困难
耳鸣障碍量表（THI）	25	3 个选项：4- 是；2- 有时；0：否	3 因素（1- 功能性的；2- 情绪性的；3- 严重性的）	优点：操作简单；研究证实适用于除英语外其他语言；可以与其他听力损失及眩晕温暖一同使用 缺点：缺乏长期有效的可重复性测试数据
耳鸣反应调查问卷（TRQ）	26	5 个选项：0- 毫无；4- 几乎所有时间	4 因素（1- 一般的穷迫；2- 干扰；3- 严重；4- 躲避）	优点：抑制问题的总体测量；操作简单；重复实验数据可以帮助确定干预治疗的效果 缺点：只有短期的实验数据；缺乏有效的数据支持对于耳鸣干预后治疗所产生临床或统计学上的相关关系
耳鸣认知调查问卷（TCQ）	26	5 个选项：负面项目：0- 从不；4- 正常。正面项目：4- 从不；0- 正常	3 因素（1- 耳鸣的正面评价；2- 失望/绝望；3- 无助/受害）	优点：有利于了解耳鸣患者的认知反应；问卷的测试方法可靠；可重复性高

调查问卷	项目数	每项可选项数	因素	优点/缺点
耳鸣应对方式调查问卷（TCSQ）	33	7个选项：1-从不；7-总是	2因素（1-有效应对；2-应对不良）	优点：有利于了解耳鸣患者行为和耳鸣应对策略的使用 缺点：缺乏可重复性测试数据，限制其在评估干预治疗结果中的应用
耳鸣严重程度指数（TSI）	12	版本1：3或4个选项 版本2：3到5个选项	单因素	优点：有良好的内部一致性 缺点：除美国之外应用有限

国内也有部分研究和学者采用刘蓬的耳鸣严重程度评估指标及评分标准对耳鸣的疗效进行评价（表14-4-2）。

表14-4-2　耳鸣严重程度评估指标及评分标准

评估指标	0分	1分	2分	3分
耳鸣出现的环境	无耳鸣	安静环境	一般环境	任何环境
耳鸣持续时间	无耳鸣	间歇时间大于持续时间	持续时间大于间歇时间	持续性耳鸣
耳鸣对睡眠的影响	无影响	有时影响	经常影响	总是影响
耳鸣对工作的影响	无影响	有时影响	经常影响	总是影响
耳鸣对情绪的影响	无影响	有时影响	经常影响	总是影响
患者对耳鸣的总体感受	由患者根据对耳鸣程度的实际感受进行评分（0~6分）			

1. 评估时根据最近1周的表现，如出现的时间不超过1/5定义为"有时"，超过1/5但不足2/3的时间出现定义为"经常"，有2/3以上的时间出现定义为"总是"

2. 根据以上各项指标的总评分将耳鸣的严重程度由轻到重分为Ⅰ~Ⅴ级，Ⅰ级：1~6分；Ⅱ级：7~10分；Ⅲ级：11~14分；Ⅳ级：15~18分；Ⅴ级：19~21分

（二）评估疗效

根据耳鸣程度的分级，在临床上也可以采用以治愈、显效、有效和无效四个等级来评估疗效。

1. 痊愈　耳鸣消失。伴随症状也完全消失；或在所有时间里完全适应。

2. 显效　耳鸣明显减弱达到1/2以上，伴随症状也明显减弱1/2以上；或不管耳鸣响度怎样变化。在80%的时间里达到了适应。

3. 有效　耳鸣减弱1/3。伴随症状减弱1/3以上；或不管耳鸣响度怎样变化。在50%的时间里达到了部分适应。

4. 无效　耳鸣不变或加重，伴随症状不变或加重；或不管耳鸣响度怎样变化。在所有时间里仍不适应。

5. 可用各种耳鸣量表对耳鸣及相关的心理问题进行量化分析，对适应情况进行量化评定。

（熊彬彬　赵远新）

参 考 文 献

［1］蒋涛，龚树生，王杰，等.《耳鸣临床应用指南》：实践和理论的一次重大探索［J］.听力学及言语疾病杂志，2015，23（2）：109-112.

［2］余力生.AWMF 指南目录：耳鸣［J］.听力学及言语疾病杂志，2013，21（6）：571-573.

［3］李明，王洪田.耳鸣诊治新进展［M］.2 版.北京：人民卫生出版社，2017.

［4］刘蓬.对耳鸣疗效评价的思考［J］.中医耳鼻喉科学研究，2008，43（2）：710-713.

［5］贺璐，王国鹏，彭哲，等.耳鸣临床应用指南［J］.听力学及言语疾病杂志，2015（2）：116-139.

［6］李明，张剑宁.2014 年美国《耳鸣临床应用指南》解读［J］.听力学及言语疾病杂志，2015（2）：112-115.

［7］TUNKEL D E，BAUER C A，SUN G H，et al.Clinical practice guideline：Tinnitus.Otolaryngol Head Neck Surg，2014，151（2S）：1-40.

［8］HENRY J A，DENNIS K，SCHECHTER M A.General review of tinnitus：Prevalence，mechanisms，effects，and management.J Speep Lang Hear Res，2005，48（5）：1204－1234.

［9］黄魏宁，于普林，刘桂芳，等.老年人听力下降及耳鸣的流行病学调查［J］.中国老年学杂志，2003，2（23）：82-83.

［10］徐霞，卜行宽，邢光前，等.江苏地区老年人主观性耳鸣的流行病学调查研究［J］.中华老年医学杂志，2006，25（7）：548-554.

［11］魏然，丁雷.耳鸣分类方法概述［J］.中国听力语言康复科学杂志，2017，15（1）：44-47.

［12］王洪田，李明，刘蓬，等.耳鸣的诊断和治疗指南（建议案）［J］.中华耳科学杂志，2009（3）：185-185.

［13］刘蓬.耳鸣严重程度评估与疗效评定参考标准［J］.世界中医药，2008（2）：71.

［14］孔维佳，王洪田，余力生，等.耳鸣的诊断与治疗（一）［J］.临床耳鼻咽喉头颈外科杂志，2010，24（1）：35-40.

［15］JASTREBOFF P J.Phantom auditory perception（tinnitus）：mechanisms of generation and perception［J］.Neurosci Res，1990，8（4）：221-254.

［16］EGGERMONT J J，ROBERTS L E.The neuroscience of tinnitus［J］.Trends in Neurosciences，2004，27（11）：676-682

［17］VERNON J A，MEIKLE M B.Tinnitus：Clinical Measurement［J］.Otolaryngol Clin North Am，2003，36（2）：293-305.

［18］熊彬彬，赵晓明，罗彬，等.主观性耳鸣患者精细化听力学检测结果的初步分析［J］.中华耳科学杂志，2018，16（04）：521-525.

［19］HENRY J A，ROBERTS L E，CASPARY D M，et al.Underlying mechanisms of tinnitus：Review and clinical implications［J］.J Am AcadAudiol，2014，25（1）：5－22.

［20］HENRY J A，MEIKLE M B.Psychoacoustic Measures of Tinnitus［J］.J Am AcadAudiol，2000，11（3）：138-155.

［21］ADJAMIAN P，HALL D A，PALMER A R，et al.Neuroanatomical Abnormalities in Chronic Tinnitus in the Human Brain［J］.Neurosci Biobehav Rev，2014，45：119-133.

［22］MARY B C.Imaging of Tinnitus［J］.Neuroimaging Clinics of North America，2019，29（1）：49-56.

［23］SCHLEE W，HARTMANN T，LANGGUTH B，et al.Abnormal resting-star cortical coupling in chronic tinnitus［J］.BMC Neurosci，2009，（19）：10-11.

[24] SLATTERY W H, FISHER L M, IQBAL Z, et al.Intratympanic steroid injection for treatment of idiopathic sudden hearing loss[J].Otolaryngol Head Neck Surg, 2005, 133(2): 251-259.

[25] EGGERMONT J J, ROBERTS L E.The neuroscience of tinnitus[J].Trends Neurosci, 2004, 27(11): 676-682.

[26] ETTINGER A B, ARGOFF C E.Use of antepileptic drugs for nonepileptic conditions: psychiatric disorders and chronic pain[J].Neurotherapeutics, 2007, 4(1): 75-83.

[27] GUITTON M J, J WANG, PUEL J L, et al.New pharmacological strategies to restore hearing and treat tinnitus [J].Acta Otolaryngol, 2004, 124(4): 411-415.

[28] DAVID E T, CAROL A B, GORDEN H S et al.Clinical Practice Guideline: Tinnitus[J].Otolaryngol Head Neck Surg, 2014, 151(1): 1-40.

[29] TYLER T.Tinnitus Handbook[M].Thieme: Singular Publishing Group: San Diego, 2000.

[30] JASTREBOFF P J, HAZELL J W P.Tinnitus Retraining Therapy(TRT)as a method for treatment of tinnitus and hyperacusis patients[J].J Am Acad Audiol, 2000, 11(3): 162-177.

[31] 罗彬, 熊彬彬, 孙伟等. 个性化多元复合声对慢性主观性耳鸣临床疗效的初步分析[J]. 临床耳鼻咽喉头颈外科杂志, 2018, 32(11): 819-822.

[32] SEARCHFIELD G.Tinnitus treatment: Clinical protocols[M].Thieme: New York, 2006.

附　录

附录1　部分 ICF 分类框架中使用的专业术语词汇

【功能】是对身体功能、身体结构、活动和参与的一个概括性术语。它表示在个体（有某种健康情况）和个体所处的情景性因素（环境和个人因素）之间发生交互作用的积极方面。

【残疾】是对损伤、活动受限和参与局限性的一个概括性术语。它表示在个体（有某种健康情况）和个体所处的情景性因素（环境和个人因素）之间发生交互作用的消极方面。

【身体功能】是身体各系统的生理功能（包括心理功能）。"身体"指作为一个整体的人的机体，包括大脑。因此，精神（或心理）功能也属于身体功能的亚类。这些功能的标准被看作为人类的统计常模。

【身体结构】是身体的解剖部位，如器官、肢体及其组成成分。这些结构的标准被看作为人类的统计常模。

【损伤】是身体结构或生理功能的丧失或异常。生理功能包括精神功能。这里的异常严格地讲是指与所确立的统计常模有显著的差异（即在所测量的标准常模范围内与总体的平均值有偏差），并仅用于此意义。

【活动】是由个体执行一项任务或行动。它代表了功能的个体方面。

【活动受限】是个体在进行活动时可能遇到的困难。活动受限根据在完成活动时的质和量或对没有达到健康情况者期望的程度可以有从轻微到严重偏差的变化范围。

【参与】是投入到一种生活情景中。它代表了功能的社会方面。

【参与局限性】是个体投入到生活情景中可能经历到的问题。是否出现参与局限性要通过比较个体的参与和在相同的文化或社会中无残疾个体所期望的参与来决定。

【背景性因素】是构成个体生活的全部背景，特别是针对在 ICF 中分类的健康状况及造成功能和残疾结果的背景性因素。有两类背景性因素：环境因素和个人因素。

【环境因素】组成了 ICF 的一种构成成分，它是指构成个体生活背景的外部或外在世界的所有方面，并对个体的功能发生影响。环境因素包括自然界及其特征、人造自然界、与个体有不同关系和作用的其他人员、态度和价值、社会体制和服务以及政策、规则和法律。

【个人因素】是与个体相关联的背景性因素，如年龄、性别、社会阶层、生活经历等等。当前这在 ICF 中没有进行分类，但使用者可以在使用 ICF 中结合这些因素。

附录2　简明版的 ICF 听力损失核心分类组合

身体功能（b）

b126　　气质和个性特征

b140　　注意力集中特征

b144　　记忆功能

b152　　情感功能

b210　　视觉功能

b230　　听觉功能

b240　　与听力和前庭功能相关的感觉功能

身体结构（s）

s110　　脑部结构

s240　　外耳结构

s250　　中耳结构

s260　　内耳结构

活动与参与（d）

d115　　聆听方面

d240　　处理压力及其他心理问题的能力方面

d310　　接收言语信息方面

d350　　谈话交流方面

d360　　使用通信设备（如电话）和技术进行交流方面

d760　　家庭关系方面

d820　　学校教育方面

d850　　工作就业方面

d910　　社区生活方面

环境因素（e）

e125　　用于交流的产品和技术

e250　　周围环境声

e310　　直系亲属

e355　　健康专业人士

e410　　直系家庭成员的态度

e460　　社会的态度

e580　　医疗服务, 社会制度和政策体系

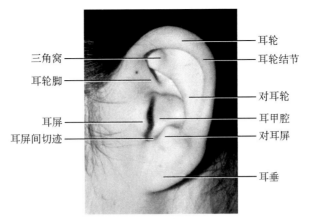

图 3-1-1　耳郭外形

耳轮
三角窝
耳轮结节
耳轮脚
对耳轮
耳屏
耳甲腔
耳屏间切迹
对耳屏
耳垂

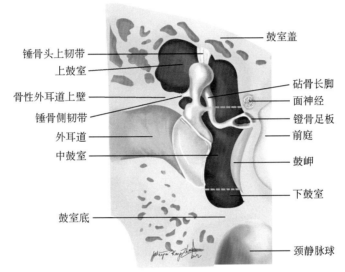

图 3-1-2　鼓室的划分

鼓室盖
锤骨头上韧带
上鼓室
砧骨长脚
骨性外耳道上壁
面神经
锤骨侧韧带
镫骨足板
外耳道
前庭
中鼓室
鼓岬
下鼓室
鼓室底
颈静脉球

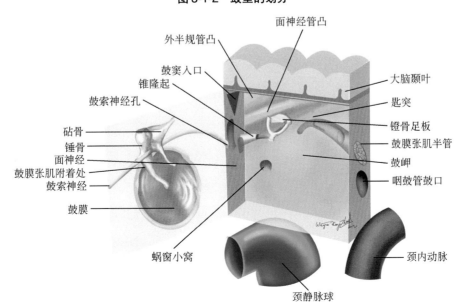

图 3-1-3　鼓室六壁模式图

面神经管凸
外半规管凸
鼓窦入口
大脑颞叶
锥隆起
匙突
鼓索神经孔
镫骨足板
砧骨
鼓膜张肌半管
锤骨
面神经
鼓岬
鼓膜张肌附着处
咽鼓管鼓口
鼓索神经
鼓膜
蜗窗小窝
颈内动脉
颈静脉球

1

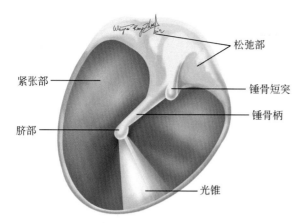

松弛部

紧张部

锤骨短突

脐部

锤骨柄

光锥

图 3-1-4 正常鼓膜像 (右)

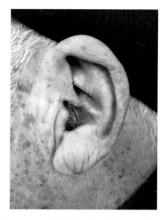

图 8-2-8 老年人外耳道口毛发多，
耳道狭窄，不易窥及鼓膜

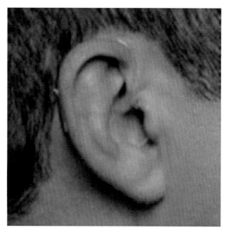
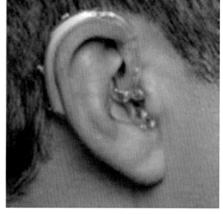

图 9-1-3 耳背机佩戴效果图

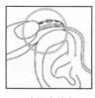
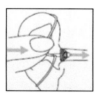
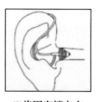
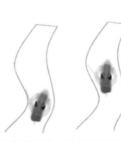

(1)将机身挂在
耳朵背上

(2)将受话器及耳
塞塞入耳道

(3)将固定锁卡在
耳甲腔，如图

错误佩戴深度

正确佩戴深度

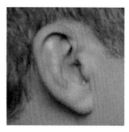
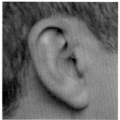

图 9-1-5 RIC 机佩戴效果图 (左图为定制式耳塞，右图为通用型耳塞)

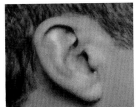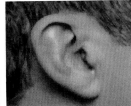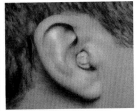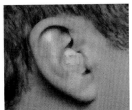

图 9-1-7　耳内式助听器佩戴效果图

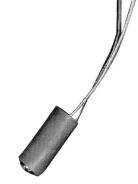

图 9-2-15　显微镜下的电感线圈

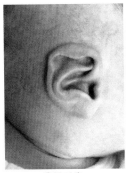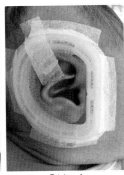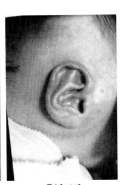

①矫正前　　　　　　　②矫正中　　　　　　　③矫正后

图 10-1-1　外耳轮畸形矫正

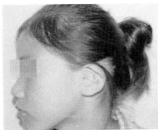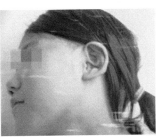

①术前　　　　　　　　②术后

图 10-1-2　招风耳术

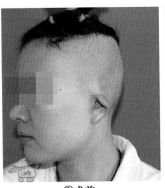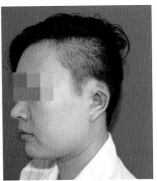

①术前　　　　　　　　②术后

图 10-1-3　杯状耳矫正术

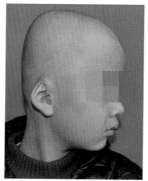

①术前　　　　　　　　　②术后

图 10-1-4　隐耳矫正术

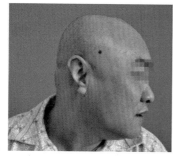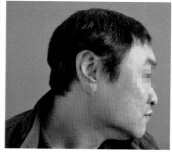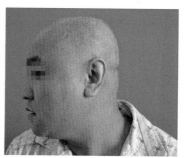

①术前　　　　　　　②术后　　　　　　　③正常耳

图 10-1-5　耳郭部分缺损矫正术

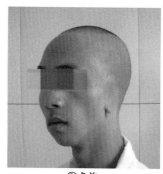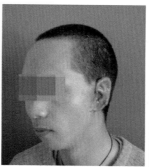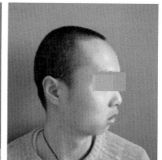

①术前　　　　　　　②术后　　　　　　　③正常耳

图 10-1-6　全耳郭再造术